Beiträge zur Sprechwissenschaft III

HALLESCHE SCHRIFTEN ZUR SPRECHWISSENSCHAFT UND PHONETIK

Herausgegeben von
Lutz Christian Anders, Ines Bose, Ursula Hirschfeld,
Eva-Maria Krech, Baldur Neuber und Eberhard Stock

Band 38

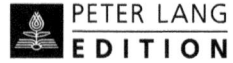

Hans Krech

Beiträge zur Sprechwissenschaft III

Ausgewählte Schriften zur Phonetik,
Sprechkünstlerischen Gestaltung und
Fachgeschichte

Herausgegeben von Eva-Maria Krech
Mit einem Beitrag von Eva-Maria Krech
Mit einer Audio-CD

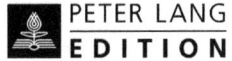

Bibliografische Information der Deutschen Nationalbibliothek
Die Deutsche Nationalbibliothek verzeichnet diese Publikation
in der Deutschen Nationalbibliografie; detaillierte bibliografische
Daten sind im Internet über http://dnb.d-nb.de abrufbar.

ISSN 1437-3890
ISBN 978-3-631-61740-3

© Peter Lang GmbH
Internationaler Verlag der Wissenschaften
Frankfurt am Main 2013
Alle Rechte vorbehalten.
Peter Lang Edition ist ein Imprint der Peter Lang GmbH.

Peter Lang – Frankfurt am Main · Bern · Bruxelles · New York ·
Oxford · Warszawa · Wien

Das Werk einschließlich aller seiner Teile ist urheberrechtlich
geschützt. Jede Verwertung außerhalb der engen Grenzen des
Urheberrechtsgesetzes ist ohne Zustimmung des Verlages
unzulässig und strafbar. Das gilt insbesondere für
Vervielfältigungen, Übersetzungen, Mikroverfilmungen und die
Einspeicherung und Verarbeitung in elektronischen Systemen.

www.peterlang.de

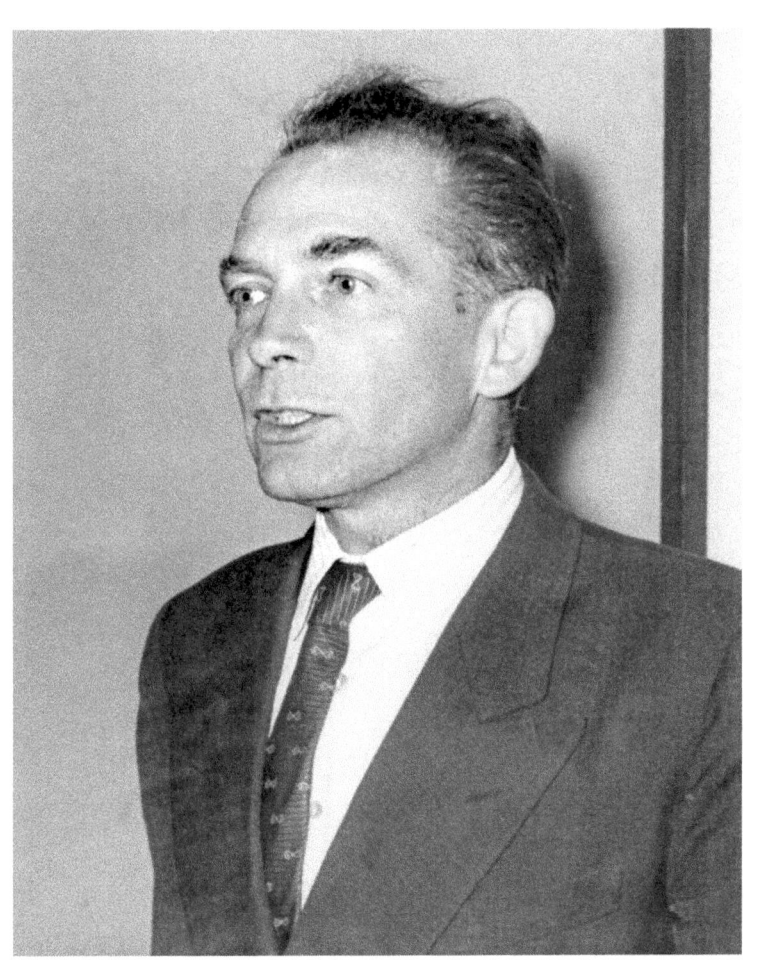

HANS KRECH

1914 – 1961

„Die gesprochene Sprache macht uns zu Menschen.

Wir wollen gemeinsam dafür sorgen,

sie menschlich zu gebrauchen,

damit das Gespräch, das mit Goethe herrlicher als Gold

und erquicklicher als Licht ist,

ungehindert den Mitmenschen erreicht."

(Hans Krech)

Inhaltsverzeichnis

„Die gesprochene Sprache ist unser wichtigstes Kontaktmittel..." - Vorwort der Herausgeberin -	11
Sprechkünstlerische Gestaltung	**21**
Zur Eindeutigkeit der Schallform sprachlicher Äußerungen (1959) (Antrittsvorlesung v. 1955)	21
Richard Wittsack als Sprecher (1956)	39
Richard Wagner als Sänger und Sprecher (1955)	51
Phonetik – Orthoepie	**67**
Zur Normierung der gegenwärtig gesprochenen deutschen Sprache (1960)	67
Zur Artikulationsbasis der deutschen Hochlautung (1954)	71
Siebs, Deutsche Hochsprache, Bühnenaussprache, 16. Aufl., Berlin 1957 (Rezension 1957)	89
Kurze Mitteilung zur Behauchung der deutschen Explosive im Inlaut (1955)	99
Hochlautung und Kunstgesang (1957)	105

Der „Siebs" und die „Allgemeine deutsche Hochlautung" (1960)	121
Über ein einfaches Verfahren zur Aufzeichnung des oralen und nasalen Schalldruckanteiles gesprochener Sprache (1960)	133
„Ohrenphonetik" und „objektiv-subjektives Abhörverfahren" (1961)	143
Bericht über den Stand der Arbeit am „Wörterbuch der allgemeinen deutschen Hochlautung" (1961)	157

Fachgeschichte	165
Zur Geschichte der Sprecherziehung (1956)	165
Über das Wesen und die Aufgabe der Sprechkunde (1957)	171
Fifty-Five Years of „Sprechwissenschaft" at the University of Halle (1962)	187

Sprechwissenschaftlich-phonetische und sprechkünstlerische Grundlagen	197
Einführung in die deutsche Sprechwissenschaft/Sprecherziehung, Lehrbrief für das Fernstudium der Lehrer (1960)	197
Teil 1: Die Grundlagen des Sprechens	205
Teil 2: Das Sprechen von Dichtungen	273
Grundunterweisung in der Sprecherziehung, 4 Beihefte zu den Magnettonbändern MB-I 18-21 (1960) für die Aus- und Weiterbildung in der Sprecherziehung	343
Die Audio-CD	399
Eva-Maria Krech: Hans Krech – Begründer der Orthoepieforschung an der Universität Halle	401

„Die gesprochene Sprache ist unser wichtigstes Kontaktmittel..."

- Vorwort der Herausgeberin -

Der vorliegende **Band III** der *Beiträge zur Sprechwissenschaft* versammelt ausgewählte Schriften von Hans Krech zu den Themenbereichen:

- Sprechkünstlerische Gestaltung,
- Phonetik – Orthoepie,
- Fachgeschichte und
- Sprechwissenschaftlich-phonetische und sprechkünstlerische Grundlagen (Lehrmaterialien).

Die Beiträge – alle entstanden zwischen 1954 und 1960 – sind schwerpunktmäßig entsprechend diesen Teilgebieten angeordnet.

Bei Hans Krech heißt es in der „Einführung in die deutsche Sprechwissenschaft / Sprecherziehung" (1960, 10) zu Wesen und Aufgabe der Sprechwissenschaft:

> „Die gesprochene Sprache ist unser wichtigstes Kontaktmittel, wir benutzen sie ungleich häufiger als die Schrift. Das Gespräch umspannt unser Leben. Wo es endet, den anderen nicht mehr erreicht, steht das Leben in Gefahr. Das gesprochene Wort belehrt, begeistert. Es hat (mittelbar) geschichtsbildende Kraft. Die Sprechwissenschaft will in der augenblicklichen Sprachsituation eines geteilten Deutschlands die einheitliche Lautung des noch einheitlichen Schriftbildes, die vielfältiger landschaftlicher Verformung preisgegeben ist, hüten. In Fragen der Nation kann nur der Deutsche sprechen... Damit und im Erschließen sprachlicher Kunstwerke, in der Erhaltung der Berufsfähigkeit sprecherisch arbeitender Menschen bestätigt die Sprechwissenschaft ihre grundlegende gesellschaftliche Bedeutung...".

An diesem Leistungsvermögen der Sprechwissenschaft ist Hans Krech in seinem wissenschaftlichen, pädagogischen, künstlerischen und therapeutischen Wirken orientiert. Es ist ein im weitesten Sinn soziales, kulturelles und auch kulturpolitisches Anliegen, das er, von humanistischen Zielen geleitet, in einen umfassenden gesellschaftlichen Zusammenhang stellt. Dabei nimmt er hier, wie in einer Reihe weiterer Veröffentlichungen, auch sehr konkret Bezug auf die Misere der Teilung Deutschlands zur damaligen Zeit.

Auf allen Ebenen geht es Hans Krech so um den Menschen im Kontakt mit dem anderen Menschen, es geht darum, das Gespräch im umfassenden Sinn zu fördern, es geht um den wechselseitigen Bezug zwischen Sprechendem und Hörendem, der dem Sich-Verstehen dient. Es heißt: „Der sprechende Mensch steht im Mittelpunkt, der...den Mitmenschen erreicht in allen Bezügen, die Sprache herzustellen vermag" (ebd.).

Diese Denkweise bestimmt die Veröffentlichungen von Hans Krech in den verschiedenen Teilgebieten des Faches. Sie hat als Grundeinstellung bis heute Bestand, auch wenn sich selbstverständlich die Themen erweitert, die Sichtweise auf die Probleme durch neue Aspekte bereichert und die Terminologie verändert haben, und auch wenn z.B. Fragen nach dem Gegenstand der Sprechwissenschaft inzwischen stark ausdifferenziert und mit vielfachem neuen Gedankengut angereichert diskutiert werden.

Die im Folgenden zusammengestellten Beiträge wurden durch die Formatierung formal einander weitgehend angeglichen. In allen Fällen erfolgte zudem die Umstellung auf die neue Rechtschreibung. Die Zitierungsweise wurde demgegenüber nicht vereinheitlicht, sondern in der vom Autor jeweils vorgegebenen Form belassen.

Den Auftakt der ausgewählten Schriften bildet im Themenkomplex **Sprechkünstlerische Gestaltung** die Antrittsvorlesung von Hans Krech aus dem Jahr 1955 (veröffentlicht 1959 in der Festschrift zum 80. Geburtstag von Panconcelli-Calzia). Hans Krech spricht hier zu einem grundsätzlichen Problem: *„Zur Eindeutigkeit der Schallform sprachlicher Äußerungen"*. Er zeichnet den Weg vor, wie sich der Sprecher die Dichtung für sich erwirbt und mit seiner Nachgestaltung die Richtigkeitsbreite – nicht eine objektive oder ideale Schallform – anstrebt. Der Beitrag ist jedoch weit mehr als eine wissenschaftlich-theoretische Auseinandersetzung mit einer speziellen Fragestellung. In teilweise poetischer Sprache gibt Hans Krech ein Beispiel dafür, wie sich der Sprecher mit allen seinen Sinnen für die Dichtung öffnet und zugleich wissenschaftlich fundiert die sprechkünstlerische Interpretation erarbeitet.

In den beiden folgenden Aufsätzen widmet sich Hans Krech zwei besonderen Persönlichkeiten, die in Theorie und Praxis zutiefst mit dem künstlerischen Schaffen verbunden sind und zudem für sein eigenes berufliches Werden und

Wirken Bedeutung erlangten. So zeichnet er in *„Richard Wittsack als Sprecher"* aus eigenem Erleben das Bild seines Lehrers nach, der aus der Überzeugung heraus, dass Dichtung erst durch die Schallform zur Vollendung gebracht werden kann, selbst praktisch sprechkünstlerisch wirkte. Hans Krech macht deutlich, wie Wittsack bei seinen zahlreichen öffentlichen Auftritten begeisterte, und wie er gerade auch auf seine Schüler eine tiefgreifende und bleibende Wirkung ausübte. Er überzeugte vor allem mit seinem rezitierenden, nicht-deklamatorischen Sprechstil, und er überzeugte als ganze Persönlichkeit.

Der Beitrag von Hans Krech vermittelt Einblicke in den Schaffensprozess von Richard Wittsack, der über 30 Jahre die hallesche Sprechwissenschaft prägte, und für den die Arbeit mit dem künstlerisch gesprochenen Wort zum wichtigsten Anliegen gehörte.

Mit der Schrift *„Richard Wagner als Sänger und Sprecher"* wendet sich Hans Krech einer Künstlerpersönlichkeit zu, mit deren Theorien zum Gesangsstil er sich nicht zuletzt im Rahmen seiner musikwissenschaftlichen Dissertation[1] befasst hatte. Bei seiner Beschreibung von Wagner als Sänger und Sprecher ist er auf die Auswertung von Quellen angewiesen. Dabei stehen an erster Stelle die Aussagen von Wagner selbst, sodann die seiner Zeitgenossen. Von diesen sei hier lediglich Julius Hey genannt, der zeitweilig eng mit Wagner zusammengearbeit hat, so z.B. als sein Assistent bei den Vorproben und Aufführungen des *Ringes* in Bayreuth.

In dem Beitrag von Hans Krech wird deutlich: Wagners Sprech- und Singstimme haben auf seine Hörer in hohem Maße faszinierend gewirkt, und seine stimmlich-künstlerisch-interpretatorischen Leistungen, mit denen er seine eigenen Werke zu Gehör brachte, lösten – den Quellen zufolge – größte Bewunderung aus.

Die Arbeit von Hans Krech, die hier zum 200. Geburtstag von Richard Wagner neu veröffentlicht wird, leistet einen Beitrag zur Bereicherung des Bildes von einer großen künstlerischen Persönlichkeit.

Unter **Phonetik – Orthoepie** wurden ausgewählte Schriften von Hans Krech zusammengestellt, die sich unter sprechwissenschaftlich-phonetischem Aspekt mit Fragen der Normierung der gesprochenen deutschen Sprache (Hochlautung/Standardaussprache) befassen. Die Beiträge beziehen sich damit alle auf das Projekt zur Erarbeitung eines neuen Aussprachewörterbuches.

---

[1] Krech, H. (1941): Julius Hey und sein Sängerbildungsideal „Deutscher Gesangs-Unterricht", Phil. Diss., Halle (Mskr)

Die Forschung zur Orthoepie, die ab 1959 in Halle im Rahmen eines offiziellen Forschungsauftrages erfolgte, hatte Hans Krech bereits 1953 begründet. Sie ist bis heute wichtiger Teil phonetischer Arbeit in Halle. In dem Beitrag von Eva-Maria Krech „Hans Krech – Begründer der Orthoepieforschung an der Universität Halle" (enthalten in diesem Auswahlband) werden Grundpositionen von Hans Krech und deren Realisierung bei der Erarbeitung eines Aussprachewörterbuches erörtert und die Wirkung seiner Ideen und Handlungen bis in die Gegenwart aufgezeigt.

An den Anfang der Schriftenauswahl wurde – als Einführung – mit *„Zur Normierung der gegenwärtig gesprochenen deutschen Sprache"* ein kurzer Text aus dem Jahr 1960 gestellt. Er dient als Beispiel dafür, wie Hans Krech (neben anderen Mitgliedern der Autorengruppe) in internationalen Schriften über das Projekt informiert und zur Mitarbeit eingeladen hat.

Mit einem frühen Aufsatz von 1954 verfolgt Hans Krech das Ziel, durch eine inhaltliche Bestimmung und Abgrenzung des Begriffs ‚Artikulationsbasis', der kontrovers diskutiert wurde und wird, eine notwendige Voraussetzung für eine Neuregelung der deutschen Aussprache zu schaffen. Dabei entwickelt er seine eigene sprechwissenschaftlich-sprecherzieherisch geprägte Auffassung. Die Frage nach der Artikulationsbasis ist bis heute aktuell. Sie wird jedoch inzwischen in einem umfassenderen Zusammenhang diskutiert.

In den weiteren Arbeiten des Themenkomplexes **Phonetik – Orthoepie** befasst sich Hans Krech intensiv mit Problemen der Orthoepie. Er setzt sich nicht nur mit dem Werk von Theodor Siebs auseinander, sondern vermittelt vor allem seine Konzeption für eine Neukodifizierung der aktuellen gesprochenen deutschen Hochsprache und erläutert neue sprechwissenschaftlich-phonetische Untersuchungen, deren Ergebnisse als Grundlage für das in Vorbereitung befindliche „Wörterbuch der allgemeinen deutschen Hochlautung" dienen. Er erörtert die neue Normierungsgrundlage und die neuen Untersuchungsmethoden, kennzeichnet den hohen Anspruch an die Exaktheit der wissenschaftlichen Tätigkeit zur Realisierung des Projektes und erläutert detailliert den Stand der Arbeit an diesem neuen Aussprachewörterbuch, wie er im Juli 1960 erreicht ist. Zugleich entwickelt er Perspektiven für ihren Fortgang.

Alle diese Beiträge sind außerordentlich informativ. Sie lassen darüber hinaus den großen Enthusiasmus, die Begeisterung, den Optimismus erahnen, womit Hans Krech in seinen vielen persönlichen Auftritten für das Projekt der Neukodifizierung der deutschen Standardaussprache geworben hat und viele ebenso begeisterte Mitstreiter gewinnen konnte. Gerade auch im Disput mit der Meinung Andersdenkender, wurde die grundlegende Bedeutung empirischer phonetischer Untersuchungen offensichtlich, wie sie – von Hans Krech für die hallesche Arbeit initiiert und geleitet – in beträchtlichem Umfang durchgeführt worden waren.

Zur **Fachgeschichte** hat sich Hans Krech mehrfach geäußert. Die für den vorliegenden Sammelband ausgewählten drei Beiträge widmen sich dieser Thematik unter unterschiedlichen Aspekten und sind an unterschiedliche Adressaten gerichtet.

In dem Beitrag „*Zur Geschichte der Sprecherziehung*", der einer größeren Veröffentlichung aus dem Jahr 1956 entnommen ist[2], wendet sich Hans Krech vor allem an den Lehrer in der Weiterbildung. Er verdeutlicht, wie sich über die Jahrhunderte unter dem Einfluss von Vertretern verschiedener Wissenschaften, von Künstlern, Pädagogen, Medizinern die Sicht auf die Sprache gewandelt hat, sodass Sprache nunmehr als Einheit von Gesprochenem und Geschriebenem gesehen werden kann und nicht zuletzt vom Lehrer gesehen werden muss.

In „*Über das Wesen und die Aufgabe der Sprechkunde*" erläutert er in einem Vortrag an der Philosophischen Fakultät der Karls-Universität Prag das geschichtliche Werden der Sprechwissenschaft, eingeschlossen inhaltliche und terminologische Fragestellungen, bis hin zur Verwirklichung dieser Studienrichtung an der halleschen Universität. Er stellt damit ein Fach vor, das es in dieser Form in Prag nicht gab, dokumentiert die Position der Sprechwissenschaft 1957 in Halle insbesondere hinsichtlich der Ausbildung von Diplom-Sprecherziehern, erläutert die Studienprogramme und einzelne Lehrveranstaltungen, skizziert aktuelle Forschungsprojekte und beschreibt die personelle, technische, wissenschaftliche und räumliche Ausstattung des Institutes zum damaligen Zeitpunkt. Der Beitrag vermittelt somit aus heutiger Sicht vor allem historisch interessante Fakten zur Entwicklung der Sprechwissenschaft in Halle. Sämtliche im Beitrag erwähnten Vorlesungen wurden im Übrigen von Hans Krech selbst gehalten; die Vorlesungsmanuskripte blieben jedoch bisher unausgewertet.

Der Aufsatz „*Fifty-Five Years of ‚Sprechwissenschaft' at the University of Halle*" wurde von der *Speech Association of America* 1962 in der Zeitschrift *The Speech Teacher* erstmals veröffentlicht. Die Publikation zeigt die Weiterentwicklung des Faches an der Universität Halle in nur wenigen Jahren. Insbesondere verweist der Autor nunmehr nicht nur auf das zentrale

---

[2] Vgl. Krech, H. (1956): Sprecherziehung (3 Teile). In: Zentralinstitut für Lehrerweiterbildung (Hg.): Didaktik der Unterstufe (Methodische Anleitungen für die Zirkelleiter der Lehrerweiterbildung). Verlag Volk und Wissen, Berlin.

Forschungsprojekt „*Wörterbuch der allgemeinen deutschen Hochlautung*", sondern auch auf ein künftiges großes Forschungsvorhaben „*Handbuch der sprechwissenschaftlichen Therapie*". Es stellt Teil eines geplanten umfassenden „*Handbuches der Sprechwissenschaft*" dar. Hans Krech hat die Arbeit hieran bereits begonnen. Er hinterließ ein umfangreiches Manuskript mit dem Titel „*Zur Entwicklung der Erkenntnis von Stimme und Sprache*". Es blieb jedoch unvollendet und unveröffentlicht und wurde in den vorliegenden Sammelband nicht aufgenommen.

Im letzten Themenbereich werden **Sprechwissenschaftlich-phonetische und sprechkünstlerische Grundlagen** als Lehrmaterialien vermittelt. Wichtigste Ansprechpartner sind für Hans Krech ohnehin immer wieder und ausdrücklich Pädagogen und Erzieher in allen Schulgattungen, Bildungseinrichtungen und Altersstufen. Hieraus resultiert, dass viele seiner wissenschaftlichen Arbeiten didaktisch ausgerichtet sind. Dies trifft in besonderem Maße auf die beiden hier wiedergegebenen Monografien zu:

1. „*Einführung in die deutsche Sprechwissenschaft / Sprecherziehung. Lehrbrief für das Fernstudium der Lehrer*"*, 1. und 2. Teil*, Lehrbuch und Übungsmaterial (kurz „Lehrbrief" genannt),
2. „*Grundunterweisung in der Sprecherziehung*" – eine Veröffentlichung, die inhaltlich sowie didaktisch-methodisch eng mit dem Lehrbrief und zugleich mit der folgenden Audio-CD verbunden ist.

Es handelt sich in beiden Fällen um Lehrmaterialien, die Hans Krech für das Fernstudium der Lehrer erarbeitet hatte.

Der Lehrbrief *Einführung in die deutsche Sprechwissenschaft / Sprecherziehung* behandelt in seinem **1. Teil** mit den „*Grundlagen des Sprechens*" einen Themenkomplex, dem sich Hans Krech häufig zuwendet. Es gibt eine Reihe von Veröffentlichungen und eine Vielzahl von Vorträgen zu diesem Umkreis, die jedoch zugunsten der hier wiedergegebenen Monografie nicht in diesen Auswahlband aufgenommen wurden.

Auf der Basis seiner Ganzheitsicht behandelt er die inhaltlichen Schwerpunkte Atmung, Stimme sowie die Sprachlautbildung mit besonderem Bezug auf die Hochlautung (in heutiger Terminologie: Standardaussprache).

Da für Hans Krech „die Kenntnis des Gesunden...ohne die Erkenntnis des Kranken nicht möglich"[3] ist, und außerdem der Lehrer in die Lage versetzt werden muss, Störungen der Sprechstimme zu erkennen und die betreffenden Schüler einer Behandlungsstelle zuzuleiten, ergibt sich als selbstverständlich, unter den „Grundlagen des Sprechens" auch wichtigste Atmungs-, Stimm-, Sprech- und Sprachstörungen vorzustellen. Der Inhaltsbereich *Stimmstörungen* wurde jedoch teilweise bereits im „Beiheft zum Magnettonband Stimmstörungen" sowie in der dazu gehörenden Audio-CD beschrieben und demonstriert. Aus diesem Grund wurde der Lehrbrief um die entsprechenden Passagen gekürzt. Sowohl das Beiheft als auch die Audio-CD sind im genannten Band I der „Beiträge zur Sprechwissenschaft", Frankfurt a. M., 2011 enthalten.

Im **2. Teil des Lehrbriefes** geht es um *„Das Sprechen von Dichtungen"*. Hans Krech wendet sich wiederum direkt an den Lehrer. Er erläutert ausführlich Grundlagen der sprechwissenschaftlichen Interpretation von Dichtung, die vorwiegend als sprachliches Fremderlebnis begegnet, des Weiteren die Erarbeitung und den Vortrag der Sprechgestaltung durch den Lehrer sowie die Behandlung der Dichtung im Unterricht. Er übermittelt eine fundierte, ausführliche Darstellung, in der Theorie und praktische Anleitung aufs Engste miteinander verbunden sind und die die Aneignung von Wissen sowie den sprechkünstlerisch-praktischen Umgang mit der Dichtung ermöglicht und zugleich zur sprechkünstlerischen Tätigkeit anregt und motiviert.

Auf der Basis dieser grundlegenden Veröffentlichung entwickelten sich in den folgenden Jahrzehnten neue Schwerpunkte in Forschung und Lehre. So sei als Beispiel auf den Ausbau des bei Hans Krech immanent enthaltenen kommunikativen Aspektes zu einer auf kommunikativ-funktionaler Basis beruhenden neuen sprechwissenschaftlichen Vortragslehre verwiesen sowie zugleich auf die Sprechwirkungsforschung, bei der der Rezeptionsprozess einschließlich seiner Bedingungen untersucht wird[4]. In der sprechkünstlerischen Praxis haben sich inzwischen neue Mischformen zwischen der nachschaffend-gestaltenden Interpretation literarischer Texte und dem stärker frei-gestaltenden Umgang mit Dichtung, vielfach auch in neuen Kombinationsformen mit anderen

---

[3] Krech, H.: Sprechkundliche Grenzfragen. In: Krech, E.-M. (Hg.) (2011): Beiträge zur Sprechwissenschaft I. Verlag Peter Lang, Frankfurt a. M., 42. (Hallesche Schriften zur Sprechwissenschaft und Phonetik 36).

[4] Vgl. u.a. Krech, E.-M. (1987): Vortragskunst. Bibliographisches Institut, Leipzig; dies. (1991): Wirkungen und Wirkungsbedingungen sprechkünstlerischer Äußerungen. In: Krech, E.-M./ Richter, G./ Stock, E./ Suttner, J.: Sprechwirkung. Akademie Verlag, Berlin, 193-250.

Künsten, herausgebildet und verbreitet. Sie besitzen eine eigene ästhetische Berechtigung und gelangen zunehmend auch theoretisch in den Blick.

Der Lehrbrief (1. und 2. Teil) wurde für die Neuherausgabe in formaler Hinsicht leicht bearbeitet. Es gibt einige Umstellungen des Textes sowie Kürzungen, aber auch Ergänzungen durch das Einfügen neuer Zwischenüberschriften oder auch von Transkriptionszeichen aus dem Internationalen Phonetischen Alphabet, sofern dies erforderlich schien. Größere Auslassungen wurden im Text vermerkt. Inhaltliche Aussagen blieben selbstverständlich unverändert. Auch die im Lehrbrief enthaltenen Zeichnungen wurden in ihrer ursprünglichen Form beibehalten. Sie stammen von dem Maler und Grafiker Ullrich Bewersdorff (1920 – 2008) oder gehen auf Skizzen des Verfassers zurück.

In engem Zusammenhang mit dem 1. Teil des Lehrbriefes steht der Beitrag *„Grundunterweisung in der Sprecherziehung"*. Es handelt sich dabei um 4 Beihefte zu einer Tonbandfolge (MB-I 18-21)[5], die Hans Krech als notwendige akustische Ergänzung zu den theoretischen Ausführungen des Lehrbriefes erarbeitet hatte. Die Aufnahmen bilden den Inhalt der diesem Auswahlband beiliegenden Audio-CD. Die direkte Beziehung zum 1. Teil des Lehrbriefes wird in den Beiheften angezeigt. Beihefte und Audio-CD wurden gegenüber dem Original gekürzt. Die didaktisch-methodische Aufbereitung der Aufnahmen in den Beiheften und die Struktur der Darstellung blieben jedoch unverändert.

Der Lehrbrief und das Tonbandprojekt sind posthum erschienen, auch wenn in den bibliografischen Angaben das Jahr 1960 genannt wird. Eine 2., unveränderte Auflage des Lehrbriefes wurde 1967 veröffentlicht.

*

Die Herausgabe ausgewählter Schriften von Hans Krech mit den 3 Bänden der *Beiträge zur Sprechwissenschaft,* die als Einheit zu verstehen sind, gründet sich auf umfangreiche Recherchen und intensivste Bemühungen, die Veröffentlichungen zu erfassen und für den Neudruck aufzubereiten – waren doch die Arbeiten vielfach verstreut in Zeitschriften, Tagungsberichten, Sammelbänden, als Lehrmaterialien u.ä. erschienen, die zudem drucktechnisch nicht als Vorlage für eine Neuveröffentlichung dienen konnten. Schwierigkeiten ergaben sich auch, weil Herausgeberinstitutionen oder Verlage – bedingt durch die Umorientierung im wiedervereinten Deutschland – oft nicht mehr in der früheren Form existierten und teilweise neue Ansprechpartner zu finden waren.

---

[5] Krech, H. (1960): Grundunterweisung in der Sprecherziehung. Hg.: Deutsches Zentralinstitut für Lehrmittel, Verlag Volk und Wissen, Berlin.

Danken möchte ich meiner Familie, die mich auch bei der Erarbeitung des vorliegenden Buches in vielerlei Hinsicht in bewährter Weise unterstützt hat. Zugleich spreche ich Dipl.-Ingenieur Peter Müller für die Herstellung der Audio-CD meinen Dank aus. Dem *Seminar für Sprechwissenschaft und Phonetik* an der Martin-Luther-Universität Halle-Wittenberg und dem *Mitteldeutschen Verband für Sprechwissenschaft und Sprecherziehung e. V.* danke ich für finanzielle Unterstützung. Schließlich danke ich dem *Verlag Peter Lang* für eine wohlwollende Begleitung des gesamten Projektes.

Hans Krech hat Grundsteine für die wissenschaftliche Entwicklung der halleschen Sprechwissenschaft gelegt. Mit den *Beiträgen zur Sprechwissenschaft I-III* steht nunmehr eine Auswahl seiner Schriften auch für heutige Rezipienten wieder zur Verfügung. Es ist mein Wunsch und meine Hoffnung, dass mit der Neuherausgabe dieser Arbeiten sein fachwissenschaftliches Gedankengut erneut aufgegriffen und weiterentwickelt wird.

Es ist darüber hinaus mein Wunsch und meine Hoffnung, dass sein ausgesprochener und vorgelebter hoher moralischer Anspruch an die Haltung eines (Sprech-)Wissenschaftlers wirksam bleibt.

In diesem Sinne greife ich seine Worte auf[6], die auch Motto dieses Buches sind:

„Die gesprochene Sprache macht uns zu Menschen.
Wir wollen gemeinsam dafür sorgen,
sie menschlich zu gebrauchen,
damit das Gespräch, das mit Goethe herrlicher als Gold
und erquicklicher als Licht ist,
ungehindert den Mitmenschen erreicht."

Halle (Saale), im Mai 2013　　　　　　　　　　　Eva-Maria Krech

---

[6] Krech, H. (1963): Die Grundlagen des Sprechens. (Vortrag gehalten auf dem 1. Phoniatrischen Kurs für Hals-, Nasen-, Ohrenärzte in Halle/S. 1960). In: Jakobi, H. (Hg.): Phoniatrie, Grundsätze der Diagnostik und Therapie für die Praxis. Johann Ambrosius Barth Verlag, Leipzig, 64.

Sprechkünstlerische Gestaltung

Zur Eindeutigkeit der Schallform sprachlicher Äußerungen*

Auf einem Blatt Papier, auf Pergament, Stein, Holz oder Metall stehen Schriftzeichen, gedruckt, geschrieben oder eingeritzt, Symbole für Laute irgendeiner Sprache, die im Munde irgendeines Menschen irgendeiner Zeit Klang gewesen sind, Mitteilung an einen Menschen gleicher oder entgegengesetzter Haltung.

Vielleicht entbehrte jene Mitteilung, die in der Schrift historisch wurde, auch des Klanges im äußerlich Hörbaren, nicht aber des Innenklanges, weil der Zugang zur Sprache über das Sprechen führt.

Wir empfangen das Dokument dieser sprachlichen Äußerung, achtsam oder achtlos, und bedienen uns, um seinen Sinn zu entnehmen, einer der Grundformen des menschlichen Bildungserwerbes, des Lesens, an dem Goethe achtzig Jahre arbeitete und dennoch nicht sagen konnte, er sei am Ziel[1].

Von Diesterweg über Drach bis zu Christian Winkler hat man den Lesevorgang zu deuten versucht und fand, dass wir nicht Wort für Wort, sondern im Erkennen der Wortblöcke den Gehalt des ersten Sinnschrittes verstehen, in dessen Tonrahmen hineingepasst gleicherweise der nächste und jeder folgende in einem sich ergebenden Satzschema gesprochen werden[2], bis der Ausspruch sich rundet, die Mitteilung den Empfänger erreicht.

---

* *Antrittsvorlesung,* (unverändert) gehalten am 15. März 1955 an der Martin-Luther-Universität Halle-Wittenberg.
[1] Goethe am 25. 1. 1830 zu Eckermann.
[2] Winkler, Christian, *Lesen als Sprachunterricht* (Neuauflage), Ratingen bei Düsseldorf 1952, S. 47.

Die Frage steigt auf: Hat die Mitteilung den Empfänger wirklich erreicht? Wenn ja: hat sie ihn richtig erreicht? Verschiedene Zeiten erteilten darauf verschiedene Antwort. Man antwortete mit ja, wenn der Sinngehalt deutlich wurde. Die Unrast des 20. Jahrhunderts und Zwangsgewohnheiten bestimmter Berufe zeitigten die Nur-Sinnentnahme, das diagonale Überfliegen der Seiten, ohne sich der spezifischen Art der Kundgabe bewusst werden zu können.

Haben wir damit der sprachlichen Mitteilung genügt, bedarf sie nicht, um Gegenwart zu werden, anderer, intensiverer Deutung? Braucht sie nicht, wie die Musik, den Klang, um wieder zu erstehen?

Die Dokumente der Plastik und der Malerei, die Bildwerke der Griechen oder Dürers Schöpfungen bleiben sich, einmal geschaffen, gleich. Wohl kann der Ort der Aufstellung oder das Licht einer Galerie Änderungen bedingen, die Zeit zermürbend oder zerstörend eingreifen, im Grunde ist ihre Mitteilung ein Gegebenes, das nur bedingt einer Interpretation bedarf.

Die Musik aber hat mit der Sprache manches gemein. Arnold Schering[3] hält das musikalische Kunstwerk in drei Sphären für existent, „als bewegte sinnliche Erscheinung" (im Klang), als „zeichensymbolisch fixierter Gegenstand in Ruhe" (im Notenbild) und „als unwirklich nur in meiner Vorstellung Bestehendes" (in verstehender, erkennender Besitznahme des Kunstwerkes). „Unverstandene Musik gleicht einem ungelöst bleibenden wissenschaftlichen Problem". Zu seiner Lösung ist die Wiedergabe in „Hingabe, Erkenntnis, Respekt", in „Gleichgestimmtheit, die den Sinn erschließt"[4], von ausschlaggebender Bedeutung.

Die Musik einer vergangenen Zeit ruht im Symbol der Notenschrift, die – wie in der sprachlichen Parallele – nur klanglich sich öffnet. Eingehende Untersuchungen unterschieden nicht nur, ob Musiken heiter oder ernst, sondern ob in ihnen Mozart oder Beethoven heiter oder ernst zu interpretieren sind, weil der Klang sich bei gleicher Fühlenshaltung in der Grundstimmung anders prägt, auch wenn Beethoven von Mozart das gleiche Thema übernimmt[5]. Man ist dem

---

[3] Schering, Arnold, Die Erkenntnis des Tonwerks, *Jahrbuch der Musikbibliothek Peters* für 1933, 40 (Leipzig 1934) S. 13.

[4] Walther, Paul, Wiedergabe und Interpretation (Ein Generationsproblem), *Melos* H. 1 (1950), S. 6.

[5] Vgl. Becking, Gustav, *Der musikalische Rhythmus als Erkenntnisquelle,* Augsburg 1928, S. 35.

Umsetzen soweit nachgegangen, dass man glaubte, den Klang nur echt erwecken zu können auf den Instrumenten jener Zeit, die gedämpfter und gedeckter, weicher und dunkler klangen als unsere heutigen. Die Musik war in jenen Instrumenten gedacht und konzipiert worden. Aber nicht historisch getreues Umsetzen erstrebt die Interpretation, sondern lebendiges Hereinnehmen in die eigene Zeit, Erkennen und Verstehen, nicht eine wenn auch wunderschöne Mumifizierung[6].

Oft ist das Schriftbild der Sprache mit einer musikalischen Partitur[7] verglichen worden. Zu Recht und Unrecht, denn die Partitur enthält klarere Hinweise für das Wie der Gestaltung als die Schrift der Sprache. Sie wird zudem berufeneren Deutern anvertraut, die ihr Instrument besser beherrschen, als der Sprecher die Mittel des mündlichen Ausdrucks seiner Sprache. Die Transposition des Akustischen in das Visuelle fügt der Sprache größere Verluste zu als der Musik, in deren Notenschrift Melodie, Tonhöhe usw. festliegen und auch der Rhythmus deutlicher anklingt.

Dass die Sprache im Nachvollzug hinter der Musik, die Sprechwissenschaft hinter der Musikwissenschaft zurücksteht, kommt aus der Einstellung gegenüber der gesprochenen Sprache, die man als einmal nachahmend und unbewusst Erlerntes der späteren Ausbildung kaum für wert erachtet[8].

Und dennoch bleibt für unsere Zeit der „sprecherischen Gestaltung sprachlicher Fremderlebnisse"[9] eine nicht übersehbare Bedeutung.

Ein Mensch gibt seinen Gefühlen, Empfindungen, Erlebnissen Dauer, er äußert sie in der Sprache, in einer bestimmten Sprechlage, einer bestimmten Zeit, unter bestimmten inneren und äußeren Umständen, vor und für einen bestimmten Hörerkreis. Das mitgeschnittene Tonband vermittelt das Erlebnis dieser Einmaligkeit. Selbst wenn der Weg über die Technik ohne Makel wäre, erleben wir im Abhören, den Sprecher eingeschlossen, die Mitteilung so weitgehend

---

[6] Max Schneider pflegte zu sagen, dass Bach die Ventiltrompete benutzt hätte, um sie clarin einzusetzen, wenn er über sie verfügen konnte, weil ihm das vollendete Ausschöpfen des Werkes anlag.

[7] Saran, Franz, *Deutsche Verslehre,* München 1907, S. 33 f., spricht vom Text als einer „Skizze", einem „Grundriss der Schallform", einer „charakteristischen Kombination von Faktoren", die als Antrieb wirken.

[8] Vgl. J. W. v. Goethe: „Ein Jeder, weil er spricht, glaubt auch, über die Sprache reden zu können", *Maximen und Reflexionen,* 2. Teil.

[9] Höffe, Wilhelm L., Grundfragen des nachgestaltenden Sprechens, Habilitationsvortrag, *Vierteljahrsschrift f. wiss. Pädagogik* 30, H. 3 (1954), S. 205.

andersartig, dass mit zeitlichem Abstand diese Aufnahme nach unseren Erfahrungen als zweite Aufnahme der gleichen Äußerung angenommen wird, weil die Gesamtheit der Sprechsituation, besser der Hörsituation, sich entscheidend wandelte. Der abhörende Mensch ist älter, d.h. ein anderer geworden, so wie wir nach Heraklit nicht ein zweites Mal zum Bad in den gleichen Fluss steigen.

Erschwerend wirkt, dass nicht einmal das Tonband mit seinen Vorzügen und Mängeln zur Aufbewahrung der Mitteilung diente, sondern, wie eingangs ausgeführt, die Schrift, die sich um vieles unvollkommener und ergänzungsbedürftiger darbietet. Sie vermittelt „allenfalls die Lautreihe, die Wörter und Sätze, also nur das Bedeutende der Sprache"[10]. Das „akustisch-motorische Teilstück"[11], das die sprachliche Äußerung zum Leben werden lässt, muss der nachgestaltende Sprecher hinzufügen. Jahrhunderte waltete darin eigene Willkür. Das „polare Spannungsfeld", das man angriff, in dem sich „das ursprüngliche Erlebnis eines Menschen und seine sprachliche Formung" und „das für diese sprachliche Klanggestalt gesetzte Schriftbild und der zum Nachschaffen bereite Mensch" gegenüberstehen[12], wurde nicht erkannt. Theodor Frings zitiert von Eduard Sievers, dass „...der Glaube an einmal Gelerntes und Gelehrtes... stärker wirkt als Tatsachen, die noch nicht in den offiziellen Kanon des Herkömmlichen aufgenommen sind"[13].

Das „Bedeuten" genügte, Melodie, Rhythmus, kurz der Vollzug im Sprechen, blieben meist unberücksichtigt.

Wolfgang Kayser hat die Methoden zusammenfassend dargestellt, die der Germanistik für die Interpretation zur Verfügung stehen. Er erwähnt dabei Ungers Ansicht von der Möglichkeit, sie durch andere Verfahren, wie das „ästhetisch-stilistische", zu ergänzen, dessen Beobachtungsfeld „wohl der Vers und die Art des Sprechens, der Stil", wäre[14].

---

[10] Winkler, Christian, *Deutsche Sprechkunde und Sprecherziehung*, Düsseldorf 1954, S. 281.
[11] Wittsack, Richard, Deutung von Gedichten durch nachgestaltendes Sprechen, *Das gesprochene Wort* 2, H. 2 (1939), S. 46.
[12] Höffe, Wilhelm L., a. a. O., S. 205.
[13] Frings, Theodor, *Eduard Sievers* (Rede, gehalten am 1. Juli 1933), *Ber. üb. d. Verh. d. Sächs. Akademie d. Wiss. zu Leipzig, Phil.-Histor. Klasse*, 88 (1933), S. 54 f.
[14] Kayser, Wolfgang, *Das sprachliche Kunstwerk, Eine Einführung* in die *Literaturwissenschaft*, 2. ergänzte Aufl., Bern 1951, S. 232; siehe auch die Übersicht bei Kaulhausen, Marie-Hed, Die *Gestalt des Gedichtes, seine sprechkundliche Interpretation und Nachgestaltung*, Göttingen 1953, S. 102 f., besonders auch den Bezug auf Leo Weisgerber (S. 138 ff.).

Auch Ferdinand Josef Schneider entscheidet für die Berechtigung weiterer Hilfsmittel[15].

Diesen ergänzenden Möglichkeiten nun geht die Sprechkunde nach. Sie setzt damit an der Wende an, die mit dem Beginn der zweiten Arbeitsperiode von Eduard Sievers für die Sprachforschung[16] gekennzeichnet ist.

Mit Sievers war der Streit um die Deutung sprachlicher Fremderlebnisse in ein akutes Stadium eingetreten. Er hatte das „Bruchstückhafte und Unzulängliche" einer Arbeitsweise, die „im rational erkennbaren Ideengehalt...das Ganze einer Dichtung sah" aufgedeckt und das Ohr für die „Klangwerte im Kunstwerk" geöffnet[17].

Er erkennt als Erster, dass jeder, auch nur schriftlich vorliegenden sprachlichen Äußerung, wenn sie als ausgeprägt gelten kann, eine einmalige wesensnotwendige, unveränderliche Schallform innewohnt, jene „ideale Schallform", die „dem Konzeptionsgefühl" ihres Schöpfers entspricht[18]. Sievers empfindet

---

[15] Schneider, Ferdinand Josef, Stilkritische Interpretationen als Wege zur Attribuierung anonymer deutscher Prosatexte, *Ber. ü. d. Verh. d. Sächs. Akad. d. Wiss. zu Leipzig, Phil.-Histor. Klasse,* 101, H. 2 (Berlin 1954), S. 12: „Man wird mir vor allem vorhalten, dass ich keinen ausgiebigeren Gebrauch von der schallanalytischen Methode gemacht habe...Aber dass auch sie ein Hilfsmittel bei meinem Verfahren sein kann, steht außer Frage."

[16] Vgl. Frings, Theodor, a. a. O., S. 55 f.

[17] Kaulhausen, Marie-Hed, Über den Ursprung von „Dur" und „Moll" in der Sprachmelodie der Dichtung, *Wirkendes Wort,* H. 6 (1953/54), S. 337; vgl. auch: Philologische und sprechkundliche Gedichtinterpretation, in: *Sprechkunde und Sprecherziehung,* Emsdetten 1951, S. 52.

[18] Bünte, Gerhard, *Zur Verskunst der deutschen Stanze,* Halle 1928, S. 4; vgl. u.a. auch Brandenstein, Wilhelm, *Einführung in die Phonetik und Phonologie,* Wien 1950, S. 95 ff., ferner Kaulhausen, M.-H., Philologische und sprechkundliche Gedichtinterpretation, in: *Sprechkunde und Sprecherziehung,* Emsdetten 1951, S. 57; siehe auch Sievers, E., *Ziele und Wege der Schallanalyse,* Heidelberg 1924, S. 104 f.: „...jeder einmal geformte Text (gestattet) nur eine einzige klanggerechte und damit zugleich hemmungsfreie Reproduktion". Vgl. auch Ipsen, Gunther und Karg, Fritz, *Schallanalytische Versuche,* Heidelberg 1928, S. 236/37.
Als ausgeprägt ist im Allgemeinen jede bewusste und für den Erzeuger normale Produktion anzusehen, bei schriftlichen Äußerungen also ein stilistisch ausgewogener überarbeiteter Text. Briefe gehören nach Meinung der Literatur nicht dazu, während Gustav Becking ihnen (auch nach mündlicher Mitteilung Anton Blaschkas) besondere Bedeutung beimaß.

wie vordem Rutz die Spannungen, die vom Gedicht aus körperlich wirken, die nur im Sprechen gelöst werden können. Die Einheit auch des sprachlichen Kunstwerkes wird gespürt, jenes in den Schaffensakt zurückkehrende Erlösen der historischen Sprachbewegung im Nachvollzug des Sprechens entdeckt, weil Körperhaltung und Körperbewegung[19] im Text mit konzipiert sind. Ja, diese „Schall- und Bewegungseigenschaften" ergeben „sinnlich fassbar gerade jenen Teil des Sprachlich-Seelischen, den man durch andere Mittel (Wortwahl, Satzbau usw.) überhaupt nicht oder nicht ausreichend fassbar machen kann"[20].

Sievers ringt nahezu 25 Jahre um das Wie der „idealen Schallform". „Von der Beobachtung der Tonlage und Tonschritte, also der Melodie und Melodieführung, rückt er ab zur Bestimmung der individuell gebundenen Stimmen und Schallformen, also zum Klang oder Schall schlechthin, vom Sprachmelodischen zur Schallanalyse"[21]. Keines der den Kunstcharakter bedingenden Momente eines Kunstwerkes kann ausfallen, ohne dass die Vollendung zerstört wird[22], denn das Kunstwerk „wirkt zunächst in seiner Totalität als eine in sich geschlossene Einheit"[23]. Der rhythmisch-melodischen Form spürt er nach. Seine letzten Arbeiten hinterlassen den Eindruck eines gigantischen Ringens mit einem immer wieder entfliehenden Phantom[24].

---

[19] Lockemann, Fritz, *Das Gedicht und seine Klanggestalt,* Emsdetten 1952, S. 2, sieht das Erleben des Klanges zunächst als Bewegung: für den Sprechenden beim Hervorbringen, für den Hörenden im Nachvollziehen. „Das Gedicht ist Gebärde." Vgl. auch Sievers, a. a. O., S. 109.

[20] Kuhlmann, Walter, Das Verhalten zur Dichtung - erläutert an den Begriffen: Zitieren, Rezitieren, Deklamieren, in: *Sprechkunde und Sprecherziehung,* Emsdetten 1951, S. 68; vgl. auch Lockemann, a. a. O., S. 3: Wir müssen beim Sprechen des Gedichtes „uns in ihm und mit ihm bewegen. Nur solchem unmittelbaren Mitmachen und Mitleben, nicht der betrachtenden Fernstellung erschließt sich das Lebendige".

[21] Frings, Theodor, a. a. O., S. 36.

[22] Vgl. Sievers, Eduard, Zur Rhythmik und Melodik des neuhochdeutschen Sprechverses, *Rhythmisch-Melodische Studien,* Heidelberg 1912, S. 37.

[23] Ebenda, S. 36.

[24] Frings, Theodor, a. a. O., S. 41; vgl. auch Drach, Erich, *Die redenden Künste,* Leipzig 1926, S. 127: Die letzte Veröffentlichung Sievers' *(Ziele und Wege der Schallanalyse)* mutet den Fernstehenden an „wie ein Zauberreich unbegreiflicher Formeln und Zeichen". Kayser, Wolfgang, a. a. O., S. 100, bestätigt ebenfalls, dass „es Sievers nicht gelungen ist, seine von einer außerordentlichen Empfindlichkeit und einer ungewöhnlichen Begabung für alles Schallmäßige geleitete Arbeitsweise zu einer festen wissenschaftlichen Methode auszubilden, die übernommen werden könnte". Daneben steht das wohl allgemein anerkannte Ver-

Dass Eduard Sievers den Weg in die Praxis auf breiterer Grundlage nicht fand, beruht nicht auf seinem Verschulden. Die Fachgenossen folgten nur bis zur Abhandlung über die *Judith* (1908). Der Sprechstil des Naturalismus, der dem Subjektiven Tür und Tor öffnete und den Vers in Prosa auflöste, konnte aus den Reihen der Schauspieler keine adäquaten Sprecher stellen. Ebenso zerrann der andere Versuch, sich auf den nichtausgebildeten, aufgeschlossenen „Autoren"-Sprecher zu beschränken. Erst von der Sprechwissenschaft[25] hätte ihm Hilfe werden können.

Sievers' Schüler[26] haben zu beweisen versucht, was die Schallanalyse wissenschaftlich hält und dass bestimmte schallanalytische Aufgaben unter gewissen Bedingungen gelöst werden können.

Zur Schallanalyse gehört wie zu jeder anderen wissenschaftlichen Methode neben einer Veranlagung ehrliche Arbeit. Sie verlangt nach unserem Ermessen als Versuchspersonen vor allem Sprecher, die mit dem polaren Spannungsfeld eines sprachlichen Fremderlebnisses vertraut sind und sich seinen Spannungen öffnen.

Wie weit Ergebnisse unter diesen Voraussetzungen noch zu erzielen sind, belegen Versuchsreihen, die 1953 und 1954, von Anton Blaschka angeregt und geleitet, am Institut für Sprechkunde liefen.

Natürlich stand hier nicht eine textkritische Auswertung, sondern lediglich das Ansprechen auf die Schallform im Vordergrund. Dies wurde erreicht.[27]

Man mag sich diesem Ergebnis verweigern, z.B. für „unmöglich" halten, „eine Schallform ohne (volles d. Verf.) Verständnis des Bedeutungsinhaltes zu er-

---

    dienst, die Aufmerksamkeit dem „lebendigen Klang der Sprache und der Dichtung" zugewendet zu haben.
    Trojan, Felix, *Der Ausdruck von Stimme und Sprache,* Wien 1948, S. 70 f., sieht die Schallanalyse als den „ersten großangelegten Versuch einer individuell-physiognomischen Lautstilistik". Die klassische Phonetik und die Schallanalyse stehen zueinander wie „Thesis" und „Antithesis".

[25] Kaulhausen, Marie-Hed, Über den Ursprung von „Dur" und „Moll" in der Sprachmelodie der Dichtung, *Wirkendes Wort,* H. 6 (1953/54), S. 338.

[26] Ipsen, Gunther und Karg, Fritz, *Schallanalytische Versuche, Eine Einführung in die Schallanalyse,* Heidelberg 1928.

[27] Versuch am 10. 6. 1953. Die Aufnahmen wurden von drei Fachstudierenden je 10–12-mal getrennt, abgehört, also jeweils 30–36-mal.

fassen"[28], weil ohne das Nachempfinden der „seelischen Grundeinstellung" die „ideale Schallform" weder gestaltet noch beurteilt werden kann.

Dies muss in der letzten Konsequenz unwidersprochen bleiben für die erstrebte Eindeutigkeit, während die Schallanalyse gar nicht die Eindeutigkeit der Interpretation, die dem Konzeptionsgefühl des Erzeugers der sprachlichen Äußerung entsprechende Schallform ermittelt, sondern nur eine einengende Partitur. Die Schallanalyse beschäftigt sich einseitig mit der Form, sie erschließt den formalen Rahmen. Es fehlt ihr die seelische Füllung, die erst die Ganzheit der sprachlichen Äußerung ausmacht. Sprachliche Reaktion aber muss ganzheitlich erfolgen, nicht nur auf die „physikalisch-phonetisch-metrische Form"[29]. Wir verdanken Sievers eine Partitur, die dennoch weit mehr als die musikalische der endlichen Deutung, des Erkennens harrt, der letzten, lebendigen Vergegenwärtigung.

Dass die Sprechkunde die Schallanalyse so zu sehen hat, belegen die von Eduard Sievers hinterlassenen Schallaufnahmen, die keine sprechkundliche Deutung gemeint haben, da sie bei aller Ganzheitssicht ihres genialen Schöpfers nicht bis in die Sphäre der mitteilenden Haltung der ursprünglichen Sprechlage vorstoßen. Sievers hat eine sprechwissenschaftliche Interpretation gar nicht beabsichtigt. Seine vielleicht einzige sprechkundliche Ausdeutung von Otto Julius Bierbaums „*Gigerlette*" stimmt nicht zu seinen Zielen als „Autorenleser", weil eine „kunstmäßige Leistung"[30] entstand, die sich der Eindeutigkeit nähert.

Sicher geschieht Sievers in dieser Beurteilung insofern Unrecht, als die Aufnahme die Suggestivkraft seiner Persönlichkeit, von der Schüler und Hörer berichten, vielleicht durch die Technik seiner Zeit, vielleicht auch durch die Versuchssituation, in der er selbst stand, nicht einfing. Wir Heutigen aber stehen u. a. den von Suggestiveinwirkungen unabhängigen Tempo-Vergriffen ohne Erklärung gegenüber.

Sievers wusste nicht um die für den Sprecher wesentliche Mitteilungshaltung jeder sprachlichen Äußerung[31]. Er empfand die Verse des 1. *Faust*-Monologes

---

[28] Bünte, Gerhard, a. a. O., S. 2 f.
[29] Kuhlmann, Walter, a. a. O., S. 71.
[30] Sievers, Eduard, Über ein neues Hilfsmittel philologischer Kritik, *Rhythmisch-Melodische Studien*, Heidelberg 1912, S. 82 ff. Sievers versteht unter „kunstmäßiger Leistung" eigentlich die subjektive Interpretation des Schauspielers.
[31] Kaulhausen, Marie-Hed, *Die Gestalt des Gedichtes, seine sprechkundliche Interpretation und Nachgestaltung,* Göttingen 1953, auch: Über den Ursprung von

„Habe nun, ach! Philosophie,..." bis vor „O sähst du, voller Mondenschein,..." im Ablauf ohne Schwierigkeit, während die folgenden klanglos und gehemmt kamen, ohne den Bindungswechsel innerhalb der Mitteilung zu erkennen, der alle „sinnunadäquaten Hand- und Armbewegungen" zur Lösung von krampfhaften Muskelspannungen beiseite schiebt und entbehrlich macht[32].

Martin Seydel fordert vor mehr als vierzig Jahren, sich bewusst zu bleiben, dass „Mitteilung...das Zentrum des ganzen Daseins und alles Erlebens"[33] ist. Sprache wird erst durch den „Impuls, kundzugeben, zu berichten und Handlungen auszulösen, zur Sprachbewegung"[34].

Immer richten wir das Wort an irgendein Wesen, der Dichter auch an leblose Dinge. Es gibt in der Welt des gesprochenen Wortes keine „absolute Einsamkeit"[35]. Jede Mitteilung ist Zwiesprache, ist Gespräch. Und wie die Sprechkunde das selbstschöpferische Sprechen der freien Rede aus der Zwiesprache entwickelt, benötigt sie für die Annäherung an die „ideale Schallform" im nachschaffend-gestaltenden Sprechen gleichfalls die gerichtete mitteilende Haltung.

Wir stellten die Frage nach der Eindeutigkeit der Schallform sprachlicher Äußerungen. Nach unseren Ausführungen kann die „ideale", besser die „objektive" Schallform[36] kaum erreicht werden. Wie dargetan, wandeln wir uns von einem Abhören der Tonbandaufnahme zum zweiten. Die Mitteilung trifft uns in anderer Lage, in anderen Gegebenheiten im weitesten Sinne, lediglich die Grundhaltung bleibt, wir nehmen graduelle, nicht prinzipielle Unterschiede wahr.

„Dur" und „Moll"..., ferner: *Die Typen des Sprechens und ihr Wert für die Sprecherziehung*, 2. Aufl., Emsdetten 1952.

[32] Kaulhausen, M.-H., Über den Ursprung von „Dur" und „Moll"..., a. a. O., S. 338, 343.

[33] Seydel, Martin, *Stimmbildung und rednerische Ausdrucksübungen im Dienste der Kirche*, Leipzig 1913, S. 10.

[34] Kaulhausen, Marie-Hed, Über den Ursprung..., a. a. O., S. 340.

[35] Ammann, Hermann, *Die menschliche Rede*, Bd. 2, Lahr 1928, S. 30. Nach Kainz, Friedrich, *Psychologie der Sprache*, 1. Bd., *Grundlagen der allgemeinen Sprachpsychologie*, Stuttgart 1941, S. 185 ff., bestehen auch echte monologische Sprachfunktionen, während die dialogischen den „empirisch häufigst verwirklichten Normalfall" (S. 186) darstellen.

[36] Höffe, Wilhelm L., a. a. O., S. 209; Christian Winkler, a. a. O., S. 306 f., spricht von Annäherungswerten. Die „ideale" Schallform kann „nie" erfüllt werden.

Eindeutigkeit der Schallform würde eine makellose Parallelität des Schöpfers der Äußerung mit dem Sprecher, der Zeit der Entstehung mit der Jetztzeit, des damaligen mit dem heutigen Hörerkreise voraussetzen. Das heißt, alle Bemühungen um die Eindeutigkeit der Schallform verharren – diesen Idealfall ausgenommen – in integrierenden Annäherungswerten. Mit Lessing aber hat das Erstreben der Wahrheit neben der Wahrheit recht. Damit erwächst die Aufgabe, die Eindeutigkeit in größtmöglicher Nähe der Objektivität zu finden, über die Entdeckung der Schallanalyse hinaus das „sprachliche Fremderlebnis" im Verlebendigen der dokumentierten Mitteilung nachzuvollziehen.

Marie-Hed Kaulhausen berichtet über solche Bemühungen und schließt, „ein allgemein gültiger und gangbarer Weg...wurde bisher nicht gewiesen"[37].

Er müsste dem Schaffensgang des Erzeugers der auf uns gekommenen sprachlichen Äußerung entgegen, von der Sprache im Schriftbild durch die gesprochene Sprache zum Autor in seiner auch vielleicht nur „inneren"[38] Sprechsituation führen, die Synthese schaffen aus den erregenden Momenten des polaren Spannungsfeldes. Der Verfasser des Textes, seine Zeit mit ihren sozialen und anderen Gegebenheiten, der Sprecher, der nachgestaltend die Schallform erfüllen will und die Gegebenheiten seiner eigenen Zeit und der Hörer, ohne den eine Schallform ihren Sinn verlöre, verlangen ihr Recht[39].

Wird einer der Umkreise nicht oder nicht genügend beachtet, so ergeben sich Verzerrungen und Verschiebungen innerhalb des sprachlichen Gefüges, Verfälschungen der Schallform. Richard Wittsack wies mit Nachdruck darauf hin[40].

---

[37] Kaulhausen, M.-Hed, *Die Gestalt des Gedichtes...*, a. a. O., S. 12 ff., 15; K. beabsichtigt in der Folge den Interpretationsweg aufzuzeigen. Sie berücksichtigt u. a. Irmgard Weithase in der Übersicht nicht.

[38] Vgl. auch Bünte, Gerhard, a. a. O., S. 4.

[39] Mit Irmgard Weithase verstehen wir unter der Zusammenfassung „Zeitstil" den Dicht- und Sprechstil der Entstehungs- wie der Reproduktionszeit, während Persönlichkeitsstil die menschliche und dichterische Eigenart des Autors und des Sprechers bedeutet. Vortrag (ungedruckt) auf einer Tagung der Deutschmethodiker in Berlin am 8. 10. 1952; vgl. auch Weithase, I., Zum Vortrag der Ballade, *Wiss. Z. Univ. Jena* (1952/53) S. 119: Sprechen ist ein sozialer Akt, darum gehören nicht nur Dichter und Werk, Sprecher und Sprechweise, sondern auch Hör- und Hörerkunde in den Kreis der Betrachtungen. Mit Kaulhausen, M.-H., *Die Gestalt des Gedichtes...*, a. a. O., S. 74, ist mit Hörer zuerst der „vom Dichter angeredete Gesprächspartner" gemeint. Der Hörer der Reproduktion dagegen hat nur einen bedingten Einfluss auf die nachschaffende Gestaltung.

[40] Wittsack, Richard, Der natürliche Sprechvortrag von Dichtung, *Deutschunterricht* 3

Wir haben also zunächst so weitgehend und ergiebig wie möglich die Textstelle philologisch zu durchleuchten[41]. Hierzu kann die Sprechkunde der Unterstützung durch die Germanistik nicht entraten. Nur in wenigen Ausnahmefällen dürften sich philologische und sprechkundliche Interpretation noch in einer Person vereinigen lassen. Der Gewinn der Zusammenarbeit kommt nicht nur der speziellen Aufgabe, nicht nur der schulischen Praxis, die neue und gesunde Impulse empfinge, sondern der deutschen Sprache schlechthin zugute[42].

Die erste Strecke des Interpretationsweges verdeutlicht die Sprechsituation[43], in der die Mitteilung gezeugt wurde. Die Sprechsituation ist, anders gewendet, die Erlebnissituation des Autors. Sie gilt es nachzuvollziehen, denn „in der erfüllten Sprechsituation ... entfaltet sich die Polarität des Lebendigen und bildet sich das Gebilde um"[44].

Mit dem auf philologischer Forschung gegründeten Wissen kann nun der zweite Schritt erfolgen: Das Vor-sich-hin-Sprechen des Textes[45].

(1950) H. 1, S. 18, 21; vgl. auch Saran, Franz, a. a. O., S. 34.

[41] Weithase, Irmgard, *Kleines Vortragsbuch,* Weimar 1950, Einleitung: Über den Vortrag von Dichtungen, S. 15, fordert: „Die Dichtung muss genau bekannt sein." Man kann nicht mit „verschwommenen Vorstellungen vom Inhalt und Gehalt" an den Vortrag herangehen. Die Verfasserin ergänzte die Ausführung praktisch an der „Abendphantasie" von Friedrich Hölderlin; weitere Erläuterungen hierzu in: „Zum Vortrag der Ballade".

[42] Siehe u.a. Thierfelder, Franz, Die Germanistik vor neuen Aufgaben, Die gesellschaftlichen Wirkungen der Sprache, *Muttersprache,* H. 2 (1951).

[43] Erich Drach hat in *Sprecherziehung, Die Pflege des gesprochenen Wortes in der Schule* (1. Aufl., Frankfurt a. M. 1922), 11. Aufl., Oberursel im Taunus 1949, S. 118, darunter „die Gesamtheit aller derjenigen Voraussetzungen, die dazu führen, dass der Sprecher gerade in dem Augenblick gerade die Worte an gerade den Hörer richtet" verstanden. Kaulhausen sieht „die Entstehung (der Sprechsituation) etwas komplexer" (Die Gestalt des Gedichtes..., a. a. O., S. 18); Christian Winkler hält Drachs Terminus für „zu komplex" und differenziert entsprechend in „Handlungslage, Redelage und Ausdruckshaltung" *(Deutsche Sprechkunde und Sprecherziehung,* a. a. O., S. 46).

[44] Kaulhausen, *Die Gestalt des Gedichtes...,* a. a. O., S. 18; vgl. die teilweise gegensätzliche Einstellung bei Christian Winkler, a. a. O., S. 287: „Allermeist verstehe ich den Sinn eines Gedichtes, auch wenn mir die Umstände seiner Entstehung unbekannt sind."

[45] Der zweite Schritt wird lediglich aus methodischen Gründen isoliert dargestellt. Er ist im Allgemeinen im Vorgang des Ersprechens (3. Schritt) mit enthalten.

Sievers sprach von einem „sich willenlos treiben...lassen" durch die Textworte, „ohne Voraussetzungen und bestimmte Erwartungen, auch ohne besondere Leidenschaft oder Pathos, unter Umständen selbst nur murmelnd oder mit halber Stimme andeutend"[46]. Keinesfalls will er den Text „deklamiert" wissen, sondern in „leichtem, ungezwungenem Sprechton" die Melodieführung erspüren[47].

Ganz vermögen wir Sievers nicht zu folgen. Wohl darf keineswegs jetzt ein Übergewicht z.B. durch die Person des Sprechers in den Vorgang einfließen, es würde den Rhythmus – und nicht ihn allein – verfälschen[48], aber wir können in diesen Vorgang nur eintreten mit dem Wissen um die gesamte, philologisch ergründete Sprechsituation, sind also nicht „ohne Voraussetzungen und bestimmte Erwartungen".

Der zweite Schritt ist nur eine Probe auf die philologische Vorarbeit, eine Variante sprechkundlicher Art der Schallanalyse, die uns die Partitur abgrenzt, das Gerüst gibt, das nun der weiteren Füllung gewärtig ist. Bereits dieser Arbeitsabschnitt erschließt einiges von dem, was sich dem verstandesmäßigen Durchdringen nicht öffnete. Im Vor-sich-hin-Sprechen folgt man der rhythmischen Bewegung des Verses oder der Prosa, findet die „organische" Beschwerung und vermeidet die „erklügelte"[49], kommt somit dem Erkennen des Vorwurfs entscheidend näher, dem Eindeutigwerden der Textstelle, sofern nicht Schöpfungen aus Abspannungszuständen oder Verlegenheitsproduktionen – auch im Nachvollziehen – vorliegen.

Der vorgeschlagene Weg wurde nicht allein von Sievers gebahnt. Goethe berichtet in „*Dichtung und Wahrheit*" (15. Buch)[50], dass er in der anonymen Flug-

---

[46] Sievers, Eduard, Über ein neues Hilfsmittel philologischer Kritik, a. a. O., S. 85.
[47] Sievers, Eduard, Demonstrationen zur Lehre von den klanglichen Konstanten in Rede und Musik, *Ber. üb. d. Kongr. f. Ästhetik u. allgem. Kunstwissenschaft*, Stuttgart 1914, S. 463.
[48] Vgl. Weithase, Irmgard, *Kleines Vortragsbuch*, a. a. O., S. 19; I. Weithase empfiehlt den Weg besonders für Lyrik.
[49] Weithase, Irmgard, *Kleines Vortragsbuch*, a. a. O., S. 17; vgl. auch Winkler, Christian, a. a. O., S. 305 (nach V. Mönckeberg).
[50] Weithase, Irmgard, *Goethe als Sprecher und Sprecherzieher*, Weimar 1949, S. 101: „Der junge Goethe hat hier unbewusst dasselbe Verfahren, wie es Sievers bewusst anwendete, gebraucht", vielleicht sogar nach dem Bericht „in meiner Stube auf- und abgehend" selbst „etwas von den körperlichen Reaktionen geahnt"; auch bei Winkler, Christian, *Deutsche Sprechkunde und Sprecherziehung*, a. a. O., S. 281, Anm.

schrift „*Prometheus und seine Rezensenten*" beim lauten Lesen bald ganz deutlich die Stimme Wagners erkannte. In Gegenwart von Eckermann (3. 4. 1829) sagt er später die letzten Verse von „Cupido, loser, eigensinniger Knabe!", nachdem er sie sehr schön vorgelesen hatte, „wie im Traum vor sich hin" – er ergründet den letzten Sinn der vierzig Jahre zurückliegenden Worte im Nachvollzug[51]. Ja, er spricht bei Überarbeitungen früherer Texte ein „unverständliches Wort so lange aus, bis im Fluss der Rede das Rechte sich ergibt"[52]. Die Parallele liegt auf der Hand.

Das Erfüllen der abgegrenzten Partitur vollendet in einem dritten Schritt der Vorgang des „Ersprechens"[53].

Mit dem Wissen um die Sprechsituation, mit der Einengung aus schallanalytischer Variante, ist die Textstelle so lange nachschaffend zu gestalten, bis sie sich bei Voraussetzung des normal reaktionsfähigen Sprechers völlig erschließt und die Eindeutigkeit in größtmöglicher Nähe erreicht. Dass dies nicht in einem Tag und nicht unter allen Umständen vollzogen werden kann, erhellt aus der praktischen Arbeit, an deren Ende ein Richtigkeitserlebnis steht, „das kaum einen Zweifel zulässt" und das subjektiv körperlich im „Gefühl mühe- und hemmungslosen Strömens des Klanges" offenbar wird.[54]

Die eigentliche Gestalt des sprachlichen Fremderlebnisses ersteht. Die Stimme – um nur einiges anzuführen – lässt in ihren Spannungen Männer- und Frauenstimme deutlich werden, das Tempo zeichnet sich ab, Sprechstufen ergeben sich, die Pausen mit ihren verschiedenen Arten und Füllungen treten ein: Die innere Spannung des Feldes löst sich, jenes nicht mehr oder nur sehr schwer mit dem umschreibenden Wort Fassbare, das sich nur der Schallform ganz ergibt und nur in ihr ganz empfangen lässt.

Gelegentlich bedarf das Ersprechen trotz aller Vorarbeiten neben den Schall- der Bewegungseigenschaften. Ob hierzu besondere Kurven nötig sind, mag

---

[51] Winkler, Christian, a. a. O., S. 289.
[52] Weithase, Irmgard, *Goethe als Sprecher*..., a. a. O., S. 100; für weitere Hinweise vgl. Kapitel II, Abschnitt „Vortrag als Kriterium für Dichtung".
[53] Das Ersprechen kann auf keinen Fall dadurch ersetzt werden, dass man sich die sprachliche Äußerung im Klang deutlich und damit vielleicht um so lebendiger vorstellt. Dies ist mit Lockemann (a. a. O., S. 3) – im Gegensatz zu der Stellungnahme von Dietrich Seckel *(Hölderlins Sprachrhythmus,* Leipzig 1937, S. 94) – als Täuschung anzusehen.
[54] Lockemann, Fritz, a. a. O., S. 5.

dahingestellt bleiben. Von praktischem Wert erwiesen sich die Schlagfiguren Beckings[55] und die deutlicher auf das gesprochene Wort hin entwickelten Kurven Lockemanns[56], während Sievers kaum gefolgt werden konnte. Wesentlicher erscheint es jedoch, dem Körper die Ausformung der Bewegungen zu gestatten, die in der Schallform latent mit enthalten sind und die sich als Gesten, vielleicht auch nur mimisch und je nach motorischer Veranlagung des Sprechers stärker oder schwächer ergeben, um die Sprechsituation aus dem Wissenskomplex in das Leib-Seelische zu transponieren. Diese, nennen wir sie Mitbewegungen, sind keine Zutat, sie gehören zur Mitteilung, aber aus stilistischen Gründen nicht in die Klarphase der Interpretation sprechkundlicher Art vor Hörern, denn jede gestische Handlung ist Sache des Schauspielers, der es mit Zuschauern, nicht nur mit Zuhörern zu tun hat.

Vielleicht wird man die Bedeutung des dritten Schrittes, des Ersprechens der Dichtung, bestreiten, weil er im Subjektiven verwurzelt erscheint und sein letztes Ergebnis nur durch die eigene sprechkundliche Nacharbeit überprüfbar sein dürfte. Gleichzeitig wäre einzuwenden, dass die Annäherung an die Eindeutigkeit noch von vielen Zufällen, menschlichen Unzulänglichkeiten, Stimmungen, Typenverwandtschaften, Raum, Hörerkreis und anderem abhängt, ja, dass derselbe Text im Munde verschiedener Sprecher doch immer andere „Realisationen" ergibt.

Wir haben von Beginn die objektive Schallform als kaum ganz erreichbares Ziel hingestellt und den Rest menschlicher Unzulänglichkeit in unseren Gang einbezogen. Erreichbar ist nur eine „Richtigkeitsbreite"[57], jenes als richtig zu Bezeichnende im Rahmen des für unsere Zeit Möglichen.

Wie weit eine Eindeutigkeit zu verwirklichen ist, beweisen seit Jahren sprechkundliche Übungen im nachschaffend-gestaltenden Sprechen.

So wurde aus Heines „*Romanzero*" die Ballade „*Firdusi*" in einer Übung für Germanisten philologisch in Richtung auf die Sprechsituation gearbeitet, soweit dies ohne fachgermanistische Hilfe geschehen kann. Die Versuche zum Er-

---

[55] Vgl. Becking, Gustav, *Der musikalische Rhythmus als Erkenntnisquelle*, Augsburg 1928.
[56] Vgl. Lockemann, Fritz, *Das Gedicht und seine Klanggestalt*, Emsdetten 1952.
[57] Wittsack, Richard, Dichtung als gelautete Ausdruckskunst, *Mschr. f. höhere Schulen* 14 (1930), S. 405; auch in: Deutung von Gedichten..., a. a. O., S. 44; Vorlesung; Kuhlmann, Walter, a. a. O., S. 77; Lockemann, Fritz, a. a. O., S. 5; Winkler, Christian, auf Wittsack zurückgehend, a. a. O., S. 308.

kennen des Rahmens der motorisch-akustischen Gegebenheiten und das Ersprechen der Schallform werden der häuslichen Vorbereitung anvertraut. Die nächste Sitzung zeitigt bei mehr als der Hälfte ($2/3$) der dreißig Hörer ein etwa gleiches Ergebnis als normale Reaktion auf den Text. Bei neun Übungsteilnehmern treten im Sprechen der Ballade oder in der Stellungnahme zu anderen Deutungen Abweichungen auf. Das Lehrerbeispiel regt zu einer erfreulich lebhaften und ehrlichen Auseinandersetzung an, mit der Vereinbarung, die eigene, abweichende Schallform nach einigen Tagen (am 22. 2. 1952) noch intensiver gearbeitet auf Tonband zu sprechen. Zur Verwunderung nicht nur der neun Sprecher wird von allen die Richtigkeitsbreite in einer Einheitlichkeit erreicht, die sicher nicht beabsichtigt war.

Wenn nun auch die Beeinflussung durch das öftere Hören, durch das Lehrerbeispiel und durch das Nachwirken der Diskussion in Rechnung gesetzt werden muss, steht dennoch der Einfluss des Textes selbst auf die Gestaltung seiner Schallform, die dem subjektiven, wenn auch ehrlichen Wollen sich verweigerte und in die ihr adäquate Form einmündete, im Vordergrund. Selbst die vorher besonders unterschiedlichen Strophen 1, 5, 14/15/16 bleiben, aus den Gesamtfassungen herausgeschnitten und in der angegebenen Gruppierung jeweils nebeneinandergestellt, innerhalb der Richtigkeitsbreite (Tonband 85, 1952).

Der Versuch war zudem lediglich als Dokument für subjektiven und objektiven Sprechstil gedacht.

Im Kreis von Studierenden der Sprechkunde wurde in Übungen zur Typenlehre (nach Felix Trojan[58]) ein Text zunächst zur schriftlichen Beurteilung, dann zum Sprechen vor dem Mikrofon gegeben. Eine der Reaktionen soll im Protokoll folgen: „unmöglich! äußerst umständlicher Ausdruck, schwülstiger Bericht einer einfachen Aussage. Keine treffende Wortwahl".

Die Schallaufnahme dagegen ergibt das etwa richtige Ansprechen auf den Vorwurf. Der Sprecher begründet dies damit, dass „man doch immer aus dem Gedicht das herausspreche, was enthalten sei – weil man es anständig sprechen wolle" (10. 12. 1954).

---

[58] Trojan, Felix, Psychologischer Typus und reproduktives Sprechen, *Ber. üb. d. Verh. d. V. Kongr. d. Intern. Gesellschaft f. Logopädie u. Phoniatrie 1932*, Leipzig u. Wien 1933, S. 100 ff., auch in: *Der Ausdruck von Stimme und Sprache, Eine phonetische Lautstilistik*, Wien 1948, S. 86–88.

Die übrigen fünf Versuchsteilnehmer verhalten sich gleichfalls adäquat der Dichtung gegenüber, einige mit ähnlich gegensätzlichen schriftlichen Stellungnahmen. Damit werden die oft schallanalytisch beschriebenen Zwangseinwirkungen durch den Text, selbst bei negativer Gesamteinstellung, erneut belegt.

In einem anderen Beispiel geht es um die Rede des jungen Hediger in Gottfried Kellers „*Fähnlein der sieben Aufrechten*". Elf Interpretationen werden in drei verschiedenen Kreisen, zwei Fachstudierenden- und einer Germanisten-Übungsgruppe, innerhalb einer Woche des Oktober 1953 versucht. Alle Sprecher setzen die Rede Karls in fast gleicher Grundstimmung mit nur geringer Lautheitsstufe um, obwohl er im Trubel des Festplatzes, „unter freiem Himmel" bei Musik und Volksfreude „frisch und vernehmlich" so geredet hat, dass „in der Runde" Bravo gerufen und auch ein abschließendes Lebehoch allgemein wiederholt wird, weil eben „alles...aufmerksam" gewesen war und in den Höransprüchen befriedigt wurde.

Den Gegenversuch einer Lautheit im Sinne der von Keller gezeichneten Sprechsituation weisen die insgesamt fünfzig Übungsteilnehmer zurück, weil eine Lautheitsstufe jenseits der Erfordernisse einer gemütlichen Wirtsstube, in der die Delegation ihr Anliegen vor dem Festausschuss vorbringt, die Einheit des Sprachkunstwerkes empfindlich stört. Bereits bei der häuslichen Arbeit hatten sich bei den Sprechern aller drei Gruppen in den Punkten zwei und drei unseres Interpretationsweges diese Störungen ergeben, und man war, trotz einer vorherigen längeren Beschäftigung mit der Schallform einer Prosastelle von Schiller, nicht dem Verstand, sondern „jenen Zwangseinwirkungen, die von jedem fein empfunden und geistig durchgearbeiteten Text ausgehen"[59], gefolgt.

Man schloss aus diesem Ergebnis, wiederum in allen Gruppen, dass Keller kaum wie Goethe, im Zimmer auf- und niedergehend, vielleicht am Fenster, die Volksmenge visionär vor sich, den Text konzipiert und – diktiert – haben könne.

Die Beispiele lassen sich von Fachkollegen wohl in gleicher Weise ergänzen. Oft ist die Schallform das letzte Kriterium für den eigentlichen Gehalt[60].

---

[59] Bünte, Gerhard, a. a. O., S. 4.
[60] So zur Deutung der Schlusszeilen von Heines „*Leise zieht durch mein Gemüt ...*", die im „Jahresfachlehrgang für Sprecherziehung" (Gruppenleitung: Werner Orthmann) von zwei Sprechern gegensätzlich, einmal in lyrischer Grundstimmung, in der anderen Deutung sarkastisch gegeben werden. Elf Sprecher wurden nach

Die Ansprechbarkeit des Interpreten, die vielleicht als Forderung für den beabsichtigten Weg zur Eindeutigkeit empfunden wird, ist dabei allgemeiner vorhanden, als man üblich annimmt.

Der unbeeinflusste Schüler in den ersten Jahren seiner Arbeit an der Sprache liest eine Dichtung bereits nahezu metrisch richtig, ohne etwas von Metrik zu begreifen: er reagiert einfach auf die Texteinwirkung.[61] Ein künftiger Oberstufenlehrer spricht im Anfang des Semesters z. B. Verse von Johann Gottfried Herder. Er kommt immer mehr in ein getragenes, um nicht zu sagen pastorales Sprechen. Der Hörerkreis antwortet mit Gesten und dann mit dem Ausbruch, „man hätte verschiedentlich Amen sagen können".

Mit ebenfalls sprechkundlich wenig beeinflussten Studierenden werden in zwei Gruppen von insgesamt fünfunddreißig Teilnehmern Schiller-Balladen, darunter *„Die Kraniche des Ibykus"* in einer rundfunkeigenen Aufnahme des Jahres 1953 abgehört. Die Fassung zeigt besonders im ersten Teil eine rein zitierende Wiedergabe und geht an wesentlichen Elementen der Ballade vorüber. 24 Studenten lehnen den Anfang ab, 11 erklären sich mit der Gesamtfassung einverstanden. Rund 70% sprechen also deutlich in Richtung der „objektiven" Schallform an.

Auch hier mangelt es nicht an weiteren Belegen. Nur muss eines betont werden, dass es sich niemals um dieses spontane Reagieren handelt. Ergebnisse können nur in der dargestellten Weise aus „praktischer sprachlicher Arbeit auf dem Boden stilkundlicher Analysen"[62] erstehen. Dass ferner alle nicht im Text enthaltenen Deutungen gehemmt ablaufen, wie Sievers bereits wusste, bestätigt sich so weit, dass die Forderung gestellt werden muss, für die praktische Arbeit den Interpreten möglichst zu sehen, um nicht nur die Brüchigkeit der Stimme usw. akustisch, sondern auch die peripheren Auswirkungen der Verkrampfungen, z.B. in der Halsmuskulatur und in der mimischen Muskulatur optisch aufzunehmen.

---

einer Woche intensiver Arbeit nacheinander mit ihren Fassungen auf Tonband aufgenommen und im gemeinsamen Abhören unter Zuhilfenahme der Beckingschen Kurven verglichen. Es ergab sich ein Satz von 82 % für Becking und damit für lyrische Deutung.
Daneben steht ein weiterer Versuch: Mit vier Mitarbeitern wurden eine Reihe von Sievers-Interpretationen abgehört. Der Fall der rhythmischen Schwere ließ sich einheitlich bestätigen, ohne dass die Eindeutigkeit erreicht schien.

[61] Sicher muss daneben die Anordnung des Schriftbildes berücksichtigt werden.
[62] Weithase, Irmgard, Zum Vortrag der Ballade, a. a. O., S. 126.

Wir fassen zusammen: Die Eindeutigkeit der Schallform, eine „objektive" Schallform, ist nur in Annäherungswerten erreichbar. Sie wird letztlich auch gar nicht erstrebt, weil es immer nur um ein lebensfähiges Umsetzen der sprachlichen Äußerung gehen kann.

Erreicht werden muss eine „Richtigkeitsbreite" mit größtmöglicher Annäherung an die „objektive Schallform". Der Weg zur Richtigkeitsbreite führt über die philologische Deutung der Grundlagen der Sprechsituation im Erkennen der Mitteilungshaltung, das im Wissen um die Sprechsituation Vor-sich-hin-Sprechen des Textes zur Abgrenzung des Interpretationsrahmens und den Vorgang des Sprechens bis hin zum Richtigkeitserlebnis. Damit bleibt die Vorgehensweise bedingt in menschlicher Unzulänglichkeit verhaftet, die es von Germanistik und Sprechwissenschaft zurückzudrängen gilt, in einer „Synthese von Sprechkunde und Literaturwissenschaft"[63].

Dann wird es möglich, das „Phantom", dem Sievers ein Menschenalter Arbeit opferte, in wissenschaftlichen Bezirken zu fassen und die Sprache in ihrer Ganzheit zu erschließen.

Der Diamant braucht das Licht, um zu strahlen, die Sprache die Beseelung, um zu klingen[64].

Erstveröffentlichung in:
Z. f. Phonetik u. allg. Sprachwiss., Bd. 12, 1959, 169–181. (Festgabe für Giulio Panconcelli-Calzia zum 80. Geburtstag).
(Antrittsvorlesung 1955).

---

[63] Ebenda, S. 126; vgl. auch Winkler, Christian, a. a. O., S. 286.
[64] Vgl. Häusler, Andreas, *Deutsche Versgeschichte mit Einschluss des englischen und altnordischen Stabreimverses,* III. Bd., Nachwort zu Bd. I–III, Berlin u. Leipzig 1929, S. 405: „Den Metriker wird das Bewusstsein begleiten, dass der Diamant das Licht braucht, um zu strahlen, der Vers die Beseelung, um zu klingen."

Richard Wittsack als Sprecher

Das Bild der von uns Abgeschiedenen schwindet in seinen ursprünglichen Farben, ebenso sehr, weil wir selbst ferner rücken, als weil wir zu nahe noch sind. Noch ist es nicht Zeit zu werten und das Zerfließende, sich Umdeutende endgültig zu bannen. Es kann nur Anliegen sein, einzelne Züge nachzuziehen, um dem Ganzen die Geschlossenheit zu bewahren.

Als Richard Wittsack am 6. März 1952 von uns ging aus einem Leben voller Arbeit und manchen Kampfes, standen wir zu sehr im Kreis seiner Persönlichkeit, als dass ein Überblick möglich schien. Er war Lehrer gewesen im weiten Sinne des Wortes, viel mehr noch und stärker, als es Irmgard Weithase[1] in der Gedenkrede am Tage der akademischen Trauerfeier in der Aula der Martin-Luther-Universität Halle-Wittenberg aussprach, so viel mehr, dass unter der zwingenden Kraft seines Daseins der Wissenschaftler zurücktreten musste. Es sind letztlich nicht hinterlassene Schriften, die ihn uns nahe halten, sondern persönliche Berührungen, von denen seine Schüler in Deutschland und jenseits der Grenzen unserer Sprache berichten. Er hat wahrgemacht, was er in unzähligen Auseinandersetzungen kündete, dass das gesprochene Wort die Erfüllung des geschriebenen sei. Wer ihn hörte, empfand für sich selbst den Drang nach dem künstlerischen Gestalten der Muttersprache. Das blieb Hauptanliegen: Gedichten zum Leben zu verhelfen, sie aus dem Schriftbild zur Schallform zu vollenden. Alles andere hatte Abstand. Seine eigentliche Kraft war die klingende Sprache, die in seinem Munde sich öffnete, dass man Altbekanntes nun erst empfing. Deshalb kam man zu ihm, zu dem *Sprecher* Richard Wittsack[2].

---

[1] Irmgard Weithase: Richard Wittsack zum Gedächtnis, Z. f. Phonetik, 6. Jg. 1952, H. 5/6, S. 378, auch in: Richard Wittsack zum Gedächtnis, gewidmet von seinen Schülern, Halle 1953.

[2] Richard Wittsack vertrat immer den Gedanken eines ganzheitlichen Wirkens, u.a. auch im Briefwechsel, der von Dezember 1909 bis zum 15. April 1915 mit seiner späteren Frau geführt wird. (Elisabeth Lötsch hat in dankenswerter Weise die im Institut vorhandenen Originale zu sichten übernommen.)
Die früh einsetzende und anhaltende Todesahnung soll dabei nicht übersehen

Die Zahl der Schüler des Wissenschaftlers konnte sich mit jener anderen nicht messen.

Die sprecherische Tätigkeit beginnt während der Schulzeit in Köthen. Dort gründet R. Wittsack die „Literarische Vereinigung" und führt mehrere Jahre den Vorsitz.

Seit 1911 liegen Programme von eigenen Rezitationsabenden vor, meist in Verbindung mit irgendeiner Musik angekündigt. Auch Rollentexte werden gesprochen, noch aus der Zeit der Beschäftigung mit der Bühnenarbeit, Liebhaberaufführungen einstudiert und in ihnen die Hauptrollen übernommen.[3]

Die auch den Rezitationsabenden günstige Kritik bleibt in ausgefahrenen Bahnen und spendet allgemeines Lob.[4]

Ein einzelner Bericht ist ergiebiger. Richard Wittsack wusste durch „Rezitation moderner Lyriker wiederholt eine reine Wirkung auszuüben, wobei ihn ein edles und farbenreiches Organ sowie ein intensives und sensibles Verständnis der modernen Literatur gut unterstützten; nur schien es bisweilen doch, als ob er für die verschwiegene, verhaltene Lyrik zu viel Kraftaufwand verschwende. Man hatte die Empfindung, als lasse sich manches einfacher und doch ebenso eindrucksvoll sagen. Deshalb interessierte nach den ersten manchmal zu pathetisch und pastoral getönten Rezitationen die schlicht und leicht vorgelesene heitere Erzählung ... von Bahr mit am besten. Herr Wittsack setzte seine ganze Seele im

---

werden: „Mein Leben ist stets durchklungen von der Melodie des Todes, ja es wird – je mehr ich Menschen kennen lerne – diese Melodie immer stärker." Der Künstlerberuf ist nicht überströmendes Leben, wie es scheint, „im Grunde ist er Tod". Wir sind als ernste Schauspieler meistens „Mystiker und Rationalisten, im Grunde aber alle Pessimisten" (Brief vom 30. 1. 1912).

[3] Köthener Tageblatt vom 25. 9. 1910: „Er bestand ... mit allen Ehren, zu seinen bisherigen schönen Talentproben damit eine weitere hinzufügend" (als Lamon in Goethes „Die Laune des Verliebten"). Bekanntlich war Richard Wittsack durch Vermittlung Emil Milans bei Max Reinhardt und nahm an dessen Proben teil (u. a. Briefe vom 25. 9., 3. 10., 30. 10. und 4. 11. 1914).

[4] Veranstaltung der „Literarischen Vereinigung" am 1. April 1910 in Köthen. Die Besprechung stammt wahrscheinlich – sie trägt keinen Vermerk – aus dem Köthener Tageblatt: Er gab „wiederum eine starke Probe seines Könnens, das die Zuhörer in seinen Bann zwingt. Von seinen Vorträgen waren besonders interessant die Schlussszene aus ‚Hanneles Himmelfahrt' ... und ... 1. Korinther 13." Auch die Dichtungen Dehmels und ‚Ritter Olaf' von Heine verfehlten „ihre tiefe Wirkung auf die Zuhörer nicht". Gleiches gilt für die humoristischen Dichtungen.

Vortrag ein und fesselte den Beobachter durch seine mimisch-dramatische Veranlagung ebenso sehr wie den Zuhörer durch die sprachlichen und bildlichen Schönheiten des ‚Hohen Liedes', des ‚Maifeierliedes' und der ‚Bitte' von Dehmel sowie durch die ungemein plastisch vorgetragene Ballade ‚Ritter Olaf' von Heinrich Heine. Der Vortrag der Schlussszene aus ‚Hanneles Himmelfahrt' von Hauptmann fesselte besonders in der ersten Hälfte, in der auch die Dichtung selbst am schönsten ist."[5]

Der gleiche Vorwurf, wahrscheinlich aus derselben Quelle, taucht später erneut auf. Das nachschaffende Gestalten des Tantris in „Tantris der Narr" von E. Hardt findet lobende Anerkennung, aber für das Melodram „Die Wallfahrt nach Kevlaar" und für heitere Dichtung wird „durch zu starke dramatische Betonung der lyrischen Werte" der Erfolg verdorben, was man als recht schade bucht, bei den „unzweifelhaft reichen rezitatorischen Anlagen".[6]

Wildenbruchs „Hexenlied", Fontanes „Herr v. Ribbeck..." und „Archibald Douglas" neben bereits genannten Heine-Dichtungen erfahren eine recht gute Beurteilung. Das Publikum war „wie gebannt von der ergreifenden Tragik des Stoffes (des Hexenliedes, d. Verf.) und der hohen Kunst des Vortragenden. Im Saal war es still wie in einer Kirche ... Besonders verdient ... hervorgehoben zu werden: Die Schönheit der Sprache, die reine Klangfarbe seines Organs, die hinreißende Kraft und die Beherrschung der ganzen Skala der Affekte ...".[7] Der Sprecher selbst vermerkt: „Das Publikum war rührend aufmerksam, der Beifall nicht karg. Ich habe recht viel Genuss von dem Abend, der Kost, die ich brauche, gehabt ..." (Brief vom 14. 1. 1911).

Eine Dehmel-Lesung, mit der er die Köthener „Literarische Vereinigung" „zu Grabe" trug am 9. 10. 1912, die Mitwirkung bei der Gedächtnisfeier am 3. Februar 1913 in Greifswald, in der „alles prächtig" ging (Brief vom 28. 2. 1913), ein öffentlicher Vortragsabend am 10. Oktober 1914, wiederum in Greifswald folgen. Wittsack schreibt am 14. 10. 1914 von den schönen Tagen in der „alten Musenstadt" und dem Erfolg, über den in der Greifswalder Zeitung vom 12. 10. 1914 eine Besprechung vorliegt.[8]

---

[5] Bericht über den gleichen Abend am 1. 5. 1910. Unbezeichneter Zeitungsausschnitt.
[6] Veranstaltung der „Literarischen Vereinigung Cöthen" am 31. 3. 1911, Zeitungsbericht, unbezeichnet.
[7] Veranstaltung im Lehrerverein Jarmen, am 4. 12. 1911. Bericht in der „Jarmer Zeitung" vom 17. 1. 1911.
[8] „Dr. Richard Wittsack, ein junger Berliner Sprecher, den nahe Beziehungen mit Greifswald verbinden, hatte sich zum Dolmetschen einer Reihe führender und

Am 30. Mai 1915 kommen im Elisabethkrankenhaus in Halle neben Klaviermusiken von Chopin und Beethoven „Die Trommel des Ziska" (v. Münchhausen), „Abendgefühl" (Hebbel), „Um Mitternacht" (Mörike), „Wanderers Nachtlied" (Goethe), einiges Zeitnahe von Fontane und Kleists „Anekdote aus dem letzten preußischen Kriege".

Im „7. Kriegs-Vortrag" am 25. März 1916 mit dem Untertitel „Kampf und Ruhe" erscheinen dann jene Dichtungen, die Richard Wittsack ein ganzes Leben begleitet haben und seinen Schülern unvergesslich wurden: Rilkes „Weise von Liebe und Tod", aus Schiller „Die Braut von Messina", Schillers „Nänie", Bürgers „Lenore", „Die Schlacht" von Schiller, „Wanderers Nachtlied" von Goethe, „Um Mitternacht" von Mörike und das „Abendlied" von Matthias Claudius neben Goethes „Hermann und Dorothea" (Schicksal und Anteil).[9] Daneben spricht er im Viktoria Studienhaus im Februar 1916 über „Das moderne Theater" und über „Die deutsche Ballade in ihrer Entwicklung". Ein Märchennachmittag in Halle oder Köthen am 30. Dezember 1916, gemeinsam mit einer Sängerin und Klaviermusik, bringt Liliencron, Goethe, Grimm, Rückert, Schanz, Bechstein und den später sehr geliebten Andersen. 1917 wird zum ersten Mal ein Abend einem einzelnen Dichter gewidmet, Johann Wolfgang v. Goethe.[10]

1920 beginnt die Arbeit in der Leitung der Volkshochschule Halle. Einen Dante-Abend (Göttliche Komödie) bietet das Jahr 1921. Am Bußtag 1925 werden Verse und Prosa von Claudius, Fontane, Meyer, Georg Baesecke, Hofmannsthal, Rilke und Wildgans gelesen, am 15. 2. 1926 Dichtungen von Andersen.

---

starker Geister gemacht und übertrug die stählenden Kräfte Arndtscher und Hebbelscher, Körnerscher und Fontanescher, Liliencronscher und Börries v. Münchhausenscher, Wolffscher und G. Seidlscher Dichtungen feurig und überzeugend auf seine Zuhörer. Der begabte junge Künstler mag sprachtechnisch noch einiges zu lernen haben. Was tuts, der Schwung innigsten Miterlebens durchglühte sein Wort und bahnte ihm die Gasse zu gleich empfindenden Herzen ... man merkte es der Andacht des dichtgedrängten Publikums und der Wärme seines Beifalles an: ‚Der Hammer saß auf dem Nagel'" (!).

[9] Dazu ohne weiterragende Bedeutung „Die Nibelungen" der Miegel und von Dahn „Hagens Sterbelied".

[10] Wieder gesanglich-klavieristisch umrahmt. Er enthält „Zueignung", „Der König in Thule", „An den Mond", „Mahomets Gesang", „Der Fischer", „Erlkönig", „Der Totentanz", „Der Zauberlehrling", „Prolog im Himmel" und die Studierzimmerszenen. Auch damit wird für später Stoff erarbeitet, der immer wiederkehrt, so im Vortragsabend „Goethe-Beethoven-Andersen" am 16. Juni 1919 um 8 ¼ Uhr, während der erste Märchennachmittag um 5 Uhr begann. Das gleiche Programm wurde, ohne dass Ort und Zeit zu ermitteln sind, wiederholt.

Eine Konzertsängerin brachte Vertonungen einiger Gedichte Andersens im gleichen Programm. In der Orangerie des Charlottenburger Schlosses folgt am 11. September 1926 eine Abendfeier des „Sophie-Charlotte-Clubs" mit Paul Gerhard (Nun ruhen alle Wälder), Andreas Gryphius (Abend, An die Sterne), Matthias Claudius (Die Sternseherin Lise), Grimmelshausen (Komm Trost der Nacht), Rainer Maria Rilke (Stundenbuch, Geschichten vom lieben Gott), Friedrich Nietzsche (Dem unbekannten Gott), Kurt Heynicke (Gespräch mit Gott, Fahrt), Gerrit Engelke (Gott braust), August Stramm (Allmacht). Der Madrigalchor der Berliner Akademie für Kirchenmusik sang u. a. Schubert und Gluck. Bei der Wiederholung am 12. Januar 1927 in Halle in der Gertraudenkapelle der Marienkirche klang eine Orgelmusik von Buxtehude, Rebling und Bach. 1929, im Februar, las Richard Wittsack in der Volkshochschule Halle[11] in einer Tolstoi-Veranstaltung „Der Tod des Iwan Iljitsch" und „Nach dem Ball".

Balladenabende schlossen außerdem zahlreiche Kurzlehrgänge, die zur sprechkundlichen Anregung im Amt stehender Lehrer in Torgau, Eilenburg, Delitzsch, Wittenberg, Bitterfeld, Naumburg, Weißenfels, Eisleben, Hettstedt und Halle stattfanden.

Nach 1929 liegen keine Programme mehr vor, der Lehrer hatte den öffentlich wirkenden Künstler beiseite gedrängt.

Elisabeth Lötsch schildert aus jahrelanger gemeinsamer Arbeit einige Einzelheiten, so, dass R. Wittsack jeden Vortragsabend nicht nur künstlerisch, sondern auch organisatorisch genau vorbereitete, den Druck der Plakate und Programme, ja das Plakatieren selbst überwachte. Jeder Sprechraum wurde vorher überhört, die Beleuchtung usw. geprüft und der Vortragstisch mit einer nur zu diesem Zweck gehaltenen dunkelvioletten Tischdecke und einem mehrarmigen

---

[11] In der Volkshochschule sind, neben den in den amtlichen Vorlesungsverzeichnissen der Universität enthaltenen Ankündigungen, laufend Literaturkurse angezeigt, die an Rezitationen Goethe, Schiller, Keller, Liliencron, Dehmel, Jungnickel, Faust I und II (wobei sich 1921 erstmals der Akademische Sprechchor mit einschaltet und R. Wittsack den Doctor Marianus, E. Lötsch das Gretchen sprachen), Holz, Wildgans, Strindberg, Johannes Schlaf, Passionsdichtungen (Bibel, Rilke, Dostojewski), Karl Bröger, Gerrit Engelke, Jakob Kneip, Brecht, Humor und Satire vom Rollwagenbüchlein bis Ringelnatz, Agnes Miegel, Ernst Wiechert, Alfred Brust bringen, bei nicht aufgezählten wiederholten Nennungen von Dehmel, Strindberg und Wildgans (mit dem Wittsack im Briefwechsel stand). Manches mag bei der Ordnungsliebe Wittsacks noch in der eigenen Sammlung, die nicht nur den Brief, sondern auch den Umschlag zu erfassen pflegte, vorhanden gewesen sein. Es ist für uns wohl verloren.

Leuchter[12] versehen. Zur Vorbereitung gehörte auch die genaue Kenntnis der Gänge von und zum Pult, der Zahl der Stufen, des Weges zum Aufenthaltsraum usw. Eine große Thermosflasche mit „kochendheißem, sehr starkem Bohnenkaffee... am liebsten Kaffeeextrakt"[13], ein Liter etwa, musste dort bereitstehen.

Gegen Störungen vor der Lesung und in den Pausen bestand eine starke Empfindlichkeit. Das immer vorhandene Lampenfieber wurde geleugnet, obwohl R. Wittsack im Zimmer hin und her ging, „hüstelte, ... vor sich hin (summte), ... mit halber Stimme (sprach) oder ... nur einzelne Stellen der Dichtung artikulierte" und „reizbar" (vgl. Anm.13) war.

Er sprach öffentlich damals immer im Sitzen und las bewusst, jedoch über den Text hinweg, frei, „bewegte den Oberkörper, warf öfters mit der Hand die Haare zurück und gestikulierte manchmal stark mit den Händen oder ballte sie zur Faust, offen auf dem Tisch, nicht etwa hinter einem schützenden und vom Publikum distanzierenden Pult. Auch seine Mimik war zuweilen sehr lebhaft" (vgl. Anm.13).

Der junge Student hatte Lorbeerkränze erhalten. Auch später blieb der Beifall „immer ungeheuer stark" (vgl. Anm.13), so dass Zugaben nötig wurden.[14] Bei einem völligen Sich-Ausgeben im Sprechen war die seelische Erschöpfung nach jedem Abend total.

Die Reaktion des Hörerkreises fand ausgiebige Berücksichtigung, ebenso die in mehreren Exemplaren gesammelten Kritiken der Zeitungen.

Richard Wittsack sprach nicht häufig in der Öffentlichkeit, meist wohl in jährlichen Intervallen. Jeder Abend bedeutete so für Hörer und Freunde ein „langersehntes, freudig begrüßtes künstlerisches Ereignis" (vgl. Anm.13).

Damit ist der Anschluss an unsere Beobachtungen erreicht, die im Wintersemester 1934 einsetzen. Es handelt sich um eine Einführung in die später oft

---

[12] Wie weit psychologische Einwirkungen beabsichtigt waren, die starke Ausleuchtung des Gesichtes des Sprechers durch die vor ihm stehenden Kerzen oder auf der anderen Seite die Blendwirkung und das im Dunkel verschwimmende Auditorium aus Gründen einer stärkeren Konzentration, lässt sich wohl kaum noch entscheiden.

[13] Aufzeichnungen von E. Lötsch, die auf Bitte des Verf. im August 1955 erfolgten.

[14] Weil es ihm nicht lag, verbeugte er sich sparsam und verließ so schnell als angängig Bühne oder Podium.

gehaltene Vorlesung und Übung „Technik und Phonetik des Sprechens". Der Hörsaal war überfüllt. Wittsack blieb gegen den üblichen Brauch nicht am Katheder, sondern schritt dozierend im Längsgang hin und her.

Man diskutierte nach der Stunde lebhaft, weniger über den Stoff, als über den Eindruck des Sprechers. Ich wurde, man verzeihe das persönliche Bekenntnis, an diesem Tage sein Schüler, der tief überzeugt war, das Vorbild unerreichbar zu wissen.

Wenig später liegt das Erlebnis einer Lenore-Interpretation, noch unbefangener als Ende der vierziger Jahre. Man stand sich im Hörsaal an zwei Pulten gegenüber. Richard Wittsack arbeitete Stück für Stück, Strophe für Strophe, zwei Stunden lang in Rede und Gegenrede an Bürgers Balladen-Urbild, immer wieder den Anlauf des Schülers stützend, immer wieder unterbrechend.

Nur wenigen wurden solche Stunden zuteil, vor denen man zitterte und die unvergesslich blieben. Nie erfolgten technische Hinweise, nichts wurde darüber geredet, sondern in einem suggestiven Vormachen und Nachmachen prägte sich das Einschwingen in den Kreis, den der Lehrer bedeutete. Der Wille des Schülers beugte sich vor der Überzeugung, dass es nur so sein konnte, der Dichter nur so, tief innen seine Lenore gehört hatte.[15]

Im Frühjahrssemester 1950 versammelte Richard Wittsack seine damaligen besten Schüler, die mit einer Ausnahme heute sprechkundlich lehrend tätig sind, im Beisein des Verfassers, zu einer Examensvorbereitung. In seinem Zimmer, am Schreibtisch, auf einem fast zu kleinen Armlehnenstuhl, halbrechts etwas vorgerückt sprach er im Sitzen, jeder der anderen an einem einfachen Notenständer in seinem Blickfeld. Er verlangte viel und arbeitete unermüdlich bis gegen 23.00 Uhr mitunter. Wir lernten so die wesentlichen Schiller-Balladen, vor allem aber die Gedankenlyrik in seiner Schau kennen. Vielleicht war die Linie Milan-Wittsack nie klarer sichtbar als in diesen Stunden. Heine-Interpretationen erschienen Offenbarungen, „Firdusi", „Pomare", „Die Lorelei". Derb standen daneben die Verse der Holzschen „Dafnis".

Richard Wittsacks letzte Lesung geschah vor Studierenden des Sonderschulwesens im Frühjahrssemester 1951. Er hatte andeutend über die Behandlung

---

[15] Ende der dreißiger Jahre weilte Jakob Kneip im Institut zu Besuch. Er sprach eigene Verse, entsetzte sich vor deren Schallaufnahme und bezeichnete spontan die Interpretation von Schülern Wittsacks mit dem als eins, was in seinem Innern beim Entstehen der Dichtung geklungen hatte.

von Dichtung im Unterricht gesprochen und wurde um praktische Beispiele gebeten. Die Bitte erfüllte eine Balladenstunde.

Nach der planmäßigen Vorlesung und kurzer Zwischenpause begann er mit dem „König in Thule". Schiller reihte sich an, Heine und endlich ein Teil des Romanzen-Zyklus „Maria Stuart" von Fontane.

Er sprach mit starker Anteilnahme und gesteigerter Stimme – gegen sich selbst. Die Erschütterung ist noch nicht verwunden, wie dieses Ringen für den Wissenden zutage trat. All das, was abgelehnt war und der „Deklamation" allein zustand, trat ein.

Der Eindruck im Hörerkreis mag nachhaltig gewesen sein, am Beifall gemessen. Richard Wittsack aber wusste die Wahrheit, obwohl er sie aus dem Munde seines Schülers nicht empfangen konnte, obwohl er die Frage noch stellte, deren Antwort er sich selbst gegeben hatte.

Es war sein Wunsch gewesen, abzutreten im Vollbesitz seiner Kraft. Er wollte sich jenes „den hättet ihr früher hören sollen"[16] ersparen. Wir trauern mit ihm, dass er seinen Wahlspruch ein einziges Mal und nur für sich selber, durchbrach. Die Erklärung brachte das jähe Ende. Wir wissen heute, dass eine lange Kompensationszeit vorausging und dieses letzte öffentliche Lesen unter dem Zeichen der Krankheit stand.

Versuchen wir nun die Sprechweise Richard Wittsacks in den Umrissen zu erfassen: Ein überdurchschnittlicher Hochwuchs mit kräftig entwickeltem Thorax gab seiner Stimme die ergiebige Atemkraft. Der gedrungenen Schultern aufsitzende Hals zeigte einen großen Kehlkopf, dem sich ein weiträumiges Ansatzrohr anschloss. Zwischen progenischem Kiefer und Hals bestand ein leichter und fließender Übergang, wie wir ihn bei guten Sängern finden.

Von den habituellen Qualitäten hatte die Stimme den Umfang des Bassbaritons mit einer Indifferenzlage um B. Die Lautstärke war bei außerordentlich gut entwickeltem funktionellen Gehör – „einem Röntgenohr" wie er sagte – der jeweiligen Sprechsituation angepasst. Das leiseste Piano, ebenso das Forte eines Affektausbruches standen zur Verfügung, wenn auch mit Neigung zur Kraftentladung. Die Klangfarbe trug mehr Dur-Gepräge mit wohl konstitutionell (Pro-

---

[16] Der im letzten Lebensjahrfünft oft wiederholte Ausspruch unterstreicht, wie stark sich Richard Wittsack der Sprache als Sprecher verpflichtet fühlte und seine eigentliche Leistung im Bereich des Musischen sah.

genie) bedingter Verschärfung, bei einer dennoch starken Sonorität. Auf der Höhe der Leistungsfähigkeit waren ebenso alle anderen Farben vorhanden.

Die individuellen Verlaufsqualitäten sind wohl noch weniger ins Schriftbild zu transponieren. Das Sprechtempo muss als mehr schnell bezeichnet werden, obwohl sich Richard Wittsack ganz dem Textvorwurf oder innerhalb der Vorlesung der Sprechsituation und dem Hörerkreis hingab. Er pflegte nahezu frei, Auge in Auge mit dem Hörer, lediglich auf der Grundlage eines weiträumig geschriebenen Stichwortzettels zu sprechen. Ein Drängen blieb nicht zu verkennen. Sein Sprechrhythmus war äußerst differenziert, in kürzeren und längeren Intervallen mehr stoßend als anschmiegsam eingeebnet.

Die ausgeprägte, deutliche Artikulation zeichnete das konsonantische Gerüst klar ab. Die Beschwerung nutzte alle Möglichkeiten, jedoch überwog ein Wechsel in der Tonstärke. Dehnung und Raffung und melodische Varianten hielten sich daneben die Waage.

Im Allgemeinen ergab der Sprechstil ein Schwingen zwischen den Polen Gefühl und Intellekt, vielleicht mit einem Ausschlag nach dem Intellekt. Die Körperhaltung war aufrecht. Das Gewicht ruhte vorwiegend auf dem rechten „Standbein", das linke war gering vorwärts gestellt. In früheren Jahren hielt sich R. Wittsack ohne Ellbogenstütze am Sprechpult, später legte er häufiger die Arme einseitig oder auch doppelseitig auf. Die Hände, meist in Pultnähe, unterstrichen mitunter weitgestisch die Aussage. Das Auge beherrschte suggestiv den Hörerkreis, so dass sich besonders in der Vorlesung eine starke Ansprechwirkung ergab. Ein geringes Schwächerwerden der Sehkraft glich später eine Brille aus. Von hier an wurde die Kontaktnahme schwieriger. Es zeigte sich ein bedingtes, allein dem vertrauten Hörer erkennbares Unsicherwerden. Immer blieb der Gesamteindruck geschlossen und nachhaltig, so dass die Stimme, nachdem längst geendet war, noch klang und man von dem Ereignis sich nicht zu lösen vermochte.

Die Schwierigkeit, das Wesen einer differenzierten akustischen Erscheinung, der Stimme eines Berufssprechers, mit dem geschriebenen Wort zu bannen, tritt zutage. Manches muss, dem Schema sich fügend, geopfert werden, obwohl unsere Aufzeichnungen aus der Überzeugung eines Abhörens stammen, das von 1934 bis zum März 1952 reicht. Das Typische oder als typisch Gedeutete sollte enthalten sein. Die endgültige Entscheidung dürfte die sprechkundliche Auswertung der erfreulich reich und auch über einen größeren Zeitraum vorhandenen Tonaufnahmen geben.

Bei der Arbeit am Erhalten des entgleitenden Bildes drängt sich der Vergleich mit der Lehrmeinung Richard Wittsacks auf. Vortragssaal und Theater waren ihm von Milan her in ihren Gegensätzen vertraut. Wie Milan hatte auch er auf der Bühne gestanden, wie Milan sich mit der Philologie, vielleicht anfänglich widerstrebend, auseinandergesetzt. Er war einer der entscheidendsten Verfechter des Rechtes des Dichters und des Unrechtes der Deklamatoren. Er forderte Werktreue, den rechten Raum für die Dichtung, Wahrhaftigkeit der Gestaltung, wie kaum einer seiner damaligen Kollegen. Er verlangte gediegene Vorbereitung, nicht Schöpfen aus der augenblicklichen Eingebung. Seine praktische Anweisung lautete, das Gedicht immer wieder, dreißigmal, fünfzigmal nachgestalten, bis es sich erschließt, wohl wissend, dass auch dann nur eine Annäherung erfolgt ist, lediglich die „Richtigkeitsbreite" erreicht wird. Gestik und Mimik in stärkerer Verwendung scheiden als Elemente des Spiels, das einer anderen Sphäre angehört, aus. So verlangt er das Pult, um den Sprecher bewusst zu distanzieren.

Der Sprecher in der Öffentlichkeit hielt sich nicht grundsätzlich daran, wie mancher andere, den seine künstlerische Veranlagung über die Theorie hinwegriss. Zweifellos war in der Zeit vor der Milan-Unterweisung eine starke dynamische Übersteuerung vorhanden, während z. B. von 1934 an Lyrik sehr verhalten interpretiert wurde. Vielleicht hatte die „Kraftentladung" in der Gestik eine Umlagerung gefunden. Weiträumige Gesten sind in aller Erinnerung. Sie waren so Teil des Wesens, dass sie sich der Kontrolle meist entzogen.

Diätetische Rücksichten auf die Beschaffenheit der Stimme ließ Wittsack außer Acht. Der nicht leicht verständliche Kaffeegenuss[17] hielt bis zum Ende an, ebenso wurde stark geraucht. Die Stimme nahm dies ohne Einwirkung hin. Es ist kaum eine stimmliche Indisponiertheit bekannt. Wittsack sprach – funktionell zum Teil unbegreiflich – ohne Ermüdung. Mit zunehmendem Alter wurde die Stimme bei gleicher Ausdauer schärfer.

Seine stimmliche Hauptarbeitszeit lag etwa um 14 Uhr und nach der Kaffeestunde, so dass u. a. die Märchenveranstaltung um 17.00 Uhr günstig erscheint. Eine zweite Zeit stimmlichen Wohlbehagens begann gegen 20.00 Uhr, vielleicht noch aus dem Lebensrhythmus übernommener Theatergewohnheit. Die

---

[17] In „Technik und Phonetik des Sprechens" erfolgte dagegen jeweils ein allgemeiner Hinweis auf die Schädlichkeit des Trinkens während des Sprechaktes. Ebenso wurde nachdrücklich auf die Bekämpfung des Lampenfiebers bei der Erläuterung der Tiefatmung eingegangen. „Lerne reden" (Leipzig, o. J. [1935], S. 16 ff.) enthält einen dem Lampenfieber gewidmeten Abschnitt.

Abendveranstaltungen halten diese Zeit ein. Die Vormittagsstunden galten als ungünstig und wurden nach Möglichkeit vermieden.

Sicher muss eine deutliche Trennung zwischen dem Universitätslehrer als Sprecher und dem um die Gunst des Publikums, trotz gegenteiliger Versicherungen, ringenden Künstler gesehen werden. Der Lehrer dämmte vieles zurück und ordnete es stilistisch klar ein, was in der öffentlichen Leistung, manchmal auch in Missachtung des Hörerkreises, aufgelegt wurde. Die zwiefache Neigung führte dann einen erbitterten Kampf. Nach unseren Berichten hat die Wirkung gesiegt.

Wie stark Richard Wittsack gegen die Zeitgewohnheit anging, wie stark er Milan folgte, ergeben Urteile von gleichaltrigen deklamatorischen Sprechern, die ihre „Wirkung" über die seine stellten. Sie haben wohl recht. Aus der Zeit herausverstanden verhielt sich sein Sprechstil zu dem ihren wie Kammermusik zur Symphonie, wie die Sprechweise des Tonfilms zu der des Theaters. Das Jenseits-der-eigenen-Theorie in den frühen öffentlichen Abenden wiegt demgegenüber leicht.

Erstveröffentlichung in:
Krech, H. (Hrsg.): Festschrift zum 50jährigen Bestehen der sprechkundlichen Arbeit an der Martin-Luther-Universität Halle-Wittenberg, Wiss. Z. Univ. Halle, Ges.-Sprachwiss. R. V, 1956, 421–426.

Richard Wagner als Sänger und Sprecher[1]

Es ist bezeichnend, dass weder Theoretiker noch Praktiker Richard Wagner als Sänger und Sprecher genügend gewürdigt haben, obwohl die Kenntnis seiner eigenen nachschaffenden oder schöpferischen Produktivität von der Beurteilung und Verwirklichung seiner Gesangstheorie kaum zu trennen sein dürfte.

Julius Hey hat den »Vortragsmeister« Wagner kennengelernt und als Fachmann in seinen »Erinnerungen« beschrieben[2].

Über allen Darlegungen schwingt die unbewusst vielleicht nicht ganz eingestandene Bewunderung des zünftigen tüchtigen Gesanglehrers, der ein Phänomen zu sehen glaubt. So z.B. in der Arbeit mit dem Sänger Unger, als Wagner bei der ersten Siegfriedprobe (Hey, S. 110) Mimes Stichwörter nicht nur markierte, sondern die Partie den ganzen Akt hindurch mit »voller Stimme« sang. »Und *wie* sang er seinen ‚Schulmeister Mime'!...– man vergesse nicht, dass er eine ‚Stimme' im landläufigen Sinne gar nicht besaß!...« Ja, Wagner macht Juchzer vor für Siegfrieds Hei-a-ho ... Unger ist erschöpft, und Wagner singt und bleibt (S. 115) » – trotz immerwährenden Sprechens und Singens – frisch und ‚stimmhaft'... Mit 62 Jahren!«

Bei einer anderen Gelegenheit gestaltet Wagner den Part des König Marke, weil keiner der »stimmgewaltigen« Sänger, die er zu Gast hat, sich entschließen kann.

»Woher er diese – eigentlich mit halber Stimme gesungenen – Töne nahm«, lautet Heys Bericht (S. 129), »war unbegreiflich ...– eine Rezitation, die den atemlos Lauschenden unmittelbar in die Seele drang.« Wer dachte an die Noten-

---

[1] Als Versuch einer Ergänzung der unter Berichterstattung Max Schneiders vom Verfasser vorgelegten Dissertation »Julius Hey und sein Sängerbildungsideal ‚Deutscher Gesangs-Unterricht'«, Halle 1941, (Masch.-Schr.).

[2] Julius Hey, Richard Wagner als Vortragsmeister (1864–1876): Erinnerungen von Julius Hey, hrsg. v. Hans Hey, Leipzig 1911.

zeichen bei diesem Vortrag. Sie waren nur Uferlinien für den Stimmungsgehalt der Tondichtung in ihrer höchsten dramatischen Wirkung.

Hey spricht Wagner eine regelrecht bildungsfähige Gesangstimme ab. Mit dieser Stimme lassen sich keine Vokalisen singen, wohl aber alle Partien, ob männlich oder weiblich (Hey, S. 211) gestalten, wobei »mit voller Stimme« im Sinne von Stimmgebung zu deuten ist. Und wie der versungene Bühnensänger in manchem Beispiel zum »Sprechkünstler« wird, geht Wagners nachschaffende Tätigkeit von der gesprochenen Sprache aus. Die »multiplizierte Sprache«[3] wird zum Gesang, zu einem Gesang, der so tief rührt und anreißt, dass selbst Kritiker wie Hey nur sagen können: Es war unglaublich, aber eigentlich »ohne Stimme im landläufigen Sinne«. Dabei soll Hey durchaus nicht das Anerkennen dieser Leistung abgesprochen werden. Er schreibt von einer »Rezitation...die unmittelbar in die Seele drang«, fühlt demnach richtig den Untergrund des Wagnerschen Könnens.

In einer Anzahl von Beispielen hat er danach den Sprecher Wagner ausführlicher als den Sänger charakterisiert. Schon die Beschreibung seines zweiten Besuches in der Villa Pellet in Starnberg gibt ein umfassendes Bild (Hey, 1911, S. 37 f.):

»Alles, was der unzufriedene Künstler in fast ununterbrochenem Redefluss, wenig betont, stellenweise die Stimme bis zum grollenden Flüstertone herabgestimmt, vorbrachte, hatte fast den Charakter eines Selbstgesprächs ... Zuletzt ließ sich freilich eine allmähliche Steigerung, eine wärmere Betonung wahrnehmen, und zwar von da ab, als er die Anforderungen für den dramatischen Vortrag seiner späteren Werke auf das bestimmteste präzisierte. Unvergesslich bleibt mir der verklärte Ausdruck seines tiefgründigen Auges, als er in ruhiger Stellung, den Arm auf eine Stuhllehne gestützt, sich das Ergebnis einer idealen Wort- und Tonverschmelzung zu vergegenwärtigen schien; mit zugespitzten Lippen und durchdringendem Seherblick gleichsam die lebensvolle Verkörperung seiner Wünsche und Hoffnungen im Geist erschauend.«

Ganz anders mutet eine Schilderung aus dem kneipseligen Kreise bei »Angermann«[4] an. Hey schreibt (S. 196 ff.) am 29. 8. 1875 mit eingestandenem kleinem Katzenjammer von der Feier am vorhergehenden Tage:

---

[3] Julius Hey, Deutscher Gesangs-Unterricht, Lehrbuch des sprachlichen und gesanglichen Vortrags. Mainz o. J., I. Bd., S. 23.

[4] Angermanns Felsenkeller, das von Wagner regelmäßig aufgesuchte Bierlokal in Bayreuth. Häufig auch bei Glasenapp erwähnt.

»In seiner zwanglos lebhaften Art, die alles Beobachtete und Erlebte – persönlich gleichsam unberührt – lachend, selbst wenn es auf seine Kosten ging, aus heiterer Vogelperspektive überblickte, brachte er das Gespräch auf seine jüngste Rundfahrt (sc. nach Sängern) ... War er (Wagner) warm geworden und befand er sich im Zuge des Erzählens, dann sprudelte seine Rede wie ein frischer, erquickender Bergquell, an dem man sich behaglich lagert und labt, und der das Weiterwandern vergessen macht. – Mit freundlich zugespitzten Lippen und seinem gemütlichen ‚dä, dä, dä', das er häufig nach Beendigung eines ironisch gefärbten Redesatzes gleichwohl gut gelaunt, anfügte, nahm er sein Glas zur Hand, stieß mit den Nächstsitzenden kräftig an, und fuhr, an das Vorhergehende anknüpfend, im persifliert akademischen Tone etwa fort...
‚Das wär ein schlechter Spaß' – rief er singend, ‚der könnte unserer Bayreuther Theaterspekulation übel bekommen. Und was täten unsere Geschäftspatrone ‚daderzu' sagen?' setzte er mit unbeschreiblichem Mienenspiel und in höchster Tonlage hinzu.«

Eine Lesung der Parsifal-Dichtung am 16. September 1877 muss, wenn Hey (S. 243) auch nicht Stellung nimmt, dem Werk ebenbürtig gewesen sein.

Wagner hat die ganze »Farbenskala« im weitesten Sinne zur Verfügung, denn (Hey, S. 103)

»er sprach, sang, mimte wie der bühnengewandteste Schauspieler. Alle seine Körperbewegungen waren – selbst im äußersten Affekt – vom sichersten Schönheitsgefühl beherrscht. Seine zielbewusste Anleitung, die er suggerierend auf alle Darsteller (gleichviel ob männliche oder weibliche Rollen) übertrug, waren eben der Ausfluss, oder richtiger das Zubehör seiner überströmenden Schaffensfülle, – der Emanation seines künstlerischen Wesens überhaupt, das mit unfehlbarer Sicherheit sich der zutreffenden Ausdrucksmittel für die dramatische Darstellung bei klarer Erkenntnis der zu ihr führenden Wege bediente«.

Ähnlich berichtet Hey (S. 153) auch von einer Rheingold-Probe. Wagners Eingreifen und Vormachen habe »etwas geradezu Hinreißendes« gehabt.

Einige Hinweise beleuchten das Verhältnis zur gesprochenen Sprache: Wagner ergriff das Wort mit Behagen (Hey, S. 145), er war gesprächig und gestikulierte lebhaft (S. 116), oder (an anderer Stelle) »wie immer liebenswürdig belebt und gesprächig« (S. 215). Daraus ergibt sich eine gewisse Freude an der gesprochenen Sprache, die auch im Gespräch zu Gebote steht und griffig liegt.

In Wagner ergänzen sich »*schaffende und ausgestaltende Kraft* auf die wunderbarste Weise« (S. 4). Hey setzt also das schaffende und nachschaffende Produktionsvermögen nahezu gleich. Spontan folgen den Werken die Nachgestaltungen.

Hey vermerkt die Freude an der gesprochenen, auch noch in der Kneipszene gestalteten Sprache, er zeichnet die sprecherischen Gesten bei seinem zweiten Besuch beim Meister und schildert den Eindruck der Parsifal-Lesung. Er fühlt, obwohl es ihm unbegreiflich war, woher Wagner diese Töne nahm, dass er von der Sprache aus die Partituren zum Klingen bringt. Es sind Rezitationen einziger Art, die plastisch wirken, für ihn und für die Sänger vom Fach Offenbarungen des vollendet gedeuteten Kunstwerkes.

In den Proben formt Wagner gleichsam am Rande ganz für sich und für jeden und in allem das Werk. Seine Stimme ist suggerierend in der Wirkung[5], und alle verstehen. Hey ist begeistert und vergisst in solchen Szenen ganz, dass er als Gesanglehrer unbefriedigt sein müsste, denn was Wagner zeigt, kann nicht schulmäßig anhand irgendeines Werkes gelehrt, sondern nur durch das persönliche Beispiel weitergegeben werden im Erfühlen und Gestalten des geistigen Gehaltes des Stoffes.

Zur Stellungnahme im Allgemeinen sei Carl Friedrich Glasenapp[6] zitiert. Seine Berichte der einzelnen Gewährsmänner werden ohne Namensnennung und ohne nähere Angabe des Zusammenhanges angezogen. Wenn auch Glasenapp auf dem Gebiete der sprecherischen Ausdrucksgestaltung und des Gesanges nicht als Fachmann gelten kann[7] und in die Biografie nur aufnimmt, was ihm für sein Wagner-Bild günstig erscheint, dürften negative Beurteilungen Wagners als Sänger und Sprecher auf Entstellung beruhen.

Zur weiteren kritischen Beleuchtung der Darlegungen Heys sind später Wagners eigene Aufzeichnungen über seine erste öffentliche Rede wiederzugeben. Eine entsprechende Stelle über einen gesanglichen Vortrag fehlt allerdings[8].

---

[5] Vgl. »Meine Erinnerungen an Ludwig Schnorr von Carolsfeld«, Richard Wagner, Gesammelte Schriften und Dichtungen, 10 Bände. Kleineres Format, Leipzig bei E. W. Fritzsch, 2. Aufl., 1887–88, Bd. VIII, S. 177 ff.
[6] Carl Friedrich Glasenapp, Das Leben Richard Wagners. (6 Bände), 3. und 4. Aufl., Leipzig 1896–1911.
[7] Das beweist u.a. das Fehlen entsprechender Vokabeln, bzw. die Wiederholung der Beschreibungen. Besonders in Bd. VI nachweisbar.
[8] Auch in Richard Wagner, Mein Leben, München 1911, das im Allgemeinen die Ergebnisse Heys und Glasenapps aufzeigt, findet sich keine gesangliche Charakteristik.

Analog soll zunächst das Bild des Sängers Wagner nach Glasenapp festgelegt werden. Da heißt es von einem der musikalischen Empfangsabende, bei denen immer etwas aus den Werken Wagners aufgeführt wurde, wobei Klindworth begleitete und Wagner die verschiedenen Stimmen selbst sang (III, 255):

»Keiner verstand es so, obgleich mit wenig Stimme, seine Intentionen und den ganzen ergreifenden Eindruck des neuen Gesanges klar zu machen. Ich begriff von vornherein, dass sich eine völlig neue Gesangsschule mit diesen Werken bilden müsse, dass es mit der bloßen Kantilene, zu der eine gute und geschulte Stimme ausreicht, vorbei sei. So lernte ich ‚Lohengrin' und ‚Tristan und Isolde' *ganz*, die ‚Walküre' und das ‚Rheingold' zum größten Teil kennen... So geschah es eben einmal, dass die beiden ‚Tristan und Isolde' beinahe von Anfang bis zu Ende durchnahmen...«

Wagner singt, wie auch Hey darstellte, alle vorkommenden Stimmen mit großem Ausdruck und bewundernswerter Ausdauer, dabei in einer ganz besonderen Art, »mit wenig Stimme«, also deutlich von der Sprache aus, fern jeglicher »Kantilene, zu der eine gute und geschulte Stimme ausreicht«[9].

Anders berührt eine Angabe Glasenapps (IV, 415) aus dem Mai 1872. Wagner spielt und singt den Aufruf Hagens an die Mannen, wobei seine Stimme »voll und kräftig« klang und die »beabsichtigte dramatische Wirkung und drastische Deutlichkeit mit großer Energie« erzielte.

Nach unserer Auffassung sind die »drastische Deutlichkeit« und der volle, kräftige Stimmklang aus der sprachlichen Gestaltungskraft hervorgegangen.

Weiter berichtet Glasenapp (V, 103), dass Wagner trotz ausgiebigen Singens und Spielens am nächsten Tage keine Ermüdungserscheinungen zeigt. Später singt er (V, 143) vor »in seiner unvergleichlichen, erschütternd wirkenden, über den ganzen Vortrag belehrenden Weise«. Es ist (V, 215)

»vielen bekannt,... wie eindrucksvoll, wie mit verschiedenen Stimmarten er den Sängern ihre Partien vorsingen konnte, wie wunderbar er phrasierte; es ist aber auch bekannt, wie wenige dies ihm nachahmen konnten![10] ... (VI, 344) Mit seiner klangvollen umfangreichen Stimme, der alle Register zu Gebote standen, wusste er alle einzelnen Vorgänge in eindrucksvollster Weise wiederzugeben, des Gurnemanz Mahnung, die Klagen des Amfortas um das verwaiste Heiligtum, Titurels weihevoll ernste Grabestöne«.

---

[9] Zeitlich vor Heys Berichten, um 1860.
[10] Ähnlich ebenda VI, 95 und III, 75.

Wagner besitzt die von ihm geforderte Farbenskala, »alle Register«, wirklich selbst. »Klangvoll« und »umfangreich« als Kriterien der Gesangsstimme lassen sich einordnen, wenn klangvoll als beseelt gefasst, umfangreich auf Farbenskala bezogen wird.

Bei einem Schubertlied überliefert Glasenapp (VI, 386), Wagner habe trotz seiner gebrochenen Stimme mit einem Ausdruck gesungen, der Schauer des Entzückens hervorbrachte. Die »Stimme« ist also nicht das Wesentliche an den Vortragsleistungen.

Aus dem letzten Lebensjahr sei ein aufschlussreicher Bericht angeführt (VI, 707). Rubinstein spielt aus der Götterdämmerung. Als »Hagens Wacht« begann, fing Wagner an

> »die herrliche Stelle eigentlich mehr zu deklamieren, als zu singen... Obgleich er fast gar keine Stimme gab, brachte er doch die Worte zu einer solchen gewaltigen Wirkung, durch die schärfste Charakteristik und eine Leidenschaft, die mir durch Mark und Bein ging. Wie er geendet, schwiegen wir alle...«

Glasenapp gibt noch mehr als dreißig ähnliche Beispiele, allerdings oft ohne charakterisierende Zusätze.

Wagner hatte somit keine eigentliche Gesangstimme. Trotzdem war die Wirkung seines Gesanges gewaltig. Künstlertum und sprecherisches Können heben den Vortrag so über den Alltag, dass »Schauer der Wonne oder des Entzückens die Hörer überkommen«.

Für die Beurteilung des Sprechers Wagner sollen die Lesungen als besonders aufschlussreich durch den bewusst gestalteten Ausdruck voranstehen.

Das Vorlesen eines Aufsatzes beschreibt Glasenapp (II, 235):

> »Es war unmöglich, der faszinierenden Einwirkung zu widerstehen, zu welcher hier die Spontaneität und Größe der Gedanken mit dem eigentlichen Zauber zusammenwirkte, den die persönliche Erscheinung des Meisters bei solchen Gelegenheiten immer hervorgerufen hat.«

Die Siegfried-Dichtung (II, 257) begann Wagner »mit voller klarer Stimme und hinreißender Betonung« und führte sie »mit kurzer Pause nach jedem der drei Akte an demselben Abend zu Ende«.

Über die »ihm eigene unvergleichlich gegenwärtige Weise«, seine eigenen Dichtungen zu sprechen, die sich kaum annähernd in der Wirkung auf die Hörer charakterisieren lässt, heißt es bei einer Lesung der gesamten Ringdichtung (III, 8):

> »Unendlich fern lag ihm jedes konventionelle Pathos unserer rednerischen oder schauspielerischen Rezitatoren; aber die Dichtung selbst mit all ihren Abgründen, mit der ganzen Skala ihrer erhabenen Seelenschwingungen, wurde in jedem Satz und Wort, mit jedem ihrer Accente *lebendig*, ja zum persönlichen Erlebnis des Hörers; die begleitenden szenischen Vorgänge und die innere Bedeutung ihres Zusammenhanges mit der Handlung restlos mit inbegriffen. Nächst dem begünstigenden Umstande, dass niemand die Dichtung in all ihren Tiefen besser kannte, stand ihm dazu allerdings noch ein besonderes förderndes Element zu Gebote, worüber kein sonstiger Vortragender jemals verfügte: die überzeugende Macht der menschlichen Persönlichkeit, der ein Wotan und Siegfried mit jeder ihrer Lebensäußerungen unmittelbar entsprossten. Dieser seiner Gewalt über seine Zuhörer... war er sich wohl bewusst.«

Wagner liest (IV, 198) »mit ... Feuer«, (V, 62) »in der unvergleichlich vergegenwärtigenden Art,... durch den Ton der Stimme, die Gewalt des Ausdruckes hinreißend, erschütternd.«

Glasenapp teilt mit (V, 118), wie »unvergleichlich schön« Wagner Shakespeare sprach, wie man den großen Dramatiker nun erst ganz zu verstehen schien. Ja, Wagner »habe seinen Beruf verfehlt, er hätte Schauspieler werden müssen, um Shakespeare zu spielen und die gewaltige Größe des Genius den Menschen voll zum Verständnis zu bringen«.

Andere Berichte – (V, 119) »er las ohne alles Pathos, aber hinreißend und stilvoll in der Wirkung« oder, nach einer Parsifal-Lesung, »man sah alles plastisch vor Augen und wurde von tiefstem Leid ergriffen: es ist etwas Unsagbares!« – zeigen, wie Wagners ganzes Wesen mit seiner künstlerischen Auswirkung (VI, 35) gleich schwingt, wie er (VI, 363) eins war mit der Dichtung, die er nachschaffend gestaltete.

Die Beschreibung einer Shakespeare-Lesung soll abschließen (VI, 144):

> »Durch keine Schilderung festzuhalten war dabei der Blick..., das bleiche leuchtende Antlitz, über welches die erhaben strahlende Stirn sich wölbte, der Ton der Stimme, das aus ihm quellende Leben von Schwermut, Güte, Humor!«

In diesen Textstellen, auch den mehr als sechzig nicht angeführten, wird von einer ergreifenden, erschütternden Wirkung gesprochen. Nimmt man die Freude Wagners an der gesprochenen Sprache noch hinzu, die auch Hey feststellt, seine Lebhaftigkeit des sprachlichen Ausdruckes – sogar eine polizeiliche Bekräftigung liegt vor in einem allerdings nicht zum Abdruck gekommenen Signalement eines Steckbriefes, in dem unter »Besondere Kennzeichen« steht (II, 470): »In der Bewegung und im Sprechen rasch und schnell« – so ergibt sich auch nach Glasenapp ein klares Bild des Sprechers Wagner. Zu Hey sind kaum Unterschiede zu verzeichnen.

Wagners eigene Äußerungen mögen den Schluss bilden, obwohl Glasenapp keineswegs erschöpft ist. Sie geben die authentische Darstellung des Redners Wagner, der nach des Biografen Aufzeichnung in einigen neunzig Fällen in Erscheinung zu treten hatte. Es handelt sich um die Reflexionen über die Rede an Webers Grabe, die im Wortlaut folgen sollen:

»Eine besondere Erfahrung machte ich hierbei an mir selbst«, schreibt der damalige Dresdner Kapellmeister, »da ich zum ersten Mal in meinem Leben in feierlicher Rede mich öffentlich vorzustellen hatte. Ich habe seitdem bei vorkommender Veranlassung, Reden zu halten, stets nur ex tempore gesprochen; dieses erste Mal hatte ich mir jedoch meine Rede, schon um ihr die nötige Gedrängtheit zu geben, zuvor schriftlich ausgearbeitet und sie genau memoriert... Es begegnete mir nämlich, dass, als ich meine Rede deutlich und volltönend begonnen, ich von der fast erschreckenden Wirkung, welche meine eigene Sprache, ihr Klang und ihr Accent auf mich selbst machten, für einen Augenblick so stark affiziert wurde, dass ich in völliger Entrücktheit, wie ich mich *hörte*, so auch der atemlos lauschenden Menge gegenüber mich zu *sehen* glaubte, und, in dem ich mich mir so objektivierte, völlig in eine gespannte Erwartung des fesselnden Vorganges geriet, welcher sich vor mir zutragen sollte, als ob ich gar nicht derselbe wäre, der andererseits hier stehe und zu sprechen habe. Nicht die mindeste Bangigkeit oder auch nur Zerstreutheit kam mir hierbei an; nur entstand nach einem geeigneten Absatz eine so unverhältnismäßig lange Pause, dass, wer mich mit sinnend entrücktem Blicke dastehen sah, nicht wusste, was er von mir denken sollte. Erst mein eigenes längeres Schweigen und die lautlose Stille um mich herum erinnerten mich daran, dass ich hier nicht zu hören, sondern zu sprechen hätte; sofort trat ich wieder ein und sprach meine Rede mit so fließendem Ausdruck bis an das Ende, dass mir hierauf der berühmte Schauspieler *Emil Devrient* versicherte, wie er nicht nur als Teilnehmer der ergreifendsten Leichenfeier, sondern namentlich auch als dramatischer Redner von dem Vorgange auf das Erstaunlichste imprimiert worden sei« [11].

---

[11] Richard Wagner, Gesammelte Schriften, II, 45.

Wagner ist schon in dieser ersten Rede bewusst Sprecher. Er überprüft sein Können und erlebt sich selbst, wie wir uns auf dem ersten besprochenen Tonband beglückt oder erschüttert erleben. Deutlich, volltönend, besonders wirkungsvoll durch Klang und Akzent, so spürt er sich. Dann geht es in »fließendem Ausdruck« weiter. Der Erfolg ist groß. Der »berühmte Schauspieler Emil Devrient« wird als Autorität gleich mit angeführt.

Diese Rede nimmt eine besondere Stellung ein, weil Wagner nicht »ex tempore« spricht, wie sonst üblich. Sie ist also auch vom Standpunkte der Lesung im weiteren Sinne auszuwerten.

Nimmt man nach der Stufung der Werke Wagners auch eine Vervollkommnung der sprecherischen Fähigkeiten an, so müssen nach dieser frühen Rede z. B. die Lesung, die Hey erlebte, oder die meisten der angeführten Beispiele Glasenapps von noch intensiverer Wirkung gewesen sein.

Das Bild, das Hey von dem Sänger und Sprecher Wagner gibt, wird im Wesentlichen durch Glasenapp (wobei gelegentliche Wortlautanklänge nicht übersehen werden sollen) und den Meister selbst erhärtet.

Es ist demnach festzustellen: Wagner gestaltet als Sänger von der Sprache aus. Sein Gesang ist mehr Rezitation im hohen Sinne als schulgerechte Stimmgebung. Die Stimmmittel sind, bei an sich kleiner Stimme, in der Farbenskala unbegrenzt. Sein Vortrag gibt die Darstellung der vergeistigten Gefühlsgehalte des Kunstwerkes. Wagner spricht dabei ohne falsches Pathos. Eine große Ausdauer ohne Ermüdungserscheinungen nimmt bei dem rein geistigen Schöpfungsakt nicht wunder.

Von Wichtigkeit ist weiterhin die Einbeziehung der nachschaffend gestalteten Stoffe. Was hat Wagner außer den eigenen Dichtungen und schriftstellerischen Arbeiten gelesen?

Wolzogen[12] gibt folgende Schriftsteller bzw. Gebiete an: Shakespeare, Calderon, Cervantes, Alarcon, Lope de Vega, altnordische Sagen, indische Weisheitssprüche, E. T. A. Hoffmann, Tieck, Walter Scott, Balzac, Carlyle, Gottfried Keller. Nach Glasenapp[13] sei ergänzt: Plutarch, Xenophon, Homer, Aeschylos,

---

[12] Hans von Wolzogen, Erinnerungen an Richard Wagner. Reclam 2831, neue und auf das Doppelte vergrößerte Ausgabe, S. 17.

[13] Glasenapp VI. Enthält auch Wagners Stellungnahme und die eingehende Schilderung der Begleitumstände.

Goethe, Schiller, Gobineau, Raimund, Grillparzer, Gozzi, Tolstoi, Fouqué, und andere – eine weltweite Spannung! Der Sänger Wagner hat sich, von den Loewe-Balladen der Spätzeit[14] abgesehen, wohl auf die eigenen Werke beschränkt.

Der Methodik unserer Untersuchung haften naturgemäß die Mängel der Beschreibung akustischer Phänomene aus einer Zeit an, in der über Tonband oder Schallplatte nicht verfügt werden konnte[15]: die Gründung auf mehr oder weniger fachliche Kritiken, die sich oft diametral gegenüberstehen. Dies trifft für sprachliche Kunstleistungen noch mehr zu als für gesangliche, denn Goethes Wort aus den »Maximen und Reflexionen« (2. Abt.) gilt unverändert, »ein jeder, weil er spricht, glaubt auch, über die Sprache sprechen zu können«.

Da Hey und auch Glasenapp im Schatten der Persönlichkeit Wagners, in seinem kultischen Kreis stehen, ergibt sich eine Steigerung im Stimmungsgehalt, die jedoch aus den Gegebenheiten der Zeit stilistisch eine gewisse Berechtigung erfährt.

Ein Blick auf den Zeitstil soll sich auf die Art des Sprechens beschränken. Der Gesang ist nicht der gleichen Willkür, vor allem durch das verbreitetere Wissen um die Dinge, aber auch die schwerere Zugänglichkeit der musikalischen Kunstausübung, ausgeliefert. Außerdem dürfte der Musikkritiker wohl meist Musiker, der Kritiker eines Rezitationsabends kaum aber ausgebildeter Sprecher sein.

Wagners sprecherische Leistungen sind im Rahmen der zweiten Periode der deutschen Vortragskunst zu sehen, die von Irmgard Weithase zeitlich mit der Spanne von 1825 bis 1890 gegeben wird[16].

Man kannte in der Theorie sehr wohl die Grenzen zwischen Schauspielkunst und Vortragskunst. Tieck und Holtei waren Vorleser, nicht mehr Deklamatoren. Sie traten hinter dem Werk, das sie gestalteten, zurück. Wenn auch deklamierende (nicht rezitierende!) Schauspieler weiterhin sich mit Dichtung

---

[14] Wagner trug in seinem letzten Lebensjahre wiederholt Loewe-Balladen vor. Glasenapp VI, 143, 424, 427, 517.

[15] Unseres Wissens ist, auch nach Auskunft des Richard-Wagner-Archives in Bayreuth vom 21. 12. 1954, dem an dieser Stelle herzlich gedankt sei, keine Schallaufnahme der Stimme Wagners überliefert, obwohl der Edison-Phonograph bereits am 22. Dezember 1877 der Öffentlichkeit vorgeführt worden war.

[16] Irmgard Weithase, Die Geschichte der deutschen Vortragskunst im 19. Jahrhundert, Weimar 1940, Einleitung.

sprechend auseinandersetzten, so beherrschten doch die Dramenleser die öffentliche Meinung bis etwa in die Mitte des Jahrhunderts (1850–1860). An sie schließt sich, obwohl Palleske und Genée auch den Vortrag lyrischer Dichtungen aufnahmen und daneben Dramen lasen, Wilhelm Jordan, der als Rhapsode seiner »Nibelunge« durch die alte und die neue Welt zog.

Jordan sprach wie Wagner vornehmlich eigene Dichtungen, die bedingt gleiche Stoffe verarbeiteten.

Es liegt nahe, den Vergleich Jordan-Wagner zu ziehen. Für den Kreis der Gestaltungen aus nichteigenen Dichtungen müssten Tieck, Holtei, Palleske, Genée, Immermann u.a. herangezogen werden.

Seine Rhapsodenfahrten unternahm Jordan seit dem Jahre 1861. Hey und zum Teil auch Glasenapp berichten ebenfalls aus dieser oder der späteren Zeit.

Wenn auch Jordan über eine gut gearbeitete, sonore Stimme verfügte, hielt er doch innerhalb der gebotenen Grenzen Maß. Nach Palleskes Urteil[17] sprach er seine Dichtungen, die, als Gattungen gesehen, nach Goethes Meinung den Rhapsoden als kündendes höheres Wesen brauchten, in einer leicht singenden Art, die »die Vokale zu tonlicher Länge dehnt«. Bei Wagner kann bedingt ähnlich entschieden werden (Hey, 1911, S. 37 f., 196 ff., Glasenapp II, 235, III, 8, V, 62, VI, 144): Er sprach rhapsodisch, mit starker subjektiver Einwirkung auf den Hörer und bewusstem Hörerbezug (u.a. Glasenapp III, 8).

Damit dürfte die Einordnung gegeben sein. Sicher würden wir uns Wagners Sprechstil trotzdem verweigern. Die Synthese aus Dichter- und Zeitstil, Sprecher- und Zeitstil und Hörer ist nach einigen Menschenaltern anders umzusetzen als in der zweiten Hälfte des 19. Jahrhunderts.

Wichtig als Kriterium erscheint weiterhin die Beurteilung des Verhältnisses von Werkstil und Sprechstil.

Jeder sprachlichen Äußerung eignet eine einmalige, unveränderliche Schallform, wobei es gleich ist, ob diese sprachliche Äußerung auch nur im Schriftbild vorliegt. Das heißt, dass wir bei Anerkennung einer Personalkonstanten (Becking[18]) und bei Einordnung der Werke Wagners in die Reihe der Vertreter

---

[17] Emil Palleske, Die Kunst des Vortrags, 3. Aufl., Stuttgart 1892, S. 167.
[18] Gustav Becking, Der musikalische Rhythmus als Erkenntnisquelle, Augsburg 1928. Vgl. zum Folgenden S. 55, 57, 77.

des Typus III für die Nachgestaltung eigener Dichtungen ebenso die Mitteilungshaltung des Typus III anzunehmen haben. Wie die musikalischen Werke zeigen nach sprechkundlichen Untersuchungen auch Wagners Texte dieselbe Personalkurve, denselben Begleitschlag, der sich bereits in dem von uns angeführten frühen Beispiel der Rede an Webers Grab überprüfen lässt.

Haupt- und Nebenschlag werden »in Antithese gebracht« in wechselhafter Dynamik. Dem spitzen Einsatz folgt ein sehr starker Nachdruck, wodurch die Bahn des Abstrichs etwas nach außen gedrängt wird. Der heftige Druck lässt wieder nach. Das untere Ende des Schlages ist frei davon, so dass ein schlenkernd nervöser Aufschwung erfolgen kann, der erst die Überzeugungskraft ergibt. Das Pulsierende ist vorherrschend. Die rhythmischen Bewegungen des Typus III gleichen dem Lauf einer Maschine, die, einmal angelassen, aus eigener Kraft weiterläuft.

In der Mitteilungshaltung (Kaulhausen[19]) strebt der Typus III nach der Verbindung mit dem Hörer. Er versucht, den Hörer an sich heranzuziehen, ohne sich ihm hinzugeben, weil wieder ein Zu-sich-Zurückkehren einsetzt. Der Typus III beherrscht die Rolle der Tätigkeit wie die des Leidens, allerdings nicht mehr in der Einheit des Typus I. Bindung und Lösen der Bindung befinden sich in laufender Wiederholung. Der Zusammenschluss mit dem Hörer wird immer wieder getrennt. Der Stimmklang erhält so eine ausgeprägte Härte. Die Rede bleibt bei allem Schwung monologisch. Die Mitteilungshaltung dieses Typus kann man als einen immer neu einsetzenden Kampf bezeichnen. Er setzt Akzent neben Akzent.

Es soll darauf verzichtet werden, sowohl Beckings als Kaulhausens philosophisch-weltanschauliche Grundlegungen darzustellen.

Der Vergleich mit den Aufzeichnungen Heys ergibt Parallelen und Widersprüche. Wagner hat bei dem zweiten Besuch Heys monologisch gesprochen, im »Charakter eines Selbstgesprächs«. Dann aber kommt der direkte Hörerbezug in der Sphäre der Bayreuther Tage, wo die Rede sprudelt und man ihm gerne lauscht, obwohl auch dabei die Distanz gegeben wird, denn der Erzähler ist »persönlich gleichsam unberührt«. Er muss auch erst »warm« werden. Schwierig ist, in die Typenmerkmale die Suggestivkraft aller stimmlichen

---

[19] Marie-Hedwig Kaulhausen, Die Typen des Sprechens und ihr Wert für die Sprecherziehung. Heidelberg 1940, S. 15 f., 20, 28, 44. Rutz bezeichnet die Sprechart als »bohrend«, Nohl in der Dynamik als »wühlend«. Im Affekt wird jede Silbe stark betont (S. 20).

Äußerungen einzuordnen, eine Mitteilungshaltung, die Einheit mit dem Hörerkreis vorauszusetzen scheint, wenn nicht ein suggestives Einwirken im Sinne des zwingenden Folgen-Müssens angenommen werden soll. Dass Wagner gerne und »mit Behagen« spricht, steht dem nicht entgegen. Seine lebhafte Gestik gehört zum Erstreben des Hörerbezuges. Während des Sprechens und Singens hat Wagner in den »zielbewussten« Anweisungen seiner Probenarbeit ferner die »klare Erkenntnis« der zur dramatischen Wirkung führenden Wege.

Glasenapp legt besonderes Gewicht auf die Suggestiveinwirkung, »die überzeugende Macht der menschlichen Persönlichkeit«, von der Wagner weiß, die also unter Umständen sehr bewusst und damit typengerecht eingesetzt wird.

Manches lässt auch auf die Haltung des Typus I schließen, auf jenes Eins-Sein mit der Welt, so z. B. eben diese Kontaktnahmen, wenn sie als unbewusst gedeutet werden könnten[20]. Das aber würde die Kongruenz stören und – wozu hier nur angeregt werden kann – auf Unklarheiten in den Berichten, bedingte, gewollte oder ungewollte Fälschungen deuten, weil eine ausgeprägte Künstlerpersönlichkeit klarer innerhalb ihrer Personalkonstanten verharrt.

Auch ein Vergleichen der nach Wolzogen und Glasenapp von Wagner gesprochenen Dichtungen ergibt das Überwiegen des Typus III[21]. Wagner hat sich selbst damit bestätigt.

Die ausgewerteten Berichte empfangen so Beweiskraft. Sie können im Grundgehalt als Belege für Wagners gesangliche und sprecherische Leistungen herangezogen werden. Die Ausführungen sind ferner mit Wagners theoretischen Anschauungen über den Gesangstil von dem noch anonym erschienenen Aufsatz »Die deutsche Oper« (1834) bis zu der Veröffentlichung der Spätzeit »Das Bühnenweihfestspiel in Bayreuth« (1882) deckungsgleich.–

---

[20] Wenn man die Typologien bis auf die Grundbestandteile einschmilzt, so ergeben sich – Schmidt-Scherff und Pfahler haben sich u.a. darum bemüht – zwei Grundtypen, die auch in vielen Systemen nachweisbar sind, klare Polaritäten. Innerhalb dieser Grenzen ließen sich die für Typus III nicht deckenden Kriterien einordnen. Wenn auch sicher diesen Bestrebungen Bestechendes anhaftet, soll doch aus Gründen einer logisch orientierten Differenzierung an der Dreier-Einteilung hier festgehalten werden.

[21] Gesanglich blieb Wagner nach der Überlieferung ganz im Bereich des eigenen Typus.

Wagner wollte in allem, was er tat und sann, einzig und allein Künstler sein[22]. Seine Forderung nach einem Sprachunterricht, der von der Physiologie bis zu dem »rhetorischen und poetischen Gehalt des dem Gesange zugrunde liegenden Gedichtes« vorschreitet[23], der Wunsch nach einer eindrucksvollen Lesung der Operndichtung vor dem Beginn der gesanglichen Gestaltung[24], seine Darlegungen über die Kunst und Stimme der Schröder-Devrient[25], die eigene Arbeit mit Ludwig Schnorr von Carolsfeld[26] und endlich seine letzten Bayreuther Schulpläne[27] deuten auf diese ganzheitliche, künstlerische Auffassung des Gesangsprinzips. Er will einen Gesang, der in anderem Zusammenhang einmal als die Kunst bezeichnet wurde, die »menschliche Stimme in der Verbindung mit der Sprache zu einer Klangwirkung von eigenkünstlerischer Bedeutung zu bringen und damit zu einer die instrumentale Kunst überhöhenden Wirkung«[28]. Auf der Grundlage einer vollendeten sprachlich-musischen Ausbildung soll sich die deutsche Sprache mit dem Gesang vereinen.

Damit erwächst für jeden um die Gestaltung Wagnerscher Partien ringenden Sänger und für den Sänger überhaupt die Verpflichtung, sich zunächst um die Erwerbung seiner deutschen Muttersprache zu bemühen, sie physiologisch und normgerecht zu lauten.

Die Bedeutung der Sprecherziehung für den Sänger kann nicht mehr übersehen werden. Sie vermittelt ihm von der Stimmbildung bis zur künstlerischen Vollendung die Sprache als naturnotwendige Grundlage des deutschen Gesanges, wobei das Komplexgeschehen im Sinne Raoul Hussons[29], für das gerade Wagner in seinen stimmlichen Äußerungen ein überzeugendes Beispiel abgibt, verstärkt zu berücksichtigen ist.

---

[22] Brief Wagners an Liszt vom 14. Oktober 1844.
[23] Bericht an Se. Majestät den König Ludwig II. von Bayern über eine in München zu errichtende deutsche Musikschule, Gesammelte Schriften, VIII, S. 138.
[24] Über die Aufführung des Tannhäuser, Gesammelte Schriften, V, S. 126 f.
[25] Über die Bestimmung der Oper, Gesammelte Schriften, IX, S. 152.
[26] Meine Erinnerungen an Ludwig Schnorr von Carolsfeld, Gesammelte Schriften, VIII, S, 77 ff.
[27] Bayreuther Blätter vom 15. April 1877.
[28] Franz Cuno, Manuel Garcias »Marotte Scientifique«, Folia phoniatrica, Vol. 6, 1954, Nr. 3, S. 137.
[29] R. Husson, Etude des phénomènes physiologiques et acoustiques fondamentaux de la voix chantée, Paris 1950, S. 4: »Avec son larynx l'homme est susceptible de faire du bruit; il parle et il chante avec son cerveau«.

Dann erst werden wohl der versungenen Stimmen weniger. Der Weg vom Sprecher zum Sänger ist organischer als seine Umkehrung, dass der abgetane Sänger dann – und zu spät – zum bewussten Sprecher wird.

Theodor Martins Forderung »Wiedergeburt der Sprache«[30] hat nichts an Zeitnähe verloren. Sie gilt wie vor zwanzig Jahren. Sie sei heute und betont an dieser Stelle wiederholt.

Erstveröffentlichung in:
Vetter, W. (Hrsg.): Festschrift Max Schneider zum achtzigsten Geburtstag. Deutscher Verlag für Musik, Leipzig 1955, 255–264.

---

[30] Theodor Martin, Wiedergeburt der Sprache, Festschrift Max Schneider zum 60. Geburtstag, Halle 1935.

Phonetik - Orthoepie

Zur Normierung der gegenwärtig gesprochenen deutschen Sprache

Als vor zwei Menschenaltern der Germanist Theodor Siebs im Jahre 1898 den Anstoß zu einer Regelung der gesprochenen deutschen Sprache gab, verwirklichte er die seit den Bühnenwerken zumindest der Klassik immer dringender werdende Forderung nach einer über den Mundarten stehenden Lautung. Er wählte als Grundlage dieser einheitlichen Sprache die der bedeutenden Bühnen, wie sie im Munde der besten Schauspieler jener Zeit klang. Damit trug die Entwicklung nicht eine Hauptstadt oder Provinz, sondern ein Stand. Die Bühnensprache war letztlich eine Berufssprache, die den Vorzug hatte, mit dem geforderten Wohlklang die Stimmhygiene zu vereinbaren.

Die ursprüngliche Kodifizierung wurde in der Folgezeit kaum verändert, obwohl inzwischen eine Akzentverlagerung von der Bühne auf Rundfunk, Film und Fernsehen erfolgte, die mit gänzlich anderen sprachlichen Spannungsstufen und im Strahlungsradius weit umfassender eine Neu-Orientierung auch der Normierungsgrundlage der deutschen gesprochenen Sprache notwendig machte, wenn man die Norm mit der Realisierung auch nur im annähernden Einklang halten wollte.

Ein Redaktionskollegium, dem als Vertreter der Phonetik Prof. Dr. *U. Feyer, Berlin,* des Rundfunks Diplomsprecherzieher *R. Teske,* des Theaters (einschließlich Film, Synchronisation und Fernsehfunk) Regisseur *K. Jung-Alsen,* des Verlages Enzyklopädie Leipzig Dr. *Ebert* und Fachvertreter der Sprechwissenschaft, Lektor Dr. *H. Stelzig,* Greifswald, Lektor Dr. *U. Stötzer,* Lektor *E.-M. Krech* und Dozent Dr. *Kurka,* Halle, neben einem Vertreter aus dem Bereich der Volksbildung angehören, nahm sich deshalb unter Vorsitz von Prof. Dr. *H.*

Krech am Institut für Sprechkunde und Phonetische Sammlung der Martin-Luther-Universität Halle-Wittenberg des Problems an.

Nach Vorarbeiten von Prof. Dr. *I. Weithase* und *U. Stötzer* soll ein <Aussprachewörterbuch der allgemeinen deutschen Hochlautung> geschaffen werden, das Norm und Realisation in weitgehender Übereinstimmung hält und subjektive Entscheidungen durch exakte Erforschung der gegenwärtig gesprochenen Sprache ausschließt. Fachkommissionen und ein Ausschuss, der alle Fachkräfte und Bedarfsträger, darunter auch Vertreter der Deutschen Bundesrepublik einbezieht, sollen eine genügende Breite für die Bündigkeit der Aussage sichern.

Nach dem Titel <Aussprachewörterbuch der allgemeinen deutschen Hochlautung> ist die Abgrenzung gegenüber <Siebs, Deutsche Hochsprache> (Bühnenaussprache, 17. Auflage, hrsg. von H. de Boor und P. Diels, Berlin 1958) gegeben. Es geht nicht mehr um die Bühnenaussprache, sondern um eine Sprachebene, die allen erreichbar ist, die jenseits von Mundart und Umgangssprache die deutsche Sprache sprechen wollen. Das durchaus geläufige <Hochlautung> besagt die Begrenzung auf einen speziellen Ausschnitt innerhalb der Hochsprache.

Grundlage und Ausgangspunkt der Normierung bilden die im Wesentlichen auf hochdeutschem Sprechstand und niederdeutschen Lautwerten fußende Aussprache der Programm- und Nachrichtensprecher des Deutschen Rundfunks, ferner Lesungen wissenschaftlicher Manuskripte, künstlerischer Prosa und Hörspiele, sofern keine umgangssprachlichen Kriterien nachweisbar sind. Alle deutschen Rundfunkstationen werden in Auswahl überhört.

Das Werk soll einen theoretischen Teil und ein Wörterverzeichnis enthalten. Neben einem historischen Abschnitt werden Ausführungen über die deutsche Artikulationsbasis, über Akzent- und Intonationsfragen, Lautangleichungen, Vokale und Konsonanten, auch unter besonderer Berücksichtigung der Fremdwortaussprache erfolgen. Sprechwissenschaftliche Lautbeschreibungen orientieren weiterhin. Die Kapitel <Schule>, <Bühne>, <Rundfunk> und <Kunstgesang> befassen sich mit den Sprechstufen.

Das Wörterverzeichnis ist umfassender als im <Siebs> vorgesehen, um einem breiteren Benutzerkreis Auskunft zu geben. Es steht in enger Verbindung zum Textteil und vereinigt die bisher getrennten Sach- und Namensverzeichnisse, um Fehlsuchen zu vermeiden. Als Umschrift dient das Internationale Phonetische Alphabet (IPA).

Die experimentellen Vorarbeiten sollen nach Möglichkeit 1960 abgeschlossen werden, sodass nach Klärung von Einzelproblemen durch Fachkommissionen der Ausschuss zur endgültigen Sichtung einberufen werden kann.

Die Redaktion bittet alle an einer Normierung der gesprochenen deutschen Sprache Interessierten im In- und Ausland um Mitarbeit am <Wörterbuch der allgemeinen deutschen Hochlautung>. Sie wird Zuschriften dankbar entgegennehmen, diskutieren und berücksichtigen.

Erstveröffentlichung in:
Folia Phoniatrica 12, 1960, 313–314.

Zur Artikulationsbasis der deutschen Hochlautung

In den Bestrebungen nach einer Erneuerung von Theodor Siebs' *Deutscher Bühnenaussprache/Hochsprache* (15. Auflage, Köln 1930), denen seit reichlich zwanzig Jahren das Zur-Tat-Werden versagt blieb, darf ein Grundproblem nicht übersehen werden, die Festlegung und Abgrenzung der für diese einheitliche deutsche Lautung als Ausgangspunkt erforderlichen Artikulationsbasis.

Als vor 300 Jahren (1653) der Engländer John Wallis die Vokale nach der Lage der sie gestaltenden Teile des Ansatzrohres bestimmte und auch die Abweichungen in der Gesamtstellung der Sprachwerkzeuge bei den einzelnen Völkern und in den einzelnen Landschaften beobachtete (L. Sütterlin, *Die Lehre von der Lautbildung,* 3. Auflage, Leipzig 1925, S. 9), trat im 17. Jahrhundert neben manchem anderen sprechsprachlichen Problem – z.B. der Kehlkopfstellung – auch die Bedeutung der „Artikulationsbasis" in den Kreis der Betrachtung.

Ohne den Weg historisch weiter zu verfolgen, hat in unserer nächsten Vergangenheit nach Viëtor (Wilhelm Viëtor, *Elemente der Phonetik des Deutschen, Englischen und Französischen,* 7. Auflage, Leipzig 1923, S. 317) wohl zuerst Sievers auf dieses beim Vergleichen der Laute einer Sprache auftretende Charakteristikum in ihrer Artikulationsweise, ihre Bildung „mit derselben Artikulationsbasis (Operationsbasis, Mundlage)" hingewiesen, denn wenn die Artikulationsbasis gefunden ist und im Wechsel der Lautfolgen festgehalten werden kann, so ergeben sich die „charakteristischen Lautnuancen der Mundart (Viëtor: oder Sprache) alle von selbst" (Eduard Sievers, *Grundzüge der Phonetik zur Einführung in das Studium der Lautlehre der indogermanischen Sprachen,* 2. Auflage, Leipzig 1881, S. 83, Anm. 11, auch 5. Auflage, 1901, S. 114 f.).

Phonetik und Sprechwissenschaft stehen gleichermaßen zur Bedeutung dieser Erkenntnis, terminologisch aber und in der Abgrenzung des Begriffes weichen die Anschauungen voneinander ab.

Sievers (1901, S. 21) geht von der Ruhelage, der Indifferenzlage des „Sprachorgans" aus und versteht darunter den Zustand bei der Ruheatmung. Ansatzrohr und Kehlkopf ermöglichen ein ungehindertes Aus- und Einströmen der Atemluft. Die Glottis ist in der ganzen Weite geöffnet. Das Gaumensegel hängt schlaff herab, Mund- und Nasenraum können von der Atemluft durchströmt werden. Die Zunge liegt entspannt in der Mundhöhle und füllt sie zum Teil aus.[1] Die Kiefer sind mäßig voneinander entfernt, die Lippen normalerweise geschlossen.

Sütterlin entwickelt gleichfalls von der Atemstellung aus und hält ‚Ruhelage' für den einfachsten und natürlichsten Ausdruck, während in der Indifferenzlage die Sprechwerkzeuge gleichgültig (indifferent) verharren. Er gebraucht für die „Urstellung" auch Artikulationsbasis (S. 32). Sie bildet die Grundlage für die verschiedenen Lautstellungen und Artikulationen (S. 33 f.). Über die äußeren Teile der Sprachwerkzeuge hinaus erweitert er den Begriff noch auf Muskeln und Nerven und schließt die ganze „Grundlage der Sprechtätigkeit", samt den „Gehirnstellen" mit ein (S. 34).

Elise Richter (*Lautbildungskunde, Einführung in die Phonetik*, Leipzig-Berlin 1922, S. 84 f.) versteht unter Mundlage (Artikulationsbasis) die Gesamtheit der Lautungseigenheiten einer Sprache: ihre Art der Lippeneinstellung, Zungenhebung, Zungenkrümmung, Gaumensegelspannung, des Stimmeinsatzes, des losen oder festen Anschlusses usw. Ein Hauptunterschied der Sprachen beruht

---

[1] Otto von Essen, *Allgemeine und angewandte Phonetik,* Berlin 1953, S. 58, wendet sich gegen eine „Flachlage" und spricht bei aller Entspannung ihrer Muskeln von einer „ziemlich hohen Aufwölbung" des vorderen Teiles der Zunge, so dass ein lockeres Anliegen an den Zähnen, Alveolen und fast der ganzen Hartgaumenfläche zustande kommt. Auch Carl Ludwig Merkel (*Anatomie und Physiologie des menschlichen Stimm- und Sprach-Organs, Anthropophonik,* Leipzig 1857, S. 767), der unter Indifferenzzustand des Sprachorgans die Lage während des „gewöhnlichen ruhigen Atemholens" versteht, beschrieb mit Nachdruck die Zunge als „emporgehoben, so dass sie fast allenthalben das Gaumengewölbe berührt, und ihre Spitze gegen die Zähne angelegt ist", also „Gehoben- und Gewölbtsein, keineswegs ... Tieflage derselben", womit er die von Angermann dargestellte „Normalmundstellung", in der die Zunge „horizontal flach im Munde" liegt, rügen will. – Moritz Trautmann (*Die Sprachlaute im Allgemeinen und die Laute des Englischen, Französischen und Deutschen im besonderen,* Leipzig 1884–86, I. Teil, S. 18) kennzeichnet die Zunge in der Ruhelage als „breit im Munde, so dass sie rundum die unteren und mehr oder weniger auch die oberen Zähne berührt" und bringt keinen Hinweis auf eine Berührung der Fläche des harten Gaumens oder ein „Gewölbtsein".

auf dem verschiedenen Lagegefühl, das in der Gesamtheit aller seiner Einzelheiten erfasst werden muss[2], wenn eine Sprache muttersprachlich vertraut werden soll.

Die Mundlage beeinflusst naturgemäß den sprachlichen Klang und bewirkt den sogenannten „Akzent". E. Richter wünscht eine terminologische Scheidung von Artikulationsbasis und „Sprechbereitschaft", weil Artikulationsbasis ihr Ruhelage bedeutet, die Sprechbereitschaft aber aus der Ruhelage heraus schon die Einstellung zum Sprechen vornimmt.

Eugen Dieth (*Vademekum der Phonetik,* Bern 1950, S. 135) führt parallel den Begriff Grundhaltung ein, um im Gegensatz zu dem Passiven der Ruhelage, wenn auch davon ausgehend, die aktive Beteiligung darzustellen. Darum will er auf den Terminus Artikulationsbasis verzichten. „Die Grundhaltung (der Lippen, der Zunge, des Unterkiefers usw.) verleiht der Sprache ihr charakteristisches Gepräge". Ein klares Bild von der Lagerung der einzelnen Organe im Ruhezustand, in der Indifferenzlage, ist außerordentlich wichtig (S. 134).

Wilhelm Brandenstein (*Einführung in die Phonetik und Phonologie,* Wien 1950, S. 29) belegt die Bedeutung der Artikulationsbasis an dem Vorgang der Substitution, dem in sprachlichen Grenzgebieten üblichen Ersetzen der fremdartigen Laute durch ähnlich klingende der eigenen Sprache. Die fremden Laute wurden nicht nur nie geübt und müssen daher erst erlernt werden, sondern das Lautsystem einer Sprache ist auch in sich geschlossen und beruht „auf einer gewissen Grundhaltung der Sprechmuskulatur und einer gewissen aufeinander abgestimmten Bereitschaft zu den Artikulationen". Das Kind erlernt z. B. erst die Artikulationsbasis. Es ist sprachlich noch unbeeinflusst und will daher die gehörten Laute möglichst genau nachahmen.

Brandenstein hält den Einfluss der Vererbung für unerweislich, während für einige Fälle gewisse somatische Eigenheiten die Bildung bestimmter Laute entweder erschweren oder erleichtern[3].

---

[2] Sievers (1901, S. 21) wünscht eine entsprechende Übung namentlich des Muskel- und Tastgefühls der Teile des Ansatzrohres, damit jede Bewegung sofort bemerkt und nach ihrer Richtung und Stärke abzuschätzen gelernt wird.

[3] Er führt den Beleg mit Schnalzlauten der Buschmänner, die von diesen alveolar oder palatal wegen ihrer spitzen und dünnen Zunge differenziert werden können, was Nachbarstämmen mit dickerer Zunge (!) nicht gelingt. Es handelt sich also eindeutig um somatische Eignung für einzelne Laute, nicht aber um die Artikulationsbasis.

Verschiedentlich wurde die Ruhelage von der Sprechkunde für die Erarbeitung der Grundlagen des Sprechens als Ausgangspunkt genommen[4]. Im Vordergrund steht hierbei das Entspannungsmoment. Der Unterkiefer befindet sich in passiver Lage. Er ist „fallengelassen" (Geissler, S. 43), weil der geschlossene Mund schon Muskelspannung bedeutet. Eine Lösung, wie sie im Schlaf erfolgt, ist im Lippenbereich, bei der Zunge und auch bei den anderen weichen Teilen des Mundes erstrebt. Wenn nun mit „sachtem" Einsatz ein Ton gebildet wird, entsteht ein Stöhnklang, der sogenannte „Naturlaut" (Geissler, S. 43, u. a.), der „Eigenton" (Fritz Gerathewohl, *Richtiges Deutschsprechen, Ein sprechkundliches Übungsbuch*, Leipzig-Berlin 1938, S. 16), aus dem alle stimmhaften Laute (Graef, S. 119, Esser, S. 132) entwickelt werden können.

Terminologisch erscheint es günstig, unter Verzicht auf den Ausdruck Indifferenzlage, der sprechwissenschaftlich zudem im Rahmen des Gebietes Einsatz zur Kennzeichnung der Sprechstimmlage innerhalb der Resonanzbreite der subglottalen Räume festgelegt ist, auf dem phonetisch zum Teil und sprechkundlich allgemein gebräuchlichen Begriff Artikulationsbasis unter Einbeziehung der Bereitschaft zur Aktivität zu verharren.

Die für die Artikulationsbasis wesentlichen „Prinzipien in der Bewegung der Lippen, der Zunge, des Unterkiefers und des Kehlkopfes" (Ernst Barth, *Die Hygiene der menschlichen Stimme*, Leipzig 1913, S. 60) sollen im Folgenden dargestellt werden, wobei der Kehlkopfstand nur allgemein, die Reaktionen des Velums aber (an die Barth hier nicht erinnert), in Bezug auf die für unsere deutsche Hochlautung erforderlichen Belange, näher zu beleuchten sind.

Zum Vergleich werden die phonetisch verankerten Ausführungen über die Artikulationsbasis der englischen und französischen Sprache, des Schweizerdeutschen und Holländischen herangezogen.

Aus Gründen der Übersicht wird vom **Lippenbereich** aus begonnen. F. Techmer (*Phonetik. Zur vergleichenden Physiologie der Stimme und Sprache*, Leipzig 1880) rügt an Kempelen, dass die Längs- und Rundöffnung der Lippen nicht genügend unterschieden werden und gibt selbst eine Übersicht (S. 43, a. III. Tab.), die das bekannte Schema (vgl. u.a. auch Sütterlin, S. 101 und Traut-

---

[4] Vgl. u.a. E. Geissler, *Rhetorik*. I. Teil: *Richtlinien für die Kunst des Sprechens*, 3. Auflage, Leipzig-Berlin 1921, S. 43; Karl Graef *Sprecherziehung, Rede, Vortragskunst*, hrsg. von Hans Lebede, Berlin 1930, S. 119; Hans Feist, *Sprechen und Sprachpflege*, 2. Auflage, Berlin 1952, S. 45 f., auf Graef bezogen; W. M. Esser, *Deutsche Sprecherziehung*, Bonn-Berlin 1939, S. 132.

mann, S. 41 f.), Lippenbreitzug bei *i* und *e*, Übergang bei *a*, Rundung und Stülpung bei *o* und *u* aufzeigt.

Sievers (1901, S. 17 f.) unterscheidet passive, von Hebung und Senkung des Unterkiefers abhängige und aktive Lippenartikulationen, die (a) spaltförmig, wie eventuell beim hellen *i*[5], (b) als Rundung, wie bei *u, o, ö, ü* und (c) als Vorstülpung, wie bei *u, o, ö, ü* und bei bestimmten Arten von *sch* entstehen. Vorstülpung ist immer mit einer gewissen kreisförmigen oder mehr viereckigen Form der Rundung gekoppelt. Die Rundung selbst geschieht entweder dadurch, „dass man die seitlichen Teile der Lippen aufeinander presst (!) und demnach nur in der Mitte eine Öffnung lässt (vertikale Rundung), oder dadurch, dass man die beiden Mundwinkel einzieht (!) (horizontale Rundung)", Arten, die sich miteinander verbinden können. Die Stärke der Beteiligung bei den einzelnen Lautbildungen ist verschieden. Sievers warnt davor, der Lippenartikulation zugunsten der Tätigkeit der Zunge und des Kehlkopfes geringe Bedeutung beizumessen, weil sie die Vokalbildung wesentlich beeinflusst, und z.B. der englische Vokalismus entscheidend mit auf der geringen Lippenteilnahme beruht, „wie es denn in England eine ausgesprochene Anstandsregel ist, die Lippen beim Sprechen möglichst wenig zu bewegen". Für manche deutsche Mundart erscheinen Rundung und Vorstülpung als einheitliche Handlung, im Englischen jedoch fehlt trotz vorhandener Rundung z.B. die Vorstülpung fast ganz.

Viëtor (S. 317 ff.) schließt sich dem im Wesentlichen an und spricht von trägen und unbestimmten Artikulationen (im Verhältnis zum Deutschen) in der englischen Sprache, während im Französischen sich eine stärkere Ausprägung im Runden und Vorstülpen oder Spreizen der Lippen äußert. In Westmittel- und Süddeutschland bilden u.a. die Energielosigkeit der Lippen (und der Mangel an Stimme bei stimmhaften Konsonanten) die größten Hindernisse beim Erlernen des Französischen.

Ernst Barth (S. 60) bestätigt eine starke Bewegung und deutliche Vorstülpung der Lippen in der deutschen Sprachlautbildung, so dass der Engländer zunächst die Lippenstülpung erüben muss.

---

[5] Merkel (1857, S. 797) hält die Mundlippenstellung beim *i* für „ganz dieselbe, wie bei *A*, die Lippenmuskeln sind also teilnahmslos, nur dass die Unterlippe durch starke Kieferhebung der Oberlippe genähert wird". Er glaubt, beim *I*, „wenn man es mit Gewalt klangvoller machen will", die Mundwinkel „etwas weiter auswärts" ziehen zu müssen. Auch eine „weitere Mundöffnung" wird erwähnt.

Dieth (S. 136) verarbeitet die Darstellung von Sievers und bezeichnet die Lippentätigkeit bei einigen schweizerdeutschen Mundarten als sehr energisch, im Englischen und auch im Holländischen dagegen als schwach.

Sprechkundlich ist mit Erich Drach (*Sprecherziehung,* 11. Auflage, Oberursel 1949, S. 25) eine „starke Bewegung der Lippen" zu nennen.

Nach Gerathewohl (S. 15) bewegen sich die Lippen lebhaft und haben die Neigung, sich bei einigen Lauten vorzustülpen, was besonders für Nordwestdeutsche, Mitteldeutsche und Engländer wichtig ist.

Walter Schinke (*Die gesprochene Sprache,* Leipzig 1939, S. 14) gibt in seinem für die Schule bestimmten Werk eine grundlegende Einstellung für die Lippenartikulation: Der Mund darf bei allen Selbstlauten nicht in die Breite gezogen werden, um flache und grelle Vokalbildung zu vermeiden. Die Öffnung ist mehr senkrecht als waagerecht.

Schinke greift damit auf, was sich in der Gesangsausbildung seit vielen Jahrzehnten durchgesetzt hat, alle Vokale müssen aus einer Rundung heraus entwickelt werden, um ein Optimum an Klangfähigkeit zu erhalten. Das Gleiche gilt, richtig verstanden, für die gesprochene Sprache, die nicht nur aus stimmhygienischen Gründen die Hochrundeinstellung braucht, sondern auch um die Lautungsnorm zu erreichen. Sprechkundlich ist so im Gegensatz zu von Essen (S. 60) bei *i* und *e* im gut ausgeformten Sprechen ein Verzicht auf die „Spreizung" zugunsten der hochrunden, leichten Stülpung vorhanden. Dass die Spreizung auch bei nachlässiger Artikulation entfällt, muss daneben unterstrichen werden. Die unverkrampfte, also physiologische Hochrundeinstellung bedingt ein Abheben der Lippen von den Schneidezähnen und die klangliche Nutzung des Vestibulum oris. Durch aktive Spannung des Lippenringmuskels wird der Vokalklang stark beeinträchtigt (Fritz Schweinsberg, *Stimmliche Ausdrucksgestaltung im Dienste der Kirche,* Heidelberg 1946, S. 180). Die Lippen haben bei jedem Öffnungsgrad einen natürlichen Schalltrichter zu bilden.

Der Klangunterschied zwischen Vokalen mit Hochrund- und Vokalen mit Breitzug-Einstellung ist offensichtlich (Hans Krech, *Die Grundlagen des Sprechens.* In: Wiss. Z. Univ. Halle, Ges.-Sprachwiss. R. III, 1953/54, S. 492). Es geht gerade im Lippenbereich für die deutsche Hochlautung um ein Ausschöpfen der Bewegungen als Charakteristikum.

Geissler (S. 55) bezeichnet diese Ausschöpfung der Bewegung als das, was der deutschen Sprache die letzte Vollendung gibt. „Soll ein Laut gut gebildet werden, so dürfen Zunge und Lippen ihn nicht mit dürftigen, kleinen und kleinlichen Regungen nur eben antippen, sondern sie müssen ihn ordentlich anfassen und mit einer frischen, freien und lebhaften Bewegung vollständig ergreifen".

Geringe Lippentätigkeit findet sich (Hans Krech, *Die Lehrerstimme*. In: Wiss. Z. Univ. Halle, Ges.-Sprachwiss. R. I, 1951/52, S. 76) zudem fast immer mit entsprechendem Zurückfallen der Zunge, also einer Verlagerung der Artikulationsbasis, gekoppelt.

Wichtig für die Artikulationsbasis ist ferner die **Kiefereinstellung**, die Öffnungsweite.

Die Kiefer stehen so zueinander, dass im Falle des Zubisses die Oberzähne die unteren Incisivi etwas überdecken würden. Es ist nicht erforderlich, wie im Englischen den Unterkiefer nach vorn zu schieben (u.a. Viëtor, S. 317) oder auch nur eine Art Kopfbissstellung erreichen zu wollen.[6]

Gerathewohl (S. 15) verweist auf ein mäßiges Bewegen des Unterkiefers, ein beständiges Heben und Senken, ohne sich nach vorn zu schieben. Lippen- und Kiefertragheit sind der Todfeind des deutlichen Sprechens.

Drach (S. 25) verlangt ähnlich mäßig weite Kieferöffnung, während Graef, (S. 119) und auch Gerathewohl (S. 16) für die Ruhelage den Unterkiefer hängen lassen wollen, um jede aktive Spannung zu vermeiden. E. Engel (F. E. Engel, *Prof. Engels Stimmbildungslehre,* Leipzig-Berlin 1924, S. 45) fordert Lockerheit des Kiefers im Rahmen einer Gesamtlockerung des Ansatzrohres.

Als Anhalt mag die Praxisregel gelten, dass bei *a* etwa 25 mm, bei *i* noch 10 mm (also Daumen- und Kleinfingerbreite) senkrechter Zahnreihenabstand vorhanden sein müssen[7] und dass, wie sich im Röntgenbild unschwer nachweisen

---

[6] Sütterlin (S. 34) bemerkt, dass der Franzose im Vergleich zum Engländer den Unterkiefer eher zurückzieht.

[7] Carl Ludwig Merkel (*Physiologie der menschlichen Sprache, physiologische Laletik,* Leipzig 1866, S. 104) bezeichnet die Weite der „freien Kante des Oberzahns von der des Unterzahns" bei den Vokalen „bei *a* 11-12'" ... und bei *i* 2½'"" d.h. wenn umgerechnet die Linie mit rund 2 mm angenommen wird, *a* mit 22-24, *i* mit 5 mm senkrechtem Zahnreihenabstand. Bei *a* ergibt sich also nahezu deckungsgleich Daumenbreite (25 mm), während die *i*-Weite um die Hälfte unserer Öffnungsangaben zurückbleibt. 1857 (S. 783) hatte Merkel als „Abstand der Kinnladen (Schneidezähne)" für *a* „etwa 7-8'"" angegeben, (rund 14-16 mm), während für *i* bereits 2-2½'" verzeichnet sind. – Im Zahnreihenabstand bei *a* ist

lässt, auch bei Mundschluss (z. B. bei *m*), noch kein Schluss der Zahnreihen erreicht wird (u.a. Krech 1953/54, S. 492).

Eine Kontaktstellung der Zähne bedeutet bereits eine klangbeschneidende Verkrampfung. Auf der anderen Seite ist vor einem übertriebenen Öffnen zu warnen.

Noch deutlicher wirkt sich die **Einstellung der Zunge** aus. Der Klangcharakter einer Sprache dürfte in erster Linie durch die ihr eigene Zungenhaltung bestimmt sein (Dieth, S. 135). Der palatale bzw. „gutturale" Eindruck einer Sprache beruht stark auf dieser Tatsache.

Das Wesentliche lässt sich in eine kurze sprechkundlich-sprecherzieherische Regel fassen: Die Zungenspitze befindet sich immer, von einigen wenigen Konsonantenbildungen abgesehen, im lockeren Kontakt mit den unteren Schneidezähnen.

Diese „Grundstellung" der Zunge ist seit mehr als 100 Jahren bekannt, seit mehr als 100 Jahren immer wieder vergessen worden. Manuel Garcia spricht in seiner Gesangsschule, um nur irgendwann einzusetzen, von dieser Grundstellung. Ähnliches findet sich bei G. Gottfried Weiss (*Allgemeine Stimmbildungslehre für Gesang und Rede mit anatomisch-physiologischer Begründung*, Braunschweig 1868, S. 50); die Regel der Gesangschulen zur Beseitigung „sogenannter gequetschter" Töne, die Zunge solle flach und abgeplattet im Mundboden liegen und „mit der Spitze leicht die unteren Zähne berühren", deckt sich mit seinen „technischen Bestrebungen".

Sievers führt (1901, S. 60) aus, dass in der Indifferenzlage die Zungenspitze hinter den unteren Schneidezähnen ruht. Von dort kann sie stufenweise gehoben und mit entsprechenden Teilen der beiden Zahnreihen, der Alveolen der Oberzähne und des harten Gaumens in Berührung gebracht oder in ihnen genähert werden. Genauere Angaben aber lassen sich wegen der zu häufigen individuellen Abweichungen nicht machen (1901, S. 21). Auch bei vorsichtiger Beurteilung dürfte für Sievers kaum ein Kontaktgrundsatz gelten.

---

das „höchste Maß erreicht, welches beim Sprechen überhaupt vorkommt" (Trautmann, S. 41), beim *u* kann man „kaum den Knopf einer Stecknadel zwischen die oberen und unteren Schneidezähne schieben"(!). Der Kieferwinkel des *i* gleicht dem des *u* (S. 42). Rohrer (*Die Störungen des physiologischen Kauaktes und ihre Bewertung*. In: Zahnärztl. Rdsch., 30. Jg., Nr. 23, S. 355) erwähnt, dass auch für den Kauakt eine Bissöffnung von 18-22 mm als genügend erachtet wird.

Techmer befasst sich mit der Grundhaltung ebenfalls nicht. In den Abbildungen (Tab. III) ist das Anliegen der Zungenspitze an den unteren Schneidezähnen bei Vokalen nicht gewahrt, während die Bildtafeln Brückes (Ernst Brücke, *Grundzüge der Physiologie und Systematik der Sprachlaute für Linguisten und Taubstummenlehrer*, 2. Auflage, Wien 1876, nach S. 172) für *a* und (selbstverständlich) *i* die Kontaktstellung belegen. P. Grützner (*Physiologie der Stimme und Sprache*, Leipzig 1879. In: Hermann, *Handbuch der Physiologie*, I. Bd., 2. Teil, S. 161, 159) zeigt *a* mit stark zurückgezogener Zunge, *u* mit geringer Verlagerung. Bei Trautmann (S. 41) berührt die Zunge bei *a* wohl mit „ihrer ganzen Spitze" die Schneidezähne, bei *u* und *o* ist sie „in sich zusammengezogen" und „namentlich ihre Spitze" tritt deutlich zurück.

Otto Bremer (*Deutsche Lautlehre*, Leipzig 1918), ebenso Elise Richter, erwähnen das Charakteristikum der Zungengrundstellung nicht. Viëtor (u.a. a. Sütterlin, S. 34) bemerkt (S. 317 f.), dass im Englischen die Zunge gesenkt, zurückgezogen und verbreitert (abgeflacht) ist mit Neigung zu konkaver Vertiefung in der Vorderzunge, während sich die französische Artikulationsweise in entgegengesetzter Richtung von der deutschen entfernt, die Zunge neigt zu vorgeschobener, enger und bestimmter Artikulation. Damit gibt auch Viëtor (u. a. a. Sütterlin, s. Abb. S. 99) nicht das Grundprinzip.

Nach Dieth (S. 135 f.) bezeichnen die Deutschen – er beruft sich hierbei auf van Ginneken – die Holländer als „Rachensprecher". Die meisten schweizerdeutschen Dialekte machen bekanntlich einen ähnlichen Eindruck. Beim schweizerdeutschen Konsonantismus strebt einesteils die Zunge stark nach hinten, anderenteils aber stark nach vorn, während sie im Französischen meist an den unteren Schneidezähnen bleibt.

Von Essen (S. 60) spricht von „Zurückziehung der Zunge nach dem weichen Gaumen" bei *o* und ähnlich bei den *u*-Lauten. Obwohl nicht speziell die Zungenspitze genannt wird, erscheint eine Kontaktstellung nicht beabsichtigt.

Nahezu einheitlich lauten die medizinischen Urteile unserer Zeit[8]. Ernst Barth (S. 55) fordert, dass sich die Zungenspitze nicht von der unteren Zahnreihe ent-

---

[8] Merkel hat weder in der *Anthropophonik* noch in der *Laletik* die Zungenkontaktstellung. Die Tafeln (1866) I und II belegen bei Vokalen lediglich bei *i* eine Berührung der Zungenspitze mit den unteren Schneidezähnen. 1857 (S. 783) findet sich für *a* sogar eine Angabe über die Weite des Zungenspitzenabstandes von den Zähnen, „etwa 10'''", d. h. rund 20 mm. Das bedeutet aber eine beträchtliche Verlagerung der Artikulationsbasis.

fernt. Fröschels schließt sich in *Singen und Sprechen,* (Leipzig-Wien 1920, S. 182, 302) unter Hinweis auf E. Engel, der seines Wissens dieses Verfahren zuerst empfahl, dem an. Hugo Stern (*Die Notwendigkeit einer einheitlichen Nomenklatur für die Physiologie, Pathologie und Pädagogik der Stimme.* In: Monatsschrift f. Ohrenheilkunde u. Laryngo-Rhinologie, 62. Jahrg., 1928, 11. Heft, S. 1363) hält die richtige Zungenlage dann für gegeben, wenn durch die Zunge der Führung, Entfaltung und Resonanzbildung des Tones nicht nur keine Hindernisse in den Weg gestellt werden, sondern wenn durch die vielseitige Lageveränderungsmöglichkeit, die mit der Tätigkeit des Larynx in engen Beziehungen steht, die angeführten Faktoren unterstützt werden.

In einer „sehr schönen Arbeit" (Stern, S. 1363) wies Hoffmann nach, „dass besonders eine kräftige Tätigkeit der Vorderzunge einen günstigen Einfluss auf die Stimmgebung ausübt".

E. Hoffmann (*Über den Einfluss der Zungentätigkeit auf die Stimme.* In: Zeitschr. f. Laryngologie, Rhinologie, Otologie und ihre Grenzgebiete, Bd. XV, 1927, S. 109 ff.) bezeichnet es als allgemeine stimmpädagogische Forderung, dass die Zunge beim Singen und Sprechen locker hinter den unteren Schneidezähnen ruhen soll. Das Hauptgewicht aber wird auf andere Muskeleinstellungen gelegt. Engel hatte als Erster die Aufmerksamkeit auf eine kräftige Tätigkeit der Vorderzunge gelenkt, die, soweit es die Deutlichkeit zulässt, bei allen Lautbildungen nach vorne drückt und ihre Spitze gegen die hintere Wand der unteren Schneidezähne anstemmen soll. Hoffmann will diese in der Praxis entwickelte und bewährte Methode anatomisch-physiologisch überprüfen. Die Notwendigkeit der Stimmbildung besteht darin, den Kehlkopf zu entlasten und den einer Verengerung und einer ungünstigen Einflussnahme auf den Larynx fähigen Raum zwischen Zungengrund und Rachenwand möglichst günstig weit zu erhalten. Dazu bedarf es einer Erschlaffung aller ihn einengenden und einer Anspannung der seine Erweiterung beeinflussenden Muskeln. Eine aktive Erweiterung des Schlundes ist zunächst durch Abflachen und Vorwärtsstellen des Zungengrundes möglich. Durch Kontraktionen des M. genio-glossus und der den Mundboden bildenden Muskulatur ergibt sich eine Vorwärtsbewegung des Zungengrundes, ferner eine Aufrichtung und Vorwärtsbewegung des Kehldeckels und damit eine günstige Erweiterung des Schlundes. Je kräftigere Impulse der M. genio-glossus erhält, umso mehr gerät auch die unmittelbar benachbarte Mundbodenmuskulatur in Kontraktion. Und wirklich kann man beim festen Einstemmen der Zungenspitze hinter die unteren Schneidezähne den Mundboden sich anspannen fühlen, Bewegungen, deren Bedeutung für die Klangbildung Flatau und Gutzmann nach Barth bestätigen. Je mehr die antagonistisch wirkende Muskulatur durch die Konzentration auf die Vorderzunge ausgeschaltet werden kann, umso günstiger ist die Ausgangslage für die Stimmbildung.

Damit ist nicht nur Stimmphysiologisches gegeben, sondern eine Grundlage und Grundeinstellung der Artikulationsbasis der deutschen Hochlautung, ein Wesentliches der für sie typischen Mundlage schlechthin.

Emil Fröschels (u.a. *Some Important links between Logopedics and Otolaryngology.* In: Folia Phoniatrica 1952, Heft 1, S. 3 ff.) greift das Problem in seiner Kaumethode (Chewing Approach) erneut auf, die von der Physiologie aus durch aktives Nachvorntrainieren der Zunge und damit allgemeiner Entspannung auf der gemeinsamen Basis von Kauen und Sprechen nach unseren Erfahrungen dieselben Voraussetzungen für die Artikulationsbasis der deutschen Hochlautung schafft. Schließlich erwähnt Rudolf Schilling (*Ein Beitrag zur Persönlichkeitsgestaltung des Erziehers.* In: Folia Phoniatrica, 1952, Heft 2, S. 121) die lockere Kontaktstellung der Zunge beim Stützvorgang.

Sprechkundlich wurde die Kaumethode (Fröschels) von Geissler (S. 53 f.) sinngemäß vorausgenommen. Wenn die Zunge ganz vorn, nicht nur an, sondern über den Unterzähnen und möglichst ausgebreitet liegt, wie beim behaglich schmeckenden Trinken, verhindert das Gefühl des Wohlbehagens eine „faukale Enge" (Felix Trojan, *Der Ausdruck von Stimme und Sprache,* Wien 1948, S. 146). Die Trinkvorstellung bewirkt (neben der Kauvorstellung) „nach dem Fachausdruck eine vortreffliche ‚Artikulationsbasis'" im Zustand einer zweckentsprechenden größten Lockerheit.

Drach (S. 25) will neben starken Lippenbewegungen geringe Bewegungen der Vorderzunge und sparsame der Hinterzunge, während Graef (S. 119) für die Ruhelage die Zunge breit und lose nach vorn gefallen, im Mundboden liegend, wünscht.

Gerathewohl (S. 15) erachtet für die deutsche Hochlautung und ihre Mundlage eine größere Neigung der Zunge nach vorn als nach rückwärts für notwendig und bezieht sich besonders verbessernd auf Westfalen und Engländer. In der Ruhelage (S. 16) soll die Zunge schlaff im Munde liegen.

Schinke (S. 14) fasst zusammen: „Die Zungenspitze berührt bei allen Selbstlauten die unteren Zähne[9],[9a] ; der Zungenrücken liegt bei *a* und *o* flach im

---

[9] Eine habituelle-traumatische Dynamik der Zunge mit „lingualem Sprengdruck" kommt nach Gerhard Focke (*Das linguo-labiale Pressphänomen.* In: Deutsche

Munde, ist bei *e* und *i* nach dem mittleren Gaumen gewölbt und bei *u* nach dem weichen Gaumen zu etwas gehoben".

Felix Trojan (*Die Ausbildung der Sprechstimme*, Wien 1948, S. 32 f.) geht auf Engel ein und bezeichnet die Grundhaltung der Zunge als die für unsere Hochsprache wesentliche Artikulationsbasis, „die sowohl den hygienischen als künstlerischen Anforderungen am besten entspricht".

Irmgard Weithase führt das Prinzip der Zungenkontaktstellung in den *Sprechübungen* (Weimar 1950) konsequent durch, und Hans Feist verweist in der Neuauflage von *Sprechen und Sprachpflege* (2. Auflage, Berlin 1952, S. 45) erneut auf ein weites Nach-vorn-Lagern der Zunge unter Bezugnahme auf Graef. Dass die Zungenkontaktstellung (Krech 1951/52, S. 76) nicht nur stimmtherapeutisch, sondern vor allem auch zur Korrektur der Artikulationsbasis der deutschen Hochlautung Anwendung findet, sei wiederholt. Selbstverständlich benimmt sich die Zunge zuweilen ebenso ungeschickt, wie die linke Hand beim Schreibversuch (Engel, S. 56).

Noch uneinheitlicher sind die Meinungen über die **Reaktionen des Velums** im Rahmen der Artikulationsbasis.

Die älteren Arbeiten verlangen allgemein für reine Vokale Gaumensegelabschluss. So Brücke (S. 36 ff.), der sich den Ausführungen Dzondis (1813) anschließt, dass das Gaumensegel bei allen Selbstlauten unbewegt bleibt, was Brücke nach eigenen Beobachtungen teilweise modifiziert, da natürlich verschiedene Einstellung, immer aber Schluss, vorhanden sein muss. Brücke verweist hierzu auf den Czermakschen Spiegelversuch. Seine Bildtafel (nach S. 172) belegt bei Vokalen Velumabschluss nach den Nasenräumen.

Vereinzelt steht Grützner (S. 123), der etwa in sprechkundlicher Art eine gesunde Nasalität, eine „scheinbar starke Resonanz der Nasenhöhle und doch keine näselnde Stimme", selbst beim mit „aller Kraft" und mit Nasenflügeln, die „heftig zittern", gebildeten *m* unterscheidet. Der Velumverschluss ist nicht ganz dicht und fest und geringe Öffnungen erzeugen noch keinen nasalen (!) Klang

---

    Zahnärztl. Zeitschrift, 1951, Nr. 16, S. 942) häufig ebenfalls vor.

[9a] Wilhelm Leyhausen (Fritz Gerathewohl, *Richtiges Deutschsprechen*, Heidelberg 1949, Besprechung, Phonetik, 7. Jg., 1953, H. 3/4, S. 276) vertrat dagegen als „Grundprinzip moderner Lautübung", dass die Artikulationsbewegung der Zungenspitze sich nicht an den Zähnen, sondern an dem harten Gaumen, bzw. an den Alveolen abspielt.

(S. 125). Auch Pieniazek hatte bei „reinsten, ohne nasalen Beiklang ausgesprochenen Vokalen" eine Lücke zwischen Gaumensegel und hinterer Rachenwand beobachtet. Grützner (S. 123) hebt hervor, dass die Luft in der Nasenhöhle auch bei nicht nasalierten Lauten stets in geringem Grade mitschwingt[10] und „sogar ein Teil des tönenden Luftstromes geradezu durch die Nase entweicht (vgl. seine Lautphysiologien z. B. für *u* und *a*), eine Tatsache, von der sich bereits Liskovius überzeugt hat", der wohl „eine Vermehrung der Resonanz, aber keinen Nasenton" annimmt. Ähnliches beobachtet auch Passavant für den Gesang noch unbedingter als für die Sprache (Grützner, S. 125).

Techmer (1. Teil, S. 48) bezeichnet rein orale Vokale als die gewöhnlichen. Gaumensegelöffnung hat er nur bei nasalen Vokalen. Enge bei nasalierten bzw. genäselten. Als Beleg ist auf die Bildbeigaben zu verweisen.

Sievers (1901, S. 52 f.) befasst sich eingehender mit der Velumeinstellung. Der Nasenraum ist durch Anpressen des Gaumensegels an die hintere Rachenwand von der Artikulation ausgeschlossen. Die meisten Sprachlaute sind nach ihrer Bildung reine Mundlaute. Im umgekehrten Fall, bei Gaumensegelsenkung, entstehen die Mundnasenlaute. Er berichtet über Versuche zur Entscheidung eines vollständigen Abschlusses nach der Nase bei Vokalen und zitiert Brücke und Czermak. Für die reinen Vokale erscheint ihm ein Charakteristikum als Nur-Mundlaute gegeben (ähnlich S. 83). Allerdings können bei diesen Artikulationen durch das straff abschließende Gaumensegel z. B. beim *i* die Schallschwingungen durch das Velum in den Nasenraum übertragen werden, „so dass auch dieser einen geringen Einfluss auf den Gesamtklang des Vokals erhält...".

Viëtor (S. 318) erwähnt als Eigentümlichkeit und Kontrast zur deutschen Artikulationsbasis die häufige Nasalierung der Vokale im Französischen und auch Bremer (1918, S. 1) betont, dass es „genäselte Vokale, d.h. solche mit Nasen-Widerhall, wie es die französischen sind", in unserer deutschen Normalaussprache nicht gibt, außer in Süddeutschland, wo jeder Vokal vor einem *m, n, ng* durch die Nase gesprochen wird. Das [ə] verlangt Bremer (S. 17) ohne jede Nasalität, während er früher (*Deutsche Phonetik*, Leipzig 1893, S. 135 f.) *a* mit Bedenken (wegen der auf seiner Tafel, u. a. auch bei *o*, dargestellten Gaumensegelöffnung) als „Mundvokal" einordnet. Im Übrigen hält er Vokale bei offenen und zugehaltenen Nasenlöchern für fast klanggleich.

---

[10] Vgl. dagegen Trautmann (S. 45, Anm.): Der Anschluss des Gaumensegels an die Rachenwand braucht bei reinen Vokalen „nicht gerade luftdicht", sondern nur so eng zu sein, dass die Luft im Nasenraum am Mitschwingen verhindert wird.

Sütterlin schränkt bei den reinen Mundvokalen ein, dass der Nasenraum „dabei zunächst durch das Zäpfchen abgesperrt" sei (S. 99) und erkennt „mindestens... hinter ungenäseltem Stellungslaut schwach genäselte Übergangslaute" an (S. 105), denn von Haus aus sind wir alle „mehr oder minder geneigt, in der Nachbarschaft von andern Nasenlauten unsere Vokale etwas genäselt zu sprechen, auch wenn wir das nicht Wort haben wollen" (S. 105). Für uns ist dieses leichte „Näseln" als gesunde fernende Nasalität (in Hand, Lohn usw. Lehm) aufzufassen. Von Essen (S. 61) bestätigt sowohl im Deutschen als auch in anderen Sprachen das häufige Vorkommen von Vokalen mit nasaler Klangfarbe durch den Einfluss benachbarter Nasalkonsonanten, sogenannte „nasalierte Vokale". Diese werden bei Phonemwertigkeit im Französischen zu „Nasalvokalen".

Dieth (S. 137) steht auf ähnlichem Standpunkt, wenn er vom Näseln, bei dem das Velum während des ganzen Sprechaktes mehr oder weniger gesenkt ist, das Nasalieren unterscheidet, bei dem nur gerade die Vokale in nasaler Umgebung nasaliert werden.

Elise Richter (*Wie wir sprechen*, 2. Auflage, Leipzig-Berlin 1925, S. 18) und G. Panconcelli-Calzia (*Einführung in die angewandte Phonetik*, Berlin 1914, S. 85 ff.) vertreten, besonders belegt durch die Abbildungen, Velumabschluss bei Vokalen. Nach Panconcelli-Calzia (S. 49) ist das Velum nur bei Nasalen offen.

Vorerst muss natürlich betont werden, dass Nasalität etwas durchaus Gesundes im Gegensatz zu den Rhinolalien (aperta, clausa, mixta) darstellt.

Stern definiert die von sprechkundlicher Seite im Gegensatz zu Siebs (S. 27) geforderte und von medizinischer Seite heute gleichfalls im Wesentlichen[11] gestützte grundlegende nasale Setzung der Vokale folgendermaßen (S. 1340 f.):

"Nasalen Klang, auch nasales Timbre oder richtige Nasenresonanz (Kopfresonanz) (!) nennen wir jenes aesthetisch empfundene Attribut eines Klanges, welches dadurch entsteht, dass sowohl Luftstrom wie Tonwellen teils durch den Mund, teils durch den Nasenkanal (infolge Erschlaffung des Gaumensegels) gehen. Dabei kommt es sowohl zum Mitklingen der Nasenräume wie auch des Nasenrachenraumes. Der Luftstrom geht aber hier nur zu einem sehr geringen Teile durch den Nasenkanal, der Durchtritt des Luftstromes in die Mundhöhle

---

[11] Die Tafeln I und II Merkels (1866) zeigen durchgängig Gaumensegelschluss bei allen Vokalen. Für *a* findet sich (1857, S. 783), dass zwischen der Pharynxwand und dem Zäpfchen „nur noch eine enge Spalte bleibt, der Nasenkanal also vom Luftstrom fast ganz abgeschnitten wird...", während (1857, S. 796) bei *i* das Velum „wahrscheinlich tiefer" herabhängt als bei *a* und *ä*.

erfolgt frei, ohne durch irgendeine Verengerung in der Mundhöhle gehindert zu sein, die Zunge liegt in ruhiger Haltung am Boden. Dadurch wird ... die Entstehung von weniger hohen Teilen begünstigt, und das bedingt wieder den ungemein reizvollen, auf die Zuhörer so außerordentliche Wirkung ausübenden Wohlklang der Stimme..."[12].

Gutzmann (Hermann Gutzmann, *Stimmbildung und Stimmpflege*, Wiesbaden 1920, S. 57–60, 65, 66) und Fröschels (1920, S. 148) stützen eine gesunde Nasalität ebenfalls. Auf dem internationalen Kongress für Singen und Sprechen 1938 bezeichnete man Mund- und Nasenhöhle bei der Bildung der deutschen Sprachlaute als Einheit (Clewing, *Praktische Vorschläge zur Erhaltung und Vervollkommnung der Stimme für im Beruf stehende Sänger und Sprecher*. In: Bericht über d. intern. Kongr. f. Singen und Sprechen, Frankfurt 1938, München-Berlin o. J., S. 84). Jörgen Forchhammer (*Theorie und Technik des Singens und Sprechens*, Leipzig 1921, S. 277, s. a. *Die Sprachlaute in Wort und Bild*, Heidelberg 1942, S. 31 und Tafeln) hat u.a. bewiesen, dass fast alle deutschen Laute, ohne gegen die Gesetze der Sprache zu verstoßen, mit einer gesunden Nasalität zu bilden sind. Auf keinen Fall kann aus Furcht vor einer Rhinolalia eine Lautbildung ohne Hinzunahme der Nasenresonanz vertreten werden, wenn wir uns nicht des charakteristischen Klanges unserer Sprache und wesentlicher stimmhygienischer Hilfen begeben wollen. Die Bedeutung der Nasalität für den Ausdrucksgehalt einer Aussage belegt Felix Trojan (*Der Ausdruck von Stimme und Sprache*, S. 159). Damit werden wichtige Beziehungen auch zur Artikulationsbasis beleuchtet.

Als Letztes ist die Behandlung der **Kehlkopfstellung** und der für die deutsche Artikulationsbasis wesentlichen **Stimmeinsätze** anzufügen.

Viëtor (S. 317, 318) stellt im Vergleich zur deutschen Artikulationsbasis den Kehlkopfstand in der englischen Sprache als tief in der französischen als hoch dar, mit im ersten Fall beinah dumpfen, im zweiten klaren und hellen Klang. Ähnlich urteilt auch Sütterlin (S. 34).

Für die deutsche Sprache ist ein natürlicher, relativer Tiefstand des Kehlkopfes vertretbar, wie er sich bei unverkrampfter Lage des Ansatzrohres und bei nor-

---

[12] Nach einer Operation, bei der ein Teil des Kiefers entfernt werden musste, konnte jetzt Molenaar-Byjl durch die Operationsöffnung die Reaktionen des Velums filmen. Das Gaumensegel erweist sich als ein feinbewegliches Organ für die Luftsteuerung und beim Sprechen als maßgebend an der Bildung des Stimmtimbres beteiligt. (Fritz Winckel: *Der Mechanismus des Sprechens*. In: Neue Zeitung, Nr. 256, vom 1. 11. 1953, S.15.)

mal entwickeltem Atemablauf ohne Verspannung ergibt. Zwischen der Jodelstimme mit extrem tiefem, wenn auch günstigem Kehlkopfstand und großem Abstand Kehlkopf-Zungenbein und der Bauchrednerstimme mit extrem hohem Kehlkopfstand und ungünstigem, minimalem Abstand zum Zungenbein, liegt mit relativer Tiefstellung und noch günstig erweitertem Kehlraum die Einstellung für die Sprechstimme[13].

Die deutsche Hochlautung kann auf den Glottisschlageinsatz bei Vokalen im Anlaut nicht verzichten, wenn sie ihre Eigenart erhalten will. Deshalb muss z. B. der Engländer diesen charakteristischen Glottisschlag erst erlernen (Barth, S. 60, sinngemäß Sievers, S. 151 f.). Rudolf Schilling (*Über Stimmeinsätze.* In: Bericht über den int. Kongr. f. Singen und Sprechen, Frankfurt 1938, München-Berlin o. J., S. 231 ff.) hat bestätigt, was seit Garcia empirisch bekannt war, dass es zwei Arten von Glottisschlag-Einsätzen zu unterscheiden gilt, einen physiologischen, ungepressten, der ein wesentliches stimmbildnerisches Mittel darstellt und einen unphysiologischen, pathologischen, gepressten (vgl. Schilling, 1952, S. 126), der seit manchem Jahrzehnt angeprangert wird.

Damit ist der vorgesehene Umkreis ausgeschritten.

Zusammenfassung: Unter Artikulationsbasis der deutschen Hochlautung versteht man, von der Ruhelage ausgehend, eine Bereitschaft des gesamten Ansatzrohres zu den für die Lautungsnorm der deutschen Sprache erforderlichen Artikulationen. Die Lippen streben zu kräftiger Ausformung des Sprachlautes (Stülpung, Hochrundeinstellung) und sind nahezu grundsätzlich von den Zähnen abgehoben. Die Öffnungsweiten betragen bei lockerer, beweglicher Unterkiefereinstellung etwa 25 mm bei *a* und noch 10 mm bei *i* im senkrechten Zahnreihenabstand. Zahnreihenschluss tritt nicht auf. Die Zunge hält mit wenig Ausnahmen einen lockeren Kontakt mit den unteren Schneidezähnen. Das Velum begünstigt in seinen Einstellungen eine gesunde nasale Setzung der Vokale und soweit möglich auch der anderen Sprachlaute. Der Kehlkopf befindet sich in naturgemäßer, relativer Tiefstellung. Vokaleinsätze erfolgen mit hygienischem, physiologischen Glottisschlag.

---

[13] Zum Problem der Kehlkopfstellung sei u.a. auf Emil Fröschels und F. Stockert (*Untersuchungen über Kehlkopfbewegungen beim Singen.* In: Mschr. f. Ohrenheilk. u. Laryngo-Rhinologie, 55. Jg., 1921, S. 455 ff.), Max Nadoleczny (*Untersuchungen über den Kunstgesang,* Berlin 1923, S. 126 ff.) und Luchsinger (R. Luchsinger und G. E. Arnold, *Lehrbuch d. Stimm- und Sprachheilkunde,* Wien 1949, S. 47 f.) verwiesen.

Dass all dies im Sinne der Erkenntnisse von Faust-Husson, wie sie von Panconcelli-Calzia (*Über die Beziehung von* Fausts *aktiver Entspannungstherapie* zu Hussons *neuro-chronaxischer und cerebraler Theorie der Stimmlippenschwingung,* Beihefte zur Zeitschrift f. Hals-, Nasen- und Ohrenheilk., Bd. III, 1952, Heft 7; vgl. auch *Die Taschenbandstimme,* Berlin 1953) referiert werden, geschehen muss, im Wechsel von Spannung und Entspannung, dass die Siebssche Lautungsnorm also in der physiologisch günstigsten Form realisiert wird, ist eine nicht mehr übersehbare zentrale Forderung.

Noch Viëtor (S. 316) hält eine allgemeine deutsche Artikulationsbasis für „eine fast bedenkliche Abstraktion", da die Mundarten, auch in England und Frankreich, in dieser Hinsicht bedeutend voneinander abweichen. Dennoch erscheint es ebenso wie in der gleichen „Abstraktion" der deutschen Hochlautung unumgänglich, auch hier eine Norm als Hochziel zu schaffen, um von dieser Artikulationsbasis aus in der Lautung eine deutsche Gemeinsamkeit unter allen Umständen zu erhalten.

Erstveröffentlichung in:
Z. f. Phonetik u. allg. Sprachwiss. 8, 1954, 92–107.

SIEBS
Deutsche Hochsprache, Bühnenaussprache

hrsg. von Helmut de Boor und Paul Diels, 16., völlig neubearb. Aufl., Berlin 1957, Walter de Gruyter u. Co.
- Besprechung -

„Er ist wieder da! Seht ihr ihn? Er ist wieder da!" (Goethe, *Stella* III, 1) neu und dennoch der alte, noch der *„Siebs"* und dennoch gewandelt, wie die Zeit es gebot, die seit 1930, der 15. Auflage (ungeachtet der nichtoffiziellen weiteren Nummerierungen) verstrichen ist und andersartige Wertungen und Techniken mit sich brachte. Sicher überwiegt die Freude, den *„Duden"* der Rechtlautung die Willkür des Interregnums besiegen zu sehen: Er ist also wieder da.

Vielleicht sollte man vorausstellen, was man von der Wiederkehr erhoffte. Vieles von dem, was erzürnte Stimmen des Allgemeinen deutschen Sprachvereins um die Jahrhundertwende oder Briegleb und andere forderten, ist historisch geworden und hat an Aktualität verloren oder erlebte eine Parallele in der Rechtfertigung Ewald Geisslers[1] für das bei ihm, Graef und Roedemeyer in Auftrag gegebene Werk *Deutsche Aussprache*[2].

---

[1] Ewald Geissler, Was wir gegen die „Deutsche Bühnenaussprache - Hochsprache" auf dem Herzen haben. In: Der Rundfunk, H. 10 u. 11, Jg. 1938, Sonderdruck, S. 1–12.

[2] Die „erste Bestandsaufnahme der deutschen Sprache" sollte stattfinden und in einem „Standardwerk" die „gemeindeutsche Umgangssprache", die Sprache des Rundfunks, der Schulen, der Redner usw., „die jeder versteht und jeder spricht... endgültig festgelegt..." werden. Das „weltumspannende Werk" leitete sein Recht „ganz und gar vom Ohr, vom Klang der Stimme" ab, kommentierte die *Frankfurter Wochenschau* auf Roedemeyer bezogen. (Adolph Meuer, Die deutsche Sprache - richtig gesprochen. In: Frankfurter Wochenschau, Jg. 11, 1938, S. 506 f.).

Geissler bezichtigt Siebs des Konservativismus oder überstrenger Philologie. Trotz geringfügiger Veränderungen blieben innerhalb von vierzig Jahren immer noch die Seitenzahlen erhalten. Er wünscht in einzelnen Abschnitten eine Konzentration und bei den Lauten Fortfall der Wiederholungen, ferner sollten die „Sprechschichten" berücksichtigt und in den „Grundsätzen" nicht soweit verkürzt werden wie „Die Schreibung kann niemals Maßstab für die Aussprache sein" oder „Die hochdeutschen Formen werden ausgesprochen mit den einfachen niederdeutschen Lautwerten". Geissler erwähnt die Probleme Zungenspitzen-R, Behauchung der Explosive, Lautzusammenstoß, Doppelkonsonanten, Behandlung des Glottisschlages, Zahlenverhältnis der Fremdwörter und Inhalt des Schlussabschnittes „Zeitmaß, Betonung und Tonfall". Der Terminus „Hochsprache" verpflichtete zudem zu einer „Wort- und Formenlehre und besonders einer Stilkunde" (a. a. O., S. 6). Wir ziehen dabei ab, was in der Freude des Neuschöpfens trotz aller gegenteiligen Versicherungen zu aggressiven Spitzen wurde.

Zwischenlösungen betrachteten sich lediglich als praktische Hilfen, Hans Lebedes *Grundregeln für die Aussprache*, von Fritz Schweinsberg aufgegriffen, das *Merkblatt zur deutschen Aussprache für die Schulen Hessens* von Christian Winkler, ferner – mit weiter gespannten Ansprüchen – die Übungsbücher von Fritz Gerathewohl, Irmgard Weithase, Christian Winkler oder die *Kurze Einführung in die Grundlagen der Sprecherziehung* des Verf.s neben anderen Veröffentlichungen, z.B. *Sprecherziehung als Menschenbildung* von Fritz Lockemann.

Der Deutsche Ausschuss für Sprechkunde und Sprecherziehung nahm sich unter Vorsitz von Paul Tack des „*Siebs*" an und legte einen Entwurf zur Neugestaltung des Abschnittes „Die Laute" vor, der Grundlage einer Aussprache zwischen den Vertretern der Sprechkunde an den Universitäten der Bundesrepublik und der Deutschen Demokratischen Republik am 21. 9. 1953 im Institut für Deutsche Sprechkunde der Universität Frankfurt wurde. Leider konnte man umfassendere Neugestaltungspläne wegen verlagsrechtlicher Bindungen nicht verwirklichen. Zu fordern war in jedem Fall – ohne auf zentrale Gesichtspunkte wie Ausgangsstufe „gemeindeutsche Umgangssprache" oder „Bühnenaussprache" einzugehen – Abstimmung auf sprechwissenschaftlich-phonetische, international angeschlossene Terminologie, Verstärkung der Systematik und der Übersichtlichkeit auch im Drucksatz, Verzicht auf ermüdende Wiederholungen bei den Vokalen und Konsonanten, Einfügen der Lautphysiologien mit Berücksichtigung der Velumstellung und der Ausformung im Lippenbereich, Berichtigung der „Grundsätze", der Ausführungen über Einsätze, Koartikulation und Behauchung, Überarbeitung der Beispielwörter und

Herausnahme der nicht mehr vertretbaren Fremdwörter neben Durchberatung des gesamten Wörterbuches.

In einer 2. Sitzung am 20. Oktober 1953 des jetzt „Erweiterten Siebsausschusses", wiederum im Institut für Deutsche Sprechkunde, waren neben den Vertretern der Sprechkunde an den Universitäten Westdeutschlands Helmut de Boor und Paul Diels anwesend. Paul Tack betonte in seinem Rechenschaftsbericht, dass keine das Werk angreifende Veränderung erforderlich sei und dass man von der „Bühnenaussprache" als der „Hochform" ausgehen müsse. Veränderungen verlangten Rechtschreibung, wissenschaftliche Weiterentwicklung, Veraltung von Belegen und Fremdwörtern, ferner die Beschlüsse der letzten Siebsberatertagung. Bedenken, ob der herangezogene Bearbeiterkreis nicht zu klein gewesen sei, wurden von verschiedenen Seiten entkräftet. 12 Punkte gelten als Forderung: u.a. „R" und „Einsätze" dem Beschluss von 1933 angleichen, Zusammenarbeit mit *Duden* anstreben, wenn nötig, doppelte Ausspracheformen angeben, „ew'ge" statt „ewje", doppelte Behauchung bei Wörtern wie „Akt", Sichtung der Fremdwörter neben Festlegung des Werktitels und organisatorischer Dinge[3].

Damit ist in groben Umrissen aufgezeigt, was zu erwarten war.

Das Werk selbst heißt jetzt *„Siebs, Deutsche Hochsprache"* mit dem Untertitel *„Bühnenaussprache"*. Damit wird der *„Siebs"* neben den *„Duden"* gerückt, der Verfassername mit gutem Recht zum Gattungsbegriff. Weniger berechtigt ist der noch nicht prägnanter gewordene Terminus „Hochsprache", der sich von mancher Seite widerlegen ließe[4]. „Bühnenaussprache" besagt dagegen, was das Werk eigentlich enthält, die Lautungsregeln für die Bühne, insbesondere für die höchste Stufe, die Versdramen der Weimarer Klassiker. An dieser Tatsache ändert die erweiterte Einleitung der neuen Herausgeber genauso wenig, wie die Umschreibung von Theodor Siebs in früheren Jahren.

Der einstige Abschnitt II „Zweck der ausgleichenden Regelung" erhielt die Überschrift „Zweck und Umfang". Noch immer geht es nicht um die Schaffung neuer Ausspracheregeln, sondern um Feststellung des bestehenden Gebrauches.

---

[3] Protokoll über die Tagung des „Erweiterten Siebsausschusses" am 20. Oktober 1953 im Institut für Deutsche Sprechkunde an der Universität Frankfurt/M., gez. Dr. Paul Tack.

[4] vgl. hierzu die Ausführungen auf S. 4 der 16. Auflage. Warum die Bezeichnung Hochlautung als ungewohnt gelten soll, bedarf einer Begründung.

Siebs selbst hatte mit den Mitteln seiner Zeit, einer echten Ohrenphonetik[5] abgehört. Der heutige Leser fragt, wie und in welcher Weise die derzeitigen Ergebnisse zustande kamen, da keinerlei Hinweise erfolgen, ob in der an sich einzig möglichen Art durch hundertfaches Überhören des einzelnen Wortes in den verschiedensten Affektlagen sich die Norm herauskristallisierte. Das setzte aber voraus, dass sich alle deutschen phonetischen und sprechwissenschaftlichen Institute neben Fachkräften des Funks in jahrelanger Arbeit um die Materialbeschaffung zu sorgen hatten. Es erscheint schlechterdings undenkbar, die wissenschaftlichen Möglichkeiten unserer Zeit nicht zu nutzen, wenn nicht Willkür an die Stelle der Objektivität treten soll.

Sehr zu begrüßen ist, dass die Regelung nicht „Zwangsjacke, sondern Ziel sein" soll (S. 4). Die Sprechstufen finden Erwähnung mit einem Exkurs über die Stellung der Hochsprache zur Mundart. Der Vollständigkeit halber sei wiederholt, dass beide berechtigt nebeneinander bestehen, rein zu erhalten sind und jede an ihrer Stelle Lebensrecht besitzt.

Die Herausgeber der 16. Auflage lehnen den Ausgang von der Umgangssprache mit der Begründung zu starker landschaftlicher Gebundenheit ab. Hier scheinen terminologische Schwierigkeiten die Verantwortung zu tragen, denn sehr wohl könnte eine genügend hochgegriffene Umgangssprache, die den Sprechern der Universitäten, des Rundfunks und des Konversationsstückes erreichbar wäre, mit dem gleichen Recht als Grundlage herangezogen werden. Die nicht einmal allzu weit nach oben geschobene Spitze tangierte dann die Ebene der Bühnensprache des Versdramas, anders gesagt: der großen Zahl der deutschen Sprecher stände ein näheres Ziel vor Augen. Von psychologischer Beurteilung aus könnte bei der immer noch nötigen Werbung für die Hochlautung damit ein Positivum gesetzt werden. Letzten Endes liegt es nicht am Ausgangspunkt, lediglich die Realisierung der gesetzten Norm hat entscheidendes Interesse. Die „hochdeutsche Gemeinsprache" (S. 6) wird eigentlich überhaupt nicht gesprochen, denn auch bei Maria Koppenhöfer im Monolog der Isabella aus *Braut von Messina* (I, 1) dürften genügend umgangssprachliche Anklänge nachweisbar sein, obwohl mein verehrter Lehrer Richard Wittsack die bekannte Aufnahme (Odeon 78 R xx Qu 636) als einziges Beispiel für eben die höchste Stufe, somit die Verwirklichung der Angaben des „*Siebs*" anzuführen pflegte. Was Theodor Siebs unter Hochsprache verstand, hat er, überzeugender als im Druckbild, auf der am 4. 12. 1925 geschnittenen Aufnahme demonstriert. Wir stehen in Ehrfurcht vor dieser Leistung. Vielleicht ist der Wunsch nach einer 1957er Parallele der Aufnahme nicht unberechtigt.

---

[5] Vgl. auch den erneuten Beleg in der 16. Auflage, S. 17.

„III. Hochsprache und Schule" weist dem Lehrer eine fast zu große Aufgabe zu, sinngemäß zum Sprechen durch Sprechen zu erziehen. Er muss die Hochlautung beherrschen in „Verantwortung gegenüber der Sprache" (S. 9). Alles hat in Richtung auf die Hochsprache zu geschehen. Vielleicht könnte, da in der Schule praktisch der Mensch am wesentlichsten mit Sprache zu tun hat, die Regelung noch deutlicher hervortreten.

„IV. Hochsprache und Bühne" lässt der Bühne ihr Recht als „Lehrmeisterin": „Vorbildliche Sprache auf der Bühne wird immer ein Maßstab der sprachlichen Kultur eines Volkes sein" (S. 11). Divergenzen zwischen Reim und Hochlautung werden heute in Form einer brauchbaren Synthese gelöst. Das abschließende Siebs-Zitat, der „fertige Künstler (dürfe) später (d.h. nach der Ausbildung) seine vollen Rechte und Freiheiten wahren" (S. 12), birgt die Gefahr des Missverstehens in sich. Im nachgestaltenden Umsetzen des schriftlich konzipierten sprachlichen Fremderlebnisses steht das Gesetz über der künstlerischen Willkür, wie seit Sievers von der Sprechkunde genugsam belegt.

„V. Hochsprache und Rundfunk" ist ebenfalls neu eingefügt und knüpft an die „Rundfunkaussprache" als Ergänzung der Bühnenaussprache an. Die Bedeutung des Funks hat sich seit Siebs' 1931 geschriebenen Worten erstaunlich erweitert. Die Grundbedingungen sind sich gleich geblieben. Die Sprechsituation ist die des intimen Gespräches, aus der Sphäre des Alleinseins mit dem Mikrofon zu dem Hörer, dem einzelnen Menschen daheim am Lautsprecher, wobei dieser Hörer genauso dem eigenen wie einem anderen Volke angehören kann. Das bedeutet eine große Verpflichtung nicht zuletzt auch gegenüber der Lautung der gebrauchten Sprache. Die Gesetze sind funkeigen, während bei Hörspiel, literarischer Sendung usw. etwa die Gegebenheiten der Bühne oder des Vortragssaales Gültigkeit haben, wenn auch den Versorgern der Vortragssäle genauso wie den Regisseuren des Funks Erkenntnisse der Sprechwissenschaft in Bezug auf die Auswahl für den jeweiligen Raum auch heute noch zu wünschen sind. Regeln wollen die Herausgeber außer der Forderung der Hochsprache nicht aufstellen. Auch der Abschnitt „VI. Hochsprache und Post" ist eine Erweiterung. Eine strenge Form der Lautung erscheint berechtigt, während die „ig"- Konzession wegfallen könnte.

Erneut unter VI. (Druckfehler!) kommt als nächster Teil „Zur Geschichte des Werkes" mit den Übernahmen von Siebs' Abschnitt III unter Verarbeitung der „Hauptgrundsätze der Regelung" (15. Auflage, S. 10 ff.). Damit wird eine der erwähnten kritisierten Stellen erreicht. Die „ruhige, verstandesmäßige Rede" (S. 17) ist oft genug Anlass zu Bemerkungen gewesen, da sich die Hochlautung auch auf ruhige lyrische Rede usw. usw. als Modellfall beziehen muss. Ebenso ist Sprache ohne Affektsteuerung undenkbar. Die Aussage, „...dass die hochdeutsche Schriftsprache im Wesentlichen auf ostmitteldeutscher Grundlage beruht, also einen *hochdeutschen Lautstand* hat, dass sie aber in der Aussprache in der Regel die *niederdeutschen Lautwerte* bevorzugt, jedoch die Einmischung reiner Dialektformen nicht duldet", nimmt der früheren Formulierung etwas an Angreifbarkeit. Daneben hat Siebs geografisch nach dem häufigsten Gebrauch entschieden und zuletzt erst nach Wohlklang oder sprachlicher Differenzierung.

In Formen, die als Gruppe zueinander gehören (Tag, Tages, täglich usw. s. S. 18) sollen Lautunterschiede möglichst vermieden werden. Immer noch umstritten muss dagegen der Grundsatz bleiben, die Schreibung sei kein Maßstab für die Aussprache. Geissler hat darauf hingewiesen, wie gerade und leider nach dem Schriftbild auch für die Bühnenaussprache entschieden wurde und dass sich jeder mehr oder weniger an die Schriftzeichen anlehnt und sich dort Rat holen möchte[6]. Die frühere und die jetzige Begründung in dem Regelwerk bieten nichts grundsätzlich Beweisendes, wenn auch die deutsche Rechtschreibung nur eine „angenommene konventionelle Fehlschreibung" bedeutet. Wir müssen die alte Forderung beherzigen „Weg mit dem Schriftbild", was richtig verstanden heißen müsste, Schulung des taub gewordenen Sprachgehörs, Gleichberechtigung von Schriftsprache und Sprechsprache mit allen Weiterungen besonders für die schulischen Ausbildungspläne.

Die Lautung der Fremdwörter geschieht elastisch entweder nach deutschem Gebrauch oder dem des Ursprungslandes, z.B. in Zweifelsfällen unter Berücksichtigung der Ein- bzw. Ausdeutschung. Deutsche Ortsnamen werden nach gemeinhochdeutschem Sprachstand gelautet.

Die Darstellung der Geschichte des Werkes ist bis auf die Gegenwart geführt, ohne allerdings die Besprechung im September 1953 in Frankfurt zu erwähnen. Die im Protokoll der Oktobertagung 1953 enthaltenen Vorschläge sind aufgenommen. Genannt werden muss ergänzend die Umstellung auf die internationale Lautschrift, die zweifellos die Brauchbarkeit des Werkes erweitert.

Terminologisch falsch ist die Fassung „Verzicht auf die alleinige Forderung des harten Vokaleinsatzes (Glottisschlag)" (S. 24), während vorher (S. 22) und in der 15. Auflage von „festem" Vokaleinsatz gesprochen wird. Abgesehen von der überholten Bezeichnung kann man die Erkenntnisse von Schilling (1938) und die spätere Literatur nicht leugnen.

---

[6] Vgl. Ewald Geissler, a. a. O., S. 7.

Der Einleitung folgt die Beschreibung der „Laute der deutschen Hochsprache". In „A Phonetische Einteilung, Kennzeichnung und Schreibung der Laute" müsste die Stimmlippenschwingungstätigkeit vorsichtiger dargestellt werden. Die Diskussion befindet sich noch im Fluss, Für und Wider myoelastische oder neurochronaxische Theorie brauchen wechselseitig nicht anerkannt zu werden (vgl. S. 25). Der Griff nach dem Kehlkopf zur Feststellung der Schwingungstätigkeit der Stimmlippen könnte besser durch das Erspüren der Vibration im Ohr ersetzt werden. Die physiologischen Beschreibungen lassen an Genauigkeit manchen Wunsch offen, z.B. wird bei *P* angeblich der „Atemweg ... völlig verschlossen" durch die Lippen.

Grundsätzlich wäre Anschluss an die sprechkundlich-phonetische Terminologie gerade auch für den Gebrauch durch den Ausländer angezeigt gewesen und eine etwas größere Systematik, z.B. „Verschluss- oder Explosivlaute" neben „Engen- oder Reibelaute" (S. 25) und „Sonanten oder Klinger" (S. 26) neben Liquidae (S. 30), s. a. S. 31, 32. Begrüßt werden muss, dass die Vokale der Hochlautung nach den Ausführungen auf Seite 27 als oral-nasal-Laute zu gelten haben. Damit ginge man einen erfreulichen Schritt vorwärts, wenn nicht die Rücknahme auf S. 28 erfolgte: gemeint sind nasalierte Vokale. Nach unseren Beobachtungen wird kein Vokal der deutschen Hochlautung als reiner Orallaut gebildet. Die seit 150 Jahren (Dzondi 1813) laufende Auseinandersetzung verdiente Berücksichtigung. Unsere Versuche belegten, dass das Velum in seinen Funktionen nicht allein für die Nasalität verantwortlich ist, sondern viel entscheidender das Hörbild des Menschen. Selbst bei nicht operierter Rhinolalia aperta organica lassen sich völlig einwandfreie isolierte Vokale anbilden, die wie ein üblicher oral-nasal Vokal der Hochlautung klingen. Lang und kurz, offen und geschlossen werden abgehandelt, wobei auch hier die Meinungen sicher terminologisch auseinandergehen werden.

Falsch ist unbedingt, dass Zungenspitze oder vorderster Teil des Zungenrückens „... meist bei s" (S. 29) gegen die Zahnschneiden oder die Alveolen schwebend eine Enge herstellen, wie neuere Untersuchungen und Erfahrungen des Verf.s beweisen. Velare sind in der deutschen Hochlautung sprechwissenschaftlich gesehen kaum vorhanden, wenn wir die Schweiz mit ihrer andersartigen Artikulationsbasis außer Acht lassen. Entscheidend macht sich hier das Fehlen genauerer Angaben über die Artikulationsbasis der deutschen Hochlautung insbesondere auch für Ausländer bemerkbar. Man kann eine Lautung nur beschreiben mit einer vorausgeschickten Erläuterung der dafür erforderlichen Sprechbereitschaftslage. An Literatur ist auf Kainz (*Psychologie der Sprache*, III. Bd. *Physiologische Psychologie der Sprachvorgänge*, Stuttgart 1954, S. 297 ff.) und lediglich für praktische Zwecke, also für den Sprechakt selbst, auf

Krech (*Zur Artikulationsbasis der deutschen Hochlautung*, in: Z. f. Phonetik, 8. Jg., 1954, S. 92–107) zu verweisen.

Die unter „B Vokale" folgenden „Allgemeinen Vorbemerkungen" haben gegenüber der 15. Auflage die Systematik verstärkt, daneben aber die Siebs-Konzeption gehalten.

Aus „Die Aussprache der einzelnen Vokale" und Konsonanten (ein entsprechender Abschnitt „Die Aussprache der einzelnen Konsonanten" fehlt) soll nur Einiges aufgegriffen werden, da sie sich bei größerer Übersichtlichkeit an die frühere Fassung anschließen. Verwirrend wirkt allerdings, dass die kurzen Vokale im Schriftbild einmal links, dann aber wiederum rechts, z.t. mit Wechsel auf derselben Seite, erscheinen (vgl. die Seiten 37, 38, 43, 44, 45, 46, 47, 48, 53, 54). Bei den *E*-Lauten erfolgt erneut die oft angegriffene Aufnahme der historischen Bemerkung (S. 40). Erstaunlich ist die Warnung vor *I* mit Hochrundeinstellung der Lippen, die ein durchaus einwandfreies akustisches Ergebnis hat, wenn der Sprecher gehörmäßig richtig steuert. Die Artikulationsbasis der Hochlautung erfordert zudem grundsätzlich eine lockere, von den Incisivi abgehobene Stellung der Lippen, also Neigung zur Stülpung und Hochrundeinstellung. *Sklave* (15. Auflage S. 65, 181) mit *f* wird zu *Sklave* mit *w* in der jetzigen Fassung (S. 66, 207).

Seite 67 ist der Terminus „Lispeln", der sich nur auf den Sigmatismus interdentalis beziehen lässt, für den Sigmatismus addentalis angewendet. Ungenau ist die Bezeichnung, dass *Sch* mit Rundzug zu bilden sei, damit es sich nicht den *S*-Lauten nähere. Es gibt eine Anzahl von *sch*-Lauten, in- und außerdeutschen, die ohne Stülpung einwandfreie Klangfunktion aufweisen.

Abzulehnen ist nach am Institut für Sprechkunde Halle vorgenommenen Untersuchungen an der gegenwärtigen Sprache eine grundsätzliche Behauchung von *PTK*. Auch wenn Theodor Siebs in einem durch freundliche Vermittlung von Herrn Sprachheillehrer Alfred Hoffmann, Meißen, in den Besitz des Verfassers gelangten Brief vom 23. 1. 1929 begründet, „Abschwächungen ergeben sich genug, man braucht sie nicht noch besonders zu gestatten...", verlangen dennoch neue experimentelle Möglichkeiten eine Abänderung, die der Sprachrealität entspricht:

Von 3269 untersuchten Explosiven im Inlaut waren 30,1 % behaucht, 50,6 % nicht behaucht und 19,3 % indifferent. Selbst bei Hinzuzählen der indifferenten Gruppe zu den positiv behauchten Fällen, stehen die nicht behauchten Beispiele an der Spitze. Auch für Beispiele wie „Akt" ergibt sich ein Überwiegen fehlender Behauchung bei höchstem Lautungsstand der Bühne in Hörspielsendungen.

Erfreulich wirkt, dass *bdg* im Auslaut als *ptk* gesprochen werden sollen (S. 78) gegenüber dem „schwach eingesetzten, aber stark abgesetzten *P*" der 15. Auflage (S. 80, sinngemäß auch 81, 82). Bei Apostrophierung des *I* darf offiziell – wie überhaupt nur möglich – das nachfolgende *g* als g stehen bleiben, also *ewge* ['e:vgə] (S. 82). Seite 86 unten sollen „doppelt zusammengesetzten Verben... auf der Vorsilbe" betont werden, also z.b. „missverstehen", der Text führt aber dann weiter „Dennoch heißt es: ich missverstehe, es missbehagt mir...". Es muss sich wohl um ein „demnach" handeln, um sinnhaft zu wirken. Die Zusammenfassung der Gesangaussprache, früher verstreut innerhalb des Buches, wirkt positiv und bringt Wesentliches. Die Ausführungen über den Glottisschlag sind auch hier durch neuere Untersuchungen am hallischen Institut für Sprechkunde nicht mehr stichhaltig[7].

Das Wörterverzeichnis beruht im Wesentlichen auf Theodor Siebs. Viele Wörter mussten neu aufgenommen, andere entfernt werden, die an Aktualität verloren hatten. Für die Auswahl der 16. Auflage zeichnen die Herausgeber verantwortlich. Die Umschrift besorgte Walter Kuhlmann. Öfter als früher erscheinen zwei Lautungen nebeneinander. Die Lautschrift verändert dabei die von Siebs festgehaltenen Lautgestalten nicht.

Die Auswahl der Wörter ist eines der großen Probleme des Buches. Ein System ließ sich bei Theodor Siebs nicht nachweisen. Es bleibt dahingestellt, ob die Neuauflage damit aufzuwarten vermag. Sicher wäre auch für den Benutzer auf der Bühne oder am Funk oder für den allgemeinen Gebrauch eine kurze Erläuterung der Wortbedeutung angezeigt. Ob man nicht spezielle Wörterverzeichnisse hätte anlegen sollen, nach Berufsgattungen unterschieden, also verschiedene Ausgaben des Werkes herstellen sollte? Dadurch könnte der Preis evtl. günstiger werden. Ein Standardwerk allerdings für den wissenschaftlichen Gebrauch hätte umfassender zu sein als die gegenwärtige Auflage. Hier müssen manche Wünsche wohl offen bleiben. Insbesondere im Namenverzeichnis könnte die Auflagenfolge gar nicht mit der Aktualität oder der Nichtaktualität standhalten. Dies bezieht sich vorzüglich auf den Rundfunk. Franz Thierfelder[8] schlug eine auswechselbare Wörterkartei vor, die sicher eine wichtige Hilfe dar-

---

[7] Hans Krech, Hochlautung und Kunstgesang. In: Wiss. Z. Univ. Halle, Jg. VI, 1956/57, H. 5.
[8] Franz Thierfelder, Rundfunkaussprache. In: Rufer und Hörer, Jg. 5, 1950/51, S. 158 ff.

stellte. Auf zwei Textseiten der Neuausgabe wurden etwa 48 Veränderungen gegenüber früher gezählt, ein Zeichen für den Grad des Wandels.

Nicht überprüft wurde die Übereinstimmung von Beispielwörtern und Wörterverzeichnis, die früher in einigen zwanzig Fällen Differenzen aufwiesen.

Das Namenverzeichnis erfuhr eine stärkere Veränderung. Ein Vorwort gibt die notwendige Unterrichtung und den Schlüssel für die Abkürzungen. Ob es nicht vorteilhaft wäre, Sachverzeichnis und Namenverzeichnis zu vereinigen, bleibt offen, da sich Überschneidungen und damit Fehlsuche kaum vermeiden lassen bei dem ständigen Übergang von Eigennamen zur Sachbezeichnung.

Wenn wir zurückblicken, so mag sich das „Er ist wieder da" etwas getrübt haben, es findet sich aber wieder das helle Leuchten der Notwendigkeit, wie in *Stella* (V), Fassung 1776, d.h. die Tatsache des Vorhandenseins des „*Siebs*" nach fast dreißig Jahren versöhnt mit den Mängeln, die ein lange durchdachter und dann doch plötzlicher Aufbruch an sich haben muss. Weitere Auflagen mögen ändern und abschleifen. Das Wesentlichste hätte dabei eine gesunde experimentelle Basierung der Arbeit zu sein. Eine Berücksichtigung der Artikulationsbasis, Einfügen genauer Lautphysiologien (ohne die derzeitigen Verlagerungstendenzen) und die Einbeziehung der wissenschaftlichen Literatur über das Problem Einsatz, Forderungen, die wohl ein Menschenalter bereits mit dem „*Siebs*" gegangen sind. Ob Umgangssprache oder Hochsprache müsste auf breiterer Ebene entschieden werden, wie überhaupt dem Werk die Mitarbeit aller Fachkräfte der Germanistik, Phonetik und Sprechwissenschaft unter Einbeziehung der Institute vordringlich gewünscht werden muss, da ein solches Beginnen die Kräfte einiger weniger, auch bei außerordentlichem Einsatz, übersteigt. Der „*Siebs*" beweist ein erneutes Mal, wie es um die so alte und eben erst jetzt wieder im Kommen begriffene gesprochene Sprache steht. „Seht ihr ihn", sagt Goethe.

Erstveröffentlichung in:
Z. f. Phonetik u. allg. Sprachwiss. 10, 1957, 293–298.

Kurze Mitteilung zur Behauchung der deutschen Explosive im Inlaut

Die Bestrebungen zu einer Neuherausgabe des seit langem fehlenden „Siebs" sind in Fluss geraten. Der Gedanke, dass ein Verstoß gegen die richtige Aussprache das Gleiche bedeutet, wie ein Vergehen gegen die richtige Schreibung, gewinnt an Boden. Federführend trägt diese Entwicklung, die lediglich Feststellung dessen erstrebt, was die Sprechwirklichkeit der Gegenwart ausweist, die aus den Wurzeln der Professuren für Beredsamkeit des 18. Jahrhunderts entstandene Sprechwissenschaft.

Sie muss sich hierbei der gegenwärtig verfügbaren wissenschaftlichen Methoden bedienen, um die frühzeitig erkannten Fehlerquellen der Siebs-Ausgaben zu vermeiden.

Die folgenden Ausführungen berichten im Rahmen einer Untersuchungsreihe zur deutschen Hochlautung über ein Teilproblem, die Behauchung der Explosivlaute innerhalb des Wortes[1].

Während für die Anlautaspiration in betonter Silbe kaum Gegenstimmen bestehen, gehen die Meinungen über eine Behauchung von *p, t, k* im Inlaut auseinander[2].

Der Untersuchung liegen nicht wie bei Siebs Fragebogenserien oder besonders bei Erhebungen der experimentellen Phonetik sprachliche Konstruktionen zugrunde, sondern Tonbänder des Rundfunks, die nicht für diesen speziellen Zweck besprochen sind. Somit konnte von einem Sprechganzen auf den Einzellaut geschlossen werden.

---

[1] Gerd Lotzmann, Zur Behauchung der Explosivae im Inlaut, (Juni 1954) ungedruckt.
[2] Vgl. u.a. Protokoll über die Tagung des „Erweiterten Siebsausschusses" am 20. Oktober 1953 im Institut für Deutsche Sprechkunde an der Universität Frankfurt/M., gez. Dr. Paul Tack, S. 7, Ziff. 10: „Bei dem Zusammentreffen von Verschlusslauten in der Art des Wortes „Akt" soll die Behauchung auch des ersten Verschlusslautes verbindlich sein".

Die Tonbänder wurden nach Hörspielen und literarischen Sendungen des Staatlichen Rundfunkkomitees aus den Jahren 1951 bis 1953 umgeschnitten. Die Sprecher sind ausgewählte Schauspieler der Bühnen Berlin, Dresden, Leipzig, Halle und Wien, die gleichzeitig auch literarische Veranstaltungen des Rundfunks tragen. Sie belegen den etwa besten Lautungsstand.

Naturgemäß ist damit die Begrenzung auf eine bestimmte Sprechstufe gegeben. Sicher müsste der Kreis so weit gezogen werden, wie dies E. Zwirner (nach Zeitungsnotiz) plant, der innerhalb von 3 Jahren in etwa 1000 Orten von jeweils verschiedenen Sprechern in bestimmten Sprechsituationen Tonbandaufnahmen der deutschen Sprache anfertigen will[2a].

In den Hörspielszenen sprechen alle in der Sendung Beteiligten. Gleichzeitig erfolgt die Wahl so, dass möglichst verschiedene Sprechlagen mit jeweils anderen Spannungs- und Affektgehalten beleuchtet werden und damit eine verhältnismäßig große Breite des stimmlichen Ausdrucks Berücksichtigung findet[3].

Von den Tonbändern wird im ersten Arbeitsgang ein genaues Manuskript mit gekennzeichneten Beispielwörtern angefertigt. Das Abhören geht durch den Versuchsleiter und einen technischen Assistenten in getrennten Räumen, einem Vorführraum, der von Maschinengeräuschen völlig frei ist, und einem Technikraum mit den erforderlichen Geräten und einer zusätzlichen Signalanlage, vonstatten. In Arbeitsperioden von durchschnittlich 120 Minuten kommen jeweils in den frühen Morgenstunden 40 bis 50 Beispielwörter zum Durchlauf. Ergibt sich trotz mehrfacher Wiederholungen keine Eindeutigkeit, wird nach einigen Tagen an dieser Stelle neu eingesetzt. Ebenso bedingen Ermüdungserscheinungen grundsätzlich ein Abbrechen.

Als technische Hilfsmittel stehen zwei hochwertige Magnetofone (AEG-b2, Bandgeschwindigkeit 76,2 cm), eine Verstärkeranlage (25 W) mit gutem Frequenzgang und ein Repetierzusatzgerät zum Magnetofon zur Verfügung.

[2a] s. a. „Fachkonferenz über Mundartforschung in Berlin", Wirkendes Wort, 5. Jg., 1954/55, H. 4, S. 252.

[3] Folgende Sendungen wurden einbezogen: Minna von Barnhelm (Lessing), Egmont (Goethe), Kabale und Liebe (Schiller), Der zerbrochene Krug (Kleist), Die Gewehre der Frau Carrar (Brecht), Dr. med. Hiob Prätorius (Götz), General Land (Zinner), Drachen über den Zelten (Rücker), Der Richter von Zalamea (Calderon), Die Straße der Freiheit (Fast), Der Chirurg (Kornejtschuk), Die toten Seelen (Gogol), Balladen (Schiller), Odyssee (Homer).

Das Repetierzusatzgerät weicht von den bisher gebrauchten, wenn auch seltenen Geräten dieser Art ab (vgl. Fritz Winckel, Repetierzusatzgerät zum Magnetophon für Lautuntersuchungen, Z. f. Phonetik, 5. Jg., 1951, H. 1/2, S. 15 ff.). Da ein Nachbau der im Institut für Phonetik der Humboldt-Universität Berlin vorhandenen Anlage, den Frau Professor Dr. U. Feyer in dankenswerter Weise gestattete, wegen der hohen mechanischen Anforderungen nur ein ungenügend stabiles Ergebnis zeitigte, wandte der Elektromeister unseres Institutes, Herr Werner Prescher, mit gutem Erfolg ein vereinfachtes Verfahren an.

In ein Magnetofon der bezeichneten Bauart wird eine endlos geklebte Bandschleife mit einer Umlaufzeit von ungefähr 1/s eingelegt. Dazu bedarf es keiner besonderen mechanischen Veränderungen. Lediglich der Aufwickelmotor ist abzuschalten. Die Schleife läuft um die beiden vorhandenen Umlenkrollen.

Auf der zweiten Maschine befindet sich indessen das Originalband im Vorlauf und wird durchgehend auf die Schleife übernommen. Mit dem Umstellen der Schleife auf Wiedergabe hört die Überspielung auf. Das festgehaltene Wort kann beliebig oft und bei genau eingepegelten Geräten ohne Qualitätsverlust abgehört werden.

Genügt diese einfache Wiederholung nicht, so erfolgt mit einem Zusatzgerät ein weiteres Zerlegen in Laute und Übergangslaute.

Ein Multivibrator erzeugt eine Rechteckspannung, die sich von 0,8 bis 1,2 Hz regeln lässt. Diese Spannung steuert ein polarisiertes Relais, dessen Schaltkontakt dem 100 mV-Ausgang des Wiedergabeentzerrers parallel liegt. Da die Umlaufzeit der Schleife 1/s beträgt, schließt der Multivibrator immer einen Teil der NF-Spannung kurz. Es hängt von der Schaltfrequenz ab, ob die Ein- und Ausschaltung an der gleichen Stelle erfolgt oder ob eine Vorwärts- oder Rückwärtsbewegung der Schaltstelle den gewünschten Zerlegeeffekt erzielt.

Dem Ohr bietet sich bei einem Satz „Bitte, mach sofort das Fenster zu" (Brecht, Die Gewehre der Frau Carrar) etwa folgendes Hörbild in „bitte":

ƀ - ƀ - ƀ - b - b - b - b^i - b^i - b^i - bi - bi - bi - bid - bid - bid - bit - bit - bit - bit' - bit' - bit' - bit - bit - bit - bid - bid - bid - id - id - id - d - d - d - đ - đ - đ[4].

---

[4] Die Anzahl der aufgezeichneten Laute innerhalb einer Lautgruppe ist willkürlich gewählt, da jeder Laut oder jede Lautgruppe durch die Steuerung des Repetiergerätes beliebig lange Zeit und am selben Ort beliebig oft gehört werden können. Durchstreichen oder Hochstellen eines Buchstaben bedeuten, dass die Klarphase noch nicht erreicht ist; das Zeichen ' bedeutet die Aspiration.

Bei einer Beurteilung des Aspirationsgeräusches in positiv, negativ und indifferent, wird bei positiv eine deutliche Behauchung als unmittelbare Verschlusssprengung (H-Nachschlag) wahrgenommen, während bei negativer Einordnung keine Explosion auftritt. Indifferent zeigt eine geringe Behauchung mit Tendenz zum gänzlichen Schwinden. In der Stufung erscheint k am deutlichsten, t und p folgen mit Abstand. Die Stärken der Behauchung richten sich zudem nach dem jeweiligen Gehalt der Sprechsituation.

Völliges Fehlen der Aspiration lässt sich wohl aus dem Zeitmaß der Sprechabläufe, der Lautstärke und auch der hygienischen Lautausformung begründen.

Tab.1: Behauchung der Explosive in unterschiedlichen Inlautpositionen (Prozent)

	pos.	+ indifferent	negativ	+ indifferent
1. Anlaut bet. Silbe (z. B. *Papier*)	71,1	85,5	14,5	28,9
2. Als Doppelkonkonsonant (*spöttisch*)	46,9	64,6	35,4	53,1
3. Anlaut unbet. Silbe (z. B. *Haken*)	44,4	68,3	31,7	55,6
4. Nebensilben auf -e- (z. B. *Lampe*)	36,7	60,7	39,3	63,3
5. Auslaut in unbet. Silbe (*entschlossen*)	35,8	56,1	43,9	64,2
6. Auslaut bet. Silbe (z. B. *glücklich*)	34,1	55,4	44,6	55,9
7. Konsonantenfolge pt, kt (z. B. *Haupt, Akt*)	32,4	49,7	50,3	67,6
8. –sp– Verbindungen (z. B. *spät, verspielt*)	19,8	41,3	58,7	80,2
9. alle übrigen Nebensilben (z. B. *Mantel, halten, Körper*)	15,5	29,3	70,7	84,5
10. -st- Verbindungen (*Stein, Bestand, nächsten*)	10,7	31,0	69,0	89,3

Tab. 2: Behauchung der Explosive im Wortinlaut (Gesamtübersicht)

		positiv	%	negativ	%	indifferent	%
p	304	77	25,3	170	55,9	57	18,8
t	2413	658	27,3	1288	53,3	467	19,4
k	552	248	44,9	196	35,5	108	19,6
	3269	983	30,1	1654	50,6	632	19,3

Nimmt man zu positiv indifferent hinzu, so sind 1615 Beispiele = 49,4 % behaucht bzw. wenig ausgeprägt behaucht, im zweiten Falle, der Vereinigung von negativ und indifferent, 2286 = 69,9 % nicht bzw. wenig ausgeprägt behaucht.

Das Ergebnis dieser objektiv-subjektiven Lautuntersuchung, die unter Einbeziehen von Geräten mit dem sprechkundlich geschulten Gehör wertet, dürfte die These einer grundsätzlichen Behauchung der deutschen Explosive widerlegen.

Wenn sich bei Sprechern, die eine überdurchschnittliche Lautungsstufe gewohnt sind, derartige Abweichungen offenbaren, um wie vieles weniger ist bei jenen, die unbewusst, wenn auch in Achtung vor der Muttersprache lauten, eine unbedingte Behauchung der Explosive zu erwarten. Das Leugnen dieser Realität übersieht die Sprechwirklichkeit. Eine Fiktion aber eignet sich für die Praxis auch dann nicht, wenn pädagogisch ein Mehr angelegt werden soll, um nach Abzug der menschlichen Trägheit die Norm dennoch zu erreichen.

Erstveröffentlichung in:
Wiss. Z. Univ. Halle, Ges.-Sprachwiss. R. IV, 1955, 625–626.

Hochlautung und Kunstgesang*

1 Zur Textverständlichkeit im Kunstgesang

Die Frage nach der Textverständlichkeit im Gesang ist historisch. Sie wurde für den Bereich der Bühne Gegenwart, als Ende des 16. Jahrhunderts das „dramma per musica" um seiner Wirkung willen den allgemeinen Affektausdruck der Musik differenzieren musste, um die Handlung in genaueren Abläufen dem Hörer zu übermitteln. Ein deutsches Beispiel dieser Stilgattung, die „Daphne" von Heinrich Schütz nach dem von Opitz zubereiteten Text des Rinuccini, könnte wohl Aufschluss geben, insbesondere, wenn die sprachlichen Bestrebungen von Opitz Berücksichtigung finden.

Die Anforderungen wurden bei Richard Wagner im „Musikdrama" noch gesteigert, der rückgreifend den Sänger als gleichwertigen Schauspieler, also Sprecher verlangt. Der oft genannte Bericht Heinrich Laubes über eine Tannhäuseraufführung, während der auf der Bühne bei der „Romerzählung" plötzlich alles außer sich ist, der Zuschauer oder Zuhörer aber keineswegs auch nur erraten kann weshalb, weil der Sänger unverständlich war, sei erinnert.

Die erschütternde gegenwärtige Praxis belegt die Gepflogenheit, einer jeden Oper im Programmheft eine aktweise zusammengefasste Inhaltsangabe mitzugeben. Selbst der solistische Liederabend verschmäht nicht einen gedruckten Hinweis mit der wörtlichen Wiedergabe der gesungenen Texte. Immer wieder nachgeprüfte Versuche ergeben, dass von wirklich unbekannten Werken die Richtung der allgemeinen Entwicklung, kaum aber genauere Einzelheiten auszumachen sind, besonders dann nicht, wenn Handlung oder Szene ein Ablesen des Wortes von den Lippen unmöglich machen.

---

* Der Aufsatz beabsichtigt eine Ergänzung meiner Ausführungen in „Kurze Einführung in die Grundlagen der Sprecherziehung", Z. Deutschunterricht, 9. Jg., 1956, H. 5, S. 290–299 und H. 6, S. 353–365.

Für den Rundfunk liegen die Verhältnisse noch schlechter, da lediglich das akustische Phänomen ausstrahlt, Mimik, Gestik, Bühnenbild und Kostüm aber wegfallen. Dem Rundfunkprogramm gebührt besondere Beachtung, weil wir, konserviert und bis zu einer fiktiven Höhe der Vollendung geführt, den Gesang, ob solistisch, choristisch oder innerhalb des Dramas, am häufigsten aus ihm schöpfen. Genau wie auf der Bühne oder im Konzertsaal hat das hörende Ich keine Möglichkeit, sich Unverstandenes wiederholen zu lassen. Die Flüchtigkeit des einen Hörbildes birgt somit Genuss oder Verdruss. Theater und Funk haben zudem Bildungsaufgaben. Sie verkörpern bewusst oder unbewusst Vorbilder, an ihnen wird die eigene Leistung gemessen.

Ernst Fleischhauer[1] hat 1942 die Gesangsaussprache im Rundfunk untersucht. Er kommt bei einer Benotung von 1 = völlige Textverständlichkeit, 2 = einzelne Wörter nicht verstanden, 3 = einzelne Wörter nur verstanden und 4 = nicht ein Wort verstanden für das Kunstlied auf 2,30, die Opernarie auf 2,83, das Volkslied auf 2,42, das volkstümliche Lied auf 2,52, das Operettenlied auf 2,79, den Schlager auf 1,53, das mehrstimmige Lied auf 3,63, das Volkschorlied auf 3,41, das volkstümliche Chorlied auf 3,55, den Opernchor, ebenso den Operettenchor auf 4 in der Durchschnittserrechnung.

Neuere Untersuchungen an Rundfunksendungen[2] zeigen bei einer Beurteilung von 1–5 (1 = alle Worte verständlich, 2 = wenige Worte nicht verständlich, 3 = etwa die Hälfte der Worte verständlich, 4 = nur wenige Worte verständlich, 5 = kein Wort verständlich) noch eine Verschlechterung: für das Kunstlied 3,3, die Opernarie etwa 4, das Operettenlied 3, das Chorlied 4, den Opernchor 3,5 und den Schlager allerdings 1, wobei Schlager etwa mit Chanson identisch sein dürfte.

Ganz allgemein stellt sich die Frage nach den Gründen für die schlechte Textverständlichkeit sowohl auf der Bühne als auch im Rundfunk der Beantwortung. Zwei Komplexe dürften schuldig sein:

1. Die Komposition
   a) durch falsche und verzerrte Deklamation
   b) durch ungeeignete Einbettung der Singstimme in den Begleitpart usw.

---

[1] Ernst Fleischhauer: Die Gesangsaussprache im Rundfunk. Zur Wortverständlichkeit. In: Rundfunkarchiv, Berlin 1942, H. 2.

[2] Jutta Schwiefert: Zur Verständlichkeit der Gesangstexte in Sendungen des Deutschen Demokratischen Rundfunks in der Zeit vom 20. September bis 23. Dezember 1954, Sprechwissenschaftliche Diplomarbeit, Halle 1955, ungedruckt, Anhang, S. 6.

2. Die Interpretation
   a) durch den Sänger
   b) durch den Begleiter
   c) durch die Technik, Inszenierung usw.

Während z.B. im 19. Jahrhundert die Dichtung die Vertonung des Liedes souverän trägt, war zu anderen Zeiten eine Art Textunterlegung gebräuchlich. Klopstock fordert deshalb, bezeichnend für das in seiner Zeit Neue: „Wenn die Musik das Gedicht ausdrückt, so ist sie Gesellin..."[3]. Steht die Kantilene, wie u. a. bei der italienischen Arie, im Vordergrund, dann gilt es einen Kompromiss herbeizuführen. Dies trifft gleicherweise für alle Übersetzungen zu, die wohl sinngetreu angefertigt wurden, aber der eigentlichen ursprünglichen melodischen Linie nicht mehr folgen und Divergenzen heraufbeschwören. Ein bekanntes Beispiel bieten die italienisch konzipierten Opern Mozarts. Erst unser Jahrhundert hat das Auseinanderklaffen von Text und Musik beseitigt.

Ebenso sollte bei dem (mitunter) als „unsangbar" erklärten Johann Sebastian Bach und seinen Zeitgenossen die Identität des Wortes mit einer optisch wahrnehmbaren Ausdeutung im Notenbild nicht übersehen werden. Selbstverständlich gibt es daneben Komponisten, denen das Wort unzweifelhaft Dienerin der Musik bedeutet. Beide unterschiedlichen Bindungstendenzen lassen sich wahrscheinlich zu allen Zeiten nachweisen.
Dass die Qualität des Interpreten dabei manches auszugleichen vermag, haben sprachliches und musikalisches Kunstwerk wohl gemeinsam.

Auf eine Reihe allgemeiner Beispiele sei noch verwiesen, auf die strophenweise Vertonung von Volksliedern, insbesondere in der Chorliteratur. Die Melodik gestattet meist lediglich in der ersten Strophe eine ungezwungene Einheit mit dem Text. Während der Solist von der Sprache her korrigierend eingreift, sollte dem Chordirigenten durch Wegfall der – ursprünglich nicht vorhanden gewesenen – Taktstriche die Möglichkeit geschaffen werden, auch in den anderen Strophen mit entsprechenden Dirigiervarianten sprachrichtig zu deklamieren.[4] Die Gesangsliteratur könnte so zu dem Ursprung zurückfinden.

Schwieriger dürfte ein Eingriff in die Gestaltung der Komposition selbst sein. Die ungeeignete Führung der Singstimme im Musikpart lässt sich durch Zurücknahme der instrumentalen Dynamik bessern, bzw. durch Verschieben der Abstände zwischen Sänger, Orchester und Hörer oder gegebenenfalls Mikrofon.

---

[3] Klopstocks sämtliche Werke, Leipzig 1854 (Ausgabe Göschen), Bd. 5, S.334, Nr. 89.
[4] Vgl. Robert Keldorfer: Die Aussprache im Gesang, Wien 1955, S. 33. (Heft 9 der Reihe „Sprecherziehung", hrsg. von Felix Trojan).

In der Interpretation müsste die Ausbildung des Sängers auch sprecherisch soviel Qualität haben, dass sich Klagen erübrigen. Die Fehlerquelle beruht weniger auf stimmlichen Mängeln, obwohl die Kontaktbehinderungen gerade durch die Normabweichungen nicht verkannt werden dürfen – sie erzeugen Unbehagen im Hörer – sondern auf der genannten unverständlichen Wiedergabe des zu singenden Textes, auf den ein Anspruch besteht. Den Beleg hierzu führt jeder nichtsynchronisierte fremdsprachige Opernfilm in der Beurteilung durch einen wesentlichen Teil des Besucherkreises. Außerdem hemmt für den deutschen Gesang die schlechte Aussprache ohne Zweifel die gesangliche Ausbildung, weil allein die muttersprachliche Artikulationsbasis eine hygienisch günstige Ausgangslage anbietet.

Ebenso ist die Wahl des geeigneten Begleiters von Bedeutung, der dem Wort von Fall zu Fall Gerechtigkeit widerfahren lässt. Die Bühnentechnik, d.h. die Inszenierung weiterhin sollte mehr Wert auf Wortverständlichkeit legen und die Absehmöglichkeit von Sprache, selbst zu ungunsten des Bühnenbildes oder der Bühnenausleuchtung mit berücksichtigen. Auch die Stellung des Sängers im Bühnenraum oder Konzertsaal bedarf der Erwähnung.

Die an sich starke Stilisierung des Singens, wir haben vielleicht eine Parallele zur sprachlichen „Deklamation" vor uns, würde manche Freizügigkeit gestatten. Die Größe des Raumes ist gleichfalls einzubeziehen. Bestimmte Liedliteratur oder auch Bühnenwerke gehören nicht in den Großraum und können ohne Schaden für eine richtige Interpretation nicht andersartig umgesetzt werden. Das bedeutet eine Vertrautheit des Opernregisseurs auch mit der Sprechwissenschaft.

Welche Forderungen können aber Anspruch auf Erfüllbarkeit erheben: R. Merten[5] verlangt Wortverständlichkeit im strengsten Sinne beim Liedgesang, speziell natürlich beim Einzelgesang. Der mehrstimmige polyphone Chorsatz kann nur Sinnverständlichkeit ergeben. Homophone Chöre hingegen verpflichten zur Wortverständlichkeit. Die Oper lässt allein Affektverständlichkeit zu, da alle ihre großen musikalischen Geschehnisse Affektabläufe sind und den Wandel eines Affektes in den anderen musikalisch darstellen. Affektabläufe sind ihm nicht Handlung, sondern nur Zustandsbilder. Die großen Arien oder Ensembleszenen der Opern leben von der Kraft der Komposition, sie bedürfen nur einer Stichwortverständlichkeit.

---

[5] Reinhold Merten: Zur Frage der Wortverständlichkeit bei Lied-, Chor- und Opernübertragungen. In: Schriften zur Sing- und Sprechkultur, Bd. 1, Bericht über die Arbeitstagung des deutschen Fachbeirats in Wien am 3. und 4. April 1940, München und Berlin 1940, S. 86 ff.

Dies mag für die Oper bedingt Anerkennung finden, es hat jedoch keine Gültigkeit für das Genre des Musikdramas und für die Solis aller Opern. Ensemblesätze gestatten im Allgemeinen nur Affektverständlichkeit, die Einzelstimme dagegen, vor allem auch im Rundfunk, hat bis zur Wortverständlichkeit Qualität zu bewahren.

Wenn also Wortverständlichkeit bei allen solistischen gesanglichen Leistungen, ob auf der Bühne oder im Rundfunk, Sinnverständlichkeit bei homophonen Chorsätzen und bedingt auch bei polyphonen und Affektverständlichkeit bei Ensemblesätzen gefordert werden muss, zeichnet sich damit der Weg des deutschen Gesangsunterrichtes, der Sprechen und Singen gleichberechtigt nebeneinander stellen und im Allgemeinen mit der grundlegenden Sprechstimmbildung beginnen dürfte.

Dass im deutschen Sprachraum oder bei deutschen Texten, die gesungen werden, die Gesetze der deutschen Sprache im Vordergrund stehen, also keine Anleihen bei den Gesangstechniken anderer Sprachen möglich sind, bedarf keines Beleges mehr. Jede Übernahme des bel canto im engen Sinne, also der Lautungsgewohnheiten der italienischen Sprache, bedeutet für den deutschen Gesang Unphysiologisches, Verkrampfungen und Verspannungen, die mit Gewissheit früher oder später zu Schädigungen führen.

Das Singen eines deutschen Textes kann lediglich auf der Grundlage der Gesetze der Artikulationsbasis der deutschen Sprache erfolgen[6], d. h. genauso wie beim Sprechen ist das Ansatzrohr zu den für die Lautungsnorm erforderlichen Artikulationen in Bereitschaftslage. Die Lippen streben zu kräftiger Ausformung des Lautes. Sie sind nahezu grundsätzlich von den Zähnen abgehoben. So entstehen naturnotwendig Neigung zur Stülpung und Hochrundeinstellung. Die Öffnungsweiten liegen bei Vokalen zwischen 25 mm (a) und etwa 10 mm (i) bei lockerer Unterkiefereinstellung. Die Zunge hält bei der Mehrzahl der Laute den Kontakt mit den unteren Schneidezähnen. Das Velum begünstigt mit wenigen Ausnahmen eine gesunde nasale Setzung. Der Kehlkopf befindet sich in naturgemäßer, relativer Tiefstellung. Vokaleinsätze im Anlaut erfolgen mit hygienischem, physiologischem Glottisschlag.[7]

Die Eigenart unserer Sprache rückt das konsonantische Gerüst kennzeichnend in den Vordergrund. Carl Ludwig Merkel hat 1866, wenn auch mit Blick auf die

---

[6] Der genetische Unterschied zwischen Sprech- und Singstimme nach Husson kann hierbei unberücksichtigt bleiben.

[7] Vgl. Hans Krech: Zur Artikulationsbasis der deutschen Hochlautung. In: Z. f. Phonetik u. allg. Sprachwiss., 8. Jg., 1954, Zusammenfassung, S. 107.

gesprochene Sprache, betont, dass man das Wesen „eines deutlichen, verständlichen, eindringlichen Vortrags" fälschlich in „kraftvoller Tongebung" suche, die Vokale markiere und darüber die Konsonantenbildung vernachlässige.[8]

Richard Strauss wendet sich 1924 gegen diese beinahe übliche Vernachlässigung der Konsonanten. „Ton und Wort des Sängers (müssen) immer verständlich bleiben, sei der amtierende Dirigent noch so herzlos"[9]. Allein der „regelrecht gebildete Konsonant (durchdringt) jedes, auch das brutalste Orchester..., während der stärkste Gesangston selbst auf dem besten Vokale a von einem auch nur mezzoforte spielenden Klangkörper von 80–100 Instrumentalisten mühelos übertönt wird. Für den Sänger gibt es gegen ein polyphones und indiskretes Orchester nur eine Stoßwaffe: Den Konsonanten."[10]

Auch für Artur Honegger[11] ist der Vokal dem Konsonanten an Bedeutung unterlegen. Der Konsonant „übernimmt die Rolle der Lokomotive, die das ganze Wort hinter sich herzieht. In der klassischen Gesangskunst, im Reiche des Belcanto, war der Vokal der Herrscher, denn auf A – E – I – O – U kann man den Ton so lange halten, als man nur will. Heute schleudern in einer dramatischen Deklamation die Konsonanten das Wort in den Saal, sie hämmern es".

Die Konsonanten hämmern das Wort, sie wirken der im deutschen Gesang auch nach R. Strauss' Meinung[12] häufigen Verlagerung der Artikulationsbasis entgegen, sie helfen somit Sänger, Hörer und Kunstwerk in der Erfüllung arteigener, berechtigter Ansprüche.

Die oft erhobene Klage des Heiserwerdens bei intermittierenden Sprechtexten beruht auf dem Nichteinhalten der sprecherischen Grundlagen, einem Forcieren wegen ungenügender Ausformung der Konsonanten, zum anderen aber in dem Nichtfinden der normalen Sprechstimmlage, der Indifferenzlage, die für den Bassisten etwa um G–A, den Bariton um A–H, den Tenor (auch den hohen Tenor) um c, den Alt um g–a, den Mezzosopran um a–h, den Sopran (auch den Koloratursopran) um c^1 liegt. Diese Indifferenzlage kann bei dem gemeinhin nicht vorhandenen absoluten Gehör nur mit Hilfe der Erfahrung an Körperempfindung, Muskelspannung usw. erlangt werden, da bei der Beeinflussung

---

[8] Carl Ludwig Merkel: Physiologie der menschlichen Sprache (physiol. Laletik), Leipzig 1866, S. 404.
[9] Richard Strauss: Intermezzo, Vorwort (28. Juni 1924). Berlin 1924 (o. S.).
[10] Richard Strauss, a. a. O.
[11] Artur Honegger: Ich bin Komponist, Zürich 1952, S. 109 (Über Antigone).
[12] Vgl. Richard Strauss, a. a. O.

des Gehörs durch den letzten Gesangston oft Fehlsteuerungen entstehen.[13] Die Bedeutung der Indifferenzlage ist besonders für den Bühnensänger und den Musikerzieher wesentlich, die beide vom Singen zum Sprechen wechseln müssen. Jedes Überschreiten der angeführten Begrenzungen auf längere Zeit oder in hohem Spannungsgrad führt zu Schädigungen.

2 Die Vokale

2.1 Die Vokale als Oral-Nasal-Laute

Die Vokale werden grundsätzlich des Wohlklanges und des Fernens wegen mit mehr oder weniger starker Gaumensegelöffnung nach den Nasenräumen gebildet. Den Grad der Nasalitätsbeteiligung kann lediglich der Lehrer bestimmen und überhören.

Die Nasalität der Vokale hängt von der Affektlage des Textes ab, der je nach Gehalt faukale Weite oder faukale Enge (Trojan[14]) erzeugt. So haben Lustempfindungen u.a. faukale Weite, Unlustempfindungen faukale Enge, ein Öffnen oder Verengen der Gaumenbögen zum Empfang oder zur Verweigerung der angebotenen Empfindung, wenn wir das Bild weiterführen. Mit der nasalen Setzung der Vokale ist weitgehend die Echtheit und Wahrhaftigkeit der gesanglichen Aussage, das Timbre der Stimme und ihre Einwirkung auf den Hörer gekoppelt. Sie ist weniger technisch erlernbar, als aus dem Einfinden in den Gehalt des gesungenen Wortes zu entwickeln. Da zudem die Reaktion des Hörers gerade auf die dem endothymen Grunde entstiegenen Gehalte der sprachlichen oder gesanglichen Mitteilung sehr fein anspricht, kann durch Vergriff aus der Dissonanz zwischen wiedergegebener Mitteilung und der normalen, erwarteten Aufnahmestellung im Hörer eine Kontakthemmung eintreten. Mit anderen Worten, faukale Weite bewirkt auf der Gegenseite faukale Weite, faukale Enge wiederum faukale Enge, so dass bei Fehlhaltungen oft wesentliche Teile der Aussage nicht ankommen. Eine Mitteilung aber, die den Empfänger nicht trifft, verliert ihren Sinn.

---

[13] In Beethovens „Fidelio", II, 2 wurde z.B. das von Rocco gesprochene „Das ist natürlich, es ist ja so tief", stark gepresst, etwa eine Terz zu tief beobachtet .

[14] Felix Trojan: Der Ausdruck von Stimme und Sprache, Eine phonetische Lautstilistik, Wien 1948 (Wiener Beiträge zur Hals-, Nasen- und Ohrenheilkunde, hrsg. von C. Wiethe, Bd. I), S. 146 ff., 2. ergänzte Aufl. unter dem Titel „Der Ausdruck der Sprechstimme", 1952, S. 146 ff.

2.2 Neutralisation und Quantität der Vokale

Die Vokale müssen ihren Klangcharakter bewahren. Eine Neutralisierung kann nur in hohen oder höchsten Sopranlagen gestattet sein, z.b. i in Richtung auf ü usw. Länge und Kürze hängen oft von der Komposition ab. Jedoch sind, soweit angängig, auch gegen einen Verstoß des Komponisten die etwa normalen Verhältnisse herzustellen bzw. zu erhalten.

2.3. Die Vokaleinsätze

Vokale werden im Gesang häufiger als in der gesprochenen Sprache übergebunden. Macht sich ein neues Einsetzen erforderlich, so wird entgegen der bisherigen Meinung in der Praxis öfter der Glottisschlag als der sogenannte weiche Einsatz verwendet. Aus Gründen der Textverständlichkeit ist dies unbedingt begrüßenswert. Vorausgestellt sei, dass seit Rudolf Schillings 1938 erfolgter Klarstellung[15] zwei Arten von Glottisschlageinsätzen zu unterscheiden sind, ein physiologischer und ein pathologischer. Die physiologische Form ist völlig hygienisch. Sie hat die gleiche Ausdrucksfähigkeit wie der weiche Einsatz und kann nach der stimmlich unschädlichen Sprengung, einer Lösung der Stimmlippen, den gleichen Schwellton entwickeln. Dies bewirkt im vokalischen Wortanlaut oder Neuansetzen eine Hebung der Verständlichkeit des Textes und vermag alle früheren Beispiele wie „Himmel-sau" für Himmelsau oder „Grossist Jehova" für Groß ist Jehova bzw. „da –sechzehnte Kind" für das ächzende Kind[16] oder „da- sauge ewig" für das Auge ewig... zu entkräften, da der Fehler nicht nur im Überbinden, sondern im Nichterkennen eines deutschen Sprachlautes, des dem anlautenden Vokal im Allgemeinen vorangehenden Kehlkopfexplosivlautes, beruht.

Neuere Untersuchungen[17] ergaben, dass von 2033 experimentell untersuchten Gesangseinsätzen neben 43,24 % übergebundenen 17,61 % physiologische Glottisschlageinsätze bei nur 16,63 % neu eingesetzten weichen auftreten. Die Übernahme von Rundfunksendungen macht die Untersuchung unbefangen. Sie

---

[15] Rudolf Schilling: Über Stimmeinsätze. In: Bericht über den internat. Kongress Singen und Sprechen in Frankfurt a. M. 1938, München – Berlin o. J. (1938), S. 231 ff.

[16] Vgl. Robert Keldorfer: Die Aussprache im Gesang, a. a. O., S. 31, 56.

[17] Eva-Maria Schuppener: Der Glottisschlageinsatz in der deutschen Gesangsaussprache von Julius Hey bis zur Gegenwart. Sprechwissenschaftliche Diplomarbeit, Halle 1955, ungedruckt, S. 88 ff.

belegt auf der anderen Seite den etwa besten Stand der Sängerauswahl. Der physiologische Glottisschlag tritt nicht nur, wie man früher annahm, bei besonderer Akzentuierung auf, sondern folgt zumeist den natürlichen Gesetzen der deutschen Sprache. Ihn vermeiden zu wollen, hält nicht mit der wissenschaftlichen Entwicklung Schritt. Insbesondere sollte sich die Gesangsausbildung hiermit vertraut machen. Der Glottisschlageinsatz war nach der bisherigen Regelung dem Koloraturgesang vorbehalten. Er kommt in unseren Erhebungen ebenso häufig bei tiefen Männer- und Frauenstimmen vor. Erstrebenswert wäre eine – allerdings nicht beobachtete – Regelmäßigkeit dieses Einsatzes nach einer Sprechpause, d. h. gesanglichen Pause, da die gesprochene Sprache normalerweise so verfährt. Innerhalb der gesanglichen Phrase trat jedoch der Glottisschlag seltener als bei parallelen Verhältnissen im Wortblock oder Sinnschritt auf. Das allzu häufige Überziehen der Silbenauslaute kann keinesfalls als Zeichen einer guten deutschen Gesangsausbildung angesehen werden. Vollwertigen Ausgleich bietet die Schulung des physiologischen Glottisschlages, den bereits Manuel Garcia in seiner grundlegenden Bedeutung auch für die Stimmbildung erkannt hatte. Der pathologische Glottisschlag ist hingegen zu vermeiden, ebenso der gehauchte Einsatz, der nur bei H im Anlaut über Berechtigung verfügt.

Der Gesang kann nicht für sich in Anspruch nehmen, die Muttersprache willkürlich abzuwandeln. Letztlich sollte man an den wirklichen Abläufen in der Praxis nicht vorübergehen und Theorie und Praxis mit den Gegebenheiten der deutschen Sprache in Einklang bringen.

2.3 Die wesentlichen Lautungsfehler bei Vokalen

Vokalumfärbungen beruhen auf zu starker oder zu geringer Ausformung im Lippenbereich, zu großer oder zu geringer Öffnungsweite, mangelhafter Zungenkontaktstellung mit den unteren Schneidezähnen, so dass Verlagerungen entstehen, zu großer oder zu geringer Gaumensegelöffnung nach den Nasenräumen, zu großer (Pressen) oder zu geringer Spannung (Nuscheln) und endlich grundlegend auf einer falschen zentralen Steuerung für den Laut, der durch Tonband erst objektiv bewusst gemacht werden muss. Da der Gesang bis zu einer für die Sprache nicht denkbaren Grenze stilisiert, kommt diesen Umfärbungen, durch gehaltene Notenwerte usw. verdeutlicht, besondere Beachtung zu.

A:
Oft sind Anklänge an O zu hören. Sie beruhen auf zu geringer Öffnungsweite im Lippen- und Zahnbereich und auf einem Zurückziehen, bzw. Aufwölben der

Zunge ähnlich der O-Bildung. Damit verbunden zeigen sich Pressbewegungen. Zu heller Klang des A ergibt sich bei flacher Lippenausformung und einer Zungenlage, die sich derjenigen bei E nähert. Pathologische Einsätze sind Folgen von Verlagerungserscheinungen.

E:
Zu starke Spannung erzeugt I-, übertriebene Stülpung Ö-, zu starke Entspannung und Entrundung Ä-Klang. Besondere Berücksichtigung erfordert für den deutschen Gesang das E der Neben- und Endsilben. Es ist grundsätzlich „in die Resonanz hereinzunehmen"[18], d.h. hat noch stärker als in der gesprochenen Sprache eine nasale Setzung. Ein dem Ö angenäherter Laut entsteht, der zur Verständlichkeit und Tragfähigkeit der deutschen Sprache unentbehrlich erscheint. Besonders die chorische Arbeit kann auf dieses E nicht verzichten, wenn sie den Chorklang im Bereich des Ästhetischen halten will. Pathologische Einsätze lassen sich mit lockerer, hochrunder Lippenstellung in gleicher Weise vermeiden. Das Endsilben-E hat keine Bindung an den Klang der Stammsilbe. Auf größere Notenwerte muss bei diesem Laut zeitgerecht ein Diminuendo einsetzen.[19]

Ä:
Anzustreben ist eine mittelfarbige Bildung, die zwischen dem geschlossenen E in „See" und dem ehemals übertrieben geöffneten Ä der Bühne wie in „Träne" vorliegt.[20] Verdeutlichungsbestrebungen stehen jenseits des Sprachrichtigen.

I:
Das I wird häufig nach Ü umgedeutet. Dieses beruht äußerlich auf zu starker Rundung und Stülpung, wobei bemerkt werden muss, dass sowohl I als auch E Hochrundlippeneinstellung benötigen, im Wesentlichen aber auf falscher Steuerung und Verzerrung des Hörbildes der eigenen Sprache. Pathologische Einsätze fallen durch die Physiologie des Lautes nicht ins Gewicht.

O:
O wird klanglich oft zu A. Die äußeren Gründe sind mangelnde Rundung und Stülpung, die wesentlicheren falsches Hörbild der eigenen Lautung. Umgekehrt kann U-Klang eintreten bei zu starker Spannung und übertriebener Stülpung und

---

[18] Vgl. Hans Krech: Die Grundlagen des Sprechens. In: Wiss. Z. Univ. Halle, Jg. 3, 1953/54, H. 2, S. 492.

[19] Vgl. R. Keldorfer, a. a. O., S. 11.

[20] Rudi Teske: Zur Lautung des „Ä" in Hörspielsendungen und Programmansagen des Deutschen Demokratischen Rundfunks, Sprechwissenschaftliche Diplomarbeit, Halle 1956, ungedruckt, Zusammenfassung, S. 82 f.

evtl. Rückverlagerung der Zunge. Pathologische Einsätze sind selten. Sie beruhen dann auf Verlagerungserscheinungen.

Ö:
Ö wird durch zu große Öffnungsweite zum Ä, durch verstärkte Stülpung zum Ü, besonders deutlich, wenn mit der genannten Lippenausformung eine entsprechende Zungenreaktion gekoppelt ist, also einmal nach E, zum anderen nach U hin.

U:
Zu starke Entspannung und zu große Öffnungsweite erzeugen einen A-ähnlichen Laut, mangelhafte Stülpung und Rundung ein O. Insbesondere ist bei U und O auf Zungenkontaktstellung zu achten, um allgemeiner Verlagerung vorzubeugen. Pathologische Einsätze sind selten anzutreffen.

Ü:
Ü wird leicht durch zu starke Entspannung und falsch Lautassoziation in der zentralen Steuerung zu I. Ebenso kann Ö-Klang vorhanden sein, wenn mangelhafte Rundung und Stülpung eintreten.

Die Diphthonge

Besonders wesentlich ist die Feststellung P. Menzeraths[21] für den Bereich des Gesanges, dass der Diphthong aus zwei Vokalen und aus nichts weiter besteht. Diese in der Methodik der Sprechwissenschaft längst übernommene These stellt eine der Aussprachegeln auch des Gesanges, obwohl sich experimentell weitere Laute nachweisen lassen. Die Vergrößerung der Haltewerte verlangt eine völlig saubere Artikulation der Diphthonge im Sinne der Regelung der deutschen Hochlautung durch Theodor Siebs.[22] Diphthonge auf kurze Notenwerte folgen in der Lautung der Sprechsprache, während man auf lange Notenwerte abweichend den ersten Vokal so lange als möglich hält, z. B. fast bis zum Ende einer Figuration, um dann den zweiten so kurz als angängig anzufügen. Im Chorgesang gilt dies noch betonter.

---

[21] Paul Menzerath: Der Diphthong. In: Phonetische Studien, H. 2, Bonn-Berlin 1941.
[22] Theodor Siebs: Deutsche Bühnenaussprache, Hochsprache, 15. Aufl. Köln 1930, S. 56 ff.; auch 16. völlig neu bearbeitete Aufl., hrsg. v. H. de Boor und P. Diels unter dem Titel „Siebs, Deutsche Hochsprache, Bühnenaussprache", Berlin 1957, S. 57 ff.

Ei, Ai (Ey, Ay):
Der Laut wird einheitlich aus kurzem ungespanntem A und sehr kurzem gespanntem E gebildet. Man hüte sich vor einer zu starken Beeinflussung durch das Schriftbild und dem Einsatz auf E. Ebenso ist eine zu starke Schließung des A in Richtung O zu vermeiden.

Au:
Au wird aus kurzem ungespanntem A und sehr kurzem gespanntem O gebildet. Bildungen aus A und U, O und U und A und E sind fehlerhaft.

Eu (Äu):
Der Laut besteht aus kurzem ungespanntem O und sehr kurzem gespanntem Ö. Als Fehler treten auf Entrundung zu A und E oder eine Überbewertung des I, also O und I.

Die geringen I-Nachschläge sowohl bei AE als auch bei OÖ dürfen nicht berücksichtigt werden, ebenso nicht der U-Nachschlag in AO, da sie ohne bewusste Steuerung etwa in den erforderlichen Werten der Hochlautung eintreten, bei jedem bewussten Anlauf aber aus der Norm herausbrechen.

3 Die Konsonanten

Während die Vokale, abgesehen vom E der Nebensilben, grundsätzlich immer gesungen werden, besteht je nach dem Grad der sängerischen Ausbildung und der Scheu vor einem Unterbrechen der Kantilene die Neigung, Konsonanten auszusparen. Erfahrungsgemäß werden hiervon besonders die Explosive in ihrer stimmlosen und stimmhaften Form betroffen. Die Wortverständlichkeit von Rundfunksendungen leidet weiterhin an dem Fehlen verschiedener anderer Konsonanten, z.B. F, Ch, S, Z und auch N, die überdies häufig undeutlich beobachtet wurden, was bei S und Z vor dem Mikrofon nicht Wunder nehmen dürfte, in den anderen Fällen jedoch keine befriedigende Erklärung findet.[23]

Vokale erleiden im Gegensatz zu den Konsonanten temporale Veränderungen. Das Verhältnis Vokal – Konsonant verschiebt sich somit. R. Keldorfer[24] konnte experimentell feststellen, dass die Konsonanten im Gesang, jeweils vor der Zählzeit des Vokals gelautet, sinngemäß wie eine Art Vorschlag behandelt

---

[23] In der Mozart-Arie „Im Mohrenland gefangen war…" (Entführung aus dem Serail) wurde u. a. in der Schlusszeile für „Fort war sie, hopsasa": „Hopsasa, hopsasa", „Gott fand sie, hopsasa" und „Fragt sie ob Hopsasa" abgehört.
[24] R. Keldorfer, a. a. O., S. 17.

werden. Dies deckt sich durchaus mit den üblichen Gepflogenheiten, u.a. mit den Ausführungen von A. Iffert (1920)[25], findet naturgemäß aber seine Grenze im sprachrichtigen Hörbild.

Zu vermeiden sind Portamenti zwischen stimmhaften Konsonanten, besonders M, N, L, W, S, R und Vokal. Diese Laute müssen bereits in der Vokaltonhöhe anklingen. Alle Konsonantenbildungen erfolgen soweit als möglich zwischen Lippen und – als hinterer Grenze – dem Ende des harten Gaumens, wenn wir von H absehen. Zu vermeiden sind unnötige Engen, d.h. Fehlspannungen. In der Bildungsstelle erfolgt bedingte Angleichung an benachbarte Laute bei einer Tendenz zur Vorverlagerung der Artikulationsbasis und elastischen, federnden Lautgriffen.

M:
Noch mehr als in der Sprechsprache ist auf Entspannung und Klangfülle zu achten.

N:
Es empfiehlt sich ab und an, besonders bei vorliegender Prognathie, das N im Gesang dorsal zu bilden, die Zungenspitze also hinter den unteren Incisivi zu belassen. Die Öffnungsweiten richten sich nach den benachbarten Lauten.

W/F (V):
W und F und das je nach Lautung dem W oder F folgende V sind Zahn-Lippenlaute (Labio-dentale), eine doppellippige (bilabiale) Bildung entfällt wegen der geringen Klangkraft. F darf nicht die Stimmhaftigkeit eine folgenden oder vorausgehenden Vokales annehmen und zum W tendieren, z.B. fand – wand , seufzt – seuwzt, Würfel – Würwel usw.

L:
Der Laut kann gelegentlich dorsal gebildet werden. Für den Gesang ist grundsätzlich eine Artikulationstelle im Bereich der Frontzähne anzustreben, unilaterale oder bilaterale Form haben keine wesentlichen Klangunterschiede.

S:
Stimmhaftigkeit und Stimmlosigkeit sind zu beachten. Normabweichungen (Sigmatismen oraler oder nasaler Art) fallen für den Gesang noch stärker ins

---

[25] August Iffert: Allgemeine Gesangschule, 8. Aufl., Leipzig 1920, A. Theoretischer Teil, S. 63: Der Vokaleinsatz „fällt mit dem Eintritt des Taktteils zusammen; die den Vokal anlautenden Konsonanten sind dem der Silbe zugehörigen ersten Taktteil kurz voranzunehmen".

Gewicht und müssen therapeutisch grundsätzlich eingeglichen werden.
Z ist T und S. Bei Prognathien empfiehlt sich für den Gesang eine dorsale T-Bildung, um Lautungsunschärfen auszuschließen.
X ist K und S, auch in den Schreibungen Chs, Gs, Cks. Bei Chs im Inlaut ist eine Aussprache mit stimmhaftem S, z.B. Füchse, zu vermeiden, ebenso eine Lautung des Chs als Ach-Laut und S, z.B. wach-sen u. ä.
Sch ist in deutschen Worten stimmlos.

P (B), T (D), K (G):
In der Gruppe der Explosive treten die üblichen Verwechslungen zwischen stimmlos und stimmhaft auf, im Gesang oft zugunsten der Stimmhaftigkeit oder eines stimmhafteren anderen Lautes im Sinne der Assimilation, so z.B. trank – drank, zarte – zarde, Klang – Glank, schwebt – schwewt, Liebe – Liewe, bleibet – bleiwet usw. Oft fehlen auslautendes B (P), D (T), G (K), ebenso oft wird G fälschlich zum palatalen Reibelaut Ch umgedeutet, Augenstern – Auchenstern, Weg – Wech usw.
In Bezug auf die Behauchung gelten die Regeln der gesprochenen Sprache sinngemäß, jedoch tritt bei auslautenden Explosiven häufig ein Überbinden zu folgendem Vokal ein, soweit dies der Textsinn zulässt, unter Wegfall der Behauchung, z.B. „er leert – ihn jeden Schmaus" usw. Dasselbe gilt bei folgendem stimmhaftem Konsonanten, z.B. „folget – mir nun" usw.
Bei der Bildung des Ng ist vor Verlagerungserscheinungen zu warnen.
Qu ist K und W.

R:
Der deutsche r-Laut verdankt seine noch lautreine Artikulation dem Gesang, da sich lediglich ein ausgesprochenes Zungenspitzen-R als gut sangbar erweist. Behelfsbildungen fallen als Rhotazismen auf (Zäpfchen-R, Vorderzungen-R, vokalische Ersatzlaute, z.B. A (Vata) oder der Ach-Laut, z.B. „wachten" für „warten" usw.). Der r-Laut wird grundsätzlich im Sinne einer Ableitungsmethode aus einem benachbarten richtigen Laut entwickelt, u.a. vom T aus. Mechanische Hilfen sind zu entbehren. Bei der Stilisierung des Gesanges ist die Schlagzahlnorm der Sprechsprache, etwa drei Schläge im An-, zwei im In- und einen bis höchstens zwei Schläge im Auslaut, gemildert. Allerdings sollten manierierte Überforderungen vermieden werden, um die Sprachrichtigkeit nicht zu gefährden. Auch im Wortinlaut muss Zungenspitzen-R artikuliert werden, besonders vor Ich- und Ach-Laut, also „Kirche", „Lerche", „durch", „horcht" usw. In O-R-Verbindungen sind OA-Anklänge zu vermeiden, besonders in Chor, Ohr usw.

J, Ich-Laut und Ach-Laut:
Die Engebildung bei J und Ich-Laut ist möglichst dem Bereich der vorderen

Frontzähne zu nähern, der Achlaut hat seine hintere Grenze am Übergang des harten Gaumens in den weichen Gaumen. Die Laute richten sich in ihrer Artikulationsstelle nach den folgenden oder vorausgehenden Vokalen. Anzustreben ist eine Vorverlagerung der Artikulationsbasis, besonders weil die größeren Öffnungsweiten des Singens die Zungenkontaktstellung gefährden.

H:
Das in der Glottis entstehende H ist oral ausgeformt und wird lediglich in der Verbindung „HM" nasal gebildet.
Die Regeln der Sprechsprache über die Lautung des H gelten unvermindert für den Gesang. Insbesondere bleibt der Laut zwischen Vokalen im Wortinneren, wenn der zweite Vokal nicht die Betonung trägt, stumm. Immer wieder begegnen jedoch glüHen, seHen, steHen usw. Ein „in die Resonanz hereingenommenes" Endsilben-E hilft auch bei langen Notenwerten diese Schwierigkeiten vermeiden.

4   Allgemeine Schlussbemerkung

Da wir im Bereich des gesungenen Wortes dazu neigen, Vergröberungen, Vergrößerungen, temporale und dynamische Verschiebungen leichter hinzunehmen als bei der gesprochenen Sprache, sind bei der Einwirkung verschiedener Laute innerhlab eines Wortes oder der Einwirkung der Laute verschiedener Wörter aufeinander die Grenzen der Norm gleichfalls fließender gehalten. Als Gesetz muss jedoch unbedingte Wortverständlichkeit in der solistischen Leistung und ähnlich im homophonen Chorsatz, bedingt innerhalb der Polyphonie und im entsprechend gearbeiteten Ensemblesatz gelten. Bestimmte Grundvokalklänge einzelner Schulen und Konsonanten-Techniken, die von dem Leitbild der Hochlautung abweichen, verstärken die Unsicherheit des Hörers in Bezug auf das angebotene gesanglich-sprachliche Phänomen.

Zugestanden werden kann somit im Wesentlichen lediglich eine Zunahme der Stimmhaftigkeit, also die Assimilation in Richtung auf stimmhafte Laute, eine stärkere nasale Angleichung und das Fehlen der Behauchung innerhalb der musikalischen Phrase bei den Explosiven. Ein Überziehen im Sinne von Siebs sollte weitgehend zugunsten eines Neueinsatzes, insbesondere bei vokalischen Anlauten, vermieden werden.

Auch in der chorischen Arbeit lässt sich nach unseren Erfahrungen eine höhere Textverständlichkeit erreichen, wenn die Einsätze nicht im üblichen Sinne weich übergebunden, sondern – der Eigenart der deutschen Sprache folgend –

vokalische Anlaute von Fall zu Fall mit hygienischem Glottisschlag[26] eingesetzt werden. Vermögen oder Nichtvermögen liegen allein an der Qualität des Chores und dem Wissen des Chorleiters. Da der gute Chor vom Sprechen zum Singen gelangt, dürfte die gesangliche Parallele zu dem Sprachüblichen leicht eingängig sein.

Der deutsche Gesang leitet sein Recht von der deutschen Sprache ab. Sein Hörer ist der muttersprachliche Hörer oder jener, der in den Schulen eines fremden Landes sich um die Erlernung der deutschen Hochlautung bemüht. Die Ansprüche an den deutschen Sänger haben diesem Hörerkreis gerecht zu werden.

Erstveröffentlichung in:
Wiss. Z. Univ. Halle, Ges.-Sprachwiss. R. VI, 1957, 883–890.

---

[26] Vgl. hierzu die im Grundsätzlichen auch in der 16. Auflage des „Siebs" (a. a. O., S. 90) leider nicht berichtigten Ausführungen.

Der »Siebs« und die
»Allgemeine deutsche Hochlautung«

Theodor Siebs griff 1897 aktuelles Gedankengut auf, an dem sich mancher vor ihm bereits versucht hatte, und bemühte sich um eine der Zeit gerechte wissenschaftliche Verarbeitung. Er wusste, dass das Unterfangen einer Normierung der gesprochenen deutschen Sprache die Kraft des Einzelnen überstieg und verbündete sich mit denen, die phonetisch oder fachlich-bühnenmäßig dazu berufen schienen.

Was Siebs erstrebte, als die Verhandlungen begannen, und das, worauf man sich einigte, war eine Fiktion, ein Idealbild der Sprechweise der besten Schauspieler der besten deutschen Bühnen, das von ihnen wohl niemals realisiert wurde. Den gemeinten Klang enthält jene am 4. Dezember 1925 von ihm besprochene Schallplatte[1], deren programmatische Ausführungen über die Bedeutung der Bühnenaussprache noch 1960 den »Siebs« kennzeichnen.

Gestatten Sie, dass ich aus den Hochlautungsbeispielen die Diphthonge herausgreife und – trotz des Frequenzumfanges der mechanischen Aufnahme – eine Lautzerlegung mit dem von Elektromeister Werner Prescher konstruierten Gerät wage. Wir hören die festgelegte Normierung (Tonband: Diphthong <ai> in Kaiser: einmal vorwärts laufende Schnittstelle).

Die Bühne dagegen rang mit der Lautung. Der Schauspieler sprach in den Grenzen des beruflich Möglichen nach seiner Individualität und belegte immer wieder die Kühnheit und Größe der erforderlichen Zusammenschau und die Menge der notwendigen Filter.

---

[1] Nach mündlicher Mitteilung von Professor Dr. Zabrocki, Posen, wurde eine apparatetechnische Analyse der Platte vorgenommen, die einen starken Kontrast zur Sprechweise der Bühne der gleichen Zeit ergab. Vgl. hierzu auch die parallelen Ergebnisse von Friedrich Herneck, Die deutsche »Bühnenlautung« der letzten 50 Jahre, ermittelt aus Schallplattenaufnahmen bedeutender Bühnenkünstler, Phil. Diss. Erlangen 1941 (Hs).

In einer sehr frühen Aufnahme, etwa um 1910, finden wir bei dem damals als Faust-Darsteller rühmlich bekannten Otto Sommerstorff durchaus abweichende Vokalquantitäten und den bereits aktuellen Ausfall des [ə] in unbetonter Stellung. Auch Friedrich Kayssler, uns wesentlich näher selbst in der Zeit von 1910 oder wenig später, beweist Gleiches wider Theodor Siebs. Er verstößt gegen die Quantitäten der Vokale, diphthongiert das lange, geschlossene E und verkürzt das oben genannte unbetonte. (Tonband: aus Goethe, Faust I: »Mit brauner Flut erfüllt er Deine Höhle...«.)

Erklärlicherweise übertrifft Ernst Ritter von Possart trotz oder gerade wegen seiner eigenwilligen Beschäftigung mit der gesprochenen Sprache[2] seine Zeitgenossen und alles bisher Gehörte.

Irma Struntz, die noch dazu im »Gesprochenen Wort«[3] fachsimpelte, verschmäht nicht einmal den Schnalz neben abenteuerlich anmutenden Vokalqualitäten in einer Erlkönig-Interpretation.

Selbst um 1930 realisiert eine Schauspielerin so hoher Qualitäten wie Maria Koppenhöfer nicht die Siebssche Regelung. Auch bei ihr und einer Lautung, die von meinem Lehrer Richard Wittsack als das Beispiel der Bühnenaussprache immer wieder im Lehrbetrieb vorgeführt wurde, finden sich genügend Abweichungen, darunter wie seit eh und je der Ausfall des [ə] in unbetonter Stellung (Tonband: Schiller, Die Braut von Messina, »Der Not gehorchend, nicht dem eignen Trieb...«).

Niemand wird dennoch Siebs um die Jahrhundertwende die Berechtigung zur Wahl dieser Normierungsebene absprechen. Es dürfte darüber keine Auseinandersetzung gegeben haben. Man war sich aber wohl kaum klar, wie weit Norm und Realisation auseinander klafften oder wie stark die Norm Konstruktion bleiben musste. Vielleicht galt es, die Tatsache einer Normierung der gesprochenen deutschen Sprache überhaupt zu verarbeiten. Dabei gab es durchaus Vorläufer auf manch anderem Gebiet, ohne dass wir die geschriebene Sprache besonders erwähnen müssten, deren eiserne Ordnungsregeln den Aberglauben zeugten, »Gradmesser der Bildung sei das richtig gesetzte Komma«[4].

---

[2] Vgl. Ernst von Possart: „Die Kunst des Sprechens", Ein Lehrbuch der Tonbildung und der regelrechten Aussprache deutscher Wörter, Berlin 1909.

[3] Irma Struntz: „Die deutsche Vortragskunst in neuem Aufbruch", in: Das gesprochene Wort, 1. Jg., 1939, H. 6.

[4] Heinz Oehler: „Schreiben können, reden können... nicht so wichtig!" in: Sprachpflege, 9. Jg., 1960, H. 8, S. 161.

Eine Norm ist allgemein gesehen eine Übereinkunft. Sie beinhaltet eine gewisse Gültigkeit, wenn die Gesellschaft ihre Forderungen sanktioniert. Normen sind hier keine Naturgesetze. Sie müssen sich somit geänderten gesellschaftlichen Lagen anpassen.

Auf sprachlichem Gebiet nun enthält eine Kontaktnahme, die verstanden wird, den Kern der Norm. Wird das in dieser Zweisamkeit Geschaffene durch fortwährenden Gebrauch von der Allgemeinheit akzeptiert, so kommen Norm und sprachliche Wirklichkeit zur Deckung[5]. Selbstverständlich bleibt die regelnde Übereinkunft immer nur ein grobes Gerüst, das innerhalb der gesetzten Grenze unendlich viele Variationen zulässt. Die sprachliche Norm verlangt also nach der Aussprachenorm.

Als Parallele zu den politischen Einigungsbestrebungen um 1900, war die Beschäftigung mit der Aussprachenorm naheliegend. Man befand sich darüber in einem Gespräch, das bis zur Gegenwart an Zündkraft und Erregungen noch immer nichts eingebüßt hat, wie die 5. Sprechwissenschaftliche Fachtagung in Halle beweist[6]. Das mag daran liegen, dass auf diesem Gebiet die Kategorien »richtig« und »falsch« nicht verwendbar sind, wie Eva-Maria Krech im Grundreferat der genannten Tagung deutlich herausstellte und ein Sprachübliches bei Sanktion eben zur Norm werden kann.

Wie Theodor Siebs mit seinem Kreis die Kodifizierung zu bewältigen versuchte, war zunächst durchaus berechtigt. Man verwendete die Methode der »Ohrenphonetik«[7], hörte ab und zeichnete in Umschrift das Wahrgenommene auf. Dabei sollte die »ruhige, verstandesmäßige Rede« die Grundlage bilden. Der Affekt jeder Sprechsituation und die damaligen Bühnengepflogenheiten im Besonderen blieben dem einiges schuldig. Ferner ist bei der Größe des Abstandes, der zum Teil nicht verzerrungsfreien Akustik der Theaterräume und natürlich auch der Beeinflussung des Schreibers durch die jeweilige Aufführung ein hoher Fehlerprozentsatz unvermeidbar.

---

[5] Vgl. hierzu auch das von Eva-Maria Krech gehaltene Grundreferat der 5. Sprechwissenschaftl. Fachtagung in Halle vom 1. bis 3. Juli 1960: „Probleme der deutschen Aussprachregelung", in: Tagungsbericht „Beiträge zur deutschen Ausspracheregelung", hrsg. v. Hans Krech, Berlin 1961, S. 9 ff.
[6] Vgl. die Diskussionsbeiträge in:„Beiträge zur deutschen Ausspracheregelung", a.a.O.
[7] Zu „Ohrenphonetik" vgl. Eduard Sievers: „Grundzüge der Phonetik", 5. Aufl., Leipzig 1901, S. XI.

Es erscheint uns unverständlich, dass Siebs nach Verbesserung der Aufnahmemöglichkeiten nicht die um 1910 vorhandenen Schallaufnahmen als zusätzlichen Beleg einfügte. Wahrscheinlich aber fand seit dem ersten Abhören für die Konzeption des Aussprachewerkes keine weitere grundsätzliche Kontrolle auf breiterer Basis statt. Die Diskussionen bei Neuauflagen fußten wohl nicht auf exakten späteren Untersuchungen. Nach Siebs' eigenen Darlegungen billigte man das bisher Festgelegte ohne wesentliche Korrektur. Das konservative Element dominierte und führte zu einer Stagnation, die selbst den alten Drucksatz stehen ließ, damit der Benutzer in allen Auflagen ein beschriebenes Phänomen auf der gleichen Seite finden konnte[8]. Die gesprochene Sprache aber hat die um 1880 angemerkten Veränderungen inzwischen nahezu vollzogen. Dieser Mangel belastet das Werk nicht gering.

Was im Einzelnen zur 16. und 17. Auflage in unbedingter Achtung vor der Gesamtleistung zu sagen ist, haben u. a. Littmann, Shigi, Orthmann und Krech[9] genügend dargetan.

Ein weiterer gleich einschneidender Wandel aber dürfte inzwischen zur Realität geworden sein: Die Normierungsebene hat sich verlagert. Wir glauben nicht mehr, dass die Bühne das Privileg verkörpert, in Aussprachedingen die »Lehrmeisterin der Nation«[10] zu sein. An ihre Stelle traten Funk, Film und Fernsehen. Sie erfassen unser deutsches Volk in einer Vollständigkeit, die niemals von der Bühne erreicht werden konnte. Sie wirken mit einem Nachdruck, der umso größer ist, als niemand sich dieser Beeinflussung zu entziehen vermag, die den Menschen vom Erwachen bis in den Schlaf begleitet.

Wir reden wohl über Mängel des Rundfunksprechers – wenn auch nicht über die größeren des Schauspielers – aber dies entspricht nicht unserer besseren Überzeugung. Die Meinung von der Vorbildwirkung des Funks in Aussprachefragen bleibt unangetastet. Der Rundfunk bemächtigt sich immer mehr auch der

---

[8] Vgl. hierzu auch Ewald Geissler: „Was wir gegen die deutsche Bühnenaussprache - Hochsprache auf dem Herzen haben", in: Der Rundfunk, Jg. 1938, H. 10 u. 11, S. 3 f. (Sonderdruck).

[9] Vgl. Arnold Littmann: „Der neue Siebs", in: Moderna Språk, Vol. LII, Jg. 1958, S. 30 ff.; T. Shigi: „Der neue Siebs", in: Keisei, Jg. 1957, H. 9, S. 1 ff.; Werner Orthmann: „Siebs, Deutsche Hochsprache, Bühnenaussprache..." in: Sprachheilarbeit, 4. Jg., 1959, H. 1, S. 29 ff.; Hans Krech: „Siebs, Deutsche Hochsprache, Bühnenaussprache...", in: Z. f. Phonetik u. allgem. Sprachw., 10. Jg., 1957, S. 293 ff.

[10] Vgl. in der genannten Siebs-Aufnahme die Ausführungen über die deutsche Bühnenaussprache.

Bühne. Es gibt kaum einen bedeutenden Schauspieler, der nicht im Funk beschäftigt würde und der die Gesetze der funkischen Sprechweise aufnehmen muss, wenn er dort bestehen will. Ähnlich ausgleichend wirkt der Film. Seine Art des Sprechens steht dem Funk näher als der Bühne.

Der Rundfunksprecher, ob hauptamtlich oder als Schauspieler nur zeitverpflichtet, wird nach ganz bestimmten und durchaus einheitlichen Gesetzen der sprachlichen Kontaktsituation ausgewählt. Es geht nicht mehr um die Individualität wie beim Schauspieler, sondern um die Auswahl eines Menschen, der in Stimme und Sprachlautausformung die Norm dessen darstellt, was optimal günstig empfangen werden kann. Das physiologische Element wird, mit anderen Worten, in die Beurteilung eingefügt, um den funktionellen Nachvollzug im Hörer angenehm und wünschenswert zu machen. Dieser Nachvollzug läuft deshalb auch in der Intimsphäre des Gespräches zwischen Sprecher und Hörer, die sich in natürlicher Gesprächsdistanz befinden, d.h. in einer Entfernung, die wohl am häufigsten im sprachlichen Miteinander realisiert werden dürfte. Sie verlangt eine Spannungsstufe, die der Siebsschen »ruhigen, verstandesmäßigen Rede«, wenn es sie gäbe, wenigstens nahestünde.

Eine Normierungsabsicht besteht also bereits in der Auswahl des Sprechers. Alle mehr oder weniger extravaganten Abweichungen scheiden aus. Was Moissi im erwähnten Faust-Monolog gestaltet, steht z.B. stimmlich in Bezug auf die Indifferenzlage weit jenseits dieser Auswahlgrundsätze.
(Tonband).

Dass die Rundfunkaussprache unbedingt Hochlautung sein muss, versteht sich am Rande. Wir fügen die Siebreihe nach Wilhelm L. Höffe[11] ein, um sicher zu gehen, d.h. unterziehen jeden Text, der für Arbeit am »Wörterbuch der allgemeinen deutschen Hochlautung« herangezogen wird, einer Beurteilung durch eine Anzahl von Fachkollegen, die über die geforderte Qualität entscheiden. Diese Lautungsebene gestattet keine umgangssprachlichen Kriterien wie z.B. in dieser landschaftlich verhafteten Sprechweise (Tonband: Kaiserwald).

Auch eine bewusst angehobene Sprechstufe, die die Konstruktion überdeutlich macht, wie in Thomas Manns »Worten an die Jugend« aus dem Jahre 1930 (Tonband), genügt nicht.

---

[11] Vgl. Wilhelm L. Höffe: „Zum Experiment in der Sprechwissenschaft", in: Festschrift zum 50jährigen Bestehen der sprechkundlichen Arbeit an der Martin-Luther-Universität Halle-Wittenberg, hrsg. v. Hans Krech, Wiss. Z. Univ. Halle, Jg. V, 1956, S. 398.

Die allgemeine deutsche Hochlautung hat ihren Ort zwischen diesen Extremen. Ein Nachrichtensprecher, Hans-Dieter Lange, der gegenwärtig im Wesentlichen künstlerische Sendungen gestaltet, mag als Beispiel folgen. Die Artikulationsbasis ist im Sinne der „Allgemeinen deutschen Hochlautung" vollzogen, wenn wir von geringen Verlagerungen aus der Sprechsituation absehen (Tonband: Ausschnitt aus Pablo Neruda, Auf eine Gallionsfigur).

Es bedarf vor Ihnen keines Hinweises auf die Bedeutung der Artikulationsbasis für die Lautung einer Sprache. Die Schauspieler der historischen Schallplatten stehen aus dem gewohnheitsmäßigen Forcieren der Bühne der Sprechstufe des Rundfunks ferner. Die Verstöße sind wesentlich größer und auffälliger. Auch heute hat der Schauspieler im Großraum des Theaters gleiche Schwierigkeiten. Die Bühne kann unter diesem Gesichtspunkt keinen Anspruch mehr erheben, vorbildlich für den deutschen Sprecher zu sein[12], wenn wir von Zimmertheatern absehen, die die Möglichkeit des spannungs- und lautungsmäßig nicht überhöhten Sprechens gewähren.

Die Sendungen des Rundfunks meinen die Gesprächssituation. Ihre Wiedergabe im Saal überschreitet die Anlagehöhe der Lautung, ohne der nun erforderlichen höheren Spannung gerecht zu werden. Die technische Übersteuerung einer Schallform ist sicher ästhetisch ebenso abzulehnen, wie das Zubereiten einer Goethe-Dichtung für den Großraum. Wir sind uns dessen bei der Reproduktion bewusst.

In der Tat aber geht es gar nicht um das Problem der Vergrößerung der Lautung, ohne dabei gleichzeitig die Sprechstufe zu verändern, weil die zugrunde liegende Sprechspannung gewisse, dort mögliche Assimilationen usw. anwendete, sondern um das Abgreifen einer bestimmten, genau definierbaren Sprechstufe mit den wissenschaftlichen Mitteln der Gegenwart, einer Sprechstufe zugleich, die allen zugänglich ist, die weitgehenden Einfluss ausübt, die – ob man will oder nicht – erzieherisch wirkt und die, auch das erscheint uns wesentlich, pädagogisch den Anreiz gibt, sie nachzuvollziehen, weil sie dem Hörer angenehm erscheint.

Man könnte in gleicher Weise von der Bühnenaussprache durch Hinweise zum Gespräch führen, wie von der »Allgemeinen deutschen Hochlautung« zur Lautungsebene der Bühne. In beiden Fällen müssten Zufügungen oder Abstriche

---

[12] Vgl. hierzu auch die Ausführungen von Geert Lotzmann: „Neuere Möglichkeiten der Ausspracheforschung", in: Sprechkunde und Sprecherziehung IV, hrsg. v. Christian Winkler, Emsdetten o. J. (1959), S. 58 f.

geschehen, andere Spannungsstufen mit ihren Merkmalen eintreten und der Klang der deutschen Sprache sich innerhalb der Grenzen der Hochlautung wandeln.

Uns erscheint es allerdings zweckdienlicher, vom Hauptbenutzerkreis auszugehen und ihm gerecht zu werden, seine Ansprüche zunächst zu berücksichtigen, um dann in besonderen Kapiteln über Sprechstufen die Varianten zu beschreiben. In den Grenzgebieten werden sich die beiden Werke, der »Siebs« und das in Arbeit befindliche »Wörterbuch der allgemeinen deutschen Hochlautung« berühren und ergänzen. Die *höchste* und die *allgemeine* Ebene ist bzw. wird kodifiziert.

Das Aufzeichnen einer höheren Spannungsstufe, eben des Sprechens auf der Bühne, dürfte jedoch größere Schwierigkeiten bereiten als das Abhören der Sendung. Nach unseren Erfahrungen bleibt es entweder bei den für den Rundfunk zubereiteten Spezialaufführungen von Bühnenwerken oder aber die akustische Qualität ist so, dass sich eine wissenschaftliche Untersuchung kaum verantworten lässt. Damit rückt, wie zu Siebs' Zeiten, die »Ohrenphonetik« in den Vordergrund. Sie aber genügt den heutigen Ansprüchen nicht mehr. Was wir fordern müssen, ist ein objektiv-subjektives Abhörverfahren, d.h., das durch die Sieb-Reihe bestätigte 76-cm-Tonband wird von mehreren Fachkollegen so oft, auch mit Hilfsmitteln, abgehört, bis Eindeutigkeit vorliegt. Das untersuchte akustische Phänomen soll in etwa 10 000 Beispielfällen realisiert und belegt sein, so dass ein hinlänglich gesichertes Ergebnis zur Verfügung steht. Diese Art der Arbeit gestatten lediglich Sendungen, die als Direktmitschnitte in dankenswerter Weise vom Funk geliefert werden.

Es ist somit vorgesehen, die strittigen Fragen von der Sprache selbst beantworten zu lassen, d.h., der gegenwärtig bestehende Gebrauch entscheidet über die Grundlage der Kodifizierung. Norm und Realisation sollen sich, soweit es angeht, nicht voneinander entfernen.[13]

---

[13] Besonders auch der ausländische Sprecher fordert mit Recht eine verbindliche Information, wie man Deutsch spricht, ohne den Hörer auf einer Distanz von 10 bis 20 m zu wähnen. Die Arbeit mit den Deutsch-Lektoren des Auslandes in Ferienkursen bestätigt dies immer wieder. Während für uns die Variantenbildung einfach sein dürfte, braucht der Ausländer deutliche und verständliche Hinweise. Die normgerechte Lautung nach dem „Siebs" isolierte sogar innerhalb der Sprachgemeinschaft.

Die Ergebnisse der Untersuchungen werden vor allem in den Textteil des »Aussprachewörterbuches« eingehen. Das Wörterverzeichnis kann u. U. diese Veränderungen nur andeuten oder als Dubletten geben, so dass die Gefahr einer Änderung der Rechtschreibung nicht besteht. Auch hier bleiben beide Werke angenähert.

Was in Dissertationen untersucht und geklärt werden musste oder muss, liegt auf der Hand: die Behauchung der Explosive, der Glottisschlageinsatz, die Realisation des Endsilben-[ə] und der fremdsprachigen Vokale, die Frage des r-Lautes, der geschlossenen Kürzen, der Stimmhaftigkeit einzelner Konsonanten und schließlich die Einordnung der deutschen Vokale als Oral- oder Oral-Nasal-Laute. Im Wesentlichen sind damit direkt oder indirekt Probleme der Koartikulation angesprochen.

Über die Behauchung hat inzwischen Geert Lotzmann[14] eine Dissertation vorgelegt, die seine Diplomarbeit weiterführt. Gestatten Sie, dass ich lediglich die Hauptergebnisse anführe. Für den Inlaut nämlich lässt sich im Gegensatz zum »Siebs« eine Behauchung nur *vor* betonter Silbe aufrechterhalten (*Opal*; nicht aber für *mächtig, Lampe, konnte*), während der absolute Auslaut im Allgemeinen keine Aspiration aufweist. Der absolute Anlaut dagegen verlangt wie bisher die Behauchung. Lotzmann fand nebenher eine interessante Abstufung der Aspiration von K über T zum P. Die Untersuchung belegte den "Siebs" im Nichtbehauchen bei Zusammenstoß zweier homorganer Verschlusslaute (*abputzen, abbitten*), bei Affrikaten (*Apfel*) und bei allen <b d g>, wenn sie vor einer stimmhaft anlautenden Ableitungssilbe stehen (*lieblich*). Sicher hat Geert Lotzmann recht, wenn er als Erklärung dieser Ergebnisse den dynamischen Akzent heranzieht.

Die Intensität, die Spannungsstufe in einer bestimmten Sprechsituation, bewirkt bestimmte Koartikulationsvarianten.

Hören Sie als Beispiel aus einer Rundfunkansage zunächst einen der seltener behauchten Auslaute und danach einen Explosiv im Inlaut (Tonband: *gefreut* und *Dichter*. Erstes Beispiel nur über Schleife, zweites Beispiel mit Zerlegung).

---

[14] Vgl. Geert Lotzmann: „Zur Aspiration der Explosivae im Deutschen", Phil. Diss. Berlin 1958 (Mschr.) und das gleich betitelte Autoreferat in: Wiss. Z. Univ. Berlin, Ges. u. Sprachw. R., Jg. VIII, 1958/59, H. 2/3, S. 150 ff., besonders S. 182; s. a. Hans Krech: „Kurze Mitteilung zur Behauchung der deutschen Explosive im Inlaut", in: Wiss. Z. Univ. Halle, Jg. 4, 1955, Ges. u. Sprachwiss. R., S. 625 f.

In der Frage des Glottisschlageinsatzes hat die Neuauflage des „Siebs" die Untersuchungen von Rudolf Schilling nicht berücksichtigt.[15] Es geht zweifellos nur um den physiologischen Glottisschlag. Eva-Maria Krech[16] gab einen Vorbericht über rund 7000 abgehörte Glottisschlageinsätze und fand eine starke Abhängigkeit von Sprechtempo und Akzentuierung. Die Koartikulation im engeren Sinne macht sich weitgehend bemerkbar. Ebenso hat die Stimmqualität der Sprecher entscheidende Bedeutung. Es finden sich einwandfreie physiologische Glottisschläge neben pathologischen Formen und indifferenten Fällen. Die Endauswertung ist gegenwärtig noch nicht möglich. Auch das Kontrollabhören steht noch aus.

Aus Rundfunkansagen folgen ein physiologischer Glottisschlag (*vertrauter als*) und eine bedingt pathologische Form (*um 18.00 Uhr*), Beispiel 1 mit vor- und zurücklaufender Schnittstelle, 2 im Wesentlichen mit vorlaufender Schnittstelle (Tonband).

Seit zumindest zwei Menschenaltern steht das Endsilben-[ə] zur Diskussion an. Gottfried Meinhold[17] berichtete über seine Untersuchungen an bisher rund 7000 Beispielen. Bei einem Vorkommen nach <p t k> oder <b d g> wurde eine Realisation in 24 % bei Prosa, in 55 % bei Lyrik gefunden, wenn die Sprengung oder Lösung oral erfolgte. Bei Nichtrealisation tritt die Verwandlung der Tenues oder Mediae in die ihnen entsprechenden »Nasenstoßlaute« nach Sievers[18] oder nach Ursula Feyer in die adäquaten Nasenlöselaute ein.

In den genannten Zahlen sind lediglich 9,9 % [ən]-Endsilben nach Tenues und 17 % nach Medien voll realisiert. Die Reibelaute liegen noch darunter mit 6 % bei Prosa und 21 % bei Lyrik. Selbstverständlich muss vor übereiltem Urteil gewarnt werden. Es handelt sich um eine Erscheinung unbedingter Hoch-

---

[15] Vgl. Rudolf Schilling: „Über Stimmeinsätze", in: Ber. ü. d. Internationalen Kongress Singen und Sprechen in Frankfurt, München-Berlin o. J. (1938), S. 231 ff. Die Ausführungen von W. und A. Zenker, „Über die Regelung der Stimmlippenspannungen durch von außen eingreifende Mechanismen", in: Folia Phoniatrica, Vol. 12, Jg. 1960, H. 1, S. 1 ff., beeinträchtigen die charakteristischen Kriterien der Erzeugung des physiologischen Glottisschlages nicht, auch wenn anstelle des Ringknorpels die Beweglichkeit des Schildknorpels belegt wird.

[16] Vgl. Eva-Maria Krech: "Probleme der deutschen Aussprachregelung", in: Beiträge zur deutschen Aussprachregelung, a. a. O., S. 30 ff.

[17] Gottfried Meinhold: „Zur Realisierung des Endsilben-[ə] in der allgemeinen deutschen Hochlautung", in: Beiträge zur deutschen Aussprachregelung, a. a. O., S. 98 ff.

[18] Vgl. Eduard Sievers: „Grundzüge der Lautphysiologie...", Leipzig 1876, S. 101.

lautungsstufe. Der Begriff Verfall ist sprechwissenschaftlich nicht am Platz. Wahrscheinlich muss ein ökonomischer Assimilationsvorgang gesehen werden, der nicht einmal neueren Datums sein dürfte. Mit Nachdruck sei betont, dass das umgangssprachliche [le:m] (*Leben*) außerhalb der Beurteilung steht.

In der Frage des Endsilben-[ə] lässt sich gleichfalls noch nichts Abschließendes sagen. Gottfried Meinhold schlug z.B. vor, die Variante der nasalen Lösung bei [p t k] und [b d g] und das Auftreten des silbischen N [n̩] anstelle von [ən] nach Reibelauten als gültige Realisationen in das Wörterbuch mit aufzunehmen.

Einige Beispiele folgen. In einer Interpretation der »Bürgschaft« von Friedrich Schiller werden trotz des Reimes und der Spannungsstufe »*Leben*« und »*Streben*« unterschiedlich umgesetzt, im ersten Fall nämlich ohne Realisation des [ə] und mit nasaler Lösung des [b], im zweiten mit deutlichem [ə] und bilabialer Lösung des [b]. Die Beispiele werden nur über die wiederholende Schleife gegeben (Tonband).

Nach Reibelaut wird in der gleichen Ballade das [ə] in »*verstrichen*« deutlich hörbar (Tonband).

In der Prosa fehlt z.B. die Realisation bei »*tatsächlichen*« in einem Ausschnitt aus Bombard, »Im Schlauchboot über den Atlantik«. Sie hören das Beispiel über Schleife und mit Zerlegung (Tonband).

In Goethes Ballade »Der Totentanz« ergibt sich wiederum der Beleg fehlender Realisation. Bei »*Laken*« hören wir eine nasale Lösung, die sich schon einer Sprengung des [k] nähert, mit folgendem silbischem [ŋ̍]. Bei »*Zacken*« erscheint eine deutliche nasale Sprengung des [k] mit gleichfalls folgendem silbischem [ŋ̍]. Die Beispiele gehen über die Schleife und werden außerdem zerlegt (Tonband).

Horst Ulbrich[19] fand beim Abhören des r-Lautes die Tendenz einer weitgehenden Verringerung der Schlagzahl. Es kommt zu Engelauten, die bei erweiterter Enge vokalisch sein können. In seinem Material werden die verschiedensten r-Varianten gebraucht. Prävokalisch tritt mit 84 % vorwiegend Zäpfchen-R auf. Nach Kurzvokal in betonter und unbetonter Stellung steht Zäpfchen-R mit 50 %, daneben erscheinen auch vokalische Auflösungen und 25 % hinteres En-

---

[19] Vgl. Horst Ulbrich: „Einige Bemerkungen über die Realisationen der /r/-Allophone (r-Laute und ihre Varianten) im Deutschen", in: Beiträge zur deutschen Ausspracheregelung, a. a. O., S. 112 ff.

gen-R. Nach Langvokal in betonter und unbetonter Stellung wird mit 80 % vokalisiert. Die Buchstabenfolge <er> in den Präfixen <er-> und <ver-> hat 75 % vokalische Realisation. Die unbetonte Endung <-er> zeigt in ihren Stellungen etwa 75 % Vokalisation. Obwohl das Material vorläufig nur 1000 Belege bietet, zeichnet sich bereits die Notwendigkeit der Berücksichtigung dieser Faktoren ab. Zungenspitzen-R fehlt nahezu völlig. Es hat seine letzte Hoffnung im Kunstgesang und einem Zuzug aus den Sprachlandschaften, die es in der Mundart bewahren.

Aus einer Rundfunkansage folgt ein Beispiel. Bei »*Berliner Rundfunk-Sinfonie-Orchester*« tritt im <-er> eine vokalische Variante auf, während das R von *Rundfunk* etwa als Reibelaut zu hören ist (Tonband).

Über die geschlossenen Kürzen und die Stimmhaftigkeitsuntersuchungen an Konsonanten liegen gegenwärtig noch keine Ergebnisse vor.

Ebenso kann über die deutschen Vokale als Oral-Nasallaute nur ein Vorbericht erfolgen. Elektromeister Werner Prescher hat ein Gerät konstruiert, das es erlaubt, mit genügender Trennung die Schallschwingungen zweier Mikrofone im Zweispurverfahren aufzuzeichnen und über Dämpfungsschreiber in db sichtbar zu machen. Ein Schallspektrometer ermöglicht die Aufschlüsselung der Zusammensetzung. Nach den bisherigen Erfahrungen muss mit einem nasalen Schalldruckanteil gerechnet werden.[20] Die Dissertation von Walter Trenschel[21] wird sich besonders auch mit der Abgrenzung des Begriffes Nasalität zu beschäftigen haben und das Problem auch historisch ausreichend beleuchten.

Der »Siebs« und die »Allgemeine deutsche Hochlautung« stehen vielleicht zueinander wie die Verkehrsmittel verschiedener Zeiten. Sie haben entscheidend ein gemeinsames Ziel und unterscheiden sich fachlich-methodisch in der Art der Bewältigung des zurückzulegenden Weges. Theodor Siebs wollte nicht reglementieren. Er wollte eine Richtschnur geben. Die Gefahr starrer Gesetze bestand niemals. Es erscheint jedoch notwendig, das Reglementieren, weil Norm

---

[20] Vgl. Hans Krech unter Mitwirkung von Elektromeister Werner Prescher: „Über ein einfaches Verfahren zur Aufzeichnung des oralen und nasalen Schalldruckanteiles gesprochener Sprache", in: Aktuelle Probleme der Phoniatrie und Logopädie, hrsg. v. Felix Trojan, Richard Luchsinger zum 60. Geburtstag, Vol. 1, 1960, S. 100 ff.

[21] Vgl. Walter Trenschel: „Informative Mitteilung über Untersuchungen zur Ermittlung des Nasalitätsanteiles bei der Aussprache der Vokale im Hochdeutschen", in: Beiträge zur deutschen Aussprachregelung, a. a. O., S. 107 ff.

und Realisation sich voneinander getrennt haben, nicht unbewusst einzuschleusen.

Die Redaktion des »Aussprachewörterbuches der allgemeinen deutschen Hochlautung« will deshalb versuchen, auf der Vorarbeit und in der recht verstandenen Tradition des Siebs weiterzubauen, das gleiche mit den Mitteln unserer Zeit zu unternehmen, das Theodor Siebs 1897 begann, abzuhören, zu sichten und das Ergebnis in gemeinsamer Arbeit zu kodifizieren.

Die 5. Sprechwissenschaftliche Fachtagung ist ein Beleg dieser Tradition. Sie muss aber noch in einem weiteren Sinne als Beispiel gelten. Sie zeigte in offener und vertrauensvoller Auseinandersetzung die Verbindung zwischen den beiden Werken. Der »Siebs« und das »Wörterbuch der allgemeinen deutschen Hochlautung« können keine prinzipiellen Unterschiede aufweisen.

Die verschiedenen Normierungsebenen geben beiden Werken recht, wenn gegenseitige Hinweise auf die dadurch notwendige Sprechstufe erfolgen und die Bühnenaussprache der Gegenwart parallel zur Lautung des Rundfunks untersucht wird.

Die Arbeit am »Wörterbuch der allgemeinen deutschen Hochlautung« erfolgt in aller Öffentlichkeit. Eine abschließende Aussprache ist für Ende des Jahres 1961 vorgesehen, um Ergebnisse und strittige Probleme nochmals gemeinsam zu erörtern. Lassen Sie mich hierzu eine herzliche Einladung an alle aussprechen, die sich der deutschen gesprochenen Sprache verpflichtet fühlen. Jacob Grimm hat uns hinterlassen: »Sprache ist der volle Atem menschlicher Seele...«[22]. Wir wollen, was er meinte, versuchen, sprechwissenschaftlich zu erfüllen.

Erstveröffentlichung in:
Kongressbericht der Gemeinschaftstagung für allgemeine und angewandte Phonetik, 3. bis 6. Oktober 1960 in Hamburg, Hrsg.: Arbeitsgemeinschaft für Sprachheilpädagogik in Deutschland e. V., Hamburg 1960, 204–212.

---

[22] Vgl. Jacob Grimm: „Geschichte der deutschen Sprache", 1. Bd., Leipzig 1848, Zeitalter und Sprachen, S. 5.

Über ein einfaches Verfahren zur Aufzeichnung des oralen und nasalen Schalldruckanteiles gesprochener Sprache

Ein wesentliches Kontaktmittel der gesprochenen Sprache ist die endothym gesteuerte Nasalität, der im Allgemeinen „faukale Weite" (Trojan) (1) eignet, wie auch Johannes Pahn (2) belegen konnte. Ohne an dieser Stelle auf Definition und genetische Deutung einzugehen (3), interessiert die hörbare oder akustisch experimentell signifikante Ausprägung des Phänomens die Logopädie, Phoniatrie, Phonetik und Sprechwissenschaft.

Einmal geht es darum, ein Optimum an sprachlichem Wohlklang zu erzeugen, um bestimmte Pathologien einzugleichen, zum anderen darum, die angebotene Stimmqualität zu analysieren, um pädagogische Hilfen zu entwickeln.

Die Überschreitung der gesunden Nasalität in Richtung auf die Rhinolalien bedeutet einen sozial so einschneidenden Kontaktverlust, dass man immer wieder daran ging, diesen Stimmklang auch grafisch zu erfassen, um analytisch-synthetisch den Weg zur Behebung exakter gehen zu können. Einer der Versuche wurde von Franz Doubek beschrieben (4), der mit getrennt angeordneten Mikrofonen den oralen und nasalen Schalldruck von isolierten Lauten und sprachlichen Einheiten maß. Wir bemühten uns, Doubeks Verfahren aufzunehmen, konnten jedoch mit der aus Abbildung und Beschreibung ersichtlichen Anordnung der Mikrofone keine genügende Trennung des oralen und nasalen Schalldruckes erzielen.

Nach weiteren Versuchen gelang es, ein Gerät zu entwickeln, das ebenfalls ohne Nasenolive durch getrennte Aufzeichnung des Schalldruckes die einfache Möglichkeit eröffnet, einen Teil des Komplexes der Nasalität evident zu machen.

In einem kastenförmigen Gestell, ohne Vorder- und Rückwand, aus schallisolierendem Werkstoff (Piatherm), befindet sich ober- und unterhalb einer horizontalen, leicht keilförmigen Platte je ein von dieser isoliert aufgehängtes Kristallmikrofon. Um die gegenseitige Beeinflussung durch Übersprechen gering zu halten, wurden die Mikrofone in größtmögliche Nähe zu Nase und Mund gebracht und erhielten noch eine Abdeckhaube. Der Sprecher wird nicht behindert. Eine auswechselbare, entsprechend geschnittene Papierserviette genügt den hygienischen Erfordernissen.

Die bis jetzt erreichte Trennung der oralen und nasalen Schallschwingungen beträgt 30–35 dB, ein Wert, der zwar noch nicht befriedigt, aber bestimmte Messungen ermöglicht. Eine weitere Verbesserung erscheint lediglich nach umfangreicher akustischer Isolierung erreichbar. Damit aber dürften auch die Veränderung der Sprache und die Behinderung des Probanden so ansteigen, dass die erzielten Werte indiskutabel sind.

Der von den Mikrofonen N und M in elektrische Schwingungen umgeformte Sprachklang wird in getrennten Kanälen verstärkt und über einen gemeinsamen Pegelregler, wiederum getrennt, im Zweispurverfahren auf Magnettonband aufgezeichnet. Zwei Tonmesser gestatten neben der Pegelkontrolle schon während der Aufnahme eine Beurteilung der Analyse. Jede Spur kann man einzeln, aber auch beide zugleich abhören. Ein angeschalteter Dämpfungsschreiber zeichnet die Amplituden in dB auf. Mit einem Schallspektrometer endlich wird die spektrale Zusammensetzung ermittelt. Zur Aufnahme des Spektrums steht eine Filmkamera zur Verfügung. Gegenwärtig haben wir uns auf Einzelbildaufnahmen (Kleinbildkamera) beschränkt. Hierbei wird der zu untersuchende Laut mittels Schleife aus dem Magnettonband herausgelöst und über ein Repetiergerät[1] (5), das diese Isolierung gestattet, auf das Spektrometer gegeben.

Der Dämpfungsschreiber arbeitet mit einem Anzeigebereich von 25 dB, jeder Linienabstand entspricht also 2,5 dB. Potentiometer mit einem Bereich von 50 und 75 dB stehen zur Verfügung, lassen sich aber für die angegebene Konstruktion nicht mit Nutzen anwenden. Die Papiergeschwindigkeit beträgt 10 mm/sec. Eine Erhöhung der Geschwindigkeit ist möglich, bringt jedoch wegen der begrenzten Schreibgeschwindigkeit (33,5 cm/sec entsprechend 167 dB/sec bei dem verwendeten 25 dB-Potentiometer) keinen Vorteil. Um die Kurve stärker zu differenzieren, kann die Laufgeschwindigkeit des Tonbandes auf die Hälfte herabgesetzt werden. Die eingefügten Kurven sind mit 76 cm Bandgeschwindigkeit geschrieben.

Zur Markierung bestimmter Bandstellen werden nachträglich, bei stehendem Tonband, durch einen auf beide Sprechköpfe gegebenen Gleichstromimpuls (Kondensatorentladung) auf den Papierstreifen spitze Impulse von etwa 7,5–10 dB Höhe übertragen. Die rechtwinklig zum Papierrand durch die Impulsspitzen gezogenen Geraden geben die Zeitmarken für die Auswertung.

---

[1] Das Gerät wurde von Werner Prescher entwickelt. Beschreibung in: Krech, H.: Kurze Mitteilung zur Behauchung der deutschen Explosive im Inlaut. In: Wiss. Z. Univ. Halle, Ges.-Sprachw. R. IV, 1954/55, pp. 625–626.

Das Schallspektrometer arbeitet mit 36 Filtern im Bereich von 40–17216 Hz. Der Filterabstand beträgt durchgehend ¼ Oktave. Die in den Bildern ganz rechts erscheinenden Werte sind 4 Messmarken, die 10-20-30-40 dB zum Vergleich angeben. Die Verstärkung des Schallspektrometers wird dem Pegel des zu untersuchenden Lautes angepasst, um eine optimale Aussteuerung und damit ebensolche Frequenzauflösung zu erreichen.

Technische Daten:
Kristallmikrofonkapseln Type 7050 U2 (VEB Funkwerk Leipzig).
Vorverstärker und elektrischer Teil des Zweikanalmagnettongerätes einschließlich Kopfträger: Eigenfertigung W. Prescher.
Laufwerk: Studiolaufwerk SJ 100, 76/38 cm Bandgeschwindigkeit (Sander und Janzen, Berlin).
Dämpfungsschreiber: Dsch 1–1a (VEB Messgerätewerk Zwönitz).
Schallspektrometer: SSp-10 (VEB Funkwerk Köpenick).
Repetiergerät: Studio-Magnettontruhe SJ 100 (Sander und Janzen und VEB Tonmechanik, Berlin) mit Zusatzgerät (Eigenfertigung W. Prescher).
Der Frequenzbereich des Zweikanalmagnettongerätes unter Berücksichtigung der Eigenschaften der Kristallmikrofone liegt zwischen 40 und 12000 Hz. Die übrigen Geräte erreichen höhere Werte (18–20 KHz).

Der in den Kurven dargestellte Test bringt neben Wortkombinationen vor allem verschieden gefüllte Interjektionen (Akueme nach Trojan). Ebenso sind die Sätze ausgewählt.

Wesentlich erscheint dabei noch die Anwendung der von W. L. Höffe entwickelten „Siebreihe" (6). Die auf Tonband aufgesprochene Realisation des Tests wurde am 2. 12. 1959 von vier Sprechwissenschaftlern einzeln abgehört. Dabei beurteilte man den Sprachklang als unbedingt der Hochlautung entsprechend. Die interessierende Nasalität erreichte damit einheitlich positive Normwerte. Die Interjektionen ließen sich ohne Weiteres einordnen. Die Sätze boten im ersten Fall kein völlig einwandfreies Akuem-Bild, während der zweite ohne Schwierigkeiten aufgelöst werden konnte.

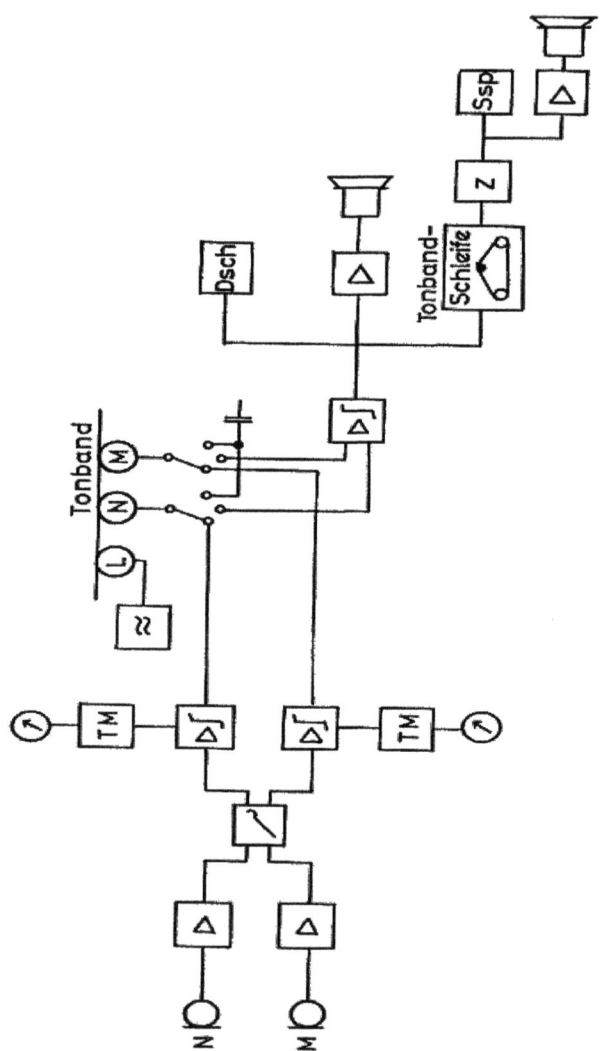

Abb. 1 Schaltschema

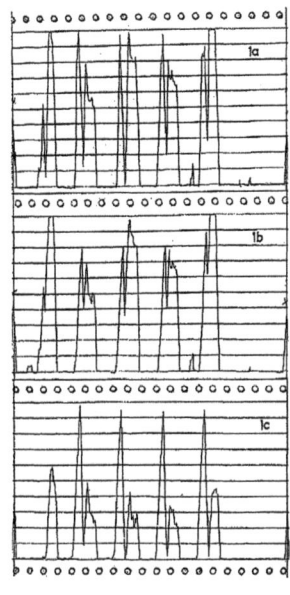 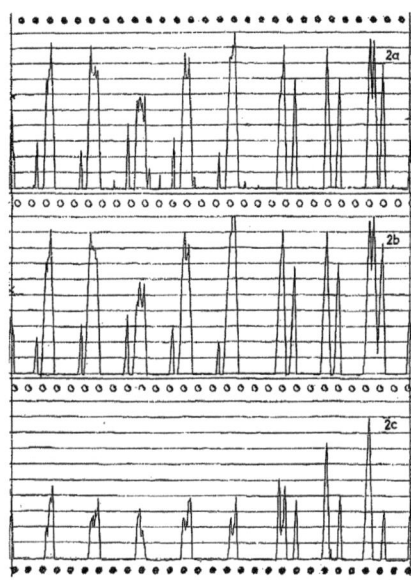

Abb. 2 (1a–c) Testwörter (von r. n. l.): Abend, eben, oben, Iden, Urbild
(a = Mund und Nase, b = Mund, c = Nase)
Abb. 3 (2a–c) Testwörter (von r. n. l.): Atem, Ecke, Otto, Tat, Beet, Wiek, Boot, gut (Bezeichnung der Schalldruckkurven wie Abb. 2)

Wir sind uns darüber im Klaren, dass mit diesem Verfahren keine Aussagen über die Nasalität erfolgen. Lediglich der orale und nasale Schalldruckanteil liegen in Messwerten vor. Damit aber lässt sich mit der dB-Differenz zwischen Mund und Nase die Möglichkeit schaffen, international Operationserfolge und Therapieergebnisse absolut zu vergleichen. Ein entsprechender einheitlicher Test ist noch zu entwickeln.

Nach Abb. 4 z.B. ergeben sich für die Interjektionen folgende Werte: „ah!" (Freude) $^{24}/_9$ = 15 dB; „oh!" (Freude) $^{25}/_{17}$ = 8 dB; „äh!" (Abscheu) $^{23}/_{10}$ = 13 dB; „ih!" (Abscheu) $^{23}/_{17}$ = 6 dB.

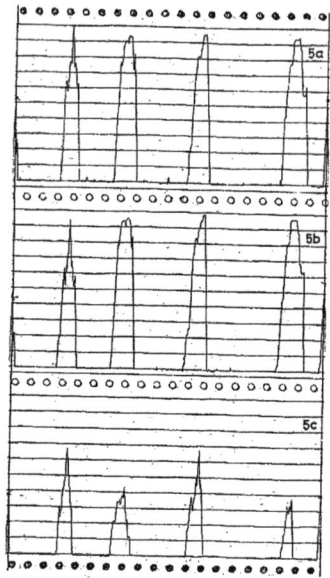
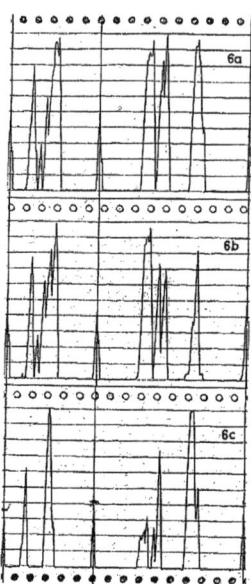

Abb. 4 (5a–c) Interjektionen (von r. n. l.): Ah! (Freude), oh! (Freude), äh! (Abscheu), ih! (Abscheu) (Kurvenbezeichnung s. Abb. 2)

Abb. 5 (6a–c) (von r. n. l.): Mann, sind Sie da! (erstaunte Freude); Keiner ist gekommen! (Trauer, Verzweiflung) (Kurvenbezeichnung s. Abb. 2)

Bei anderen Gerätekonstruktionen müssten lediglich die Mikrofone ebenfalls senkrecht übereinander stehen und – ohne Rücksicht auf den Abstand von Mund und Nase – eine Übersprechdämpfung von mehr als 25 dB aufweisen. Die Kontrolle dieser Dämpfung geschieht über Schallspektrometer. So erreichen z. B. in Abb. 6, I in „Iden", die Teiltöne oral in den Filterbereichen 24 und 26 nahezu 30 dB (Messmarke), während im nasalen Spektrum, trotz einer Verstärkungserhöhung im Spektrometer um 10 dB, in diesen Filterbereichen nichts angezeigt wird. Damit lässt sich ein Übersprechabstand von etwa 40 dB annehmen, wenn auch noch nicht bewiesen ist, dass dieser Wert im gesamten Frequenzbereich konstant bleibt, da alle verwendbaren Materialien nur über eine frequenzabhängige Schalldämmung verfügen. Ein Mittelwert von 30–35 dB dürfte jedoch zu erwarten sein.

Die Dämpfungsschreiberkurven Abb. 2 und 4 und die anschließenden Spektrogramme zeigen bei den Vokalen der Interjektionen und den aus Abb. 2 isolierten einer anderen Sprechsituation – und natürlich auch anderer Lautkombinationen – differenzierte Strukturunterschiede, die für die Verwendung des Verfahrens sprechen.

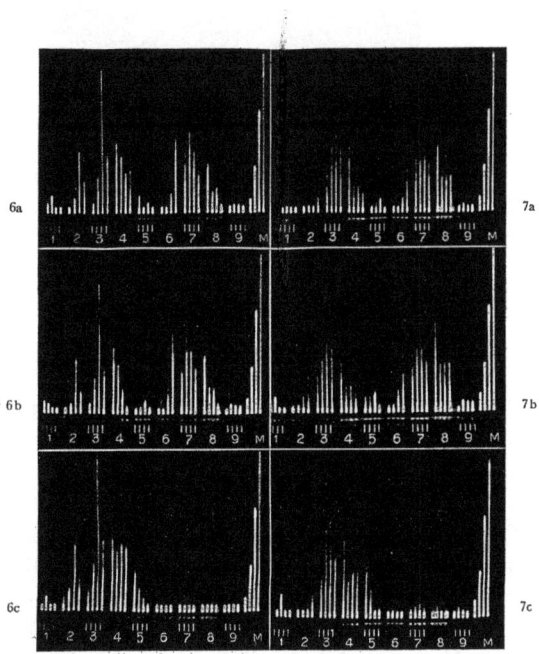

Abb. 6 (a–c) I aus „Iden" (Abb. 2) isoliert. Alle Spektrogramme wurden zur Kontrolle mit gleichem Ergebnis wiederholt. – Bei allen Bildern des nasalen Schalldruckes ist die Verstärkung im Spektrometer um 10 dB erhöht.
Abb. 7 (a–c) Interjektion „ih!" (Abb. 4)

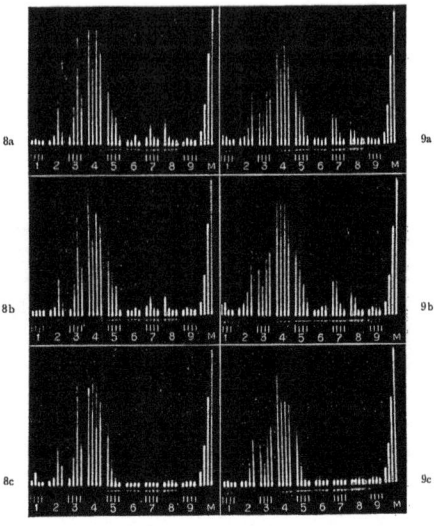

Abb. 8 (a–c) O aus „Oben" (Abb. 2) isoliert
Abb. 9 (a–c) Interjektion „oh!" (Abb. 4)

Gustav Becking (7) und Fritz Lockemann (8) schlossen mit dem Fall der rhythmischen Schwere auf den musikalischen und auf den sprachlichen Rhythmus. Die von uns aufgezeigte Differenz des oralen und nasalen Schalldruckes in dB gibt der Logopädie, Phoniatrie, Phonetik und Sprechwissenschaft die parallele Möglichkeit, sich dem Komplex der Nasalität zu nähern und darüber hinaus eine exakte Normierung sprechsprachlicher Ergebnisse vorzunehmen.

Zusammenfassung

Es wird ein einfaches Verfahren beschrieben, das den oralen und nasalen Schalldruck mittels eines Zweikanalmagnettongerätes über isolierte Kristallmikrofone durch einen Dämpfungsschreiber aufzeichnet. Ein angeschlossenes Schallspektrometer gibt die erforderlichen Spektralwerte. Die Übersprechdämpfung liegt bei 30–35 dB. Durch die Beziehung auf die Differenz zwischen

Mund- und Nasenschalldruckkurve in dB entsteht die Möglichkeit, sprechsprachliche Ergebnisse im Bereich der Logopädie, Phoniatrie, Phonetik und Sprechwissenschaft zu normieren und exakt zu vergleichen. Kurven und Spektrogramme belegen die Ergebnisse.

Summary

A simple method is described for recording the oral and nasal sound-pressure, employing separate, isolated crystal microphones and a dual track tape recorder. A connected sound spectrometer provides the requisite spectral analysis. By reference to the difference in sound pressure between the mouth and nasal cavities (the maximum difference measurable by the present apparatus being 30–35 db.) It is possible to normalize and compare accurately the products of spoken language for the purpose of logopaedics, phoniatrics and phonetics. The results are supported by graphs and spectrograms.

Résumé

L'auteur décrit la technique pour transmettre l'intensité orale et nasale du son par un appareil magnétique à deux canaux utilisant un microphone à cristal isolé et l'enrégistrement à impédance. Un spectromètre donne la mesure pour les intensités spectrales nécessaires. L'impédance du langage est située à 30–35 dB. Mesurant la différence entre la courbe d'intensité orale et nasale en dB on a la possibilité de trouver une base de norme pour les résultats dans le domaine de la logopédie. L'auteur donne des courbes et des spectrogrammes qui sont à la base des résultats.

Literatur

1. Trojan, F.: Der Ausdruck der Sprechstimme, pp. 146–155, 158–160, 2. Aufl. (Maudrich, Wien 1952).
2. Pahn, J.: Stimmphysiologische Untersuchungen der Verspannungserscheinungen beim Singen. Ein Beitrag zur Grundlagenforschung der Methodik des Gesangunterrichts. Päd. Diss. (Berlin 1960, masch.).
3. Arnold, G. E.: In: Luchsinger, R. und Arnold, G. E., Lehrbuch der Stimm- und Sprachheilkunde, pp. 566–568, 2. Aufl. (Springer, Wien 1959). –
   Trenschel, W.: Sprechkundliche Beobachtungen und Erfahrungen bei der postoperativen Sprecherziehung von Gaumenspaltträgern. In: Folia phoniat. 11, pp. 205–207 (1959).

4. Doubek, F.: Die Prüfung der Sprechfunktion bei Gaumenspaltenoperationen. In: Fortschritte der Kiefer- und Gesichtschirurgie, hrsg. von Schuchardt und Wassmund, Vol. 1, pp. 104–111, (Thieme, Stuttgart 1955) mit Hinweis auf Literatur über Nasalität.
5. Krech, H.: Kurze Mitteilung zur Behauchung der deutschen Explosive im Inlaut. In: Wiss. Z. Univ. Halle, Ges.-Sprachwiss. R. IV, 1954/55, pp. 625–626.
6. Höffe, W. L.: Zum Experiment in der Sprechwissenschaft. In: Krech, H. (Hrsg.): Festschrift zum 50-jährigen Bestehen der sprechkundlichen Arbeit an der Martin-Luther-Universität Halle-Wittenberg. Sonderheft der Wiss. Z. Univ. Halle, Ges.-Sprachwiss. R. V, 1955/56, p. 398).
7. Becking, G.: Der musikalische Rhythmus als Erkenntnisquelle (Augsburg 1928).
8. Lockemann, F.: Das Gedicht und seine Klanggestalt (Lechte, Emsdetten o.J., 1952).

Erstveröffentlichung in:
Trojan, F. (Hrsg.): Aktuelle Probleme der Phoniatrie und Logopädie 1, (Festschrift für Richard Luchsinger zum 60. Geburtstag). S. Karger, Basel/New York 1960, 100–108.

„Ohrenphonetik" und „objektiv-subjektives Abhörverfahren"*

Ein Beitrag zur Diskussion um die Bestandsaufnahme der „allgemeinen deutschen Hochlautung"

Als Theodor Siebs sich 1898 nach Vorbereitungen anschickte, eine Bestandsaufnahme der gesprochenen Sprache an den Bühnen Deutschlands vorzunehmen, wandte er ein Verfahren an, das früheren Arbeiten überlegen war. Er bediente sich der von Eduard Sievers so benannten „Ohrenphonetik"[1], des Direktabhörens eines akustischen Phänomens durch geschulte Beobachter.

Eine der Grundlagen bestand nach unserer heutigen Ansicht, neben der möglichen visuellen Erkennbarkeit lautlicher Abläufe[2] bei günstiger Stellung des Abhörenden und entsprechenden Lichtverhältnissen, vor allem in der Gegebenheit des funktionellen Hörens[3], jenem zwangsweisen funktionellen Nachvollziehen, das die Reaktion auf einen von außen gesetzten Reiz im menschlichen Organismus darstellt. Es handelt sich um einen Akt des Reflexgeschehens nach Pawlow[4] oder um den Vollzug des Ideoralgesetzes nach Hellpach.[5]

---

* Herrn Prof. Dr. Hadermann in Verbundenheit gewidmet.
[1] Vgl. hierzu Eduard Sievers, Grundzüge der Phonetik, 5. Aufl., Leipzig 1901, S. XI.
[2] Über die Stellungnahme zur Bedeutung lautlicher Abläufe vgl. u. a. Hans-Heinrich Wängler, Grundriss einer Phonetik des Deutschen mit einer allgemeinen Einführung in die Phonetik, Marburg 1960, Abschnitt B. Die Sprachlaute, S. 15–26.
[3] Der Terminus wurde von Richard Wittsack unabhängig von der Verwendung etwa bei Fritz Schweinsberg, Stimmliche Ausdrucksgestaltung im Dienste der Kirche, Heidelberg 1946, S. 87 f., geprägt.
[4] Vgl. u.a. K. I. Platonow, Das Wort als physiologisch-therapeutischer Faktor. In: Z. f. ärztliche Fortbildung, 47. Jg., 1953, S. 2.
[5] Nach dem Ideoralgesetz von Hellpach, auf Carpenter zurückgehend, hat jeder „subjektive Erlebnisinhalt...einen Antrieb zu seiner objektiven Verwirklichung..." (W. Hellpach, Sozialpsychologie, 3. durchgesehene Aufl., Stuttgart 1951, S. 70 (ge-

Das funktionelle Hören, dem alle Menschen in gleicher Weise untertan sind, lässt sich zu beruflichen Zwecken emporbilden und dann für Selektierungsaufgaben einsetzen, um gesprochene Sprache zu analysieren. So ist es möglich, Artikulationsstellen und Überwindungsmodi bei der Lautgenese usw. genauer zu bestimmen und einem System einzuordnen.

Als Siebs dieses moderne Verfahren grundsätzlich anwendete, verband sich damit für ihn eine weitere Erkenntnis. Er entzog die Beurteilung gesprochener Sprache, soweit angängig, der Willkür des Einzelbeobachters und verlagerte die Arbeit auf eine Gemeinschaft von Fachkollegen, die sich ergänzen konnten, so dass eine gewisse, wenn sicher auch noch spärliche Kontrolle gewährleistet schien.

Ein Plus bedeutete ferner der ursprüngliche Verzicht auf Fragebogenaktionen, die für Lautungsprobleme kaum auswertbares Material erbracht haben dürften. Unter dieser Schwierigkeit sind u. a. auch die Erhebungen Viëtors schon vor 1890 zu sehen[6].

Siebs hatte in der Tat die Gegebenheiten seiner Zeit genutzt. Es ging ihm um das Registrieren einer bestimmten, damals unbedingt berechtigten Sprechstufe, eben der Lautung der Bühne. Seiner Wahl verdanken wir den Bezug auf die Sprechweise anerkannter und bedeutender Berufssprecher und damit eine Artikulationsbasis, die in wohl einmaliger Vollkommenheit das Moment der physiologischen Realisation in sich trägt, das keine deutsche Landschaft hätte bieten können. Man griff auf das Endstadium eines Ausleseprozesses zurück, der über Generationen Stimmhygiene und Stimmkraft herausgesintert hatte, um nun eine, selbstverständlich individuellen Varianten unterworfene, nahezu ideale Form anzubieten.

Während die stimmhygienische Leistung besonders als beruflicher Akzent dem Siebs-Kreis wohl keine Entscheidungen abnötigte, bedurften die lautlichen Realisationen normierender Hilfe. Das der Größe des Raumes, der Entfernung von der akustischen Quelle, den Lichtverhältnissen und Ablenkungen im Rahmen der Bühnenaufführungen und somit manchen Fehlern unterworfene Abhörergebnis musste von Siebs einer Filterung unterzogen werden. Was in das

---

sperrt)). Paul J. Moses, Die Stimme der Neurose, Stuttgart 1956 (deutsche Ausgabe), S. 14, spricht mit Bezug auf die Theorie Bernfelds von einem Imitieren des Perzipierten.

[6] Vgl. u.a. Wilhelm Viëtor, Beiträge zur Statistik der Aussprache des Schriftdeutschen, IV., Phonetische Studien, hrsg. von W. Viëtor, Marburg 1890, S. 11 ff.

Regelwerk die „Deutsche Bühnenaussprache" einging,[7] bedeutete eine Deckungsgleichheit der Artikulationsbasis, nicht aber mehr der Lautausformung. Das Aufgezeichnete hatten die Schauspieler nicht in dieser Art gesprochen. Eine Höchstform entstand, die vielleicht allein Theodor Siebs mit geringen Abzügen am 12. Dezember 1925 in jener oft genannten, beispielhaft besprochenen Schallplatte dokumentierte, „die" Bühnenaussprache, ein Leitbild, das weit über alle anderen Realisationen hinausragte.

Siebs und seine Fachkollegen einigten sich auf einen Kanon, der in der Folgezeit erstarrte. Aus einer echten wissenschaftlichen Ausgangslage war eine Tradition geworden, die einer Überprüfung nicht standhalten konnte, wenn sie jemals stattgefunden hätte.[8] Eine „ohrenphonetische" Untersuchung musste auch im ersten Jahrzehnt unseres Jahrhunderts bestimmte Fragen aufwerfen, weil die Ergebnisse auf einer räumlich anderen Beobachtungslage als in der Phonetik üblich basierten. Eine zu große Distanz jedoch vermindert die Relevanz bestimmter Merkmale von Sprache. Abhilfe bot sich zumindest nach 1910 an. Die Schallplattenherstellung setzte auf breiterer Basis ein. Die bekanntesten Schauspieler sprachen die gleichen Monologe oder Dichtungen in den noch unvollkommenen Aufnahmetrichter eines Grammofones, das der genialen Erfindung Edisons inzwischen gefolgt war.[9] Die Schallplatten oder vielleicht auch die früheren Wachs- oder Kunststoffwalzen des Phonographen gestatteten ein wiederholtes Abhören bestimmter Stellen, Intonation oder Lautrealisationen. Das ohrenphonetische Verfahren hätte in eine neue Phase der Entwicklung eintreten können. Aber dies geschah nicht. Vielleicht hatte sich Eduard Sievers' Abneigung gegen den Apparat an sich und gegen die Verwendung von Methoden

---

[7] Vgl. Theodor Siebs, Deutsche Bühnenaussprache, Berlin, Köln und Leipzig 1898; derselbe, Deutsche Bühnenaussprache, 8. u. 9. Aufl., gänzlich umgearbeitet, den Gesang berücksichtigend und mit kurzem Aussprachewörterbuch versehen, Köln, Berlin, Leipzig, Paris 1910; derselbe, Deutsche Bühnenaussprache – Hochsprache, 15. Aufl., den Gesang berücksichtigend und mit Aussprachewörterbuch, Köln 1930.

[8] Vgl. hierzu u.a. die Besprechungen der 16. bzw. 17. Auflage des Werkes durch Arnold Littmann (Moderna Språk, Vol. LII, Jg. 1958, S. 30 ff.), T. Shigi (Keisei, Jg. 1957, H. 9, S. 1 ff.), Werner Orthmann (Sprachheilarbeit, 4. Jg. 1959, H. 1, S. 29 ff.) und Hans Krech (Z. f. Phonetik u. allgem. Sprachw., 10. Jg. 1957, S. 293 ff.).

[9] Die Aktualität der Schallplatten belegt die Zeitschrift "Unterricht und Sprechmaschine", die z.B. im 6. Jg., 1914, Nummer 4/5, einen Bericht von Max Busse, „Meine erste Erfahrung mit der Sprechmaschine im deutschen Unterricht", über eine Erlkönig-Interpretation Ernst von Possarts enthält, die enthusiastisch gelobt wird: „Unter dem Eindruck des meisterhaften Vortrags (!) wurde die Dichtung für die Schüler *inneres Erlebnis*" (S. 66).

der „Experimentalphonetik" durchgesetzt,[10] vielleicht auch dominierte die Überzeugung von der Exaktheit der getroffenen Entscheidung.

Sicher kann man Sievers' Vorbehalte gegenüber der zeitgenössischen Apparatetechnik der Phonetik billigen. Man untersuchte jenseits des Sprachganzen isoliert und übersah das Trägheitsmoment der verwendeten Geräte. Dem war die Ganzheitsmethode der „Ohrenphonetik" für unseren Problemkreis überlegen. Sie behielt die Sprache im Blick, nahm alles auf, was an ihr relevant war und sonderte erst nach dem Gesamteindruck.

Der Gedanke an die Vollkommenheit des geschaffenen Werkes mag gelten. Die Absicht, auch in Zukunft möglichst nichts zu verändern, lässt sich nachweisen. Siebs wollte erreichen, dass sich der Benutzer in allen Auflagen auf derselben Seite über eine bestimmte Frage Rat holen konnte.[11] Dies muss aus der Zeit verstanden werden. Siebs bemühte sich, die getroffene Regelung durchzusetzen. Änderungen, gleich welcher Art und Begründung, standen taktisch im Wege, denn jene Gremien, vor denen er Bericht erstattete, konnten nur gewonnen werden, wenn sich das Werk als beständig und wenig reformbedürftig erwies. Der Erfolg zeigte sich im Jahre 1922 in der offiziellen Anerkennung der Gültigkeit auch für die Schule. Es ist umso bedauerlicher, dass man in der 16. und 17. Auflage nicht auszugleichen versuchte, praktisch auf eine Weiterentwicklung Verzicht leistete und damit die Geltung dieses ersten großen orthoepischen Werkes der deutschen Sprache unnötig beschränkte. Die Neuherausgabe blieb im Wesentlichen ein historischer Nachdruck im Abstand von zwei Menschenaltern, während deren die Sprache in Klang und Bildung sich gewandelt hatte.

Analysen jener oben erwähnten Aufnahmen mit den Schauspielern, deren Sprechweise die Norm des „Siebs" bestimmt haben müsste, zeigen ein gleiches Ergebnis, ob sie nun in einer Dissertation der 40er-Jahre[12], von Kollegen der

---

[10] Otto von Essen, Allgemeine und angewandte Phonetik, Berlin 1953, S. 4, führt aus, dass „sich gerade die Besten darüber (die Experimentalphonetik, d. Verf.) ausschwiegen. Eduard Sievers ging mit wenigen vorsichtigen Worten daran vorüber"; Hans-Heinrich Wängler, a. a. O., S. 24 f., betont, dass Sievers der Experimentalphonetik „eine unangemessene Verselbständigung des Instrumentariums bzw. der so gewonnenen Ergebnisse vorwarf".

[11] Vgl. hierzu die Ausführungen Ewald Geisslers, Was wir gegen die „Deutsche Bühnenaussprache-Hochsprache" auf dem Herzen haben, Sonderdruck aus der Zeitschrift „Der Rundfunk", Jg. 1938, H. 10/11, besonders S. 3 f.

[12] Vgl. Friedrich Herneck, Die deutsche Bühnenlautung der letzten 50 Jahre, ermittelt aus Schallplattenaufnahmen bedeutender Bühnenkünstler, Phil. Diss., Erlangen 1941 (Hs).

polnischen Sprachwissenschaft[13] oder von uns[14] vorgelegt wurden. Immer offenbart sich die starke Überhöhung der Sprechstufe und die Leugnung sprachlicher Assimilationen oder Einwirkungen der Koartikulation für die Normierung.

Was sich Rudolf von Raumer in einem Brief an Karl Fromman im Jahre 1857 wünschte, nämlich einen Apparat, ähnlich dem 1838 erfundenen Daguerreoty für das Visuelle, um bestimmte sprachliche Phänomene jenseits allen Subjektivismus zu registrieren[15], hätte sich 1910 verwirklichen lassen. Vielleicht aber bedeutet es in der Tat eine Überforderung, von Siebs zu verlangen, zudem von Sievers beraten, eine jähe Wende zu vollziehen und sich in die Hörigkeit eines Apparates zu begeben.

Es hätte allerdings nicht einmal die Notwendigkeit bestanden, sich einem Experiment zu öffnen. Die Versuchspersonen präsentierten sich in der Schallaufnahme in einer ähnlichen Lage wie in dem Aufmerksamkeitsfeld der Zuschauer einer Bühnenaufführung. Hier wie dort wurde bewusst Kunst angeboten und der Kritik gestellt. Dass sich selbstverständlich u.a. vielleicht die dynamische Stufe oder auch feinere psychische Unterscheidungen in beiden Sprechsituationen dennoch nicht decken, bleibt unbenommen. Die „Versuchssituation" ist gleich, der Sprecher weiß nichts von einer geplanten Ausweitung zum Zweck der Kodifizierung sprachlicher Normen.[16]

---

[13] Prof. Dr. Zabrocki, Posen, hat nach mündlicher Mitteilung eine apparatetechnische Analyse der Siebs-Aufnahme des Jahres 1925 vorgenommen, die einen starken Kontrast zur Sprechweise der Bühne derselben Zeit ergab.

[14] Von Eva-Maria Krech wurde in dem Grundreferat der 5. Sprechwissenschaftlichen Tagung in Halle vom 1.–3. Juli 1960, „Probleme der deutschen Ausspracheregelung" eine Analyse verschiedener Schallplatten um 1910 mit bedeutenden Schauspielern auch akustisch dargetan (vgl. den Tagungsbericht „Beiträge zur deutschen Ausspracheregelung", hrsg. von Hans Krech, Berlin 1961). Verfasser hatte Gelegenheit, sowohl in Gastvorträgen in Prag im Sept. 1960, als auch in einem Referat auf der Gemeinschaftstagung für allgemeine und angewandte Phonetik vom 3.–6. Oktober 1960 in Hamburg, eine Diphthongzerlegung aus der oben genannten Siebs-Schallplatte zu demonstrieren.

[15] Vgl. Rudolf von Raumer, Offener Brief an Karl Fromman aus dem Jahre 1857, Phonetica, Vol. 5, 1960, Nr. 1, S. 1 ff.

[16] Vgl. hierzu auch Wilhelm L. Höffe, Zum Experiment in der Sprechwissenschaft. In: Festschrift zum 50jährigen Bestehen der sprechkundlichen Arbeit an der Martin-Luther-Universität Halle-Wittenberg, hrsg. von Hans Krech (Sonderdruck der Wiss. Z. Univ. Halle, Ges.-Sprachw. R., Jg. 5, 1956, H. 3, S. 398). H. bezieht sich auf A. Wellek, Das Experiment in der Psychologie, Studium Generale, Jg. 1947.

Das Experiment, nach Otto von Essen definiert als „Versuch die Grundlagen einer Erfahrung zu schaffen, um dann diese womöglich den axiomatischen Prinzipien des Denkens unterzuordnen"[17], erscheint bereits auf einer höheren Ebene gegeben: eine zu anderen Zwecken geschaffene Versuchslage lässt sich einbeziehen und auswerten. Sie bleibt so über alle unterlaufenen und gestellten Absichten erhaben. Zudem erheben sich kaum Bedenken, den Menschen in das Experiment einzubeziehen. Er wird nicht in Situationen gebracht, die ihm unzuträglich sind, ihn gefährden oder schädigen.[18]

„Grundlagen einer Erfahrung" lassen sich mit Hilfe von richtig eingesetzten und in ihrer Ergiebigkeit kritisch beurteilten Apparaten sicherer gewinnen als mit dem allein subjektiven Verfahren der „Ohrenphonetik". Das Moment der Objektivität wird eingeblendet. Der Schallaufnahmeapparat konserviert den einmaligen Sprachklang mit den Mängeln oder Vorzügen der technischen Entwicklung und stellt die Aufnahme für eine beliebige Benutzung zur Verfügung. Bestimmte Unzulänglichkeiten der „Ohrenphonetik", die Einmaligkeit des Hörbildes, die vielleicht gerade vorhandene Indisposition des Abhörenden, die Unruhe im Zuhörerraum oder die Ungunst eines Theaterplatzes usw. werden vermeidbar. Solange die Aufnahmefähigkeit gewährleistet ist, können wir nun beliebig oft wiederholend hören. Ermüdungserscheinungen verbieten eine Weiterarbeit, ebenso natürlich auch gesundheitliche Störungen. Sie bedeuten aber nicht mehr den unwiederbringlichen Verlust eines Ergebnisses. Unruhe im Raum oder zu große Distanz von der Schallquelle fallen kaum noch ins Gewicht. Das Eindeutigwerden des Klangphänomens wird durch Kontrollversuche von Fachkollegen mit oder ohne Aufmerksamkeitshinlenkung auf bestimmte strittige Fälle abgesichert. So ergibt sich ein Verfahren, das als „objektiv-subjektiv" bezeichnet werden darf. Mit der nötigen Vorsicht angewendet, bietet es einen unbedingt vertretbaren Weg zur Ermittlung akustischer Sprachrealisationen.

Für die Arbeit am „Wörterbuch der allgemeinen deutschen Hochlautung", das den Sprechstand der Gegenwart aufnimmt, war – wie für Siebs bei seinem Antritt zur gleichen Arbeit – die Verpflichtung bindend, die Mittel der Zeit zu nutzen. Wir zogen deshalb das „objektiv-subjektive" Abhörverfahren der „Ohrenphonetik" vor.

---

[17] Otto von Essen, Das phonetische Experiment und seine Bedeutung für die sprachwissenschaftliche Forschung, Studium Generale, 3. Jg., 1950, S. 139.
[18] Vgl. Wilhelm L. Höffe, a. a. O., S. 339, auf W. Metzger, Das Experiment in der Psychologie, Studium Generale, Jg. 1952, S. 142 ff. bezogen.

Allerdings trat noch eine weitere zwingende Notwendigkeit ein. Die wachsende Bedeutung des Rundfunks, des Fernsehens und des Films, die der Bühne zeitlich um ein Vielfaches überlegen ist und an Wirkungsbreite niemals deren Konkurrenz zu fürchten hat, ergab eine entscheidende Akzentverlagerung. Nicht die Bühne lehrt die Nation, wie Siebs auf der 1925er Schallplatte noch berechtigt formuliert hatte, sondern der Rundfunk mit seinen Sendungen. Er steht in der Qualität der angebotenen Sprache, sofern sie Berufssprecher leisten, also in Nachrichtentexten, Programmansagen, künstlerischen Lesungen, Hörspielen und Lesungen von wissenschaftlichen Manuskripten, der Bühne nicht nach. Beide Gremien arbeiten oft mit den gleichen Künstlern. Der Hörerbezug jedoch ist verändert. Das Theater meint die Masse der Zuschauer, der Rundfunk den einzelnen Hörer in der Intimsphäre seiner Wohnung. Das bedeutet graduelle, aber keine prinzipiellen Unterschiede. Die Überhöhung der Bühne muss im Funk beschnitten werden. Dadurch kann – bis zu einer bestimmten Grenze – die Artikulationsbasis unserer Hochlautung nun in einer normalen Spannung realisiert werden.

Die Auswahl des Schauspielers geschieht nicht allein nach akustischen Gesichtspunkten, der Rundfunksprecher aber wirkt lediglich durch die Sprechweise. Ihn wählt man nach dem sicher noch nicht formulierten Prinzip eines Optimums an Stimmhygiene aus, das eine Übernahme seines Sprechens im funktionellen Nachvollziehen durch den Hörer besonders wünschenswert und angenehm macht. Der gesendete sprachliche Reiz ist somit bereits in der besonderen Auslese der Sprecherpersönlichkeit einer Normierung unterzogen[19] worden.

Immer geht es um Hochlautung, wenn auch verschiedener Ebenen und Spannungsgrade. Die Bühne mag die Höchstform (im Versdrama) darstellen, der Rundfunk gibt dagegen die am häufigsten gebrauchte Formstufe.

Der Wechsel der Normierungsebene bedingt und verlangt als weitere Sicherung die Beurteilung der zu untersuchenden Leistung durch eine Gruppe von Fach-

---

[19] Eigene seit 1952 unternommene Versuche zur Richtigstellung der Stimmatmung mit Hilfe einer Bibliotherapie belegen die starke Reaktion auf die Art eines Sprechantriebes, der direkt im Gespräch oder indirekt aus einem gewählten Text einwirkt. Vgl. u.a. Hans Krech, Atmung und Sprechwissenschaft. In: Sprechkunde und Sprecherziehung IV, hrsg. von Christian Winkler, Emsdetten o. J. (1959), S. 48 ff.; derselbe, Einführung in die Deutsche Sprechwissenschaft, Lehrbrief für das Fernstudium der Mittelschullehrer, o. O. (Potsdam) 1959, S. 20 f., 22–29. Eduard Kurka hat in: „Zur Beeinflussung der Stimme durch inneres Sprechen bei maschineller Schreibarbeit", Phil. Diss. Halle 1958 (Mschr.), S. 103 ff. hierzu übersichtliche Kymogramme geliefert.

kollegen, die nach dem von Wilhelm Ludwig Höffe vorgeschlagenen Verfahren solche Realisationen „aussieben", die z. B. durch Dialekteinflüsse umgangssprachlich sind.

Die Bestandsaufnahme bei Siebs und für das „Wörterbuch der allgemeinen deutschen Hochlautung" stellt ein statistisches Verfahren dar. Statistik ist noch keine Norm, aber sie liefert eine wesentliche Grundlage. Eine Statistik, die mit nachprüfbaren und wissenschaftlichen Verfahren arbeitet, kann man nicht aburteilen oder für Sprache als unzulänglich erklären, ebenso wenig wie man Geräte an sich und ihre unzulängliche Anwendung oder die unrichtige Auswertung der von ihnen objektiv aufgezeigten Ergebnisse miteinander verquicken darf.

Das Ergebnis der Bestandsaufnahme unterliegt der weiteren kritischen Verarbeitung. Über die Gesichtspunkte dieser Auswertung wurde wiederholt berichtet.[20] Vielschichtige Bezüge aus dem sprachlichen Umfeld werden dabei aktiv. Daher bedarf es eines genügend großen und gesicherten Materials, d.h. zumindest einer Zahl von 10000 Belegen für den jeweils untersuchten Einzelfall, dessen sprachliche Relevanz dargetan werden soll, um den gegenwärtigen Weg unserer Sprache aufzuzeigen. Selbstverständlich läuft die Untersuchung an Sprachganzen, wie dies auch Siebs getan hatte, wobei allerdings die „ruhige, verstandesmäßige Rede"[21], sein Axiom im Untersuchungsgang, für uns ersetzt ist durch die Breite der Aussage der oben genannten Sendeformen des Funks.

Das Ohr bleibt, wie bei Siebs, das von keiner Maschine bisher übertroffene Mittel subjektiver Entscheidung. Wenn es nicht mehr ausreicht, d.h., wenn die Aufhellung des Gesamtbildes eine weitere Differenzierung fordert, greift man zu Hörhilfen. Die gegenwärtigen sind apparatetechnisch einfach. Sie bestehen aus zusätzlichen Wiederholungsmöglichkeiten kleinerer Einheiten und aus ergänzenden Relaisschaltungen, um noch weitergreifende Zerlegungen zu tätigen. Gemeint sind damit umlaufende Scheiben, die einen am stehenden Tonband abgreifenden Abhörkopf besitzen[22] oder das Gleiche bezweckende unendlich geklebte Schleifen mit bestimmter Umlaufzeit.

---

[20] Vgl. hierzu Anmerkung 14, ferner die Veröffentlichungen von Hans Krech (Z. f. Phonetik u. allgem. Sprachw., Bd. 10, 1958, H. 1; Folia Phoniatrica, Vol. 12, 1960, Nr. 4); Eduard Kurka (Sprachpflege, 8. Jg., 1959, H. 7; Muttersprache 1959, H. 10); W. E. (Wolfgang Ebert) (Sprachpflege, 9. Jg., 1960, H. 9).

[21] Theodor Siebs, Deutsche Bühnenaussprache – Hochsprache, 15. Aufl. Köln 1930, S. 12, als dritter Grundsatz aufgeführt: "die feste Regelung berücksichtigt nur die ruhige, verstandesmäßige Rede" (gesperrt).

[22] Das Gerät wurde von Fritz Winckel konstruiert.

Die zweite Möglichkeit, die von Werner Prescher verifiziert wurde[23], dürfte die bequemere, leichter erreichbare und stabilere Form darstellen. Man benötigt zwei mit gleicher Geschwindigkeit laufende Magnettongeräte, deren eines das Originalband trägt, das auf die auf dem zweiten Gerät laufende Schleife in dem untersuchten Abschnitt überspielt wird.

Neben den Wiederholungsvorgang tritt so die akustische weitere Verdeutlichung, etwa der Zeitraffung im optischen Bereich vergleichbar. Nun wird offenbar, was dem Ohr bisher nicht zu analysieren gelang. Es geht nicht darum, zusätzliche Einzelheiten aufzunehmen, sondern darum, aus der Genese Rückschlüsse auf eine bestimmte Entwicklungsrichtung zu ziehen, die für die Sprache Bedeutung annimmt. So kann es sich z.b. um das immer wieder zitierte oder ebenso auch geleugnete allmähliche, aber stetige Schwinden des E in End-, Vor- und Nebensilben handeln. Die Hörhilfe belegt die Tendenz zu einer anderenorts dargetanen Richtung des Abbaues.[24] Wir erkennen somit das System, das sich aus den Einzelüberhörungen herausbildet.

Ähnliches liegt beim r-Laut vor, der an Schlagzahl ab-, an Variationsbreite aber zunimmt. Insbesondere treten in bestimmten Positionen vokalische Ersatzlaute auf.

Während sich hier allgemeine Ergebnisse auch ohne Zusatzgeräte abzeichnen konnten, fällt diese Möglichkeit für den Glottisschlageinsatz aus. Wir brauchen eine Zerlegung, um des Phänomens dieses mehr oder weniger präzise gesprochenen „Schillingschen Ventiltones"[25], eben seiner geflüsterten Form, innerhalb der Wortkombination habhaft zu werden. Oft muss dabei noch wiederholtes zerlegendes Untersuchen die graduelle Stufung und natürlich auch die einwandfrei physiologische Bildung bestätigen. Es handelt sich zugleich um die Beurteilung der zumindest ein Jahrhundert die Fachwissenschaft bewegenden Frage nach der Bewertung des Stimmeinsatzes. M. Bukofzer meint, dass sich die gleichen Fragen bereits für die griechischen Sänger stellten, die deshalb den schwierigen und ihnen gefährlich erscheinenden coup de glotte

---

[23] Beschrieben in: Hans Krech, Kurze Mitteilung zur Behauchung der deutschen Explosive im Inlaut, Wiss. Z. Univ. Halle, Ges.-Sprachwiss. Reihe, Jg. 4, 1955, S. 625 f.

[24] Vgl. den oben genannten Bericht über die 5. Sprechwissenschaftliche Fachtagung (s. Anm. 14).

[25] Vgl. Rudolf Schilling, Über Stimmeinsätze. In: Bericht über den Internationalen Kongress Singen und Sprechen in Frankfurt (M.), München-Berlin, o. J. (1938), S. 231 ff., besonders S. 234.

durch das Einfügen eines T vor dem Vokal abschwächten.[26] Wenn im „Siebs" der Glottisschlageinsatz nicht mehr gefordert wird, so verlangt dies unbedingt einen Beleg, der sich wahrscheinlich auf Gerätehilfen stützen muss. Vor der Behauptung steht das die Erkenntnis der Grundlage vermittelnde Experiment.

Neben den Hörhilfen gibt es für bestimmte Lautuntersuchungen die Notwendigkeit weiterer Differenzierung. Stimmhaftigkeit oder reduzierte Stimmhaftigkeit bei Konsonanten lassen sich mit dem einfachen ergänzenden Mittel eines hochwertigen Kehlkopfmikrofones hörbar und damit dem oben genannten Verfahren zugänglich machen. Wiederum muss die Entwicklungstendenz der gegenwärtig gesprochenen Sprache ergründet werden.

Für die Untersuchung von Längen und Kürzen finden selektierende Verfahren Anwendung, da es sich nicht nur um Quantitätsunterschiede, sondern vielleicht in entscheidenderem Maße um eine Änderung der Qualität handelt.

Das Problem der deutschen Vokale in ihrer Eigenschaft als Oral-Nasal-Laute, d. h. nicht mehr als reine Orale, braucht eine umfangreichere Vorbereitung.[27] Zwei Mikrofone sind so anzuordnen, dass sie jeweils einzeln für die Aufnahme des Schalldruckes des Mundes und der Nase einsetzbar sind und einen Übersprechabstand von 30–35 dB für die erforderlichen Messungen aufweisen. Im Zweispurverfahren wird zunächst der Gesamttext aufgenommen, der dann in die Schalldruckkurve des Oral- oder des Nasalanteiles zerlegt werden kann. Mit dem Gerät ist es vielleicht möglich, dem ebenfalls rund ein Jahrhundert alten Problem beizukommen, ob unsere Vokale den von der Artikulationsbasis und der Spannungslage unserer Sprache theoretisch veranschlagten nasalen Setzungswert aufweisen, der empirisch seit langem, zumindest im Gesang, belegt sein dürfte. Der Czermaksche Spiegelversuch genügt nicht als Kriterium, seine Reaktionen erfolgen zu träge und auch unsicher.

---

[26] Vgl. M. Bukofzer, Zur Hygiene des Tonansatzes unter Berücksichtigung moderner und alter Gesangsmethoden, Sonderdruck aus dem Archiv für Laryngologie, 15. Bd., 2. H., Berlin 1904, S. 27–32.

[27] Ein Gerät zur Darstellung des nasalen und oralen Schalldruckanteiles wurde von Elektromeister Werner Prescher gebaut. Anregungen Franz Doubeks fanden dabei Anwendung (Franz Doubek, Die Prüfung der Sprechfunktion bei Gaumenspaltenoperationen. In: Fortschritte der Kiefer- u. Gesichtschirurgie, hrsg. von Schuchard und Wassmund, Stuttgart 1955, Vol. 1, S. 104–111).
Vgl. Hans Krech unter Mitwirkung von Elektromeister Werner Prescher, Über ein einfaches Verfahren zur Aufzeichnung des oralen und nasalen Schalldruckanteiles gesprochener Sprache. In: Aktuelle Probleme der Phoniatrie und Logopädie, Vol. 1, hrsg. von Felix Trojan, Basel-New York 1960, S. 101 ff.

Falls die Ergiebigkeit der bisher beschriebenen Versuchsanordnungen nicht ausreicht, erfolgt die Inanspruchnahme visueller Verfahren. Im Allgemeinen wird es sich um experimentelle Überprüfungen der im Sprachganzen gefundenen Qualitäten und Quantitäten der Laute der „allgemeinen deutschen Hochlautung" handeln. Damit geschieht der Schritt zu einer sekundären, abstrahierenden Technik. Sie dient lediglich der Sicherung bereits erkannter Gesetze oder der Kritik noch ungenügend belegter Erscheinungen.

Mit einem Schallspektrometer z.B. lässt sich die Zusammensetzung eines isolierten oder aus dem Ganztext herausgearbeiteten Lautes darstellen. Parallel wird ein Testversuch zur Kontrolle angesetzt, der nach Felix Trojans Akuemlehre[28] aufgebaut ist und mit bestimmten, durch die Höffesche „Siebreihe" bestätigten Interjektionen einwandfreie Lautisolierungen bietet, die entweder im direkten Absehen oder durch Bild oder Film nutzbar gemacht werden. Über allem steht, das sei erneut betont, die ganzheitliche Betrachtungsweise. Ihr tritt lediglich eine ergänzende Methode zur Seite.[29]

Gleiches leistet sinngemäß auch das Anschalten eines Dämpfungsschreibers, der akustische Schwingungsabläufe grafisch in einem Liniensystem aufzeichnet. Damit erwächst die Möglichkeit, sprachliche Ganzheiten genauer zu analysieren. Die Kurven gestatten im internationalen Maßstab Wertungen, wenn bei gleicher Versuchsanordnung und gleichem Dämpfungsabstand der beiden Mikrofone bei Nasalitätsuntersuchungen die dB-Eichung benutzt wird. Schleifenoszillografen bieten ebenfalls eine visuelle Aufschlüsselung klanglicher Strukturen von Sprache und zwar wiederum auch von Texten, die nicht nur zu Versuchszwecken produziert wurden.

Nicht vergessen sei das mit der „Ohrenphonetik" zeitlich korrespondierende Absehen von Lautwerten zur Verstärkung des funktionellen Hörens. Allerdings geht es auch dabei nicht um primäre Belege, sondern um Kontrollen zur Sicherung eines Ergebnisses. Wir werden in Zweifelsfällen den Sprecher des Rundfunks einer visuellen Beobachtung an seinem gewohnten Arbeitsplatz vor dem Mikrofon unterziehen[30]. Es erscheint wichtig, Störungsfaktoren, die eine andere

---

[28] Vgl. Felix Trojan, Der Ausdruck der Sprechstimme, 2. Aufl., Wien 1952.
[29] Isolierte Konsonanten lassen sich auf ähnliche Weise überprüfen. Es besteht selbst die Möglichkeit, vor dem Schallspektrometer therapeutische Korrekturen zu geben, um akustisch schwerer ansprechbare Patienten zum richtigen Klangbild des Lautes hinzuführen. Wir machten besonders bei S-Fehlern davon Gebrauch.
[30] Werner Orthmann wies in einem Diskussionsbeitrag zu dem Referat des Verf. auf der Gemeinschaftstagung für allgemeine und angewandte Phonetik vom 3.–6.

Sprechsituation erzeugen könnten, auszuschließen. Die zusätzliche Begutachtung lässt sich am einfachsten bei Sprechern vornehmen, die auch im Fernsehfunk arbeiten. Die Sprecher der Hörspielsendungen sind mitunter im Film tätig, sodass sich im speziellen Fall die Verstärkung der Körperempfindung beim funktionellen Hören durch den Direkteindruck der sichtbaren Lautbewegungen ergibt.

Auf Fragebogen zur Bestandsaufnahme der Lautung wird verzichtet. Sie gehören nicht in ein „objektiv-subjektives" Verfahren, bieten keine Kontrollmöglichkeit und stellen Meinungsäußerungen jeweils eines Einzelnen dar, der zudem oft genug mit der Problemstellung nicht genügend vertraut ist. Für den genannten Zweck hatten sie bereits mit dem Einsatz der „Ohrenphonetik" als Methode ihr Recht verloren. Wir beziehen uns bewusst auf Sievers, denn funktionelles Abhören dürfte mit Beginn des Spracherwerbes durch die Menschen, in jedem Fall aber bei den ersten Normbildungen und deren Konzessionierungen unumgänglich gewesen sein, also in Zeiten, aus denen Überlieferungen fehlen. Die Antike dokumentiert in den Reaktionen der Hörer auf die Qualität der angebotenen sprecherischen Leistungen im Theater oder auf dem Forum eine Fülle von Belegen, die ein ganzheitliches Aufnehmen und Verarbeiten des gebotenen sprachlichen Reizes deutlich machen.

Das von Arbeitsgruppen vorgelegte Material wird von einem Redaktionskollegium zu sichten sein, um die Proportionen von Norm und Realisation abzuwägen. Das statistische Verfahren mündet so im Bereich der Philologien und beweist die enge Verbindung verschiedener Wissenschaftszweige. Wie bei Theodor Siebs müssen Entscheidungen gefällt werden, die der sprachlichen Gegenwart entsprechen.

Wir vertreten die Ansicht, dass einschneidende Regelungen auch die Redaktion nicht verantworten kann. Sie müssen von der Gemeinschaft der diese Sprache in echter Verantwortlichkeit lautenden Menschen getroffen werden. Teilergebnisse wurden so bereits wiederholt veröffentlicht. Insbesondere aber erschien die direkte Berichterstattung vor unterschiedlichen Gremien wesentlich. Tagungen und Kongresse boten hierzu Gelegenheit.

Alle Diskussionen zeigten die erregende Macht von Sprache und das Verhaftetsein in der Tradition. Das aufgezeigte Neue wurde auch dann oft wertend betrachtet, wenn es ein von der Sprachgemeinschaft sanktioniertes weiter-

---

Oktober 1960 in Hamburg und in brieflichen Mitteilungen auf diese ergänzende Notwendigkeit hin.

weisendes „Sichverändern" der Sprache bedeutete. Aus ursprünglichen Verstößen aber wird bei allgemeiner Billigung Sprachübliches. Dies gilt verstärkt, wenn sich eine gesetzmäßige Tendenz abzuzeichnen scheint, die nicht auf unser Jahrhundert beschränkt ist. Es handelt sich nicht um Verfallserscheinungen, sondern um das Sichanpassen der Sprache an die Art der Lebensbewältigung.

Diskussionsbeiträge, die eine Bestandsaufnahme selbst direkt oder indirekt ablehnten, besaßen keine Berechtigung. Sie stellten sich in gleicher Weise damit gegen das von ihnen als bindende Tradition gesehene Werk von Theodor Siebs und dessen Arbeitsweise.

Ohne vorherige Bestandsaufnahme bleibt jegliche Normierungsarbeit innerhalb und außerhalb des von uns behandelten Problemkreises illusorisch.

Die Wahl der Normierungsebene dürfte sich einer sachlichen Kritik erwehren, denn wo sollte neben dem Rundfunk eine Sprechstufe zu finden sein, wenn man das Fernsehen vorläufig ausklammert, die sich in gleicher Sicherheit und mit gleichem Geltungsbereich der Auswertung anböte.

Unser Thema „Ohrenphonetik" und „objektiv-subjektives Abhörverfahren" meint nicht kontrastierendes Absetzen mit dem eingefügten „und", sondern ein Additionszeichen. Aus der „Ohrenphonetik" musste naturnotwendig ein Verfahren erwachsen, das der jeweiligen Zeit in seiner technischen Vollkommenheit adäquat sein konnte. So fand man als objektivierende Möglichkeit das Konservierungsmittel eines Schallträgers und die damit unendliche Wiederholbarkeit des akustischen Vorganges, während sich das subjektiv registrierende Ohr als bisher noch unübertroffenes Mittel ganzheitlicher Klanganalyse nicht ersetzen ließ und wohl auch in absehbarer Zeit nicht ersetzen lassen wird.

Als Parallele zu dem Verfahren, aus dem das Werk von Theodor Siebs erwuchs, entstand die neue Arbeitslage zur Schaffung des „Wörterbuches der allgemeinen deutschen Hochlautung", der Lautungsstufe des deutschsprachigen Rundfunks. Wir glauben damit eine echte und gewachsene Entwicklung in der richtig verstandenen Tradition von Theodor Siebs weiterzuführen.

Erstveröffentlichung in:
Wiss. Z. Univ. Halle, Ges.-Sprachwiss. R. X, 1961, 941–946.

Bericht über den Stand der Arbeit am „Wörterbuch der allgemeinen deutschen Hochlautung"

Am 6. Februar 1959 wurde nach langwierigen Unterhandlungen die Redaktion des „Aussprachewörterbuchs der allgemeinen deutschen Hochlautung" gegründet. Sie übernahm die Materialien eines beim Staatssekretariat für das Hoch- und Fachschulwesen laufenden Forschungsauftrages „Aussprachewörterbuch", die aus Manuskripten und 44000 Wörtern bestanden. Neben dem Vorsitzenden gehören zu ihr Lektor Dr. Stelzig (Greifswald), wissenschaftliche Mitarbeiterin Dr. Stötzer (Halle) – Sekretärin, Dozent (W) Dr. Kurka (Halle), Lektorin Eva Maria Krech (Halle) und wissenschaftlicher Oberassistent Stock (Halle) – Protokollant.

Als Gäste nahmen teil der stellvertretende Sektorleiter im Staatssekretariat für das Hoch- und Fachschulwesen, Herr Niemann und Herr Dr. Ebert, Mitarbeiter des Verlages Enzyklopädie (Leipzig).

Um voll arbeitsfähig zu sein, machte es sich erforderlich, die Redaktion durch Frau Prof. Dr. Feyer, Institut für Phonetik (Berlin), Diplomsprecherzieher Rudi Teske, Deutscher Demokratischer Rundfunk, als Beauftragten der Chefregie (Berlin), Regisseur Kurt Jung-Alsen (Berlin) als Vertreter der Bühne, des Films und der Synchronisation und Dr. Ebert als Beauftragten des Verlages Enzyklopädie und Mitglied der Dudenredaktion zu erweitern. Ein Vertreter der Schule wurde über das Ministerium für Volksbildung eingeladen, nahm aber noch nicht an der Arbeit teil.

Als eines der Hauptanliegen stand uns immer vor Augen, durch das Wörterbuch die Misere der innerdeutschen Grenzen nicht noch zu vertiefen und eine Angleichung der Standpunkte für das wichtigste Kontaktmittel, die gesprochene Sprache, zu sichern.
In jedem Fall musste eine gemeinsame Ebene gefunden werden.

Die heutige Tagung zeigt die erste Frucht dieser Gedanken. Zwei Mitglieder des Siebsberaterausschusses der Bundesrepublik Deutschland weilen in unserer Mitte, nachdem eine Klärung der Verfahrensfragen mit dem 1. Vorsitzenden des Deutschen Ausschusses für Sprechkunde und Sprecherziehung Dr. Tack, dem früheren Vorsitzenden Prof. Dr. Winkler und Dr. Schmid vom Bayrischen Rundfunk am 31. Mai des vergangenen Jahres in Coburg erfolgt war. Ich freue mich besonders darüber, dass im persönlichen Gespräch eine gute und tragfähige Ausgangslage vereinbart werden konnte.

In beiden Werken sollen positive Hinweise auf Abweichungen erfolgen mit der jeweiligen Begründung von der anderen Normierungsebene aus. Damit lassen sich zwei Aussprachewörterbücher vertreten. Wenn dieses gemeinsame Vorhaben zur Tat wird, ist das Odium separatistischen Sonderregelns beseitigt und eine echte Berechtigung aus der Zeit erbracht.

Als neue Normierungsgrundlage wurde, wie bereits verschiedentlich dargestellt, die Lautung der Rundfunksprecher in Nachrichtensendungen, Programmansagen, Lesungen künstlerischer Texte und wissenschaftlicher Manuskripte gewählt, und zwar des Rundfunks beider deutscher Staaten in Auswahl. Auswahl bedeutet, dass wir vor dem Einbeziehen einer Sendung jeweils die „Siebreihe" nach Wilhelm L. Höffe einfügen, um Anklänge umgangssprachlicher Art auszuscheiden und lediglich Hochlautung passieren zu lassen.

Inzwischen hat die Untersuchung an einem großen Material eingesetzt. Der Deutsche Demokratische Rundfunk stellte Bänder mit Nachrichtensendungen und Hörspielen beziehungsweise Literatursendungen, also Lesungen künstlerischer Prosa und so weiter in Direktmitschnitten zur Verfügung. Wir danken der Chefregie auch an dieser Stelle nochmals. In Aufnahmen, die somit keinerlei technischer Minderung unterworfen und in einer Bandgeschwindigkeit von 76 cm bei einem Frequenzumfang bis etwa 20000 Hertz geschnitten worden sind, liegt ein Material von gegenwärtig rund 40000 m Tonband vor. Hinzu kommen UKW-Mitschnitte von Sendungen des Rundfunks der Bundesrepublik Deutschland, die sich im Wesentlichen auf Programmansagen, wissenschaftliche Lesungen durch Berufssprecher und künstlerische Veranstaltungen erstrecken, und Tonbänder aus dem Archiv der Deutschen Zentralbücherei für Blinde in Leipzig durch die dankenswerte Bereitwilligkeit ihres Leiters Herrn Jaedicke.

Das Werk trägt den Titel „Aussprachewörterbuch der allgemeinen deutschen Hochlautung". Es enthält neben dem Wörterverzeichnis, das nicht mehr in Sach- und Namenverzeichnis getrennt wird, Kapitel über die Geschichte der

Entstehung, den Begriff der allgemeinen deutschen Hochlautung, die Artikulationsbasis, Wortton und Satzintonation unter Berücksichtigung der Sprechsituation und über Koartikulation. In besonderen Kapiteln folgen Hinweise für die verschiedenen Sprechstufen (Schule, Bühne, Funk) und die Gesangsaussprache.

Der Abschnitt „Gesangsaussprache" ist fertiggestellt und befindet sich nach Vorabdruck in der Wissenschaftlichen Zeitschrift der Universität Halle, nach Diskussion in der Öffentlichkeit und nach dem Einholen von Gutachten aus beiden deutschen Staaten, der Schweiz und Österreich in der Endberatung der Redaktion.

Es ist vorgesehen, die anderen Kapitel in etwa gleicher Weise zu behandeln. Nachdem das mit der Abfassung der Grundkonzeption beauftragte Redaktionsmitglied den Entwurf eingereicht hat, werden fachliche Gutachten eingeholt und auch von Fall zu Fall die entsprechenden wissenschaftlichen Beiräte beim Staatssekretariat für das Hoch- und Fachschulwesen um Begutachtung gebeten, die ihrerseits ein Mitglied oder eine Kommission zur Beantwortung bestimmen. Strittige Einzelfragen sollen in der „Sprachpflege" diskutiert oder, wie gerade jetzt, zum Gegenstand einer allgemeinen wissenschaftlichen Tagung gemacht werden. Nach Eingang der Gutachten und Sichtung in der Redaktion erfolgt eine Überarbeitung, die mit Stimmenmehrheit in der Redaktion verabschiedet wird. Sie unterliegt schließlich noch einer Endredaktion durch ein für das Gesamtwerk zu bildendes Gremium.

Es ist beabsichtigt, die Kapitel „Geschichte des Werkes", „Begriff der allgemeinen deutschen Hochlautung", eventuell „Hochlautung und Schule" und „Hochlautung und Bühne" noch in diesem Jahr abzuschließen, während andere von den Ergebnissen der Einzeluntersuchungen abhängen.

Zu Einzelfragen laufen oder liefen folgende Dissertationen:

1. Zur Aspiration der Explosive im Deutschen, Dr. Geert Lotzmann, Berlin (bereits abgeschlossen)
2. Glottisschlageinsatz, Lektorin Eva-Maria Krech, Halle
3. r-Laut, wissenschaftlicher Assistent Horst Ulbrich, Berlin
4. Die Vokale als Oral-Nasal-Laute, Lektor Walter Trenschel, Rostock
5. Die Realisation fremdsprachiger Vokale, Diplomsprecherzieher Rudi Teske, Deutscher Demokratischer Rundfunk Berlin
6. Die Realisierung des Endsilben-[ə], wissenschaftlicher Assistent Gottfried Meinhold, Halle

7. Die Stimmhaftigkeit des s-Lautes in der allgemeinen deutschen Hochlautung, Lektor Heinz Fiukowski, Leipzig
8. Zur Vokalqualität und -quantität, Dozentin Edith Wolf, Leipzig.

Koartikulation und Steuerung untersucht Frau Prof. Dr. Feyer mit den Mitarbeitern ihres Instituts. Gleichzeitig wird dort die Satzintonation behandelt, um typische, vielleicht bedingt normative Verläufe für den Ausländer herauszustellen.

In Staatsexamensarbeiten wurden bisher die Aussprache des Ä und die Störungsempfindlichkeit des s-Lautes überprüft. Erhebungen über die Lautung von Eigennamen sind vorgesehen.

Jede dieser Arbeiten geht unter gleichen Versuchsanordnungen und mit genügender Sicherung und entsprechenden Kontrollüberhörungen vonstatten. Anzustreben sind 10000 Beispielfälle, sofern sie das vorliegende Material ausweist, um unbedingt und absolut über die sechzig Jahre zurückliegenden Ergebnisse von Siebs hinauszugehen.

Einzelheiten aus dem Arbeitsprogramm werden Ihnen die beabsichtigten Kurzberichte bieten.

Es zeigen sich dabei nicht nur in Fragen der Behauchung Aspekte, die bisher noch geleugnet wurden.

Die Ergebnisse (nennen wir sie zur Unterscheidung von Befragungstechniken „experimentelle") sollen bis Anfang 1961 vorliegen, während die Abgabetermine der Arbeiten später vorgesehen sind. Die Redaktion wäre damit in der Lage, die restlichen Kapitel Anfang 1961 zu bearbeiten. Dann auch könnte das Wörterverzeichnis für die Umschreibung in Angriff genommen werden. Allgemeinverbindliche Hinweise allerdings erscheinen nicht im Druckbild des Wörterverzeichnisses, sondern im theoretischen Teil des Buches.

Frau Dr. Stötzer hat inzwischen die Verbindungen mit der Akademie der Wissenschaften (Frau Dr. Klappenbach) und mit dem Verlag Enzyklopädie (Herrn Dr. Ebert) aufgenommen, so dass die Benutzung der dort bestehenden Wörterkarteien gesichert ist. Wir wollen auch an dieser Stelle beiden Institutionen danken. Das bereits auf Karteikarten vorliegende Wortmaterial wird jetzt in etwa hundert Sachgebiete gegliedert. Jedes einzelne Sachgebiet geht einem dafür zuständigen Fachmann zur Überprüfung zu. Selbstverständlich finden Abänderungs- oder Ergänzungsvorschläge nach Beratung in der Redaktion gebührende Berücksichtigung.

Die Umschrift selbst ist die der API. Wir sind in der glücklichen Lage, dass sich Herr Prof. Dr. Dietrich, Martin-Luther-Universität Halle-Wittenberg, als Mitglied des Vorstandes der Association Phonétique International beratend zur Verfügung stellte und sich auch zu einem Gutachten für die Redaktion bereit erklärte. Über Einzelheiten könnte Frau Dr. Stötzer berichten, falls Anfragen bestehen. Auf die Lesbarkeit wird durch die Verwendung besonderer Schriftgrade Rücksicht genommen. Fakultative Laute zum Beispiel werden unter Umständen kursiv gesetzt, um eine Einzelheit zu erwähnen. Ebenso muss für den Ausländer auch der Nebenakzent eines Wortes stehen.

Die mit Umschrift versehenen Wörter sollen dann, nach Buchstaben geordnet, unseren sprechwissenschaftlichen Fachkollegen überantwortet werden, die in Halle, jeweils in etwa einer Woche zu zweit die Umschrift überprüfen und noch strittige Fälle erneut der Redaktion vorlegen. Wir hoffen, auf diese Weise noch mindestens fünfzig weitere Helfer aktiv in die Arbeit einzubeziehen und manchen Mangel rechtzeitig erkennen zu können. Die finanzielle Sicherung dieser Arbeit ist gegeben.

Des Weiteren hat sich die Redaktion mit benachbarten und am gleichen Problem interessierten Fächern auseinandergesetzt. So verfolgt zum Beispiel die Allgemeine Sprachwissenschaft in ihrem Perspektivplan ein gleiches Anliegen. Mit Prof. Dr. Georg Meier, Berlin, besteht nach mündlicher Vorklärung ein schriftlicher Austausch, während mit Prof. Dr. Ammer, Halle, direkt verhandelt wird. Hierbei steht das Problem des Normbegriffes im Vordergrund. Beide Kollegen werden zu der Sitzung, die sich mit der Normierungsfrage noch einmal grundsätzlich befasst, eingeladen.

Herr Stock hat vor der Redaktion über statistische Verfahren berichtet. Er konnte vorläufig bestätigen, dass sich für die Normierung der gesprochenen Sprache Ergebnisse zur Zeit noch mit den üblichen Rechenhilfen genügend absichern lassen, ohne die höhere Mathematik zu bemühen. Man kommt also noch ohne Korrelationswerte aus.

Die Redaktion hat ferner auf zahlreiche bei ihr oder in der Schriftleitung der „Sprachpflege", mit der sich durch Herrn Dr. Ebert ein erfreuliches Verhältnis ergab, eingehende Anfragen, vor allem durch Berichte Dr. Kurkas, geantwortet. Damit wurde das Problem der Aussspracheregelung auch im Ausland laufend angesprochen. Zuschriften erreichten uns ebenso aus den verschiedenen deutschen Sprachlandschaften, die spezielle Forderungen gewahrt wissen wollen. Allen sei an dieser Stelle für die aufgeschlossene Haltung und das Interesse gedankt.

Im Namen der Redaktion wurden von Dr. Kurka und mir Hinweise auf die Gestaltung des Wörterbuches veröffentlicht, so in der „Zeitschrift für Phonetik und allgemeine Sprachwissenschaft", in der „Sprachpflege" und – von dort übernommen – auch in der „Muttersprache". Endlich will Richard Luchsinger in den „Folia Phoniatrica" unsere Stellungnahme bringen. Immer wurde dabei um die Mitarbeit aller Leser gebeten.

Am Institut für Sprechkunde und Phonetische Sammlung werden gegenwärtig vier Tonbänder für das Deutsche Zentralinstitut für Lehrmittel in Berlin bearbeitet, die Beispiele zu dem von mir verfassten Lehrbrief „Einführung in die deutsche Sprechwissenschaft", 1. Teil: „Die Grundlagen des Sprechens" bringen. Besonders III und IV, also „Ansatz" und „Sprechen im Gesamtablauf", bieten akustische Dokumente zur Artikulationsbasis unserer Sprache (Behauchung, Glottisschlag, Diphthonge), um in Richtung auf das Aussprachewörterbuch Material zu vermitteln. Ebenso folgen Beispiele verschiedener Mundarten, der Umgangssprache und der Sprechstufen der Hochlautung. Die Beihefte sind geschrieben, das Tonband ist fertiggestellt. Wir hoffen es bald zur Verfügung zu haben. Der Lehrbrief selbst befindet sich im Druck, nachdem der Hausdruck für das Fernstudium der Pädagogischen Hochschule Potsdam bereits 1959 ausgeliefert wurde.

Dem Wörterbuch soll ein Anhang beigegeben werden, der sich mit grundsätzlichen Fragen landschaftlicher Lautungen auseinandersetzt, um dem Ausländer zu beweisen, dass die Leipziger Umgangssprache eben nicht die allgemeine deutsche Hochlautung darstellt oder im Sinne des zwei Menschenalter zurückliegenden, nun historischen Versuchs von Erbe Schwäbisch gleichfalls keine Normierungsbasis abgibt. Wir werden uns bemühen, von der Artikulationsbasis der landschaftlichen Sprechweise ausgehend, die Unterschiede zur Hochlautung festzuhalten. Hier ist auf die Schweiz und ihre besondere Regelung und das Beiblatt zum „Siebs" für Österreich einzugehen.

Die nächste Redaktionssitzung wird unter anderem die gegenwärtige und die Hamburger Tagung vom 3. bis 6. Oktober 1960 auswerten. Das Jahr 1961 hat dann, wenn die Arbeit ohne weitere Schwierigkeiten vorankommt, die Durchberatung in den Kommissionen zu leisten. Als Beispiele solcher Kommissionen seien unter anderen für „Hochlautung und Schule" genannt: Pädagogische Bezirkskabinette (Schulinspektoren), Volksbildungsministerium, Arbeitskreis

Prof. Rosenow (Handbuch der Deutschmethodik), Deutschlehrstühle der pädagogischen Institute und der Pädagogischen Hochschule Potsdam und der Beirat für Germanistik beim Staatssekretariat für das Hoch- und Fachschulwesen, während „Hochlautung und Bühne" die bekanntesten Regisseure, die wichtigsten Theater, bedeutende Schauspieler, die Theaterwissenschaft und die Schauspielschulen mit ihren Sprecherziehern einbezieht.

Zu allen grundsätzlichen Entscheidungen der Redaktion werden die Kollegen des Siebsberaterausschusses eingeladen, beziehungsweise es erfolgt auf schriftlichem Wege die gegenseitige Abstimmung.

Ende 1961 ist die Abschlussberatung geplant, auf der alle einschneidenden Ergebnisse diskutiert werden müssen. Zu dieser letzten Besprechung sollen aus beiden deutschen Staaten alle eingeladen werden, die an der Regelung aktiv Anteil nehmen wollen. Der Kreis der Teilnehmer wird alle Fachinstitutionen umfassen.

Das „Wörterbuch" muss neben dem Gedanken der gemeinsamen Regelung der deutschen Aussprache die erzieherischen Belange berücksichtigen, obwohl sich sprachliche Entwicklung sicher nicht reglementieren lässt. Der Vorspann wird dazu Stellung nehmen, was nach dem gegenwärtigen Gebrauch gehalten werden muss, wenn wir uns bewusst unserer Sprache verpflichtet fühlen.

Nach meinen Darlegungen ergibt sich die Notwendigkeit der Gründung einer Abteilung Wörterbuch innerhalb des hallischen Instituts für Sprechkunde. Als Leiterin ist Frau Dr. Stötzer vorgesehen. Wir hoffen so in kontinuierlicher Weiterarbeit mit der gesprochenen Sprache in Nahberührung zu bleiben.

Ich wende mich an Sie, die Sie unserer Einladung gefolgt sind, erneut mit der Bitte um Förderung dieses Werkes, das unser aller Werk werden muss, wenn es leben soll.

Erstveröffentlichung in:
Krech, H. (Hrsg.): Beiträge zur deutschen Ausspracheregelung. Bericht von der V. Sprechwissenschaftlichen Fachtagung des Instituts für Sprechkunde und Phonetische Sammlung der Martin-Luther-Universität Halle-Wittenberg, vom 1. bis 3. Juli 1960. Henschelverlag, Berlin 1961, 48–55.

Fachgeschichte

Zur Geschichte der Sprecherziehung[1]

Die Sprechkunde-Sprecherziehung ist nicht gestern und heute entstanden. Ihre Wurzeln gehen auf J. G. Herder[2] zurück, obwohl Wolfgang Ratichius (1571 bis 1635) im Unterricht nicht mit der Grammatik, sondern mit der Sprache selbst beginnt, Comenius (1592 bis 1670) an den Anfang des Unterrichtens Gespräche und Redeübungen setzt und Christian Weise (1642 bis 1703) als Erster den ganzen zu bildenden Menschen im Auge hat[3]. Für Herder ist Sprecherziehung in jedem Falle eine lebendige Erziehung zur und durch Sprache. Er will, dass Sprache nicht „fürs Auge und durchs Auge studiert werde", sondern „fürs Ohr …gesprochen" werde. In einem Brief an Carl August von Weimar steht für das Wie dieses Sprechens: „…deutlich und wahr." „Wahrheit, Wahrheit bilde unseren Ausdruck, auch im Ton der Stimme." Herder charakterisiert den Sprechausdruck als „Ton des Herzens, der unmittelbar zum Herzen dringt", als „Ton der Überzeugung und der gesunden Vernunft, der die ganze Seele ergreift…". Über die „Ausbildung der Rede und Sprache an Kindern und Jünglingen" hält er die Schulrede des Jahres 1796. Er weiß, dass Sprecherziehung in der Schule einsetzen muss, am Lehrer und danach am Schüler.

Goethe, von Herder angeregt, erlebt Sprache vom Gelauteten her. Schreiben ist ihm „ein Missbrauch der Sprache, stille für sich lesen, ein trauriges Surrogat der Rede". 1803 erscheinen seine Regeln für Schauspieler, von Eckermann zu-

---

[1] Ausschnitt aus Hans Krech: Sprecherziehung. In: Didaktik der Unterstufe, Methodische Anleitungen für die Zirkelleiter der Lehrerweiterbildung (1956).

[2] Antike Rhetorik und theologische Kanzelberedsamkeit haben der Sprechkunde nur vorbereitend den Weg gebahnt.

[3] Ilse Reichart: Die Bedeutung lebendiger Sprachbildung für die Herdersche Bildungsidee. Masch.-Diss. Frankfurt 1949, S. 93.

sammengestellt, die der Sprecherziehung entscheidende Antriebe geben. Wie Goethe, ein Leben lang Theaterdirektor und selbst Sprecherzieher, sich mit der gesprochenen Sprache auseinandersetzt, hat Irmgard Weithase[4] aufgezeichnet.

Heinrich von Kleist entwickelt die Grundlagen des Sprechdenkvorganges[5], auf denen die sprechkundliche Redelehre weiterbaut.

Schubart liest öffentlich vor. Schiller spricht vor seinen Mitschülern auf der Karlsschule die „Räuber", Bürger, neben anderen Mitgliedern des Göttinger Hains, in den Bundesversammlungen seine Dichtungen, u.a. die „Lenore".
1812 hält Adam Müller in Wien „Zwölf Reden über die Beredsamkeit und deren Verfall in Deutschland", in denen sich Wesentliches über die Kontaktsituation in der Rede, über das Gespräch, findet.
Schleiermacher betont 1826 in seinen Vorlesungen über Pädagogik die Notwendigkeit, vor allem den mündlichen Ausdruck in der Muttersprache zu pflegen.

Dass diese Ansätze nicht weiterkamen, liegt an dem Versagen der damaligen Sprachwissenschaft.

Auch Diesterwegs bedeutende sprechkundliche Leistung, seine „Beiträge zu einer Begründung der höheren Leselehre" des Jahres 1831, können sich von den Thesen der sogenannten „logischen Grammatik" nicht freimachen. Mit Jacob Grimm wird die Germanistik nahezu gleichbedeutend mit der Wissenschaft von der Geschichte der deutschen Sprache. Ihm erschien, wie der Altmeister der wissenschaftlichen Sprachheilkunde, Carl Ludwig Merkel, bitter schreibt, in physiologischer Lautbetrachtung „die Luft allzu dünn", so dass er in Übereinstimmung damit seine „Lautlehre geradezu Buchstabenlehre (nannte) und in der Regel bei dem Begriff des Lautes über den des Buchstabens nicht hinauskam"[6].

W. v. Humboldts[7] Unterscheidung der Sprache in Werk (ergon) und Tätigkeit (energeia), aus dem Jahre 1836 kommt erst ein Jahrhundert später, wenigstens

---

[4] Irmgard Weithase: Goethe als Sprecher und Sprecherzieher, Weimar 1949.
[5] Über die allmähliche Verfertigung der Gedanken beim Reden. H. v. Kleists Werke. Herausgegeben von Erich Schmidt, 2. Aufl., 7. Bd., Leipzig o. J., S. 22 ff.
[6] Carl Ludwig Merkel, Physiologie der menschlichen Sprache (physiol. Laletik), Leipzig 1866, S. IV.
[7] Wilhelm v. Humboldt, Über die Verschiedenheit des menschlichen Sprachbaues und ihren Einfluss auf die geistige Entwicklung des Menschengeschlechts, Berlin 1836, S. 41.

im Fachschrifttum der Sprechkunde und der Sprachwissenschaft, zu Deutung und Bedeutung.

Dass die Germanistik, vorwiegend auf historische Grammatik und Etymologie beschränkt, sich der Praxis, dem sprechsprachlichen Bedürfen, versagte, wirkt bis zum heutigen Tage verhängnisvoll. Kenntnisse über das Werden der Sprache im Schulunterricht fördern das Sprachkönnen allein nicht, sie machen dem Schüler das Leitbild des heutigen Deutsch mitunter undeutlicher.

Diesterweg stellt mustergültiges Vorlesen als wichtiges Erziehungsmoment heraus. „Wahre Sprachbildung" ist ihm „stetes Augenmerk" des Lehrers.

Ebenso verlangen Dörpfeld und Hildebrand[8], dass im Unterricht das Hauptgewicht auf die gesprochene und gehörte Sprache, nicht aber auf die geschriebene und gelesene gelegt werden soll.

K. M. Rapps[9] Ansicht, dass das Schriftzeichen „... ein Symbol des Symbols, eine Vermittlung der Vermittlung" darstelle, verstärkt Hildebrand in seiner Arbeit „Vom deutschen Sprachunterricht in der Schule". Das Hochdeutsch wurde zu einem bloßen Schriftdeutsch, zu einem „Tintendeutsch" gemacht, und man ist im Begriff, es zu einem toten Deutsch zu machen. „Das Zeichen ist uns zur Sache selbst geworden, die Schale gilt als Kern. Im Auge lebt uns das Wort, nicht mehr im Ohre..."[10]. Sein Ruf verhallt ungehört.

Von einer anderen Seite aber versucht man zu helfen, von der Seite der Medizin. Carl Ludwig Merkel in Leipzig verlangt, dass die Gebrechen der Erziehungskunst nicht übersehen werden. Er fordert ehrliche Bestandsaufnahme und Hilfe für den stimmkranken Lehrer oder Schüler, die nur durch eine „Reformation" der Ausbildung, ein Verschieben des Schwergewichtes von der geschriebenen auf die gesprochene Sprache bewirkt werden können.

---

[8] Rudolf Hildebrand, Vom deutschen Sprachunterricht, 21. Aufl., Leipzig 1940, S. 49 ff.

[9] K. M. Rapp, Versuche einer Physiologie der Sprache nebst historischer Entwicklung der abendländischen Ideome nach physiologischen Grundsätzen, 1. Bd., Stuttgart und Tübingen 1836, S. 4.

[10] Hildebrand, a. a. O., S. 59. Dass auch das gesprochene Wort ebenso wie das geschriebene ein bedingter Reizerreger, ein „Signal des Signals" ist, ergibt sich aus den Arbeiten I. P. Pawlows (vgl. u. a. A. G. Spirkin, E. P. Brunowt, Die Lehre I. P. Pawlows von den Signalsystemen, Berlin 1953; Michael Gehring, Einführung in das Studium der Lehre I. P. Pawlows, Berlin 1952).

Viele andere folgten. Erwähnt seien u.a. der Schulmann Albert Gutzmann, sein Sohn, der Mediziner Hermann Gutzmann und dessen Sohn. Sie führen weiter in Richtung auf die Stimm- und Sprachheilkunde.

1906 schlägt Theodor S. Flatau[11] für Lehrer in den Seminaren einen Unterricht mit allem Rüstzeug der medizinischen Wissenschaft vor, um Stimmkrankheiten zuerst bei ihnen und dann bei ihren Schülern zu verhüten. In den dreißiger Jahren des 20. Jahrhunderts kann Paul Neumann[12] erschütternd belegen, dass 56 Prozent aller Lehrer stimmkrank sind, eine Zahl, die von uns 1952 an 1658 untersuchten Lehrerstudenten sich leider ähnlich bestätigen lässt: Jeder Zweite ist stimmgefährdet oder kann nicht als sprecherisches Vorbild für die Praxis gelten[13].

Auch Künstler und Dichter treten für das gesprochene Wort ein. Tieck hat in seinem Salon Dramen gelesen und die gebildete Welt seiner Zeit als Hörer um sich gesehen. Holtei trägt die Vorlesung in den Saal. Immermann liest Dramen. Jordan zieht als Rhapsode seiner „Nibelungen" durch die alte und die neue Welt. Palleske, der Schauspieler Kainz, und endlich der Sänger, Schauspieler und Deklamator Wüllner begeistern und regen an, selbst zu versuchen, eine Dichtung nicht nur mit dem Auge, sondern auch mit dem Ohr zu empfangen.

Joseph Rutz entdeckt vom Kunstwerk abhängige Körpereinstellungen, die sein Sohn Ottmar Rutz in zahlreichen Veröffentlichungen beschreibt.

Germanisten schließen sich an. So Sievers in Leipzig mit schallanalytischen Arbeiten, Siebs mit der Schaffung der Hochlautungsnorm.

Bremer, Viëtor, Sütterlin u.a. treiben, auf Ernst Brückes „Grundlagen der Physiologie und Systematik der Sprachlaute" (Wien 1856) weiterbauend, die Phonetik als ablaufbeschreibende Richtung der Sprechkunde voran. Aus künstlerischen und schulpraktischen Anregungen und Bedürfnissen der Stimmbildung entstehen an der Universität Berlin ein Lektorat für Vortragskunst[14]

---

[11] Theodor S. Flatau, Die funktionelle Stimmschwäche (Phonasthenie) der Sänger, Sprecher und Kommandorufer, Charlottenburg 1906, S. 100.

[12] Paul Neumann, Die Stimmkrankheiten der Lehrer (Ein Notruf). In: Sonder-Nr. 12, zur „Praxis der katholischen Volksschule", Breslau 1930, S. 10.

[13] Hans Krech, Die Lehrerstimme. In: Wiss. Z. Univ. Halle, Jg. I, 1951/52, H. 3, S. 78; Erhebung von Ludwig Krüger, Halle, an 694 künftigen Lehrern weisen für die Jahre 1955/56 sogar 89 Prozent Fehlleistungen auf.

[14] H. A. Kerndörffer (1769 bis 1846) hatte als öffentlicher akademischer Lehrer der

(1905), das mit dem Schauspieler und späteren Germanisten Emil Milan, in Leipzig (1904) ein Lektorat für Stimmkunde, das mit Martin Seydel besetzt wird. Ewald Geißler kommt 1906 nach Halle, wo ihn 1919 Richard Wittsack ablöst und das erste Institut für Sprechkunde aufbaut. In Berlin folgt auf Emil Milan Erich Drach, der nun versucht, das fehlende wissenschaftliche Schrifttum zu begründen. Sein Buch „Sprecherziehung, die Pflege des gesprochenen Wortes in der Schule" (1922) ist der erste große Wurf. Wenn auch Drachs Grundlagen wesentlich überholt sind, so wirkt doch sein Einfluss noch unverkennbar. Die sprecherzieherischen Gehalte der Lehrpläne 1925 sind sein Werk. 1930 schafft Drach eine Vereinigung der deutschen Sprecherzieher, den „Deutschen Ausschuss für Sprechkunde und Sprecherziehung", der nach dem Krieg wieder auflebt.

Richard Wittsack erreicht in Halle, dass (bis 1952!) alle an der Universität ausgebildeten Lehrer in den Grundlagen des Sprechens und alle Deutschlehrer zusätzlich im Sprechen von Dichtungen pflichtgemäß unterwiesen werden. Ähnliches kann Irmgard Weithase[15] in Jena schaffen. 1952 erfolgt die Anerkennung der Sprechkunde als Fach mit einem speziellen Studienplan (Germanistik in Verbindung mit der Ausbildung in Sprechkunde - 70 E) an den Universitäten Jena und Halle, an denen zum ersten Mal sprechkundlicher Nachwuchs herangebildet werden kann. Der Studienplan vollzieht die Verbindung der Sprachwissenschaft mit der Sprechwissenschaft, beseitigt die Zweiheit und vereint das Wissen um die Sprache mit dem Sprechenkönnen.

Damit wird die Forderung nach Sprecherziehung in der Schule der Verwirklichung einen Schritt näher gebracht. Die Gestaltung der Lehr- und Studienpläne erfährt eine Erweiterung, um den Wandel in der deutschen Sprachpflege zu vollziehen im Miteinander von Schriftsprache und Sprechsprache, von historischem Sein und lebendigem Heute. Erst wenn genügend Lehrer der Berufung zur Wahrung der gesprochenen Sprache folgen, wird eine Generation heranwachsen, die die Muttersprache in ihrer Ganzheit erfüllt.

Erstveröffentlichung in:
Sprecherziehung. Herausgegeben vom Deutschen Zentralinstitut für Lehrmittel, Verlag Volk und Wissen, Berlin 1956 (Didaktik der Unterstufe, Methodische Anleitungen für die Zirkelleiter der Lehrerweiterbildung).

---

deutschen Sprache und Deklamation in Leipzig, F. Th. Fischer in Tübingen (vor 1848) als Hochschullehrer der Vortragskunst gewirkt.

[15] I. Weithase vertritt seit 1952 nach Geißler, Simon und R. Wittsack die zur Zeit einzige sprechkundliche Professur.

Über das Wesen und die Aufgabe der Sprechkunde

Die Wissenschaft vom Sprechen des Menschen ist so alt wie die gesprochene Sprache, die von Kundigen erziehend und bildend weitergegeben wurde durch die Geschlechterfolgen. Theoretische Ansätze sind früh nachweisbar. Sie mögen sich mit den Anfängen der Phonetik decken. Die Entwicklung folgte der Wertung durch die Gesellschaft, sie verläuft in Wellenzügen. Es sei an die griechische und römische Rhetorik erinnert, an die kirchliche Beredsamkeit des Mittelalters, an Luther und seine Gegner – um nur einiges zu nennen.

In der Zeit der Weimarer Klassik geschieht für den deutschen Sprachraum die spezielle Grundlegung durch Herder, obwohl vor ihm manch anderer, z. B. Klopstock, ähnliche Gedankengänge aufzeichnete. Christian Winkler[1], Walter Wittsack[2] und vor allem Irmgard Weithase[3] haben sich mit der Geschichte dieser gesprochenen deutschen Sprache auseinandergesetzt.

An den Universitäten folgten den alten Lehrstühlen für Beredsamkeit und Vortragskunst in etwa hundertjährigem Abstand um 1900 die ersten Lektorate meist für Vortragskunst und Stimmbildung, so nach Berlin und Leipzig 1906 Halle. Es war eine im Wesentlichen aus der praktischen Notwendigkeit erwachsene Entwicklung, die wiederum in die Praxis der Lehrberufe im weitesten Sinne zu münden hatte.

So sprach Martin Seydel[4] in Leipzig von „Stimmkunde" mit dem Ziel des Könnens und nicht des Kennens. Das Können bezog sich dabei nicht allein auf den Sprechvorgang, sondern meinte die Beseelung des an sich ganzheitlichen Sprechaktes aus dem Erlebnis der Sprache heraus. Ewald Geißler[5] in Halle führte weiter mit der Absicht „zu lehren, wie man das Sprachorgan erlebt, als Teil des allgemeinen Ausdruckslebens". Jede mechanistische Organübung sei ohne Sinn. Erich Drach, Schüler und Nachfolger Emil Milans in Berlin, von Haus aus Schauspieler, gestaltet wie sein Lehrer Dichtungen, sucht aber dem neu sich Entwickelnden eine tragfähige wissenschaftliche Grundlegung zu geben.

Seine 1922 veröffentlichte „Sprecherziehung" mit dem Untertitel „Die Pflege des gesprochenen Wortes in der Schule" ist das erste Lehrbuch von bleibendem Wert.[6]

Mit ihm setzt das Ringen um die facheigene Terminologie ein. Der Ausdruck ‚Sprechkunde' wird zwar nur im Vorübergehen erwähnt. Sein Schöpfer war Ernst Otto[7] in seiner 1919 erschienenen Schrift „Zur Grundlegung der Sprachwissenschaft", der einen Gegensatz zur Sprachkunde setzen wollte, die Sprache als entwicklungsgeschichtliches Kulturerzeugnis nimmt, während die Sprechkunde sich auf die Sprechtätigkeit als psycho-physische Funktion bezieht. Obwohl Drach 1926 in den „Redenden Künsten"[8] Otto im Schriftenverzeichnis aufführt, erfährt man nichts Genaueres über „Sprechkunde" als Begriff. Nach Drachs Einleitung schildert der erste Teil des Buches, der dem Sprechen des Alltags gehört, die „psychologischen Grundtatsachen der Sprechkunde". Die Vortragslehre des 2. Teiles gilt als „angewandte Sprechkunde".

Das Wort hat sich trotz der fehlenden klaren Abgrenzung schnell verbreitet. 1928 fordert man zur Prüfung für das wissenschaftliche Lehramt als Zusatzfach Sprechkunde. 1930 kann Erich Drach den „Deutschen Ausschuss für Sprechkunde und Sprecherziehung" gründen. Während Drach die Sprecherziehung eindeutig als Tätigkeit determiniert, um „das Sprechen des Einzelnen planmäßig zur individuell möglichen Höchstleistung (zu) führen, dem Gang der natürlichen Spracherwerbung nachgehend"[9], gibt er 1930 im „Sachwörterbuch der Deutschkunde"[10], erneut in Anlehnung an Otto, den Versuch einer Sprechkunde-Definition: z. B. „...fragt die Sprachwissenschaft nach überlieferter Bildung und Wandel der Laute im Laufe der Zeiten, die Sprechkunde nach gesundheitlich und klanglich zweckmäßiger Bildung im Munde des Einzelnen...". 1935 wird dann von ihm – wahrscheinlich unter dem Einfluss de Saussures – die Scheidung von langue und parole, bzw. language und speech genutzt und – sinngemäß zu verstehen – auch Humboldts „ergon" und „energeia" einbezogen.

In der breiteren Öffentlichkeit und auch an der Universität war damit immer noch keine genügende Abgrenzung gegeben. Spätere Varianten der Drachschen Grundlage führten nicht weiter. Erwähnt sei Maximilian Weller[11], der Sprechkunde als „angewandte Wissenschaft von der menschlichen Sprechtätigkeit, bezogen auf die deutsche Muttersprache", oder als „muttersprachliche Ausdrucksschulung" bezeichnet. Wilhelm Martin Esser[12] folgert 1939 überspitzt aus der Einheit von Sprache und Sprechen, dass Sprachwissenschaft „grundsätzlich nur Sprechkunde" sein könne, da es „keine Sprache außer dem Sprechen und dem sprechenden Menschen" gäbe. Die eigentliche Sprechkunde sollte dabei die allgemein menschliche Tätigkeit, die Sprachgeschichte – eine Geschichte des

Sprechens – die raum- und zeitgebundene historische Sicht der Tätigkeit vermitteln.

Durch Jörgen Forchhammers Gleichsetzung von Laletik und Sprechkunde in Veröffentlichungen wie „Lautlehre oder Sprechkunde? (Phonetik oder Laletik?)" entstand von 1948 an über 6 Jahre eine Auseinandersetzung terminologischer Art, die je nach dem Standpunkt des Angreifers oder Verteidigers die verschiedensten Teilgebiete des Faches beleuchtete[13]. Der sprechkundliche Kerngedanke mag die Schau auf den sprechenden Menschen in seiner Ganzheit sein, also die Ablehnung einer rein naturwissenschaftlichen Haltung in der Deutung lediglich physiologischer Vorgänge und Abläufe wie bei Forchhammer.

Christian Winkler[14] und Walter Wittsack[15] haben sich 1956 erneut mit der Terminologie auseinandergesetzt, als Beweis der nicht abgeschlossenen Klärung. Winkler bezeichnet die Sprechkunde als die Wissenschaft von der Sprechhandlung und dem Sprechakt, oder 2 Jahre vorher als „die Lehre vom Sprechen des Menschen"[16].

Damit war eine wichtige und brauchbare Definition erreicht. Die von Walter Wittsack betonte muttersprachliche Bindung, also „deutsche Sprechkunde", erscheint als nicht zu übersehende Selbstverständlichkeit. Sprechkunde und Sprecherziehung sind in ihrem Grundgerüst determiniert, wenn man Sprechkunde als muttersprachlich gebundene Lehre vom Sprechen des Menschen fasst, die Sprecherziehung sinngemäß als Anwendung der theoretischen Erkenntnisse in der Praxis, wie sich das nach Drachs Formulierung deuten lässt. Noch immer kann dabei wohl der Ausdruck Sprechkunde nicht befriedigen.

Irmgard Weithase hatte schon früher die Bezeichnung „Sprechwissenschaft" aufgegriffen. In gemeinsamer Bemühung der Fachvertreter an den Universitäten der DDR wurde der Terminus verbindlich. Ohne Zweifel ist „Sprechwissenschaft" als Parallele zur Sprachwissenschaft klärend. Humboldts „ergon" und „energia", wiederum richtig verstanden, und die Gegensatzpaare langue-parole, language-speech, lassen sich realisieren.

Es wäre weiterhin vorzuschlagen, die Bezeichnung „Sprecherziehung" fallen zu lassen, da im 20. Jahrhundert eine Wissenschaft um ihrer selbst willen selten geworden und also grundsätzlich ein Streben nach der Anwendung in der Praxis vorhanden sein dürfte. Dabei soll nicht übersehen werden, dass der pädagogische Anspruch wohl mehr Gewicht erhält als in vergleichbaren anderen Fällen.

Die Abgrenzung zur Phonetik, die bei oberflächlicher Unterrichtung häufig mit Sprechwissenschaft für identisch gehalten wird, ergibt sich vor allem aus dem erwähnten Erziehungsanspruch der Sprechwissenschaft. Auch bei gleichen Forschungsvorhaben, z.B. Problemen der Hochlautung, mag die Phonetik mehr darstellend beschreiben, während die Sprechwissenschaft einen grundsätzlichen Weg zur Verwendung der Ergebnisse in der erzieherischen Praxis sucht. Beide Wissenschaften sind sich gegenseitig Hilfswissenschaften, wie dies u.a. Otto v. Essen[17] in weitem Rahmen von phonetischer Seite aus dartut. Auf historisch gewordene Symbiosen ähnlicher Art kann verwiesen werden.

Als Lehre vom Sprechen des Menschen berührt sich die Sprechwissenschaft mit Physiologie, Psychologie, Pädagogik, Phonetik, Sprachwissenschaft, Literaturwissenschaft, Musikwissenschaft, Logopädie und Phoniatrie. Drach[18] hatte bereits Medizin, Physik, experimentelle Phonetik, Sprachpsychologie, experimentelle und pädagogische Psychologie genannt. Zum Darstellen der Ergebnisse gehören Elektroakustik und andere Teilgebiete der Physik. Ergebnisse anderer Disziplinen werden übernommen und in neuer Sicht dem Phänomen der gesprochenen Sprache eingegliedert. Dass Grenzüberschreitungen besonders streng vermieden werden, bedarf kaum einer Betonung.

Alle denkbaren Erscheinungsformen der lauthaften Rede sind Forschungsgegenstand, von der Physiologie bis zur Durchleuchtung des Sprechaktes in kunstästhetischer Richtung. Es ist erklärlich, dass dieses Gebiet nur in bescheidenen Ansätzen bisher erschlossen ist. So unterscheiden sich die einzelnen Institute durch die Ausrichtung auf bestimmte Teilgebiete und erläutern damit erneut die Vielfalt.

Im deutschen Sprachraum versucht das von Richard Wittsack[19] gegründete Institut für Sprechkunde in Halle das Gesamtgebiet zu fassen. Es sei deshalb gestattet, das Institut eingehender zu beschreiben.

Richard Wittsack beschäftigte sich von Anbeginn

1. Mit der Erziehung zum hygienischen und hochlautenden Sprechen der Muttersprache, also etwa den „Grundlagen des Sprechens",
2. Mit dem nachgestaltenden Sprechen in allen seinen Erscheinungen einschließlich der ästhetischen Überschau,
3. Mit dem freigestaltenden Sprechen und
4. Mit Stimm- und Sprachheilpädagogik.

Es ist sein besonderes Verdienst, das Grenzgebiet der gestörten Stimm- und Sprachfunktion der Sprechwissenschaft eingegliedert zu haben, da das Gesunde ohne die Kenntnis des Kranken nicht völlig erhellt zu werden vermag. Die Pathologie ist ebenso Teil des Lebens wie die Physiologie. Es mag als Nachteil der bisherigen Sprechkunde angesehen werden – wie vor allem ausländische Stimmen besagen – diesen Grundsatz vernachlässigt zu haben.

Betrachten wir den ersten Umkreis genauer. Er vermittelt die „Grundlagen des Sprechens"[19a]. Damit wird ein weiter Hörerkreis angesprochen. Jeder, der mit der gesprochenen Sprache als Handwerkszeug arbeitet, bedarf dieser Unterweisung. Richard Wittsack und Irmgard Weithase erreichten es, dass von 1946 bis 1952 in der DDR alle pädagogischen Fachrichtungen in Halle und Jena ein Semester 2-stündig an dieser Ausbildung teilhatten. Mit der Bestätigung spezieller, verbindlicher Studienpläne ging leider der Gesamtanspruch verloren, so dass heute nur noch die Studierenden der Germanistik, der Musikerziehung, der Körpererziehung und des Sonderschulwesens obligatorisch die genannten Veranstaltungen hören.

Erfreulicherweise konnte die Verpflichtung früherer Jahre beibehalten werden, dass zum Staatsexamen entweder eine 15-minütige mündliche Prüfung stattfindet oder durch einen Seminarschein die erfolgreiche Teilnahme bestätigt werden muss. Heute wie früher bleiben obligatorisch Hörende solange in der Betreuung, bis die Verantwortung für ein sprecherisches Können nach Maßgabe ihres beabsichtigten Berufes übernommen werden kann.

Wir sind uns darüber im Klaren, dass nur andeutend erzogen werden kann, denn die Stimme ist Ausdruck des Individuums, sie spiegelt den Menschen und lässt uns jenseits von Konvention und erworbener Sprache in Schichten der Persönlichkeit Einblick nehmen, die üblich verschlossen bleiben. Jede seelische Regung wird von der Stimme reflektiert. Es erscheint aber möglich, wie dies z.B. Johannes Faust[20] für periphere Verspannungen annahm, von der Peripherie aus zentripetal auf sonst nicht ansprechbare menschliche Funktionen einzuwirken. Der Weg führt also nicht allein von seelischer Einwirkung zu einer Besserung der Stimme – wobei sich natürlich organische Veränderungen ausschließen – sondern im gegenseitigen Durchdringen auch von außen durch eine Besserung der Stimmfunktion, durch Beseitigung von Verlagerungen der Artikulationsbasis, die in vielen Fällen genauso Barrieren gegen die Umwelt, Verschließungstendenzen, Sicherungen darstellen, nach innen und wirkt auf die Psyche zurück. Hinzu kommt weiterhin, dass jede Sprechweise den Hörer zwingend ihre eigene Genese nachvollziehen lässt. Jede Verspannung zeitigt bei ihm die gleichen Unlustgefühle. Ein hyperkinetischer Sprecher erzeugt wiederum Verspannungen.

Nehmen wir das Beispiel der Überschreitung der Indifferenzlage. Nach rund 45 Minuten wird der Hörer stimmmüde und spürt die gleichen Sensationen in seinem Stimmorgan. Seine Aufmerksamkeit bröckelt ab. Es gelingt nicht mehr zu folgen und unbewusst setzen Abwehrmaßnahmen ein, zunächst Abschalten, später aktiviert in Ablenkungsgesprächen mit dem Nachbarn. In der Schule kommt es zur Opposition einer Klasse und zu jenen Disziplinschwierigkeiten, denen der hyperkinetisch sprechende Lehrer nicht mehr Herr werden kann, da er sie mit Steigerung der Missempfindungen, mit erneutem noch vermehrten Pressen und Hinauftreiben aus Unkenntnis angeht, und seinen Ärger wiederum potenzierten Ärger auslösen lässt.

Unzählige Beispiele unserer Praxis belegen, dass mit der Eingleichung der stimmlichen Abartigkeit, die ja eine psychische Abartigkeit offenbart, die schier unüberwindlichen Kontaktstörungen verschwinden. Die Klasse ist bereit zu folgen, weil nun der zwischenmenschliche Kontakt wieder vonstatten gehen kann, ohne den der Unterricht nicht gedeiht. Die Stimme muss somit als Kontaktmittel gesehen und der Sprecher davor bewahrt werden, sein Menschentum zu verleugnen und in Maske, in einem Sprechen „in functione", nicht aus eigenem Antrieb, sondern von Amts wegen, sich seinem Gesprächspartner zu nähern.

Bei den im Allgemeinen vorgesehenen 2 Wochenstunden rechnen Vorlesung und Übung jeweils mit 16 Stunden. Die Vorlesung gibt in großen Zügen zunächst einen kurzen historischen Überblick, vermittelt danach das Wesentliche über die Stimmatmung, über das Problem der Stimmeinsätze und die Indifferenzlage, über das Gebiet Ansatz, wobei in dieser allgemeinen Vorlesung jeweils die entsprechenden Pathologien mit Hinweisen prophylaktischer und logopädisch-phoniatrischer Art im Anhang von Atmung, Einsatz und Ansatz gegeben werden.

Der Terminus Atmung ergibt sich unschwer in seiner Bedeutung. Einsatz meint alles, was im Bereich des Kehlkopfes, in der Erzeugung der Stimmfunktion geschieht, also von der Physiologie bis zur Deutung des Phänomens Stimme. Unter Ansatz versteht die Sprechwissenschaft jene Vorgänge, die sich oberhalb der Kehlkopfsituation, im sogenannten Ansatzrohr abspielen, wiederum von der Physiologie, hier der Sprachlaute, bis zur Diskussion von Klangfarben usw. Zentrale Wichtigkeit hat dabei die Sicherung der Artikulationsbasis der deutschen Hochlautung[21], die neben dem Anspruch der deutschen Gemeinsprache zugleich die hygienisch günstigste Form der Realisierung dieser Norm darstellt.

Bekanntlich gehören dazu Abheben der Lippen von den oberen Incisivi, d.h. lockere Stülpung und Hochrundeinstellung, genügende Öffnung der Kiefer, zwischen 25 mm bei a und noch 10 mm bei i, Zungenkontaktstellung bei fast allen Lauten mit den vorderen unteren Frontzähnen, Gaumensegelsenkung und damit gesunde nasale Setzung der Vielzahl deutscher Sprachlaute und endlich ein mittlerer, relativer Tiefstand des Larynx, wenn wir nur die äußeren Gegebenheiten beleuchten.

Der letzte Abschnitt behandelt das Sprechen im Gesamtablauf und greift in Umrissen das Wesentliche der Hochlautung, der Leselehre und eine Erläuterung des sprechkundlichen Redebegriffes.

Neben den obligatorisch Hörenden nehmen Studierende der unterschiedlichsten Fachrichtungen fakultativ teil, besonders Theologen, landwirtschaftliche Pädagogen und Kunsthistoriker.

Der zweite Umkreis erfasst in Bezug auf die allgemeine Hörerschaft nur noch Germanisten und Musikerzieher. Mit Berücksichtigung der späteren schulischen Arbeit werden die Grundlagen des Vortrages von Dichtungen vermittelt. Als Ziel gilt das Setzen ästhetischer Wertmaßstäbe. Im Allgemeinen führt der Weg von den kräftigen Tönungen der Ballade über Lyrik zur Prosa. Die Germanisten nehmen in Gruppen von etwa 20-30, die Musikerzieher in 2er-Gruppen an diesen Veranstaltungen teil. Gasthörer stammen besonders aus verwandten Berufen, z.B. kommen im Amt stehende Lehrer, Schauspielerschüler und künftige Rundfunksprecher.

Die hallesche Arbeit nutzt die von Eduard Sievers[22] und Gustav Becking[23], der an der Karls-Universität in Prag wirkte, gefundenen Erkenntnisse zu einer neuen Art bedingt schallanalytischen Vorgehens. So wird z.B. die von Becking entwickelte und von Fritz Lockemann[24] modifizierte Kurve auch im Kreis der Pädagogikstudenten zur Darstellung des Falles der rhythmischen Schwere als Kriterium für das Einmünden in die Richtigkeitsbreite des nachgestaltenden Sprechens gebraucht. Zwischen dem häufig zitierenden Sprechstil des Rundfunks und dem deklamatorisch überladenen falschen Pathos, das man leider immer noch in den Vortragssälen hört, steht die erstrebte Mitte des Rezitierens, des weitgehenden Annäherns an die Eindeutigkeit der im Schriftbild fixierten historisch gewordenen Schallform.

Der dritte Umkreis, freie Rede, soll später bei der Besprechung des Fachstudiums erläutert werden, da nur ab und an für Germanisten 2 weitere Stunden als „Ausdrucksschulung" zur Verfügung stehen.

Der vierte Umkreis[24a] wendet sich wieder an breitere Hörerschichten. Die Stimm- und Sprechtherapie steht nicht nur den Studierenden aller Fachrichtungen fakultativ zur Verfügung, sondern es werden auch eine große Zahl von Patienten des öffentlichen Sektors erfasst, um die Stimm- und Sprechfunktion zur Norm zurückzuführen. Vorlesungsmäßig hören neben dem Fachstudium Sonderschulpädagogen. Obligatorisch nehmen je nach Bedarf Studierende der Germanistik, der Körpererziehung, der Musikerziehung und der Sonderschulpädagogik an Übungen teil, die meist als Einzeltherapien gegebenenfalls auch als Gruppenbehandlungen laufen.

Das Institut für Sprechkunde der Universität Halle behandelt in enger Verbindung mit den Universitätskliniken für Ohren-, Nasen-, und Kehlkopfkrankheiten, Zahn-, Mund- und Kieferkrankheiten, der Psychiatrischen und Nervenklinik sowie dem Institut für Pädagogische Psychologie alle anfallenden als funktionell anzusehenden Stimm- und Sprachstörungen entsprechend der Definition von Desider Weiss[25], soweit sie bei Normalsinnigen auftreten. Als funktionell gelten nach Weiss Störungen, bei denen die Verwendung des Organs, nicht aber seine Verwendbarkeit gestört ist, so dass bei richtiger Verwendung eine Heilung möglich wird. Besonders findet eine von uns entwickelte „kombiniert-psychologische" Behandlungsweise[26] Anwendung, die, ganzheitlich vorgehend, die Schallaufnahme als wesentliches Therapiemittel verwendet. Die Modifikationen der „kombiniert-psychologischen Therapie" nutzen neben der Chewing Approach nach Fröschels[27], Atemwurf-Übungen nach Fernau-Horn[28], Variationen des autogenen Trainings, Musik-, Film- und Bibliotherapie.

Aus diesem Gebiet resultiert ein außerordentlich starker Arbeitsanfall, da wöchentlich im Durchschnitt etwa 100 Therapiestunden gehalten werden müssen, selbst wenn Wartezeiten bis zu 6 Monaten in Kauf zu nehmen sind. Die Therapien laufen mit etwa 10-15 Übungsstunden. Die Einwirkung der Universität in eine breite Öffentlichkeit, die Verbindung wissenschaftlicher Forschung mit dem Alltag des Berufslebens, erfolgt an dieser Stelle vielleicht am überzeugendsten. Die Arbeit wird von sämtlichen Mitarbeitern geleistet. Es ist vorgesehen, neben dieser „Sonderabteilung für Stimm- und Sprachstörungen" noch eine spezielle Therapiestelle einzurichten.

Nach langjährigen Bemühungen von Richard Wittsack konnte 1952 zum Heranbilden facheigenen Nachwuchses ein spezieller Studiengang geschaffen werden, der zunächst den Titel „Germanistik (in Verbindung mit der Ausbildung in Sprechkunde)"[29] trug und jetzt mit 10 Semestern als „Sprechwissenschaft und Sprecherziehung" läuft.

Während früher in Jena und Halle Sprechkunde als Universitätszusatzfach mit Staatsexamen geprüft werden konnte und sich damit die Möglichkeit fachlicher Arbeit eröffnete, wird jetzt ein Diplomexamen abgelegt, das zur Führung des Titels „Diplom-Sprecherzieher" berechtigt. Wie schon 1952 ist als Fachkombination Germanistik vorgesehen, jetzt allerdings in gleichem Anteil wie Sprechwissenschaft. Sprechwissenschaft ist damit indirekt innerhalb der Fachrichtung Germanistik zum Universitätsfach geworden. Es besteht die Möglichkeit der Promotion und Habilitation.

Für Diplom-Sprecherzieher ist ein Einsatz als Dozenten für Sprechwissenschaft an Universitäten, Pädagogischen Instituten, Instituten für Lehrerbildung, Hochschulen für Musik, Hochschulen für Schauspielkunst, Fachschulen für Kindergärtnerinnen, Konservatorien oder als Sprechmeister an Theatern, bzw. als Sprecherzieher beim Rundfunk, in der Synchronisation und anderen filmischen Institutionen vorgesehen. Nicht zu vergessen ist die Arbeit im Bereich des Ausländerstudiums, bzw. eine Lektorentätigkeit für gesprochene deutsche Sprache an ausländischen Universitäten. Damit sind selbstverständlich die Möglichkeiten nicht erschöpft. Für das Fachstudium erfolgen lediglich in Jena und Halle Zulassungen von in der Regel je Studienjahr 5 Anwärtern, die bei einem Reifezeugnisergebnis von „gut" bis „sehr gut" sich einer speziellen Eignungsprüfung zu unterziehen haben, die Sprechstand, Stimmgesundheit und künstlerisches Gestaltungsvermögen überprüft.

Im Einzelnen erfolgt die Ausbildung in folgenden Zweigen:
Zunächst intensiviert in den „Grundlagen des Sprechens" in Vorlesungen und Fünfergruppenübung, dann weiterführend je nach Bedarf in Einzelübungen bis zur Gewähr der stimmlich und sprecherisch vorbildlichen Leistung. Daneben läuft in Halle, allerdings nicht im Studienplan verankert, eine musikerzieherische Ausbildung, die von einem Fachassistenten wahrgenommen wird und außer Musiktheorie eine Grundausbildung im Sologesang umfasst, um auch Sänger beurteilen zu können. Eigene Musikausübung ist dringend erwünscht. Sie wird in der Eignungsprüfung erfragt, die Musikalität selbst auch überprüft.

Der nächste Abschnitt umfasst die Hochlautung, die mit 4 Semesterstunden in Vorlesungen und Übung läuft und das Ziel hat, neben der historischen Einführung ein Gefühl für die jeweils nötige Sprechstufe sowohl im Gespräch als auch im Nachgestalten eines sprachlichen Fremderlebnisses zu schaffen. In diese Grundausbildung gehört gleichfalls der Umkreis der Pathologien unter dem Titel „Ursachen, Erscheinungsformen und Behandlung beruflicher Stimm- und Sprachstörungen", der zunächst in dreistündiger Vorlesung läuft und die Norm des Gesunden sichern und abgrenzen hilft.

Im zweiten Umkreis liegt die 2-stündige Vorlesung „Vortragslehre", die, von der Leselehre ausgehend, das Wichtigste aus der Theorie des Sprechens von Dichtung anschließt und kritisch beleuchtet. Die Praxis gibt jeweils zweistündig in Übungen „Balladen", „Lyrik", „Versepos", „Prosa" verschiedener Zeiten und Stile, „Dramatische Dichtungen" und endlich 4-stündig „Sprechkünstlerische Gestaltungsversuche", in denen nun spezielle und differenzierte Themen vorwiegend deutscher Literatur sprecherisch erarbeitet werden. Den einzelnen Dichtungsgattungen folgend erklingen also Werke vom Barock bis in die Gegenwart.

Der Weg führt jeweils über die literarhistorische Ergründung der betreffenden Dichtung. Dazu werden z.B. besonders Briefstellen herangezogen, um ein möglichst genaues Bild von der Entstehung zu erhalten. Danach ergeben sich im Wissen um die literarhistorischen Grundlagen im vorerst halblauten, abtastenden Sprechen die Gestalten des Rhythmus. Der dritte Schritt stößt nun in eingehendem wissendem, immer wiederholtem Sprechen des Gedichtes bis zum Richtigkeitserlebnis vor[30]. Es folgt jenes Sich-Erschließen, das körperlich spürbar, wie seit Sievers von manchem anderen ebenso belegt, die Vollendung der Synthese aus Stil des Dichters und dessen Zeitstil, aus den stilistischen Gegebenheiten unserer Zeit und dem Dazwischenschalten des Sprechers unter Berücksichtigung des Urhörers und des jetzigen Empfängers dokumentiert.

Theoretisch helfen Vorlesungen und Übungen, dreistündig „Rhythmus und Melodie", zweistündig „Sprecher und Klangtypen" und wiederum dreistündig „Wesen und Geschichte der Klanggestalten der neueren deutschen Dichtung". Soweit angängig wird versucht, experimentell zu stützen.

Der dritte Umkreis behandelt eingehend die Rhetorik. Eine Vorlesung und Übung „Aufbau, Arten und Formen der Rede" vermittelt theoretisch und praktisch den sprechkundlichen Redebegriff, der vom Sprechdenkvorgang aus ansetzt. „Diskussions- und Versammlungsleitung, Disputations- und Gesprächsführung" schließen an. Eine Vorlesung „Geschichte und Kunstlehre der redenden Künste" beleuchtet die historischen Gegebenheiten.

Der Studierende empfängt im letzten Abschnitt dann neben der 3-stündigen Weiterführung der Übungen zur Behandlung von Stimm- und Sprachstörungen, Hinweise auf das wesentlichste Fachschrifttum, auf die „Wichtigsten Hilfsmittel der sprechkundlichen Lehre und Forschung" und die „Methodik der Sprecherziehung" als Vorlesung.

Während des gesamten Studiums laufen jeweils einstündig ab drittem Semester „Sprechkünstlerische Übungen zur Feiergestaltung", die von der Anleitung zum eigenen Gestalten von Feiern führen unter Einbeziehung benachbarter Künste, natürlich insbesondere der Musik, die oft mit eigens geschaffenen Kompositionen ansetzt, mitunter auch das Wort nur untermalt. Ein spezieller Versuch beschäftigt sich z.b. mit dem Problem des Melodrams, eine Arbeitsgemeinschaft unter Leitung der Aspiranten mit modernen Hörspielen, die als Sendung gearbeitet zur Kritik gestellt werden. Diese Übungen haben zudem den Zweck, dem Studierenden ein stimmliches Raumgefühl zu geben und im Besprechen der verschiedensten Räume zu sichern. Die weiterführende Praxis sieht den Einsatz der Fachstudierenden bei öffentlichen Feierveranstaltungen, sowohl als Sprecher als auch als Gestalter oder Berater.

Erfreulicherweise ist das sprechwissenschaftliche Studium an die Germanistik gebunden, so dass neben dem offiziellen Gesellschaftswissenschaftlichen Grundstudium der Germanistikplan für Oberstufenlehrer durchlaufen wird. Zusätzlich ist eine wahlweise obligatorische Ausbildung mit jeweils 8 Wochenstunden in englischer oder französischer Sprache. Fakultativ können u.a. „Meisterwerke der Weltliteratur", „Verslehre" usw., „Stilistik" und „Theaterwissenschaft" gehört werden.

Berufspraktika, die germanistisch und pädagogisch in den ersten Semestern orientiert sind, schließen mit sprechwissenschaftlichen Praktika im Institut und später an den eventuellen beruflichen Einsatzorten.

Eine größere Exkursion je Semester erweitert das Blickfeld in Richtung auf andere sprechwissenschaftliche oder phonetische Institutionen bzw. Lehr- und Forschungsstätten der Stimm- und Sprachheilpädagogik und natürlich auch der Aufführungspraxis von Theatern, an denen zum Teil bereits Schüler der Institute arbeiten.

Die Erfüllung des Studienplanes und der sonstigen aufgezeigten Aufgaben hat eine entsprechende Ausstattung der Institute sowohl in Bezug auf den Lehrkörper, als auch auf die technische und räumliche Einrichtung zur Voraussetzung.

Gegenwärtig besteht der Mitarbeiterkreis des halleschen Institutes aus einem Dozenten, einer Lektorin, drei wissenschaftlichen Assistenten (einer davon in einer Lektorenstelle), einem Elektromeister, einer Institutssekretärin und zwei wissenschaftlichen Aspiranten, die als Schüler des Institutes mit Lehraufträgen, oder auch ohne Lehraufträge in Übungen, gleichfalls zur Verfügung stehen.

Betreut werden im Semester zwischen 300 und 500 Studierende, daneben im Studienjahr etwa 200 Pathologiefälle, ohne Beratungen und Überweisungen zu berücksichtigen. Dazu kommen Lehrgänge für im Amt stehende Lehrer der Oberschulen, Berufsschulen und Grundschulen, für Angestellte des Fernmeldewesens, für Dozenten an Hochschulen für Schauspielkunst. Vortragsreihen im Rahmen der Lehrerweiterbildungen erfassen das Gesamtgebiet der DDR.

Als unbedingt erforderlich jedenfalls müssen neben dem Dozenten zwei Assistenten, eine Elektrofachkraft und eine Sekretärin gelten. Damit bleiben die Ansprüche noch weit hinter den Stellenplänen amerikanischer Fachinstitute zurück, die in Iowa z.B. mit 7 ordentlichen Professoren, 5 außerordentlichen und 6 Assistenzprofessoren, 8 Instruktoren und 26 Assistenten im Jahr 1954/55 figurierten[31].

Räumlich muss ein Spezialhörsaal mit technischer Ausrüstung zur Verfügung stehen (Möglichkeiten zur Tonbandaufnahme und -wiedergabe, zur Lichtbild- und Filmreproduktion). Daneben werden eine genügend große Zahl von Räumen für Übungen sowie für Einzel- bzw. Gruppentherapien gebraucht. Ein Technikraum, der optische und akustische Verbindung mit dem Hörsaal hat, ist gleichfalls Bedingung. Erforderlich ist ebenso ein akustisch abgeschirmter Spezialraum zur Herstellung technisch hochwertiger künstlerischer Aufnahmen sowie von Aufnahmen aus anderen Bereichen sprechwissenschaftlich-phonetischer und therapeutischer Arbeit.

Jeder Übungsraum enthält eine Tonbandaufnahme- und Wiedergabeeinrichtung, eine Atembank und ein Sprecherpult, ferner zum Tonhöhenvergleich ein Tasteninstrument oder einen Tongenerator.

Der Technikraum verfügt über mehrere Tonbandgeräte verschiedenster Bandgeschwindigkeiten, Reportermagnetofon für Außenaufnahmen, Schallspektrometer und Wiedergabemöglichkeiten für Schallplatten älterer und neuerer Zeit. Der Elektromeister ist als technischer Assistent ganztägig im Vorlesungsbetrieb und mit Vorbereitungen darauf ausgelastet. Ein Großteil der Veranstaltungen wird zur Demonstration mitgeschnitten. Außerdem sind unterschiedliche Aufnahmen und Reproduktionen zu bewältigen. Die Verwaltung des Band- und Schallplattenarchives mit äußerst wertvollem Material unterstehen gleichfalls seiner Obhut. Messgeräte und eine einfache Werkstatteinrichtung vervollständigen die Ausrüstung.

Die Bibliothek umfasst Sprechwissenschaft, Phonetik, Elektroakustik, Psychologie, Medizin, Sprachheilpädagogik, Sonderschulpädagogik und in reichem

Maße künstlerische Texte für die Übungen, natürlich auch Literarhistorik und Linguistik, Kunstästhetik und Theaterwissenschaft.

Dissertationen beschäftigen sich mit dem Sprechen von Dichtungen, mit dem Problem des inneren Sprechens, mit der Behauchung der Explosive und anderen Lautungsfragen oder mit Themen aus dem Bereich der Stimm- und Sprachstörungen. Die Diplomarbeiten sind sprechwissenschaftlich-phonetisch orientiert bzw. schreiten den Umkreis der Stimm- und Sprachheilpädagogik aus bei vereinzelten historischen Anleihen, z.B. „Friedrich Schiller als Sprecher in der Zeit der Karlsschule".

Die universitätsmäßig junge Sprechwissenschaft hat damit ein Arbeitsgebiet vor sich mit sehr viel Neuland und beglückenden Aufgaben. Vielleicht dürfen wir aber noch weiter greifen und in einem anderen Sinne, historisch anknüpfend, die Sprechwissenschaft als Erziehung zum Sprechen und durch Sprechen, als Mittel der Menschwerdung verstehen, gleich wo wir auch ansetzen.

Vielleicht dürfen wir mit Herder[32] die Ausbildung „der Rede und Sprache in Kindern und Jünglingen" so oder so als Hauptanliegen verkünden, damit sie, d.h. ein jeder, hervortreten „mit freier Stirn und mit erfreuend lieblicher Rede. Niemand sage, was er weiß halb, niemand sage es furchtsam und knechtisch...Niemand stocke, niemand zage...". Die Sprechwissenschaft will lehren, wie man den Menschen erreicht, den anderen Menschen, wie man den Kontakt findet zum anderen Ich, wie man das Gespräch im umfassenden Sinne fördert, das es zu erhalten gilt, gerade in unserer Zeit, denn wo das Gespräch endet, beginnt das Chaos. Eine große weltbewegende Macht eignet der gesprochenen Sprache. Die Sprechwissenschaft will in bescheidenem Maße ihr Hüterin sein.

Anmerkungen

1) Vgl. Chr. Winkler, Elemente der Rede. Die Geschichte ihrer Theorie in Deutschland von 1750 bis 1850. Halle (Saale) 1931. (Bausteine zur Geschichte der deutschen Literatur. Hrg. v. F. Saran. Bd. XXXII).
2) Vgl. W. Wittsack, Studien zur Sprechkultur der Goethezeit. Berlin 1932.
3) Vgl. u.a. I. Weithase, Die Geschichte der deutschen Vortragskunst im 19. Jahrhundert. Weimar 1940; und dies., Über die Pflege der gesprochenen deutschen Sprache im Bereich der Schule während des 16. Jahrhunderts. In: Wiss. Z. Univ. Jena, Jg. 4, 1954/55, Ges.- Sprachw. R., S. 471 ff.
4) Vgl. M. Seydel, Grundfragen der Stimmkunde. Leipzig 1909, S. 10 f.

5) E. Geißler, Rhetorik. I. Teil, Leipzig 1918, S. 31.
6) Die 12. im Wesentlichen unveränderte Auflage erschien 1953 im Verlag Moritz Diesterweg (Frankfurt am Main, Berlin, Bonn).
7) Vgl. E. Otto, Zur Grundlegung der Sprachwissenschaft. Bielefeld und Leipzig 1919.
8) Vgl. E. Drach, Die redenden Künste. Leipzig 1926.
9) E. Drach, Sprecherziehung. 12. Auflage, Frankfurt am Main, Berlin, Bonn 1953, S. 6.
10) Sachwörterbuch der Deutschkunde. Hrg. v. W. Hofstaetter u. U. Peters, Bd. II, Leipzig und Berlin 1930, Sp. 1136 (Artikel „Sprechkunde").
11) M. Weller, Gesprochene Muttersprache. Köln 1935, S. 10.
12) W. M. Esser, Deutsche Sprecherziehung. Bonn und Berlin 1939, S. 6 ff.
13) Vgl. u.a. J. Forchhammer, Lautlehre oder Sprechkunde? (Phonetik oder Laletik?) In: Z. f. Phonetik, 2. Jg. 1948, S. 65 ff.; W. Kuhlmann, Sprechkunde, ebd., 3. Jg. 1949, S. 232 ff.
14) Vgl. Chr. Winkler, Was ist Sprechkunde? In: Festschrift zum 50-jährigen Bestehen der sprechkundlichen Arbeit an der Martin-Luther-Universität Halle-Wittenberg, hrg. v. H. Krech (Wiss. Z. Univ. Halle, Jg. V, 1955/56, Ges.-Sprachw. R., H. 3) S. 365 ff.
15) Vgl. W. Wittsack, Grundgedanken zur Deutschen Sprechkunde. In: Festschrift... a. a. O., S. 371 ff.; ders., Sprechkunde. Sonderdruck aus: Deutsche Philologie im Aufriss. Hrg. v. W. Stammler, Berlin, Bielefeld, München o. J.
16) Chr. Winkler, Deutsche Sprechkunde und Sprecherziehung. Düsseldorf o. J. (1954), S. 14.
17) Vgl. O. v. Essen, Allgemeine und angewandte Phonetik. Berlin 1953.
18) Vgl. E. Drach, Sprecherziehung, 12. Aufl., a. a. O., S. 5.
19) Vgl. W. Orthmann, Fünfzig Jahre sprechkundliche Arbeit in Halle. In: Festschrift... a. a. O., S. 359 ff.; M. Lemmer, Zur Geschichte der Sprechkunde an der Universität Halle. In: Wiss. Z. Univ. Halle, Jg. VI, 1956/57, Ges.-Sprachw. R., S.189 ff.
19a) Für das Folgende vgl. H. Krech, Kurze Einführung in die Grundlagen der Sprecherziehung. In: Deutschunterricht, 1956, H. 5/6.
20) Vgl. J. Faust, Aktive Entspannungsbehandlung. 5. verbesserte und erweiterte Auflage, Stuttgart 1954.
21) Vgl. H. Krech, Zur Artikulationsbasis der deutschen Hochlautung. In: Z. f. Phonetik, 8. Jg. 1954, S. 92 ff.
22) Vgl. E. Sievers u.a. Rhythmisch-Melodische Studien. Heidelberg 1912. (Germanische Bibliothek, hrg. v. W. Streitberg, 2. Abt., 5. Bd.).
23) Vgl. G. Becking, Der musikalische Rhythmus als Erkenntnisquelle. Augsburg 1928.
24) Vgl. F. Lockemann u.a. Das Gedicht und seine Klanggestalt. Emsdetten 1952.
24a) Vgl. H. Krech, Sprechkundliche Grenzfragen. In: Wiss. Z. Univ. Halle, Jg. 4, 1954/55, Ges.-Sprachw. R., S. 121 ff.

25) Vgl. D. Weiss, Der Begriff des Funktionellen mit besonderer Berücksichtigung der Sprach- und Stimmheilkunde. In: Mschr. f. Ohrenheilk. u. Laryngo-Rhinologie, 69. Jg. ,1935, S. 830 ff.
26) Vgl. u.a. H. Krech, Die Behandlung gestörter S-Laute. Halle (Saale) 1955 und ders., Zur kombiniert-psychologischen Behandlung psychogener Stimmstörungen. In: Folia Phoniatrica, Vol. 6, 1954, S. 120 ff.
27) Vgl. D. A. Weiss u. H. H. Beebe, The Chewing Approach in Speech and Voice Therapy. Basel-New York o. J.; W. Orthmann, Sprechkundliche Behandlung funktioneller Stimmstörungen. Halle (Saale) 1956.
28) Vgl. H. Fernau-Horn, Prinzip der Weitung und Federung in der Stimmtherapie. Sonderabdruck aus „HNO", Wegweiser für die fachärztliche Praxis, 5. Bd., 12. H., 1956, S. 365 ff.
29) Studienplan Nr. 70 E. Studienplan für die Fachrichtung Germanistik (in Verbindung mit der Ausbildung in Sprechkunde). Entworfen von der Studienplankommission für Sprechkunde auf Grund eines Vorschlages von Prof. Dr. *Wittsack* †, ehemaliger Direktor des Institutes für Sprechkunde der Martin-Luther-Universität Halle-Wittenberg. ... Bestätigt: Berlin, den 22. September 1952. Staatssekretariat für Hochschulwesen gez. Prof. Dr. G. Harig, Staatssekretär.
30) Vgl. H. Krech, Sprecherziehung III (Zum Sprechen von Dichtungen). In: Didaktik der Unterstufe. Methodische Anleitungen für Zirkelleiter der Lehrerweiterbildung. Hrg. v. Zentralinstitut für Lehrerweiterbildung, o. O. u. o. J. (1956), S. 9.
31) Vgl. E. Funke, Sprechkunde in Amerika. In: Festschrift ... a. a. O., S. 377 ff.
32) Herders Sämtliche Werke, hrg. v. B. Suphan, 30. Bd., Berlin 1889, S. 225. (Von der Ausbildung der Rede und Sprache in Kindern und Jünglingen). 1796. (Schulrede).

Erstveröffentlichung
in tschechischer Sprache (Übersetzer Milan Romportl) unter dem Titel: Nauka o mluvené řeči a její úkoly v NDR. In: Slovo a slovesnost 20, 74-78.
(Vortrag 1957 Karls-Universität Prag; in deutscher Sprache bisher keine Druckfassung).

Fifty-Five Years of "Sprechwissenschaft" at the University of Halle

Knowledge of man's speech is as old as spoken language which, through education, is passed on to successive generations by the initiated. Its theoretical beginnings may coincide with those of phonetics.

In Germany the specific foundation of "Sprechwissenschaft" was laid by Herder during the period of Weimar classicism, although many others before him noted similar trains of thought.[1] Around 1900, after an interval of roughly 100 years, the old chairs of Rhetoric and Interpretation in the universites were succeeded by the "Lektorships" of Interpretation and Voice Training: 1900 in Leipzig, 1903 in Berlin and 1906 in Halle. This was basically a late development, arising out of actual need, which became the province of the teaching profession in the broadest sense.

Late in 1905, after two years of preliminary deliberations, the senate of the University of Halle and the Kultus Minister for Science, Art, and Education, agreed to the appointment of Dr. Ewald Geissler as "Lektor" in Interpretation or Recitation of Poetry. Geissler, a student and assistant of the Leipzig "Lektor", Dr. Martin Seydel, already had had practical teaching experience. In the summer of 1906 he began to give lectures and exercises in voice training, recitation, and speech composition. Later, exercises in style and phonetic exercises in High

---

Prof. Dr. phil. Hans Krech was Director of the *Institut für Sprechkunde und Phonetische Sammlung* of Martin-Luther-University Halle-Wittenberg when he wrote this article. He died in April, 1961, and Dr. Eduard Kurka is now director of the "Institut". Translator Vera Sheppard is graduate assistant in Education and Speech, University of Wisconsin.

[1] See among others, Chr. Winkler, *Elemente der Rede. Die Geschichte ihrer Theorie in Deutschland von 1750 bis 1850.* Halle (S.) 1931 (Bausteine zur Geschichte der deutschen Literatur), hrsg. v. Franz Saran, Bd. XXXII; W. Wittsack, *Studien zur Sprechkultur der Goethezeit,* Berlin 1932; Irmgard Weithase, *Die Geschichte der deutschen Vortragskunst im 19. Jahrhundert,* Weimar 1940.

German were added. His close collaboration with the teacher of Germanic Philology, Prof. Dr. Franz Saran, at times produced joint lectures, such as "Modern High German Prosody, with a Demonstration of Model Illustrations and Instruction in the Practical Treatment of Verse."[2]

Having been awarded the title of Professor in 1915-16, Geissler in 1917 followed Franz Saran to the University of Erlangen. His special contributions were: the further development of Seydel's study of voice training; the inclusion of the study of style; work on the standardization of High German pronunciation; and additions to the standards laid down by Siebs.[3] Geissler's literary achievements were as great as his effectiveness as a speaker. Unfortunately we have no recordings of his reading or speaking.

On November 6, 1919, the vacant "Lektorship" was given to Dr. phil. Richard Wittsack, who had applied for the position on August 30, 1917. Wittsack had studied theology and philosophy at Halle and Berlin, then German philology and art history at Halle and Greifswald, and in 1931 had taken his Ph.D. degree under Gustav Ehrismann with the dissertation, *Karl Leberecht Immermann, the Dramatist*. For a few years he worked at Berlin with Emil Milan, who held the "Lektorship" of Interpretation there. Milan exercised a decisive influence over Wittsack. He used that style of speaking which we call "Recitation" today. He was a "poetic" speaker to a degree almost unthinkable at that time. Richard Wittsack remained Milan's most important student in this field. Wittsack could not agree with his fellow student, Erich Drach, about the subjective and objective art of speaking. In opposition to his own philosophy of teaching,[4] Drach demonstrated a much stronger influence of the speaker's personality on literature, as all of his recordings show.

Wittsack also worked with Max Reinhardt at the *Deutsches Theater* and so recognized all the more clearly the direction which led to the now familiar term "nachschaffend-gestaltendes Sprechen" originated by Wittsack. This term

---

[2] Manfred Lemmer, *Zur Geschichte der Sprechkunde an der Universität Halle*. In: Wiss. Z. Univ. Halle, Jg. VI, 1956, Ges. u. Sprachw. Reihe, H. 2, S. 190.

[3] The publications of Geissler: *Rhetorik*, 2 Bde., Leipzig 1914/21; *Erziehung zur Hochsprache*, Teil 1, Halle 1925, Teil 2, Halle 1934. Discussions of the problem of German pronunciation: among others, *Was wir gegen die deutsche Bühnenaussprache-Hochsprache auf dem Herzen haben*. In: Der Rundfunk, Jg. 1938.

[4] See Erich Drach, *Sprecherziehung, die Pflege des gesprochenen Wortes in der Schule*, 11th Aufl., with an added chapter, *Die deutsche Sprechkunde seit Drachs Tod*, new edition by Christian Winkler, Oberursel 1949, S. 185-212.

means that the *reader* does not give the form of presentation to the text, but discovers the form of presentation placed in the text by the *author*. At the same time, Wittsack attended lectures by the old master of voice and language therapy, the unforgettable Hermann Gutzmann senior, as well as lectures by Katzenstein.

Thus the young "Lektor" was practically predestined to combine in a newly established institute all of the elements of spoken language as they appeared in the perspective of the early 20's. In spite of the difficulties of salary and insufficient support, Richard Wittsack was able to secure considerable respect for the discipline of speech, by means of incessant demands and petitions and through his powerfully radiant personality in front of an audience. In 1926 the first speech room was approved to hold the photographs, models, pictures, and books collected so far. In 1932, almost 400 records and 2000 other teaching aids were on hand, and in 1935 the carefully preserved library comprised about 2000 volumes. Prof. Dr. Otto Bremer's phonetic collection was also made useful for the work in speech. In 1929 the official authorization of a *Department of Speech* took place, but it remained a subdivision of the *Seminar for German Philology* until the summer of 1939. In 1937 Richard Wittsack was named "Honorarprofessor". During the winter semester of 1938-39, the *Department of Speech* was turned into an Institute, which Wittsack headed in the capacity of "Lektor" and which soon became a model for the founding of similar institutes.[5]

In 1935, the areas of Voice Science, Public Address, Interpretation and Drama, and Speech Correction outlined clearly the fundamental characteristics of Wittsack's teaching philosophy. A look at pathology seemed as necessary as the consideration of artistic aspects with which almost all faculty members had begun and from which they could hardly tear themselves away; this is still true of some today. Wittsack considered the whole human being, whom he no longer wanted to train merely through articulation exercises, but whom he wanted to make a speaking witness of his thoughts, emotions, and desires "from the inside out," so to speak.[6]

---

[5] On June 7, 1939, Richard Wittsack wrote to the administration, "Up to now we have ... trained at our University most of the instructors of the chairs of speech and speech Education at the universities and 'Hochschulen' for teacher education in Germany and in foreign countries. We can state with pleasure that our institute is not only well known beyond the boundaries of our country but also serves as a model for new institutes at universities at home and abroad."

[6] For details see: Werner Orthmann, *Fünfzig Jahre sprechkundliche Arbeit in Halle*. In: *Festschrift zum 50jährigen Bestehen der sprechkundlichen Arbeit an der Martin-*

In 1947, after the second World War, the institute at the University of Halle received its present name, *Institut für Sprechkunde und Phonetische Sammlung*. In 1948 Richard Wittsack became Professor „mit Lehrauftrag" and in 1951 Professor „mit vollem Lehrauftrag". The application for a chair of learning was pending when, on March 6, 1952, death called him from his untiring labors. His students gave him an academic funeral at which those poems were heard which Richard Wittsack once recited at the coffin of his teacher, Emil Milan. Besides his publications, which deal with "Nachgestaltendem Sprechen" and related problems, and in later years with questions concerning teacher training and voice and language disturbances, his influence on a large group of students was of great significance.[7] They put their knowledge of the interpretation of literature and their feeling of responsibility towards spoken language in all its manifestations into practice and taught the new generation.

The vacancy was filled by his first assistant, Dr. Hans Krech, who at that time was "Dozent" and who, along with Dr. Erich Funke (now at the University of Iowa), Dr. Peter Lutze (killed in action) and Dr. Theo Weiske (killed in action) had been his student and colleague since 1934. Hans Krech first effected the removal of the Institute from the Pedagogic Faculty, by which it had been absorbed temporarily for reasons of teacher training, and effected its inclusion in the ancestral Philosophic Faculty. He also brought about its transfer into the suitable rooms of a modern business establishment in the center of the city. In addition, the course of study which Richard Wittsack had designed was revised, so that in 1952 the training of a new generation through an orderly course of study in "Sprechwissenschaft" was made possible for the first time in the history of German universities.[8]

Since 1946 it had been a requirement that all students studying to be teachers attend a two-hour lecture and laboratory called *Techniques and Phonetics of Speaking* (today called *Fundamentals of Speaking*). Lectures for 300-500 students were no rarity. The students were divided into laboratory groups of 30,

---

Luther-Universität Halle-Wittenberg, hrsg. v. Hans Krech, Sonderdruck der Wiss. Z. Univ. Halle, Jg V, 1955/56, Ges. u. Sprachwiss. R., H. 3. S. 359-364; Eva-Maria Krech, *50 Jahre deutsche Sprechkunde in Halle.* In: Sprachforum, 2. Jg., H. 1, 1956, S. 71 f.

[7] See the bibliography in *Richard Wittsack zum Gedächtnis,* hrsg. v. Hans Krech und Elisabeth Lötsch, Halle o. J (1952).

[8] *Germanistik (in Verbindung mit der Ausbildung in Sprechkunde).* Besides the "Germanistik" mentioned in the title, the course of study included as full-fledged fields all of the areas of spoken language, including the fundamentals of speaking, interpretation and drama, public address, and speech correction.

which were taught by available faculty members and academic assistants. Seminar certificates, which had to be shown at state examinations, attested to a student's success.

In addition, students of German literature and philology attended a two-hour seminar entitled *Spoken Literature,* which could count on about 30-40 students. Here, too, a certificate of participation attested to completion of the course. After about 1950, a fifteen-minute oral test and examination in speech was given before the state examination, but the grade was not recorded separately.

Unsatisfactory students in the *Techniques and Phonetics* class invariably remained until their faulty performances were corrected and social contact disturbances seemed to have been eliminated.

Further voluntary participation in the artistic exercises was the rule – surely a good indication of Richard Wittsack's effectiveness. The subjects, besides those pertaining to the problems of education, dealt with world literature and may well have introduced many a young student to significant areas outside of German philology.

Students in very different fields of study attended these meetings on an optional basis – especially theologians, agricultural educators, art historians and last, but not least, music educators.

With the introduction of the new course of study, "Sprechwissenschaft", appeared as an official university subject. At that time, the course of study ended after eight semesters with the diploma examination. After they graduate, speech educators are prepared to become, first of all, academic successors in the already existing *Departments of Speech* at the universities; to take positions with the rank of "Dozent" or "Lektor" at educational institutions, schools of music, drama schools, schools for kindergarten teachers, or teachers' colleges; finally, to become speaking experts at theaters and speech educators at radio stations or similar institutions. Besides, there is the important task of giving therapeutic care to patients with voice problems in university clinics and the filling of therapeutic positions in the spas.

At first, five applicants were admitted to this course of study each year and since 1960, tell students on a two-year rotation. The four areas which Richard Wittsack had prepared are still being studied.

In *Fundamentals of Speaking,* intensive basic training for theoretical and practical mastery of voice and speaking (including musical education – solo-singing – in order to be able to judge singers competently, too) is offered in three semester hours.

In this area belongs the consideration of *High German pronunciation* (4 hours), which has as its aim not only to give historical explanations, but to create a feeling for speech especially for the imitation of foreign linguistic experiences.

Voice and Speech Therapy (totalling 9 hours) is taught in order to separate the norm of the healthy from the borderline area of the defective. Also, a medical lecture (2 hours) gives an introduction to the anatomy and physiology of the vocal organs.

The second area of artistic speech training or interpretative speaking includes a 3-hour lecture, entitled *The "Sprechwissenschaftliche" Interpretation of Literature.* Through the inclusion of further lecture units, 12 hours of oral reading of literature on various subjects follow. These are supplemented by exercises in festival planning (6 hours) and 2 hours of *Introduction to the Theory and Practice of Amateur Dramatics.*

The third area offers the theory and practice of speech and speech Composition für 4 hours, *History of the Speaking Arts* also for 4 hours, supplementary theoretical discussion of *Speech Rhythm and Speech Melody, The System of Human Types,* and *Introduction to the Study of German Verse.*

The last area, *Voice and Language Disturbances,* which begins during the first semester, is included in the lectures and exercises already mentioned, along with *Introduction to the Psychology of Personality and Psychological Diagnostics* (3 hours) and *Consideration of the Most Important Aids to the Research and Study of "Sprechwissenschaft"* (2 hours).

Now that the course of study has been expanded to a total of five years, a practical semester at the future place of work provides a necessary supplement, in addition to other practical experiences. There is also a four-weeks course within the *Department of Breathing and Voice Therapy* at the salt-water bath, Salzungen, which is given with the cooperation of medical superintendent, Dr. Hans Blaha.

The students may choose a minor field which, as a rule, is German philology. They receive a complete pedagogic education with special psychological orientation towards their future profession. During the first two semesters, they receive poly-technical training which is aimed at familiarizing the future "Sprechwissenschaftler" with the fundamentals of electro-acoustics in a practical way. In addition, students are active in the radio studios of the University and of big business concerns. Field trips to specialized or artistic institutions help to widen the horizon. Participation in the annual speech convention at Halle has the same purpose. The subject matter at the meetings includes urgent practical questions which are dealt with in extensive discussions.

The development of the institute had to keep pace with these ever-increasing tasks. The lectures were taken over by Hans Krech, while Dr. Werner Orthmann and Edith Wolf led the exercise groups. Hans Krech habilitated (pursued post doctoral work in an accredited university) in 1954 with a work on *The Contributions of Speech to the Therapy of "Sigmatismen"* (faulty "s" sounds) written under Irmgard Weithase in Jena. In the same year he was appointed "Dozent", in 1958 Professor "mit Lehrauftrag" and Director of the Institute, and in 1960 Professor "mit vollem Lehrauftrag". His publications deal with the principles of speaking, the problems of High German pronunciation, the interpretation of foreign linguistic experiences, and the exploration and therapy of voice and language disturbances.[9]

The group of faculty members needed expansion. Problems of artistic speaking and pronunciation were taken over by "Lektorin", Eva-Maria Krech, while Dr. Eduard Kurka, "Dozent", is in charge of the field of rhetoric and does therapy with stutterers. Two assistants and three faculty members, several part-time assistants, and colleagues in private practice who are kept busy with teaching assignments complete the teaching body.

The electrical engineer, Werner Prescher, is in charge of the fine equipment, which makes it possible to make "Sprechwissenschaftliche" investigations with sufficient fidelity and to secure perfect recordings. Each room for group or individual exercises is provided with a tape recorder. But recordings for the ar-

---

[9] See among others: Hans Krech, *Einführung in die deutsche Sprechwissenschaft,* Teil I: *Die Grundlagen des Sprechens,* Teil 2: *Das Sprechen von Dichtungen,* Potsdam 1961; ibid: *Atmung und Sprechwissenschaft.* In: *Sprechkunde und Sprecherziehung* IV, hrsg. v. Christian Winkler, Emsdetten o. J. (1959), S. 37 ff.; ibid: *Zur Eindeutigkeit der Schallform sprachlicher Äußerungen* (Antrittsvorlesung). In: Z. f. Phonetik, Bd. 12, 1959; ibid: *Die Behandlung gestörter S-Laute,* Halle 1955; ibid: *Die kombiniert-psychologische Übungstherapie.* In: Wiss. Z. Univ. Halle, Jg. 8, 1959, Ges. u. Sprachw. Reihe, H. 3, S. 397-430.

chives are made by Werner Prescher from the technical center, in order to assure comparability which comes about only when recordings are made from a single center.

The 16 rooms at the disposal of the Institute are hardly sufficient for present demand. They consist of a lecture room with 60 seats, a smaller lecture room, which is also used for celebrations, a special recording room, the engineering department, the director's room, the office, the library, seven group rooms, and two archive rooms.

An average of twenty lecture hours is supplemented by roughly one hundred hours of therapy each week. Students and members of very different professions are treated or advised. There are courses for teachers from all kinds of educational institutions. Their education is continued through lectures in connection with the further training of teachers within the whole German Democratic Republic. These lectures are often given in courses of several days, so that a close connection with professional practice is assured. Foreign lecturers are also scheduled regularly.

Close cooperation, both theoretical and practical, exists with the University clinics for diseases of the ear, nose, and throat (Director Prof. Dr. H. Jakobi), the dental clinic (Director Prof. Dr. Dr. E. Reichenbach), the University clinic for nervous disorders (formerly Director Prof. Dr. K. Pönitz), and the Institute for Educational Psychology (Director Prof. Dr. Fr. Winnefeld). This cooperation is so great that colleagues from the clinics join the Institute while, on the other hand, students finishing at the Institute are employed at the clinics.

Academic studies at present are concentrated on the creation of a *Dictionary of Standard High German Pronunciation,* which uses the pronunciation of the radio today as the basis for standardization. Moreover, a number of dissertations are in progress, which deal with breathing, the glottal stop, problems of nasality, the closed short vowels, voiced sounds, the "R" sound, and similar topics. The diploma studies have a similar emphasis at the moment. They deal particularly with the pronunciation of certain groups of German and non-German proper names.

The dictionary is to be completed in 1961. A final discussion will take place at the sixth speech convention in Halle in October of this year. Several reports and preliminary statements have already been made public.

Furthermore, work on a *Handbook of 'sprechwissenschaftliche' Therapy* must be mentioned as a big project. It constitutes part of a comprehensive *Handbook of Sprechwissenschaft,* which is to be written by several faculty members in the field and will make this body of knowledge available to a large number of people.

We realize that the famous old discipline of "Sprechwissenschaft", which grew out of antiquity, and which is hardly sixty years old since its rebirth in the German universities, must be subjected to precise research in order to assert itself. But besides this task there is an additional challenge – the necessity for practical application of what is known to the sounds of language, and the accomplished use of language, which is the distinguishing trait of man and represents his greatest accomplishment.

In this, we consider the voice an important motor, which invariably forms the agent through which language finds its way. Spoken language has an earth-shaking power. "Sprechwissenschaft" would like to be the guardian of this power in an unassuming or modest way, as a servant rather than a leader.

Erstveröffntlichung in:
The Speech Teacher, A Publication of the Speech Association of America, Vol. XI, 1962, No. 1, 15-20.

*Sprechwissenschaftlich-phonetische
und sprechkünstlerische Grundlagen*

Einführung in die deutsche Sprechwissenschaft / Sprecherziehung
1. und 2. Teil

- Lehrbrief für das Fernstudium der Lehrer -

Inhaltsverzeichnis

Vorwort zur 1. Auflage

Wesen und Aufgabe der Sprechwissenschaft

1. Teil: Die Grundlagen des Sprechens

Anweisung zur Benutzung des 1. Teiles des Lehrbriefes

1   Atmung
1.1   Die stumme Atmung (respiratio muta bzw. respiratio muta profunda = Tiefatmung)
1.1.1   Der äußere Atemapparat
1.1.2   Der innere Atemapparat
1.1.3   Zur Tätigkeit des Atemapparates
1.1.4   Die Richtigstellung der respiratio muta profunda (Tiefatmung)

1.1.5 Aufgaben
1.2 Die Stimmatmung (respiratio phonatoria)
1.2.1 Das Verhältnis von Ruheatmung und Stimmatmung
1.2.2 Die allgemeine Einwirkung des Sprechantriebes
1.2.3 Die Beeinflussung des Sprechantriebes durch die geschriebene Sprache
1.2.4 Folgerungen für die Richtigstellung der Stimmatmung
1.2.5 Aufgaben
1.3 Die gesundheitliche Bedeutung der physiologischen respiratio muta und respiratio phonatoria
1.4 Störungen der Atmung

2 Einsatz
2.1 Die Tätigkeit der Stimmlippen
2.2 Die Stimmeinsätze nach ihrem akustischen Ergebnis
2.3 Aufgaben
2.4 Die Indifferenzlage (mittlere Sprechstimmlage)
2.5 Die Bedeutung der Indifferenzlage für die sprecherische Kontaktsituation
2.6 Das Finden der Indifferenzlage
2.7 Die Stimme in den verschiedenen Lebensaltern
2.8 Aufgaben

3 Ansatz
3.1 Die Grundsätze der Stimmbildung im Ansatzrohr
3.2 Die Artikulationsbasis der deutschen Hochlautung
3.3 Aufgaben
3.4 Die Bildung der einzelnen Sprachlaute
3.4.1 Die Konsonanten
3.4.2 Die Vokale
3.5 Aufgaben
3.6 Die wichtigsten Stimm- und Sprachstörungen im Bereich des Ansatzrohrs
3.6.1 Stimmstörungen
3.6.2 Sprachstörungen
3.6.2.1 Näseln
3.6.2.2 Stammelfehler
3.6.2.3 Stottern
3.6.2.4 Poltern
3.7 Aufgaben

4	**Das Sprechen im Gesamtablauf**
4.1	Die deutsche Hochlautung
4.1.1	Das Werden der deutschen Hochlautung
4.1.2	Einige wesentliche Regeln für die Praxis
4.1.2.1	Konsonanten
4.1.2.2	Vokale
4.2	Kurze Einführung in die sprechwissenschaftliche Leselehre
4.3	Aufgaben

2. Teil: Das Sprechen von Dichtungen

Anweisung zur Benutzung des 2. Teiles des Lehrbriefes

5	**Musische Bildung und Schule**
6	**Zur sprechwissenschaftlichen Interpretation von Dichtung**
6.1	**Die Erarbeitung und Gestaltung der Dichtung durch den Lehrer**
6.1.1	Literaturwissenschaftliche Interpretation
6.1.2	Ersprechen der Dichtung
6.1.2.1	Die Arbeit mit dem Tonband als Methode
6.1.2.2	Hilfen für das Ersprechen (Mimik, Gestik, Bilder, Musik)
6.1.2.3	Erarbeiten der Grundstimmung
6.1.2.4	Zitieren - Rezitieren - Deklamieren. Echtes und falsches Pathos
6.1.2.5	Die Behandlung des Dialoges
6.1.2.6	Redeankündigung der wörtlichen Rede
6.1.2.7	Das Sprechen des Verses (Reim, Enjambement)
6.1.2.8	Der Hörerbezug der Dichtung (Hochlautungsstufe)
6.1.2.9	Gestaltung des Bildgehaltes
6.2	**Der Vortrag der Dichtung**
6.2.1	Das Problem der Überschrift
6.2.2	Auswendigsprechen oder Lesen
6.2.3	Mimik und Gestik
6.2.4	Die Berücksichtigung des Raumes
6.2.5	Die Berücksichtigung des Zeitstiles
6.2.6	Das Problem „Autorensprecher – Selbstsprecher"
6.2.7	Die Auswahl der Dichtung und der Sprecher
6.2.8	Thesen

6.3 Zusätzliche Hilfsmittel
6.3.1 Der Fall der rhythmischen Schwere (Becking)
Praktische Übungen und Aufgaben
6.3.2 Die Mitteilungshaltung (Kaulhausen)
Aufgaben

7 Die Dichtung im Unterricht

7.1 Stundentypen
7.1.1 Stundentypen ohne erläuternde Besprechung
7.1.2 Stundentypen mit erläuternder Besprechung
7.1.3 Grundtypus einer Gedichtbehandlungsstunde
7.1.4 Praktische Übungen und Aufgaben

7.2 Beschreibung praktischer Beispiele
7.2.1 Protokolle von zwei Unterrichtsstunden
7.2.2 Erarbeitungsbeispiele
7.2.2.1 Johann Wolfgang Goethe, „Der Fischer"
7.2.2.2 Johannes R. Becher, „Riemenschneider"

8 Literaturhinweise

9 Terminologische Erläuterungen

Vorwort zur 1. Auflage

Als Hans Krech im Februar 1959 das Manuskript zum ersten Teil des Lehrbriefes abgeschlossen hatte, begann nahezu gleichzeitig unter seiner Leitung eine umfassende Forschungstätigkeit zur Ermittlung des gegenwärtigen hochlautenden Sprechgebrauchs, mit dem Ziel, die notwendigen Grundlagen für ein „Aussprachewörterbuch der allgemeinen deutschen Hochlautung" zu schaffen.

Teilergebnisse dieser Untersuchungen, vor allem hinsichtlich der Aussprache des Endsilben-e, des r-Lautes, der Explosive und des Vokaleinsatzes, die Hans Krech noch vor seinem Tode veröffentlichen konnte, wurden bei der Korrektur eingearbeitet. Es handelt sich so bei den Erweiterungen um Nachträge, die der Verfasser selbst auch vorgenommen hätte.

Als Ergänzung zum ersten Teil des Lehrbriefes bereitete Hans Krech außerdem vier Tonbänder mit Beiheften vor (MB-I 18 bis 21, Grundunterweisung in der Sprecherziehung, herausgegeben vom Deutschen Zentralinstitut für Lehrmittel in Berlin). Lichtbildreihen zum gleichen Themenkreis befinden sich nach seiner Vorlage ebenfalls in Arbeit.

Das Manuskript des zweiten Teiles, vom Verfasser im Januar 1960 abgeschlossen, blieb unverändert.

Dezember 1961   Eva-Maria Krech

Wesen und Aufgabe der Sprechwissenschaft

Die Sprechwissenschaft ist die Lehre vom Sprechen des Menschen.[1] Sie gehört in den Bereich der Humanwissenschaften, die im Altertum unter „artes liberales" oder „studia liberalia" zusammengefasst waren. Im anbrechenden Mittelalter enthalten sie im sogenannten trivium (Dreiweg) neben Grammatik und Dialektik die Rhetorik, während das quadrivium (Vierweg) aus Arithmetik, Geometrie, Musik und Astronomie besteht. Ars meint schlechthin Lehre.[2]

Die Rhetorik vertrat weithin die gesprochene Sprache, mehr oder weniger wirklichkeitsnah und mit unterschiedlichsten Akzenten. So steht z. B. der umfassende Bildungsplan im griechischen Erziehungsideal neben mechanistisch artistischer Spielerei in der Nachfolge Ciceros. Die letzten Rhetoriklehrstühle an deutschen Universitäten verfielen vor wenig mehr als zwei Jahrhunderten. Sie hatten an Philosophischen Fakultäten bestanden, obwohl die Lehre vom Sprechen des Menschen, einst wie heute, den Umkreis menschlichen Lebens ausschreiten muss und Medizin (Physiologie und Pathologie), Physik (Akustik und Elektroakustik) und Psychologie, einschließlich der Psychotherapie, in ihren Ergebnissen nicht ausklammern kann.

Eine enge Verbindung besteht zur Phonetik, die – hier Hilfswissenschaft – den experimentellen Grund für die Erforschung gesprochener Sprache legte. Gegenüber der Phonetik vertritt die Sprechwissenschaft einen grundsätzlich erzieherischen Anspruch. Sie ist deshalb von Anbeginn mit der angewandten Wissenschaft verbunden, die man vielleicht allzu eng bisher als Sprecherziehung bezeichnete. Der Terminus Sprechwissenschaft meint Überbau und Anwendung als dialektische Einheit.[3]

Wie die allgemeine Phonetik[4] hat auch die Sprechwissenschaft zunächst keine nationalen Bezüge. Ihre einzelnen Gruppen aber sind sprachlich gebunden. Die deutsche Sprechwissenschaft richtet sich vorzugsweise auf unsere Muttersprache.

---

[1] Vgl. Christian Winkler, *Deutsche Sprechkunde und Sprecherziehung*, Düsseldorf o. J. (1954), S. 14.
[2] Vgl. Ernst Robert Curtius, *Europäische Literatur und lateinisches Mittelalter*, 2., durchgesehene Aufl., Bern o. J. (1954), S. 47.
[3] Vgl. Hans Krech, *Kurze Einführung in die Grundlagen der Sprecherziehung*. In: *Deutschunterricht*, 9. Jg., 1956, H. 5, S. 290.
[4] Vgl. Peter H. Schimansky, *Einführung in die Phonetik der deutschen Sprache*. In: Lehrbriefe für das Fernstudium der Mittelschullehrer, hrsg. von der Fachkommission Deutsch, o. O. (Potsdam) 1959.

Im deutschen Sprachraum gehören zu dieser Wissenschaft vier Unterabteilungen.[5] Die erste befasst sich mit der Erforschung der Physiologie und der Erziehung zum hygienischen und hochlautenden Sprechen. Der zweite Umkreis ergründet die Gesetzmäßigkeiten der Umsetzung des geschriebenen Wortes in Sprachklang (Sprechen von Dichtung), der dritte beschäftigt sich mit Rede und Redegestaltung bis hin zu Diskussion und Disputation, während der letzte die zur Kenntnis des Gesunden unerlässliche Betrachtung des Pathologischen (Stimm- und Sprachstörungen) beinhaltet.

Die Sprechwissenschaft will den Zustand beseitigen, dass uns Sprache nur Schrift bedeutet und nicht mehr die unlösliche Ganzheit des gesprochenen und geschriebenen Wortes, die im Leben unseres Volkes und in den Lehrplänen der Schulen in ausgewogener Beschwerung und Bewertung nebeneinander stehen müssen.

Sie wendet sich daher besonders an den Lehrer. Bei ihm muss der Wandel ansetzen. Schon F. A. W. Diesterweg wusste, dass richtiges „Sprechen des Lehrers und die Gewöhnung der Schüler, vom ersten Tag des Schulbesuches an richtig zu sprechen ... (von) ganz besonderem und unmittelbarem Einfluss" sind und dass das „lebendige Beispiel ... am bleibendsten" wirkt.[6] Der Lehrer trägt das Wissen und Können der gelauteten Sprache in die Gemeinschaft des Volkes.

Die gesprochene Sprache ist unser wichtigstes Kontaktmittel, wir benutzen sie ungleich häufiger als die Schrift. Das Gespräch umspannt unser Leben. Wo es endet, den anderen nicht mehr erreicht, steht das Leben in Gefahr. Das gesprochene Wort belehrt, begeistert. Es hat (mittelbar) geschichtsbildende Kraft. Die Sprechwissenschaft will in der augenblicklichen Sprachsituation eines geteilten Deutschlands die einheitliche Lautung des noch einheitlichen Schriftbildes, die vielfältiger landschaftlicher Verformung preisgegeben ist, hüten. In Fragen der Nation kann nur der Deutsche sprechen.[7] Damit und im Erschließen sprachlicher Kunstwerke, in der Erhaltung der Berufsfähigkeit sprecherisch arbeitender Menschen bestätigt die Sprechwissenschaft ihre grundlegende gesellschaftliche Bedeutung.[8]

---

[5] Vgl. u. a. Erich Funke, *Sprechkunde in Amerika*. In: *Festschrift zum 50-jährigen Bestehen der sprechkundlichen Arbeit an der Martin-Luther-Universität Halle-Wittenberg*, hrsg. von Hans Krech, Sonderdruck der Wiss. Z. Univ. Halle, Ges.-Sprachwiss. R., Jg. V, 1955/56, S. 377 ff.

[6] Vgl. F. A. W. Diesterweg, *Beiträge zur Begründung der höheren Leselehre*, 3., verb. und vermehrte Aufl., Krefeld 1839, S. XI f., S. 8.

[7] Vgl. Hans Krech, a. a. O., S. 290, auch Peter H. Schimansky, a. a. O., S. 4.

[8] Zur Geschichte der Sprechwissenschaft vgl. u.a. Hans Krech, *Sprecherziehung I*. In:

Sie erzieht zur und durch Sprache.[9] Darum hat sie nichts gemein mit mechanistischen Auffassungen, die sich auf Abrichten zu Fertigkeiten beziehen, die „Zunge und Kehle" geläufig machen wollen und dies an sinnlosen Übungen tun. Der sprechende Mensch steht im Mittelpunkt, der „deutlich und wahr"[10] den Mitmenschen erreicht in allen Bezügen, die Sprache herzustellen vermag.

Didaktik der Unterstufe, Methodische Anleitungen für die Zirkelleiter der Lehrerweiterbildung, hrsg. vom Zentralinstitut für Lehrerweiterbildung, o. O., o. J. (Berlin 1956), S. 13 ff.

[9] Vgl. Ilse Reichart, *Die Bedeutung lebendiger Sprachbildung für die Herdersche Bildungsidee,* Diss. Frankfurt 1949 (Maschschr.), S. 91 ff.

[10] Vgl. F. Lentner, *Herder über das Declamieren.* In: *Z. f. d. österreichischen Gymnasien,* 51. Jg., S. 278 ff. (Johann Gottfried Herder an Carl August), Zitat S. 279.

1. TEIL

Die Grundlagen des Sprechens

Anweisung für die Benutzung des 1. Teiles des Lehrbriefes

Der 1. Teil des Lehrbriefes, *Die Grundlagen des Sprechens,* soll in Abschnitten gelesen werden. Die jeweiligen Aufgaben dienen der Wiederholung und methodischen Vertiefung, die Übungen der praktischen Verarbeitung und weiteren Sicherung. Es empfiehlt sich so, z. B. den Abschnitt *1. Atmung* bis einschließlich *1.1.4 Die Richtigstellung der respiratio muta profunda* zu lesen, theoretisch – anhand der Thesen der Aufgaben – im freien Sprechen den Stoff durchzuarbeiten und danach in den Übungen die erkannte Theorie anzuwenden.

Dieser Weg muss begangen werden, weil für die Sprache die Verbindung von Theorie und Praxis, von Wissen und Können, unabdingbar ist.

Die Anmerkungen kann man beim ersten Durcharbeiten überschlagen. Sie bieten weitere Erläuterungen, Vertiefung und Literaturangabe. Die angeführten Werke oder Aufsätze sind in den Universitätsbibliotheken, medizinischen Zeitschriften, auch in den einschlägigen Kliniken erreichbar.

Eine Aufstellung der Pflichtliteratur folgt, nach Kapiteln geordnet, am Ende des 2. Teiles des Lehrbriefes. Ihr schließt sich eine Erläuterung der gebrauchten Termini, auch wenn sie mitunter an Ort und Stelle dargelegt sind, zur schnelleren Übersicht an. Sie berücksichtigt den Gebrauch eines Ausdruckes besonders in sprechwissenschaftlicher Sicht.

Der 1. Teil des Lehrbriefes, *Die Grundlagen des Sprechens,* enthält das, was jeder von der gesprochenen Sprache wissen muss, um sich selbst innerhalb der Gemeinschaft zu behaupten. Die Form der Vermittlung entspringt der ein Jahrzehnt währenden Erprobung mit Studierenden der Martin-Luther-Universität Halle-Wittenberg und mit Kollegen der Praxis in unzähligen Vorträgen der Lehrerweiterbildung. Wir rufen damit auch Sie zur Mitarbeit und kritisch wertenden Stellungnahme auf. Jeder sachliche Vorschlag ist willkommen.

Werden Sie sich Ihrer Verantwortung gegenüber der gesprochenen deutschen Sprache bewusst! Sie braucht Ihre Hilfe, um „die eine gleiche deutsche Sprache" zu bleiben (Johannes R. Becher, Rede am 24. 11. 1949).

Aus dem ersten Umkreis sollen im Folgenden die Kapitel behandelt werden, die theoretisch und praktisch von unmittelbarer Bedeutung für den Lehrer sind.

Sprechen ist ein ganzheitlicher Vorgang. Wir greifen lediglich zur Verdeutlichung, nicht aber aus Gründen einer Synthese, Teilvorgänge heraus, um an der klassischen Analyse des Sprechvorganges (Atmung, Einsatz, Ansatz) den Weg aufzuzeigen. Dass für die gesprochene Sprache eine schriftliche Darstellung, ohne das Beispiel des Lehrers, manche Gefahren und Unzulänglichkeiten aufweisen muss, sei hervorgehoben. Die Ausführungen wollen deshalb lediglich Grundlagen vermitteln, die auch dem Fernstudium zugänglich sind. Die Übungen sind ohne Schwierigkeiten und Missverstehen ausführbar und sinngemäß anzuwenden.

1 Atmung

Über Atmung ist seit Jahrtausenden geschrieben und geredet worden.[11] Aus der altägyptischen Geschichte besitzen wir Atmungsdarstellungen, die mehr als viertausend Jahre zurückliegen. Schon damals hat man Lungen und Luftröhre gezeichnet und als Hieroglyphe für „vereinigen" verwendet. Mystik und Vermutungen führten nach und nach, so bei Leonardo, zu sezierendem Erkennen des Organismus und zu deutlicherem Wissen[12], das bis heute noch nicht als abgeschlossen gelten kann. Wir stehen gerade jetzt zwischen Theorien, die entscheidende Umwertungen erwarten lassen. Unterschiedlichste Wissenschaften beleuchten die Atmung, die in Physis und Psyche abläuft.

1.1 Die stumme Atmung (respiratio muta bzw. respiratio muta profunda = Tiefatmung)

1.1.1 Der äußere Atemapparat

An dem äußeren Atemablauf ist der Körper in seiner Gesamtheit beteiligt, nicht nur der Thorax (Brustkorb). Gliedmaßen und Becken wirken mittelbar, der Rumpf dagegen unmittelbar. Die Wirbelsäule ist die Achse. Ihre Form und Haltung stehen in Wechselwirkung mit der Atmung.

---

[11] Vgl. Giulio Panconcelli-Calzia, *Geschichtszahlen der Phonetik,* Hamburg 1941.

[12] Derselbe, *Leonardo als Phonetiker,* Hamburg-Wandsbek 1943, bes. S. 30. Leonardo hat sich von 1489 bis 1514, wenn auch mit Unterbrechungen, unter schwierigsten Umständen und geheim mit der Anatomie des Menschen beschäftigt. Leo X. verbot ihm weitere Studien.

Es ist heute noch nicht grundsätzlich möglich, eine Norm für die Haltung der Wirbelsäule aufzustellen. Sie befindet sich in einem entwicklungsgeschichtlich noch nicht abgeschlossenen Umformungsprozess. Lediglich die günstigste Leistungsform kann somit als Maßstab gelten, während alle Unzulänglichkeiten ausscheiden. Die Lendenwirbelsäule verbindet Becken und Brustwirbelsäule. Ideal darf sie sich nur gering nach vorwärts (Lordose) biegen. So hat das Becken keine Veranlassung zur Neigung, und auch die an die Lendenwirbelsäule anschließende Brustwirbelsäule setzt ohne ausgeprägtere Lordose an. Aus der gestreckten Brustwirbelsäule entwickelt sich die Halswirbelsäule, die nach vorn und nach hinten etwas veränderlich ist.[13]

Aus dieser Gesamthaltung der Wirbelsäule entsteht der (physiologisch) formvollendete Brustkorb. Seine Funktion ist die Atmung, die für ihn gleichzeitig als Wachstumsreiz gilt[14]. In gegenseitiger Abhängigkeit sind Fehlformen der Atmung an Fehlformen des Brustkorbes gebunden und umgekehrt.

1.1.2 Der innere Atemapparat

Der Brustraum wird im Wesentlichen von der Lunge ausgefüllt. Ihre Begrenzung nach unten bildet das Zwerchfell (Diaphragma). Es steht in Ruhehaltung wie eine Kuppel in der Brusthöhle. Die Arbeit von Lunge und Zwerchfell ist in dem röntgentechnisch ausgezeichneten Film von Janker, der in den Kreisbildstellen erhältlich ist, zu erkennen.[15]

Zum inneren Atemapparat gehören weiterhin die oberen Luftwege. Hier hat besonders die Funktion der Nase eine bisher nicht genügend beachtete Bedeutung. Sie stellt mit ihrem komplizierten Schleimhautsystem den für die Lunge notwendigen Strömungswiderstand her, so dass ein antagonistischer Sog die Lunge arbeitsfähig und elastisch erhält. Viel zu wenig beachtet wurde ferner die Bedeutung der Schleimhautauskleidung des Atemweges. Neuere medizinische Versuche belegen, wie besonders von der Nasenschleimhaut nervös-reflektorische Steuerungen ausgehen.[16] Die Schleimhaut befördert in unablässiger Arbeit

---

[13] Eingehende Ausführungen bei Johannes Ludwig Schmitt, *Atemheilkunst,* 2., überarbeitete Aufl., München und Berlin, Bern und Salzburg o. J. (1956), S. 55–71.

[14] Vgl. Ludwig Hofbauer, *Atemregelung als Heilmittel,* Wien 1948.

[15] Röntgenfilm II, *Herztätigkeit und Atmung,* aus dem Institut von Prof. Janker, Bonn. Sprechwissenschaftlich müssen alle hier gezeigten Atemdarstellungen als Fehlformen angesehen werden, da sie ohne Ausnahme die Atemhilfsmuskulatur beanspruchen.

[16] Vgl. Johannes Ludwig Schmitt, a. a. O., S. 21 f.

Sekret nach außen, isoliert Fremdkörper, macht sie unschädlich, kurzum, filtriert die einströmende Luft für den erforderlichen Diffusionsvorgang in den Lungenbläschen (Alveolen).[17]

Ein weiteres und zwar direktes Ventil im Atemtrakt bildet der Kehlkopf, der beim Eindringen von Fremdkörpern oder schädlichen Gasen einen automatischen Abschluss bewirkt. Die Luftröhre endlich verläuft in zwei Ästen, die sich innerhalb des Bronchialbaumes in Zweiteilungen weitergabeln.

1.1.3 Zur Tätigkeit des Atemapparates

Ein vollendetes Arbeiten des Atemapparates erfordert gleichzeitig ein physiologisch notwendiges Training. Die Leistungsbreite verringert sich mit geringerer Nutzung oder auch durch fehlerhaften Gebrauch. Jede Verletzung oder Erkrankung kann den Körper zur Kompensation aufrufen. Damit wird die Schadstelle behelfsmäßig und unter Einsatz von Kräften überdeckt, die zu viel Aufwand erfordern.[18] Hier ein praktisches Beispiel! Verallgemeinerungsfähig führt ausdauerndes Sitzen zu Haltungsverfall. Dieser Haltungsverfall gehört in den Bereich der Pathologie. Er erzeugt Weichteilverkürzungen, und die Wirbelsäule verliert die Fähigkeit, sich völlig zu strecken. Eine übertrieben tiefe Ruhehaltung tritt ein, aus der sich der Mensch nicht mehr zurückfindet.[19]

Diese tiefe Ruhehaltung ist eine Ausatmungsstellung. Die Bauchdecken sind schlaff und treten nach vorn, der Brustkorb sinkt ein, der Kopf neigt sich vorwärts, die Schultern hängen nach vorn und unten. Während eine vorübergehende Ruhestellung unvermeidlich notwendig ist, verhindert eine dauernde den für jede Arbeit notwendigen Reiz. Durch das lange Sitzen auf der Schulbank oder am Büroschreibtisch tritt Entartung ein, die Ausatmungsstellung wird eingeschliffen und die Normalfunktion verloren. Es kommt zur Kyphose (Rückenbuckel) und zur Lordose (Hohlkreuz). Das Becken steht nicht mehr waagerecht zur Wirbelsäule, so dass die Baucheingeweide keine Stütze haben und durch ihren Druck den Vorfall der Bauchdecke noch verstärken.

---

[17] Vgl. Hans Blaha, *Die Asthmafibel*. In: *Schriftenreihe des Deutschen Hygiene-Museums,* H. 43, o. O., o. J. (Berlin 1957), S. 29. Erweiternde Ausführungen erfolgten in einem Gastvortrag an der Martin-Luther-Universität Halle-Wittenberg über *Physiologie und Pathophysiologie der Atemwege*, gehalten am 12. 12. 1958.

[18] Vgl. Julius Parow, *Funktionelle Atmungstherapie*, Stuttgart 1953, S. 4 ff.

[19] Vgl. Karl-Heinz Fritzsche, *Haltungsfehler und Haltungsschäden bei Kindern und Jugendlichen,* 2., erweiterte Aufl., Berlin 1957, S. 30 ff.

Physiologische Haltung benötigt dagegen eine gestreckte Wirbelsäule. Dadurch richtet sich automatisch auch der Brustkorb auf, das „Brustbein steht hoch". Die Nackenstreckung bewirkt ohne Einatmung die Wölbung des oberen Brustkorbes. Günstige Einatmung bedeutet daher spindelförmige Erweiterung des Thorax besonders in seinem unteren Abschnitt. Die Hauptbewegung verläuft in der Horizontalen, nicht aber in der Vertikalen.[20] Jede Röntgenaufnahme belegt, wie sich dies scheinbar spielend vollzieht, während jedes senkrechte Erweitern den knöchernen Brustkorb mühsam nach oben stemmt.[21]

Das Atmungsgeschehen im Innern des Körpers ist wesentlich schwächer spürbar. Seit mehr als drei Jahrhunderten lernte man durch die Schule die innere Atmung nach dem Modell Harveys beurteilen, das den Kreislauf als geschlossenes Röhrensystem mit dem Herz als Druck- und Saugpumpe darstellt. Die Lunge blieb passiv, sie *wurde* geatmet. Die Mehrzahl der heutigen Autoren vertritt diesen Standpunkt gleichermaßen.[22] Daneben stehen andere Theorien, die eine gewisse Eigenaktivität der Lunge bestätigen. Man weist verschiedentlich bereits den Vergleich mit der „Ziehharmonikafunktion" zurück.

Eine neue Modellvorstellung schafft Paul Vogler. Auf der Grundlage der Lehre von der Blutbewegung nach W. R. Heß, die auf dem Ernährungsreflex beruht, erkennt er der Lunge das Gleiche zu wie etwa Darm und Gallenblase, die sich in organeigenem Rhythmus ausdehnen und zusammenziehen. Damit büßte das Herz seine Vorrangstellung ein, ihm fiele lediglich eine regulierende Aufgabe zu, während die Peripherie zum Ursprungs- und Erfolgsorgan des Kreislaufes aufrückt. Die Lunge ist danach aktiv, ihr bindegewebiger Anteil, der über ein Gitterfasersystem verfügt, bewirkt den chemischen Prozess des Atmungsvorganges.[23] Als Folge geschähe die Ruheatmung allein aus dem Lungenrhythmus, die bisher beschriebene Atemmuskulatur hätte nur eine ausgleichende Aufgabe.[24] Selbstverständlich können wir keine Wertung dieser Theorien nach ihrer Bündigkeit geben.

---

[20] Vgl. Julius Parow, a. a. O., S. 7.
[21] Vgl. hierzu den Röntgenfilm II, bes. die unphysiologischen Verspannungen.
[22] Vgl. u.a. Ernst Barth, *Einführung in die Physiologie, Pathologie und Hygiene der menschlichen Stimme,* Leipzig 1911, S. 104; Erich Drach, *Sprecherziehung,* 12. Aufl., Frankfurt a. M., Berlin, Bonn 1953, S. 8; Richard Luchsinger, *Stimmphysiologie und Stimmbildung,* Wien 1951, S. 3 f.; Julius Berendes, *Einführung in die Sprachheilkunde, Hals-Nasen-Ohrenheilkunde,* H. 9, Leipzig 1953, S. 7; Julius Parow, a. a. O., S. 4; Friedrich Kainz *Psychologie der Sprache,* 3. Bd., *Physiologische Psychologie der Sprachvorgänge,* Stuttgart 1954, S. 220.
[23] Paul Vogler, *Die organische Vorstellung vom Atmungsvorgang.* In: Leo Kofler, *Die Kunst des Atmens,* 20. Aufl., Kassel und Basel, o. J. (1951), S. 83.
[24] Vgl. Paul Vogler, a. a. O., S. 87 f.

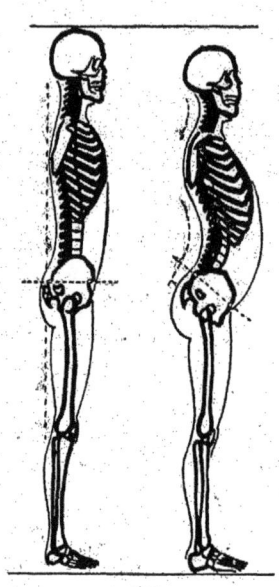

Abb. 1   Wirbelsäulenhaltung richtig (links);   falsch (rechts)

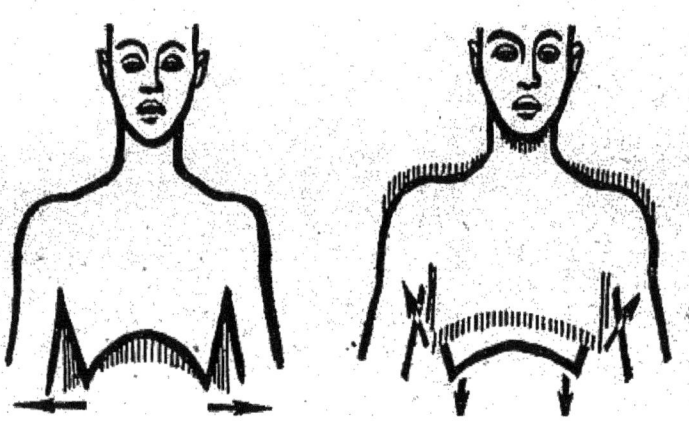

Abb. 2   Atmung richtig (links);   falsch (rechts)

1.1.4 Die Richtigstellung der respiratio muta profunda (Tiefatmung)

Nach unseren Ausführungen ist die Richtigstellung der Atmung in der bisherigen Form als überholt anzusehen. Die Normalatmung resultiert aus einer physiologischen Haltung und umgekehrt. Wir haben also bei einer Haltungskorrektur anzusetzen, und zwar durch indirekte Hilfen und Hinweise, die den Atemvorgang unbedingt in der Körpersteuerung belassen.

Bisher hatte man im Allgemeinen den Atmungsvorgang theoretisch und praktisch bewusst gemacht, im Liegen z. B. die Zwerchfellatmung wieder eingespielt und mit Flanken- und Brustatmung schließlich zur Tiefatmung analytisch-synthetisch ergänzt. Wir lassen die Ganzheit eines somatischen Vorganges unberührt und berichtigen die Haltung insbesondere der Wirbelsäule. Ein spezielles, eingekleidet laufendes Training bringt die natürliche Atmung zur Aktion.

Hierzu hilft jede Balanceübung, ebenso Seilspringen oder Rollschuh- bzw. Eiskunstlaufen. Eine Übung, zugleich die vollendetste, dürfte fast allen möglich sein, das Schwimmen, gleichgültig welcher Art, falls keine Rekordabsichten bestehen. Daneben muss Streckentauchen in nicht zu tiefem Wasser erwähnt werden. Alles dies braucht eine gestreckte Wirbelsäule mit spindelförmiger Erweiterung des Thorax, d. h. eine physiologische Atmung. Weitere Anregung liefern guter fachlicher Sportunterricht und ausgewogene Gymnastik.[25]

Natürlich müssen auch die Stühle und Bänke, auf denen wir einen Großteil des Tages verbringen, dem nicht entgegenstehen. Sie sollten grundsätzlich so gefertigt sein, dass das Becken genügend weit rückwärts ausweichen kann, um die Wirbelsäule aufzurichten. Sie wird dabei durch einen Querriegel des Stuhles oder der Bank an ihrer schwächsten Stelle, über den Hüften, voll unterstützt. So kann man ohne stärkere Ermüdungserscheinungen arbeiten. Die übertrieben tiefe Ruhehaltung fällt weg, der Körper hat seinen erforderlichen funktionellen Bewegungsreiz als Ausgleich erhalten.[26] Für die Schule empfiehlt es sich, als weiteres günstiges Moment die Ansprechhaltung zu nutzen, die sich aus einer halbkreisförmigen Bankanordnung ergibt. Hier wirkt das gegenseitige Absehen wesentlich mit.

Von entscheidender Bedeutung für die Richtigstellung der Atmung ist ferner das Wort. Es hat eine materielle Wurzel und vermag als realer Reizfaktor im Reflexgeschehen nach Pawlow alles zu signalisieren, was im Leben des Menschen

---

[25] Vgl. grundsätzlich die Hinweise von Karl-Heinz Fritzsche, a. a. O., S. 87–106.
[26] Vgl. Karl-Heinz Fritzsche, a. a. O., S. 37.

evident ist.[27] Naturgemäß muss es mit Goethe ein gutes, ein „heilsam Wort" sein.

Johannes Faust[28] hat, auf dem Gedanken der Ganzheit fußend, medizinisch bewiesen, wie die Peripherie das Zentrum beeinflusst. Ansatzmöglichkeiten liegen auf der Hand. Jede Verspannung äußert sich mimisch und akustisch. Wir sind gewohnt, Verkrampfungen auch ohne Unterweisung visuell wahrzunehmen. Sie treten für die Atmung vorzugsweise im senkrechten Erweitern des Brustraumes, im Hochziehen der Schultern auf. Häufiger verbinden sich damit psychische Fehlhaltungen. Die Atmung ist unrationell und verfügt nur über einen Teil des möglichen Volumens, verspannt aber zusätzlich die Halsmuskulatur, so dass indirekte Zwangseinwirkungen den empfindlichen Kehlkopf belasten. Beim Beobachten erkennen wir leichte seitliche Schattenbildungen am Hals, selbst die Adern treten mitunter hervor. Ebenso zeigen die Mundwinkel, die Falten in der Umgebung der Nase, der Augen und der Stirn deutlich Verspannungen an.

Eine bewusste Lösung, die einerseits vor dem Spiegel, andererseits suggestiv durch entsprechende Vorstellungen erfolgen kann oder die vom *Autogenen Training* nach J. H. Schultz[29] erwartet wird und die vollendet auch in der Hypnose eintritt[30] vermag immer dann zu helfen, wenn die Abartigkeiten noch nicht so verfestigt sind, dass die alten, physiologischen Bahnen noch ansprechen. Sind sie jedoch verschüttet, wie beim Asthmatiker, beim Emphysematiker usw., so bleibt allein eine passiv-aktive Übung. Es ist die einzige „Atemübung"[31], die

---

[27] Vgl. hierzu etwa K. I. Platonow, *Das Wort als physiologischer und therapeutischer Faktor*. In: *Z. f. ärztliche Fortbildung*, 47. Jg., 1953, S. 2.
[28] Vgl. hierzu Johannes Faust, *Aktive Entspannungsbehandlung*, 5., verbesserte und erweiterte Aufl., Stuttgart 1954.
[29] Vgl. J. H. Schultz, *Das Autogene Training (Konzentrative Selbstentspannung), Versuch einer klinisch-praktischen Darstellung*, 3. Aufl., Leipzig 1937; eine kurze Einführung bietet vom gleichen Verfasser das *Übungsheft für das autogene Training*, 4. Aufl., Leipzig 1941; vgl. auch Hans Krech, *Die kombiniert-psychologische Übungstherapie*, Abschnitt: *Das Entspannungstraining (ET)*. In: *Wiss. Z. Univ. Halle*, Ges.- Sprachwiss. R. VIII, 1958/59, H. 3, S. 417 ff.
[30] Verf. konnte bei Hypnosen in der Medizinischen Universitätsklinik Jena (Direktor: Prof. Dr. Kleinsorge) anlässlich einer Tagung die grundsätzliche Einregulierung der Tiefatmung beobachten.
[31] Die Anregung zu dieser Übung stammt von Julius Parow, a. a. O.; Verf. lernte sie bei Hospitationen am Institut für funktionelle Atmungstherapie Berlin (Leiter: Dr. F. K. Siegert) praktisch kennen. Unabhängig wird die Übung von Hans Blaha *Die Asthmafibel*, a. a. O., S. 35, empfohlen (Dr. Blaha ist Chefarzt des Volkssolbades Salzungen, in dem speziell auf dem Gebiet der Atemerziehung neue Wege beschritten werden). Vgl. ferner Ursula Gorski, *Was not tut ... Atemtherapie*. In:

unmittelbar ansetzt, obwohl auch sie nicht auf Atmung hinweist. Man legt sich derart auf eine harte Unterlage, Ledermatte in der Sporthalle, auf einen Tisch oder eine genügend breite Bank, dass der Kopf seitlich auf den vorgeschobenen Händen ruht. Ein Nasengang wird zur Verstärkung des Atemanreizes für die Lunge abgedeckt. Die Schwere des Thorax verformt ihn zwangsläufig in Richtung auf die Norm, d.h., die Wirbelsäule streckt sich, und es erfolgt eine tiefe Einatmung, die besonders im Rücken und in der Flanke spürbar ist. Spindelförmig erweiternd und ohne Hochziehen der Schultern ergibt sich mit physiologischer Notwendigkeit Tiefatmung, die kaum falsch auszuführen sein dürfte.

1.1.5 Aufgaben

Sprechen Sie wiederholend über folgende Thesen:
1. Für das Atemgeschehen gilt der Grundsatz dialektischer Ganzheit.
2. Richtige Wirbelsäulenhaltung bedingt richtige Tiefatmung.
3. Richtige Nasenatmung hat entscheidenden Einfluss auf die Leistungsfähigkeit der Lunge.

Üben *Sie (am besten mit einem Kollegen des Fernstudiums):*
1. Aufrichten der Wirbelsäule, evtl. vor dem Spiegel. Dabei wird die Gesäßmuskulatur gestrafft, das Becken waagerecht gestellt, so dass das Aufrichten der Wirbelsäule selbsttätig erfolgt.
2. Elastizitätsübung für den oberen Brustkorb: Auf verschiedene kurze **Ausatmungs***stöße (auf stimmloses S) wird der Brustkorb federnd angehoben.*
3. a) Durch Engstellen der Nase wird der Sog für die Lunge physiologisch verstärkt. Man legt hierzu Zeige- und Mittelfinger rechts und links seitlich der Nase an und übt einen leichten Zug nach unten aus. Gegebenenfalls kann zusätzlich ein leichtes Andrücken der Nasenflügel mit den Fingern erfolgen.
b) Engstellen der Nase durch überstarke Stülpung der Lippen erreichen!
4. In Bauchlage verschiedentlich im Laufe des Tages Atemübungen vornehmen!. Wichtig ist die Konzentration auf den Vorgang unter Vorstellungen des Wohlbehagens. Beobachten Sie dabei:
a) das leicht schniefende Geräusch der Nase,
b) die unveränderte Lage der Schultern (Arme weit genug vorschieben),
c) die Ausdehnung des Thorax im Bereich des Rückens,
d) die Ausdehnung im Bereich des unteren Brustkorbes!
Die Ausatmung erfolgt auf stimmloses S.
5. Beobachten Sie die Atemabläufe Ihrer Schüler in der Klasse und beim Sport!

Die Heilberufe, 9. Jg., 1957, S. 161.

Zusätzliche Übungen:
a) Nutzen Sie Sportstunden u.a. zum Seilspringen!
b) Balanceübungen, z.B. Tragen von Lasten auf dem Kopf! (Vgl. Sie auch Bildberichte im Fernsehen von afrikanischen oder asiatischen Völkern!)
c) Treiben Sie Schwimmsport! Sein gesundheitlicher Nutzen kommt dem ganzen Körper zustatten. Streckentauchen nicht vergessen (flaches Wasser!).
6. *Lernen Sie Fehlhaltungen visuell erkennen: Hals, mimische Muskulatur, Gliedmaßen!*
7. *Korrigieren Sie Ihre Schüler durch indirekte Hinweise auf die Haltung:*
   a) durch kontaktgünstige freundliche Anrede oder einen Scherz (Herunterschalten von Fehlspannungen!),
   b) durch Absprache mit dem Sportlehrer der Schule,
   c) durch das eigene Vorbild![32]

Mit der Rückkehr zur physiologischen Haltung erreichen wir zudem automatisch den sogenannten Stützvorgang, jenes Halten der Einatmungsstellung während eines Drittels der Ausatmungszeit. Wir stützen dabei nicht im Bereich des Bauches (Bauchstütze) oder der Brust (Bruststütze), sondern mit dem ganzen Körper, mit einer „Tiefstütze". Damit erübrigt sich wohl die seit Jahrzehnten in der Literatur geführte Auseinandersetzung.[33]

1.2 Die Stimmatmung[34] (respiratio phonatoria)

1.2.1 Das Verhältnis von Ruheatmung und Stimmatmung

Allgemein gilt die Ansicht, die Ruheatmung sei die Basis der Stimmatmung. Die Ruheatmung aber, die Atmung, die wir zum Leben benötigen, ist subkortikal

---

[32] Vgl. hierzu die späteren Ausführungen über den Begriff der Übertragung für das Unterrichtsgeschehen.

[33] Vgl. zum Komplex Atemstütze etwa die Zusammenfassung bei Hugo Stern, *Die Notwendigkeit einer einheitlichen Nomenklatur für die Physiologie, Pathologie und Pädagogik der Stimme.* In: *Mschr. f. Ohrenheilkunde und Laryngo-Rhinologie,* 62. Jg., S. 928 ff., Kapitel *Atmung,* S. 937 ff.; zu „Tiefstütze" vgl. Fritz Winckel, *Elektroakustische Untersuchungen an der menschlichen Stimme.* In: *Folia Phoniatrica,* Vol. 4, 1952, S. 105 f., der mit Spektrogrammen einen Beleg führt.

[34] Die Bezeichnung Stimmatmung geht zurück auf Giulio Panconcelli-Calzia, *Die Stimmatmung. Das Neue – Das Alte.* (Nova acta Leopoldina, N. F., Bd. 18, Nr. 123) Leipzig 1956. Sie erscheint für unseren Zweck günstiger als die bisherigen Termini Sprech- und Singatmung. Beide Atmungsformen gleichen sich zudem.

gesteuert. Dies geschieht durch Vermittlung des Atemzentrums im verlängerten Mark. In der Ruheatmung verhalten sich Ein- und Ausatmungszeit nahezu gleich, während für die Stimmatmung eine kürzere Einatmungsdauer auf eine verlängerte Ausatmungsdauer trifft.[35] Die geringe bewegte Luftmenge der respiratio muta, etwa 500–600 ccm, erweitert sich auf 1500–2400 ccm. Der ursprünglich gleichmäßig strömende Atemfluss folgt jetzt dem Gang des Sprechens oder Singens. Die Frequenz von 16–20 Atemzügen des Erwachsenen in der Minute verringert sich, wegen der eingeschalteten Hemmstelle an den Stimmlippen, für die Stimmatmung auf ungefähr zwölf. Am wichtigsten aber erscheint die Verlagerung der Steuerung vom Subkortex auf den Kortex. Naturgemäß muss für den schnelleren Lufteinfall der Mund hinzugenommen werden, wobei der Nase nach wie vor das Primat gebührt.[36]

Es ist somit nicht einfach möglich, auf der Ruheatmung die Stimmatmung aufzustocken. Die Überlagerung mit willensmäßigen Impulsen steht für die Stimmatmung im Vordergrund. Sie geschieht durch das, was wir sprechen (oder singen) wollen, mit anderen Worten durch den jeweiligen Sprechantrieb (oder Singantrieb). Dieser Sprechantrieb kann ebenso spontan geschehen wie aus dem Schriftbild entnommen werden. Er ergibt sich aus der Sprechsituation[37], jenen Gegebenheiten, die in diesem Augenblick gerade diese sprachliche Äußerung zeugten, wobei es wiederum gleichgültig ist, ob es sich um eine gegenwärtige oder historische Sprechsituation handelt.

---

[35] Vgl. die Ausführungen von Richard Luchsinger, in: R. Luchsinger u. G. E. Arnold, *Lehrbuch der Stimm- und Sprachheilkunde*, 2., völlig neubearbeitete Aufl., Wien 1959, S. 3 ff.

[36] Den Streit über den Atemweg bei der Stimmatmung kann ein einfacher Beleg entscheiden. Ein Nasenatmungszug für die Tiefatmung benötigt so viel Zeit, dass für schnelle Arien, z.B. die Champagnerarie aus dem *Don Juan* W. A. Mozarts, eine heillose Spaltung zwischen Orchester und Sänger die Folge wäre. Unbenommen bleibt die Vorrangstellung der Nasenatmung, die nach Hofbauer *(Atemregelung als Heilmittel,* Wien 1948, S. 7 ff.; *Atmungs-Pathologie und -Therapie,* Berlin 1921, S. 9 ff., 183 ff.) die Lunge viel besser belüftet und wohl einhellig als Filter gewürdig wird. (Lediglich Emil Fröschels bezweifelt in *Singen und Sprechen,* Leipzig 1920, S. 24, diese Wirkung). Es wird also durch die Nase eingeatmet, wobei das noch notwendige Luftquantum durch den geöffneten Mund ergänzt wird.

[37] Zu „Sprechsituation" vgl. u.a. Erich Drach, *Sprecherziehung,* 6., durchgesehene Aufl., Frankfurt a. M. 1938, S. 99; auch Christian Winkler, *Deutsche Sprechkunde und Sprecherziehung,* a. a. O., S. 46.

E. Klestadt[38] dürfte als erster die Bedeutung des Sprechantriebes für die Stimmatmung erkannt haben. Aufgrund experimenteller Versuche fand er im Gegensatz zur Ruheatmung bei Sprechbeginn entscheidende Veränderungen in den aufgezeichneten Kurven.[39] Selbst ein innerliches Sprechen, wie wir es z. B. beim stillen Lesen anwenden, ergab wesentliche Unterschiede. Klestadt schloss auf einen psychischen Einfluss, der durch den Sprechantrieb bestimmt sei. Nicht die Sprechatmung war also willkürlich, sondern der Sprechvorgang. Somit trennt er scharf zwischen Ruhe- und Stimmatmung.

1.2.2 Die allgemeine Einwirkung des Sprechantriebes

Im Gespräch empfangen wir den Sprechantrieb durch den Partner. Diese Form mag die allgemeinste sein, zugleich die variationsreichste.[40] Daneben steht das Reagieren auf einen früheren Sprechantrieb, der im Schrifttext vorliegt.

Das bedarf einer Erklärung. Jeder im lauthaften oder im inneren Sprechen umgesetzte Sprechantrieb wird im „funktionellen Hören"[41] durch den Empfänger in etwa gleicher Spannungsstufe nachvollzogen. Daran liegt es u.U., wenn wir den Rundfunkempfänger, falls nicht spezielles Interesse an der Sendung besteht, ausschalten; die Spannungsstufe der klingenden Stimme entspricht uns nicht, das Hören, das funktionelle Reagieren, ist zu mühsam.

Das Altertum liefert ähnliche Berichte von der Zuhörerschaft der großen Redner. Die Menge befand sich in der gleichen Stimmungslage wie der Sprecher, brach in Begeisterung aus oder versank in Lethargie. Das lag nicht allein an einem uns nicht mehr zugänglichen rhythmisch-differenzierten Gefühl, sondern sicher auch am funktionellen Hören mit dem körperlichen Verarbeiten des gesendeten Impulses.[42] Der Mensch versucht einfach, eines intensiven Reizes Herr

---

[38] Vgl. E. Klestadt, *Zur qualitativen Analyse der Sprechatmung.* In: *Z. f. Hals-, Nasen- und Ohrenheilkunde,* Bd. 12, II. Teil, 1925, S. 257–277.

[39] Mit Hilfe eines Kymographions, einer Trommel, die mit berußtem Papier umkleidet ist, und einem Schreibsystem lassen sich von der Brust- und Bauchwand während der Atmungsvorgänge Kurven ableiten. Da die Übertragung im Wesentlichen mechanisch erfolgt, ist das Kymographion fast nur noch für Atmungsaufnahmen zu gebrauchen. Die übrigen Anwendungen in der Phonetik entfallen wegen der zu großen Trägheit.

[40] Vgl. etwa Friedrich Kainz, *Psychologie der Sprache,* 1. Bd.; Stuttgart 1941, S. 185f.

[41] Der Begriff "funktionelles Hören" wurde unabhängig von anderen Erwähnungen von Richard Wittsack (bis 1952 Direktor des Instituts für Sprechkunde Halle) geprägt.

[42] Erika Essen, *Methodik des Deutschunterrichts,* Heidelberg 1956, S.56, betont, dass

zu werden[43], er verteidigt sich sinngemäß durch den eigenen Nachvollzug, der selbstverständlich nur rudimentär, in Andeutungen abläuft.

Dieser Nachvollzug kommt nicht ohne Atemgeschehen aus.[44] So wie das Gespräch seine Antriebe empfängt, strömt ihm der dazu erforderliche Atem zu, die Absicht zu sprechen stellt die dafür erforderliche Atemmenge bereit.

Machen wir uns zunächst klar, wie viel Atemluft wir zur Verfügung haben. Die Lunge des durchschnittsgroßen Mannes hat etwa 4000 cm^3 Vitalkapazität (Atemvolumen)[45], die der normalgroßen Frau rund 3000 cm^3. Es ist ersichtlich, dass für die Stimmatmung keinesfalls mehr benötigt wird, da in den Ausatmungsstrom, wir wiesen bereits darauf hin, die Stimmlippen als Hemmstellen eingefügt sind. Man braucht zum Sprechen oder Singen nur etwa 1000–1500 cm^3 [46], eine Menge, die jedem gesunden Menschen zur Verfügung steht. Das Sprechen läuft in Sinnschritten[47] ab. Nach jedem kann geatmet werden, genauso wie nach jeder abgeschlossenen musikalischen Phrase. Daraus ergibt sich erneut, dass es für die Stimmatmung keines Trainings auf Volumenvergrößerung wie bisher bedarf. Geübt werden muss lediglich die elastische, physiologische Funktion der Atmung. Eigene Untersuchungen ergeben zudem, dass Vitalkapazitäten von 5000 cm^3 zu auffallend schlechten Stimmen gehörten, während gute Singstimmen wesentlich unter diesem Wert lagen.

---

der verkrampfte Stimmton des Lehrers ansteckend wirkt. Sein stimmliches Verhalten bestimmt den Ton der Klasse, d.h., die Lautstärke regelt sich in der Beziehung zum Hörer, es gibt weder Geschrei noch ängstliches Flüstern.

[43] Vgl. Paul J. Moses, *Die Stimme der Neurose*, Stuttgart 1956, S. 14.
[44] Eigene Versuche konnten dies erneut hinlänglich bestätigen. Vgl. hierzu. Eduard Kurka, *Zur Beeinflussung der Stimme durch inneres Sprechen bei maschineller Schreibarbeit*, Phil. Diss. Halle 1958, Mschr., S. 103 ff. (mit entsprechenden Abbildungen).
[45] Die Vitalkapazität setzt sich aus 500 cm^3 Atmungsluft, 700–1000 cm^3 Reserveluft und 1500–4000 cm^3 Zusatzluft zusammen. Ferner verfügt der Körper noch über die Restluft, die nicht für Atmungszwecke genutzt wird. Sie strömt z.T. beim Erlöschen des Lebens aus. Die Größe der beatmeten Fläche der Lunge gibt Rudolf Cobet, *Die Atemnot und ihre Bekämpfung*. In: *Wiss. Z. Univ. Halle*, Jg. III, 1953/54, Math.-Nat. R., H. 2, S. 365, mit dem Ausmaß eines normalen Tennisplatzes an.
[46] Vgl. die Ausführungen von J. Tarneaud, in: R. Luchsinger und G. E. Arnold *Lehrbuch der Stimm- und Sprachheilkunde*, a. a. O., S. 17.
[47] Zu „Sinnschritt" vgl. Christian Winkler, *Lesen als Sprachunterricht*, Rattingen bei Düsseldorf 1952 (Neuauflage), auch in Christian Winkler, *Deutsche Sprechkunde und Sprecherziehung*, a. a. O., S. 166 ff.; s. a. die Ausführungen von Hans Krech, *Kurze Einführung in die Grundlagen der Sprecherziehung*, a. a. O., H. 6, S. 363f.

Die Angst vor dem Nichtausreichen des Atems kehrt die Dinge um. Hier steuert ein an sich gehemmter, angstgesetzter Sprechantrieb eine ungenügende Atemleistung, nicht jedoch hemmt die Atmungsinsuffizienz das Sprechen.

1.2.3 Die Beeinflussung des Sprechantriebes durch die geschriebene Sprache

Neben der starken Einwirkung, z. B. des Lehrers auf die Atmungsabläufe seiner Klasse, die sich nach unseren Ausführungen ergibt, müssen wir die Einwirkung eines geschriebenen oder gedruckten Textes berücksichtigen.

In jedem Schrifttext ist, wie in Gang, Mimik, Stimme usw., ein Stück der besonderen Eigenart seines Schöpfers enthalten. Einwandfrei lässt sich dies experimentell z.b. für den Fall der rhythmischen Schwere nachweisen.[48] Zudem geschieht Schreiben mit innerem oder lauthaftem Sprechen. Diese Tätigkeit kommt nicht ohne Atmung aus. Die Impulse des jeweiligen Sprechantriebes gehen in den Text ein, sie sind jeder sprachlichen Äußerung immanent, ob sie nun durch Schrift, Druck oder Tonband konserviert wurde. Mitenthalten sind die jeweiligen spezifischen Atemabläufe.

Unser Spontansprechen läuft, wie gesagt, in Sinnschritten ab, jenen sprachlichen Einheiten, in denen ein Zwischenatmen unmöglich wäre ohne Zerstörung des Sinnes. Der Hörer ist immer dann befriedigt, wenn er einen Sinnschritt aufnehmen und verarbeiten kann, anders gewendet, wenn er eine physiologische Atemeinheit geboten bekam. Der gleiche Vorgang geschieht sinngemäß beim Niederschreiben oder Diktieren des Textes. Die Sinnschritte gehen damit in den Text ein. Jedes Lesen muss sie wieder ausgliedern, um den „Sinn" zu erschließen.

Dieses Lesen aber vollzieht gleichzeitig die entsprechende Atmung mit, d. h., wir verwenden einen Sprechantrieb aus dem Schrifttext zur Anregung und Steuerung der Atmung. Seine Einwirkung geht ungewollt und zwangsweise vonstatten, wie bereits der Leipziger Phonetiker und Germanist Eduard Sievers wusste.[49] Aus gleichem Grund kann es nur eine richtige Umsetzung des schrift-

---

[48] Vgl. die entsprechenden experimentellen Kapitel bei Gustav Becking, *Der musikalische Rhythmus als Erkenntnisquelle*, Augsburg 1928. Wir identifizieren uns dabei nicht mit den Folgerungen.

[49] Vgl. u.a. die Aufsätze von Eduard Sievers, *Rhythmisch-melodische Studien*, Heidelberg 1912; s. a. Hans Krech, *Zur Eindeutigkeit der Schallform sprachlicher Äußerungen*. In: *Z. f. Phonetik und allgemeine Sprachwissenschaft*, 12. Jg., 1959, S.

lich festgehaltenen sprachlichen Fremderlebnisses geben, eben im Wiederherstellen der ursprünglichen Schallform, im Auffinden der Sinnschritte als Atemeinheiten.

Ähnliches zeigt die Interpretation von Musik. Mozart z. B. wird in seiner besonderen Art aufgeführt, mit seinem Fall der rhythmischen Schwere, seinen Atemeinheiten, und ebenso sinngemäß Beethoven. Was vor sich geht, ist ein offenes Reagieren auf einen vom Text oder Notenbild gesendeten Reiz auf der Grundlage I. P. Pawlows.

Ein oft zitiertes Beispiel mag als Beleg gelten. Das Wort Zitrone kann in der Signaltätigkeit des Großhirns den gegenständlichen Reiz ersetzen und bei günstigen Bedingungen gleichen Speichelfluss erzeugen wie ein Scheibchen Zitrone, das der Mensch sieht (Tätigkeit des 1. Signalsystems) oder in den Mund nimmt (unbedingter Reflex, Beteiligung des Subkortex).[50] Felix Trojan konnte weiterhin, den Zusammenhang zwischen Sprechausdruck und Reaktionslage des vegetativen Nervensystems experimentell nachweisen.[51]

Daraus folgt abgrenzend, dass sich lediglich dann Aktivierungen durch den Wortreiz ermöglichen lassen, wenn die erforderlichen unbedingten Reflexe bis zu einem gewissen Grade ausgebildet sind, so dass sich mit Hilfe des Textes nun periphere oder auch psychische Verspannungen abbauen lassen. Seit Jahren bestehende Fehlhaltungen und Fehlleistungen sprechen also erst wieder an, wenn die respiratio muta, zur Norm zurückgeführt, reaktionsbereit arbeitet.

1.2.4 Folgerungen für die Richtigstellung der Stimmatmung

Für die Erziehung zur Stimmatmung bedarf es des Sprechantriebes, der, in unendlicher Vielfalt und in unterschiedlichste Spannungsstufen umgesetzt, die Möglichkeiten menschlicher Lebensbewältigung umspannt.
Für die Schule mögen zwei Standardgeschehen herausgegriffen werden.

a) Der Lehrer vermittelt im Unterrichtsgespräch Sprechantriebe. Sie sind in der Wirkung am entscheidensten zu beurteilen. Darum muss er in ihrer Realisa-

---

169 ff. (Festgabe für Giulio Panconcelli-Calzia), Antrittsvorlesung, gehalten am 15. 3. 1955 an der Martin-Luther-Universität Halle-Wittenberg.

[50] Vgl. hierzu u.a. K. I. Platonow, *Das Wort als physiologischer und therapeutischer Faktor,* a. a. O., S. 2.

[51] Felix Trojan, *Der Ausdruck der Sprechstimme,* 2., ergänzte Aufl., Wien-Düsseldorf 1952, *Wiener Beiträge zur Hals-, Nasen- und Ohrenheilkunde,* Bd. 1, S. 221 ff.

tion die Grundgesetze der Kontaktaufnahme beachten, d. h. die physiologische Norm nicht wesentlich oder nur vorübergehend überschreiten.[52] Physiologisches Sprechen ist mit ebensolchen Atemabläufen gekoppelt. Sie werden im Rahmen des gesamten funktionellen Nachvollzuges durch die Schüler aufgenommen, in gleicher Weise atmen die Schüler. So erklären sich u. a. graduell verschiedene Ermüdungen bei derselben Klasse zu etwa gleichen Tagesstunden, aber unter jeweils anderen Kollegen.

b) Die unterschiedlichen Lesebuchtexte vermitteln ebensolche Sprechantriebe. Hier bedarf es einer gelenkten Auswahl, um günstige Trainingslagen zu schaffen. Die Mitteilungshaltungen[53] der Schreiber, der Schöpfer von Texten, sind unterschiedlich. Während sich der eine ungehemmt und in freudiger Kontaktnahme dem anderen mitteilend hingibt, kommt ein zweiter über die Hindernisse und Spannungen in sich selbst nicht hinweg, er sieht den anderen nicht an, sein Blick geht an ihm vorbei. Naturgemäß werden sein Sprechen ebenso wie seine Atemabläufe und die inadäquate Lautheit die Spannungen offenbaren. Der erste findet den Partner und spricht ihn an, und zwar so, dass nur dieser es hört. Eine Zwischenstufe zeigt sowohl Ansprechen als Verfehlen in ständigem Wechsel. Sie bedingt unterschiedliche Spannungen und unterschiedliche Lautheit. Diese Grundformen kehren in unendlicher Variationsbreite, bald mehr zu dem einen oder anderer neigend, immer wieder. Sie lassen sich im System der Körperbautypen Kretschmers[54] ebenso nachweisen wie in den übrigen Typisierungsversuchen und stimmen im Sinne eines passend machenden Ordnungsschemas. Uns geht es lediglich um gewisse Grundvoraussetzungen. So ist Goethe verhältnismäßig eindeutig eingeordnet.[55] Er richtete seine Worte direkt an den Hörer. In den Versen des Mailiedes *O Mädchen, Mädchen, / wie lieb ich dich* besteht kaum ein Zwei-

---

[52] Vgl. hierzu unsere späteren Ausführungen über die Kontaktbedeutung der Indifferenzlage, der mittleren Sprechstimmlage, unter 2.5.

[53] Zu „Mitteilungshaltung" vgl. u.a. Gustav Becking, a. a. O.; Marie-Hed. Kaulhausen, *Die Typen des Sprechens und ihr Wert für die Sprecherziehung*, 2. Aufl., Emsdetten 1952; auch die Aufsätze von Rudolf Fährmann, *Psychologische Typendiagnostik aus der Sprechweise*, in: *Z. f. Phonetik und allgemeine Sprachwissenschaft*, 8. Jg., 1954, S. 194 ff. und Bd. 9, S. 360 ff. Dabei interessieren lediglich die grundsätzlichen Überblicke, ohne dass sonstige Übernahmen erfolgen können.

[54] Vgl. etwa Ernst Kretschmer, *Körperbau und Charakter*, 7. u. 8., verb. u. verm. Aufl., Berlin 1929, S. 212 ff.; Christian Winkler, *Gesprochene Dichtung*, Düsseldorf o. J. (1958), u.a. S. 105 f.; Marie-Hed. Kaulhausen, *Das gesprochene Gedicht und seine Gestalt*, 2., neubearbeitete Aufl., Göttingen o. J. (1959).

[55] Näheres bei I. Weithase, *Goethe als Sprecher und Sprecherzieher*, Weimar 1949.

fel, dass die Geliebte in seiner unmittelbaren Nähe weilt, dass sie ihn hört. Bilder Goethes[56] zeigen trotz aller Idealisierung wohl eine vollendete Streckhaltung der Wirbelsäule. Wir schließen daraus, dass gleich vollkommene Atmung vorlag. Diese Gegebenheiten nun müssen auch alle schriftlichen Äußerungen enthalten. Wir können beliebige Beispiele herausgreifen, sofern sie nicht gerade für Goethe extreme Spannungsstufen darstellen.

Für die praktische Erprobung des Ausgeführten sollte in guter, physiologischer Sitzhaltung, also mit gestreckter Wirbelsäule, ein intensives Einlesen in den gewählten Text geschehen, so dass er als Ganzheit, gehalt- und gestaltlich einwirkt. Der Mitvollzug im inneren Sprechen[57] aktiviert gleichfalls die Atemeinheiten der Sinnschritte. Wir sprechen innerlich im Rhythmus des Dichters, also auch mit seinen Atemabläufen, sofern wir intensiv nachgestalten wollen.

Nach ausreichendem Einfühlen lesen wir lauthaft. Ist die Konzentration stark genug und treten durch fremde Hörer keine Minderungen ein, so bleibt die eingepegelte Tiefatmung erhalten. Wir gewähren dem Dichter sein Recht und sprechen ihn, wie er sinngemäß einst selbst – natürlich als Mensch einer anderen Zeit – sprach und den Inhalt Gestalt werden ließ. Damit wird ein Stück Leselehre erfüllt und zugleich das Training der Tiefatmung durch den Wortreiz eines Textes vollzogen.

Das Weiterführen geschieht an Gedichten oder Prosa höherer Spannungsstufen, an Texten, die gespanntere Atmung fordern, z. B. von Schiller, Fontane, Uhland, der Droste, Fürnberg, Becher, Brecht. Hier liegt die zweite Art der Mitteilungshaltung vor, während bei Heine und Hölderlin die dritte Variante eintritt.

Natürlich sind wir nicht auf diese Reihenfolge angewiesen. Wichtig wäre nur eine Zeit des Einlesens in Goethe. Erst wenn die Tiefatmung für das Sprechen wirklich einspringt, wenn sie mühelos reagiert, sollte die nächste Steigerungsmöglichkeit erwogen werden. Für die unteren Klassen der Grundschule helfen gleichermaßen Reime aus dem Volksgut oder fröhliche, ungespannte Erzählun-

---

[56] Vgl. etwa *Goethe im Bildnis,* hrsg. und eingeleitet von Hans Wahl, Leipzig o. J.
[57] Siehe Eduard Kurka, a. a. O., S..103 ff.; vgl. auch Rosa Luxemburg, *Briefe aus dem Gefängnis,* Berlin 1946, S. 42, in dem Brief aus Wronke vom 20. Juli 1917, der gleiches schildert: „... Ich weiß selbst nicht, woher es kommt, daß ein schönes Gedicht, besonders Goethe, bei jeder starken Erregung oder Erschütterung auf mich so stark einwirkt. Es ist schon fast eine *physiologische* (vom Verf. hervorgehoben) Wirkung, als wenn ich ein köstliches Getränk mit durstenden Lippen schlürfte, das mich innerlich kühlt und Leib und Seele gesund macht ...".

gen, besinnliche Naturschilderungen und Ähnliches, wenn auch die Ausgeprägtheit Goethes stärker sein mag. Gleiches erreicht man mit dem bewussten Anhören von Musik. Unsere therapeutische Arbeit nutzt dies seit Jahren, um Lösungen zu erreichen, die naturgemäß immer mit einer Rückführung zur Tiefatmung verbunden sind.[58] Wir beobachteten ein Einschwingen in die Tiefatmung, besonders bei intensivem Hören von Instrumentalwerken Mozarts, Händels, Haydns oder Schuberts.

Der Weg für die Richtigstellung der Stimmatmung wurde in mehrjährigen Versuchen mit Studierenden der Germanistik, Musikerziehung, Körpererziehung, des Sonderschulwesens und der Sprechwissenschaft erprobt und mit Lehrern aller Schulgattungen überprüft.[59] Die Mehrzahl der Versuchsteilnehmer zeigte deutliche Reaktionen in Bezug auf die Tiefatmung, besonders auch die Stimmatmung, um die es vordringlich geht, weil bisher der Weg noch zu finden war, sie aus der respiratio muta abzuleiten.

Fehlschläge sollen deshalb nicht verschwiegen werden. Sie traten immer auf, wenn die Fähigkeit zum intensiven inneren Lesen und Aneignen des Textes durch Berufsgewohnheiten, durch die Hast des Alltages oder auch durch Abspannungserscheinungen allgemeiner Art verloren war. Damit aber mindert sich die Fähigkeit zu sprachlichem Ausdruck so, dass der Lehrberuf nicht mehr voll erfüllt wird.

Wir bedienen uns mit diesem Verfahren einer seit Kindertagen geübten und eingeschliffenen Kulturtechnik. Vom Bilderbuch bis zu wissenschaftlichen Texten entnehmen wir immer wieder der Schrift oder auch dem Bild[60] sprachliche Reize, lösen das gegebene Spannungsfeld im innerlichen oder lauthaften Umsetzen auf und bemächtigen uns seines Gehaltes. Die Erziehung zur Stimmatmung geschieht also durch den Lehrer und durch entsprechend gewählte Texte auf der Grundlage einer wiederhergestellten Atmung. Sie erfolgt auf der Basis des realen Wortreizes, der, aus materieller Wurzel hervorgegangen, in uns jede Reaktion zu leisten vermag.

---

[58] Vgl. hierzu Hans Krech, *Die kombiniert-psychologische Übungstherapie*, a. a. O., Kapitel: *Die Verwendung von Musik innerhalb des ET* (des Entspannungstrainings, d. Verf.).

[59] Vgl. Hans Krech, *Kurze Einführung in die Grundlagen der Sprecherziehung*, a. a. O., S. 293, ausführlicher in: *Sprecherziehung*, Teil I, a. a. O., S. 18 ff., ferner derselbe, *Atmung und Sprechwissenschaft*. In: *Sprechkunde und Sprecherziehung*, IV, hrsg. v. Christian Winkler, Emsdetten 1959, S. 37 ff.

[60] Vgl. Hans Krech, *Die kombiniert-psychologische Übungstherapie*, a. a. O., Abschnitt: *Die Verwendung von Film und Bild innerhalb des ET*.

1.2.5 Aufgaben

Sprechen Sie als Wiederholung über folgende Leitsätze:
1. *Ruheatmung und Stimmatmung unterscheiden sich grundsätzlich.*
2. *Was die Stimmatmung an Atmungsluft benötigt, steht jedem gesunden Menschen zu Verfügung. (Angst vor dem Nichtausreichen berücksichtigen!)*
3. *Die Stimmatmung wird durch den Sprechantrieb, die Ruheatmung automatisch gesteuert.*
4. *Der Sprechantrieb wirkt direkt durch den Sprecher oder indirekt durch die schriftlich konservierte sprachliche Äußerung auf uns ein. Die Reaktion geschieht im Sinne Pawlows durch funktionelles Nachvollziehen eines gesendeten Wortreizes.*
5. *Wir sprechen und lesen in Sinnschritten, die jeweils Atemeinheiten darstellen.*
6. *Das Training der Stimmatmung erfolgt nach Normalisierung der Ruheatmung durch variable direkte oder indirekte Sprechantriebe.*
7. *Jede sprachliche Äußerung ist gerichtet, sie erwartet einen Hörer in einer jeweils bestimmten Mitteilungshaltung (Wort, Musik, Bild).*

Praktische Übungen *(möglichst unter Kontrolle eines Kollegen des Fernstudiums mehrmals täglich ausführen):*
1. *Lesen Sie im inneren Sprechen mit starker Konzentration auf den Gehalt, d. h. auch emotional, Johann Wolfgang Goethes Verse*

> *„Im Atemholen sind zweierlei Gnaden:*
> *Die Luft einziehn, sich ihrer entladen.*
> *Jenes bedrängt, dieses erfrischt;*
> *So wunderbar ist das Leben gemischt.*
> *Du danke Gott, wenn er dich presst,*
> *Und dank' ihm, wenn er dich wieder entlässt."*

Lesen Sie den Text wiederholt in gleicher Weise, bis sich die Atmung auf ihn eingestellt hat! Jetzt lauthaft lesen! Kontrolle erfolgt im Spiegel oder durch den Kollegen. Beobachtet wird die Ausdehnung des Thorax im unteren Drittel, mäßiges Vorwölben der Bauchdecke, geruhsames, ausgewogenes Fließen des Atems. Am Hals und in der mimischen Muskulatur zeigen sich keinerlei Verspannungen.
2. *Wiederholen Sie den Versuch mit Stellen aus dem* Werther *(z. B. mit der Naturschilderung des Briefes vom 10. Mai), aus dem* Wilhelm Meister *oder den naturwissenschaftlichen Schriften!*
3. *Wenn genügende Sicherheit für die Aktivierung der Sprechatmung bei Goethe erlangt ist, lesen Sie bitte den folgenden Schillertext (Taucher 13. Strophe) mit gleicher Einfühlung in den Gehalt:*

> *„Und sieh! aus dem finster flutenden Schoß,*
> *Da hebet sich's schwanenweiß,*
> *Und ein Arm und ein glänzender Nacken wird bloß,*
> *Und es rudert mit Kraft und mit emsigem Fleiß,*
> *Und er ist's, und hoch in seiner Linken*
> *Schwingt er den Becher mit freudigem Winken."*

Achten Sie darauf, dass wirklich innerlich gesprochen wird! Weitere Arbeit, wie oben beschrieben!
Goethe hat die ausgeprägtere Tiefatmung. Bei Schiller ist das Atemvolumen etwas höher versammelt.

4. *Wiederholen Sie den gleichen Versuch, nachdem weitere Schillertexte oder Stellen aus den Werken von Uhland, Brecht usw. durchgearbeitet wurden, an Heinrich Heines* Lorelei, *dann an Friedrich Hölderlins* Hyperions Schicksalslied!
Hier ist die Atmung sowohl in der Versammlung als auch im Ablauf unterschiedlich.

5. *Hören Sie einen Goethetext, im Rundfunk oder auch von einem Kollegen gesprochen, mit starkem Eingehen auf den Gehalt! Überprüfen Sie nach einiger Zeit die Atmung!*

6. *Wiederholen Sie den Versuch mit Ihrer Klasse, aber im spontanen Lehrervortrag, der in guter konzentriert-sprecherischer Haltung gestaltet wird! Atmung der Schüler beobachten!*

7. *Benutzen Sie die Notwendigkeit eines disziplinarischen Eingreifens auch zu einem kurzen Blick auf die eigene Atemhaltung und die davon gesteuerte der Schüler! Vergleichen Sie sie mit den Gegebenheiten bei freudigem Anlass!*

8. *Hören Sie im Rundfunk Mozart, besonders langsame Sätze der Sinfonien! Überprüfen Sie nach einer Weile die Atmung usw.!*

9. *Betrachten Sie mit gleichem Ziel z.B. Raffaels* Sixtinische Madonna, *danach ein beliebiges Porträt Dürers! Ihre Atmung antwortet auch hier auf den „sprachlichen" Reiz.*

10. *Übertragen Sie die Übungen für die Stimmatmung, ohne darüber zu sprechen, auf Ihre Klasse!*

1.3 Die gesundheitliche Bedeutung der physiologischen respiratio muta und respiratio phonatoria

Seit dem Altertum hat man die Atmung als Heilfaktor angesehen. Vor 2500 Jahren bezeichnete sie Lao Tse bereits als lebensverlängernd. Spekulation und Aberglauben fügten im weiteren Verlauf der Geschichte vieles hinzu und rückten den realen Kern der einfachen Regeneration körperlicher Funktionen teilweise aus dem Blickpunkt. Man verabsolutierte und fetischisierte so weit, dass gedruckt werden konnte, „der Atem Europas ist das Schicksal Europas, das Schicksal seiner in Lügen verstrickten Knechtschaft oder seines in Wahrheit frei waltenden Königstums"[61], oder auch, dass die Entstehung der Kriege durch falsches Atmen der Völker verursacht sei.[62] Dahinter steht der Anspruch der Allmacht richtiger Atmung.

Ähnliche Überschätzungen sind neben exakten wissenschaftlichen Erkenntnissen des Wertes der Atmung auch in der Medizin vorgekommen. Titel wie *Heilung der Blutdruckkrankheiten durch Atmungsübungen*[63] haben manche Verwirrung gestiftet. Was unzweifelhaft geschieht und wirklich verbucht werden kann, ist, dass dem Kreislauf durch normgerechte Atmung ein geübtes und weitgehend elastisches Gefäßsystem zur Verfügung steht.[64] Das allein wäre bereits genug. Selbstverständlich steigert sich damit das gesamtkörperliche Wohlbefinden, weil eine bisher verschüttete Funktion wieder intakt ist und Kompensationsbeanspruchungen wegfallen. Der Arbeitserfolg erhöht sich bei geringerem Kraftaufwand und bestätigt das aus der Physik bekannte Gesetz. Dasselbe gilt für die Sprechatmung. Wir wissen von Berufssprechern und haben sicher selbst gespürt, dass das Arbeiten mit der gesprochenen Sprache Wohlbehagen bereitet. Erinnert sei u.a. an Ludwig Tieck, der sich nie besser befand als nach seinen abendfüllenden Dramenvorlesungen.[65]

Daneben ist die Richtigstellung der Atmung ein wesentlicher therapeutischer Faktor. Unzweifelhaft mag hier vieles in unseren Asthmabädern erreicht und weiter verbessert werden. Vergessen sei auch nicht der psychisch günstige Einfluss.

---

[61] Vgl. hierzu Johannes Ludwig Schmitt, *Das Hohelied vom Atem*, 2. Aufl., Augsburg o. J., S. 39, 310.

[62] Siehe etwa Clara Schlaffhorst und Hedwig Andersen, *Atmung und Stimme*, Wolfenbüttel/Berlin 1928. Daneben soll der positive Kern der Rothenburger Atemschule trotz sektiererischer Haltung und gewisser Übersteigerungen nicht geleugnet werden.

[63] Vgl. Tirala, *Heilung der Blutdruckkrankheiten durch Atmungsübungen*, Frankfurt a. M. 1935.

[64] Vgl. die als Antwort auf Tirala entstandene Dissertation von Waltraud Pfaffe, *Beeinflussungen des Blutdruckes durch Atmungsübungen*, Diss. Jena 1937, S. 244, *Zusammenfassung*.

[65] Ludwig Tieck, vgl. Irmgard Weithase, *Die Geschichte der deutschen Vortragskunst im 19. Jahrhundert*, Weimar 1940, S. 203.

1.4 Störungen der Atmung

Wie jede Funktion weist auch die Atmung Störungen auf. Zunächst seien die organischen genannt, soweit sie für die Schule Bedeutung gewinnen.

Raumverengende Prozesse in der Lunge führen zu mehr oder weniger fühlbaren Ausfällen, seien sie nun durch Pneumothorax (in verschiedenem Ausmaß) oder durch irgendwelche Entartungserscheinungen der Lunge bedingt. Mit dem letztgenannten greifen wir das Problem des Asthma bronchiale auf, das noch immer einen Teil der Menschheit entscheidend beeinträchtigt. Länger bestehendes, unzweckmäßig behandeltes Asthma führt u. U. zum Emphysem (Lungenblähung).

Dem Asthma nähert man sich auf dem Wege der Allergieforschung, ferner der Wiederherstellung des Atemweges (Verhältnis Nase–Lunge) und der Psychotherapie.[66] Uns interessiert an dieser Stelle nur, dass eines der wesentlichen Hilfs-, ja Heilmittel für das Bronchialasthma in einer speziellen Atemtherapie besteht. Die Grundlage für das Beheben des beginnenden Anfalls bilden Atemübungen in Bauchlage, die Regeneration der Körperhaltung und der Arbeit der Nase.[67]

Weiterhin bedeuten Perforationen des weichen oder auch des harten Gaumens, durch die keine genügende Abdeckung des Mundweges geschehen kann, eine Atemverschwendung. Bei Stotterern kommt es im Rhythmus der klonischen oder tonischen Krampferscheinungen zu Hin- und Herbewegungen des Atemstromes und zu krampfartigen Stillständen.

Lebensgefährlich werden Verlegungen des Atemweges durch akute Schwellung, z. B. bei Diphtherie. Hier kann allein medizinisch geholfen werden. Allen übrigen Störungen, auch den oben nicht erwähnten der Tuberkulose, gewähren Atemübungen eine zusätzliche, oft auch entscheidende primäre Hilfe.

Neben diesen mehr oder weniger organischen stehen die weitaus häufigeren funktionellen Fehlleistungen. Wir zählen sie nochmals auf: Durch Haltungsverfall treten Verspannungen auf, die sich im Heben der Schultern, in Verkrampfungen am Hals, an der mimischen Muskulatur und an den Gliedmaßen

---

[66] Vgl. Hans Blaha, *Die Asthmafibel*, a. a. O., S. 18 f., nach Julius Parow, a. a. O., S. 82 ff.

[67] Das Institut für funktionelle Atmungstherapie der Krankenversicherungsanstalt Berlin, Leiter: Dr. med. F. K. Siegert, behandelt das Asthma bronchiale lediglich mit einer Atemtherapie. Ähnliche gute Erfolge sind aus dem Volkssolbad Salzungen zu berichten.

wahrnehmen lassen und sich akustisch häufig durch das sogenannte „hörbare Einatmen" abzeichnen. Es beansprucht die Stimmlippen auch für die Einatmung und führt zu Schädigungen.[68] Viele Stimmstörungen beruhen auf Fehlatmungen. Hier kann allein das Richtigstellen der Atmung helfen.[69]

So erweitert sich die Bedeutung unseres Problems. Wir benötigen die Atmung zum Leben, wir benötigen sie zum mitmenschlichen Kontakt durch Sprache.

2 Einsatz

Unter Einsatz fassen wir die Tätigkeiten bei der Stimmerzeugung im Bereich des Kehlkopfes zusammen.[70]

2.1 Die Tätigkeit der Stimmlippen

Unser besonderes Interesse beanspruchen die Stimmlippen. Ursprünglich eine Schutzvorrichtung des Kehlkopfes zur Sicherung der Atmung, wurden sie, überlagernd als Hemmstellen in einem Röhrensystem zur Zerlegung des Luftstromes in Luftverdünnungen und Luftverdichtungen, zur Stimmbildung gebraucht.

Die Stimmlippen leisten, was kein Instrument gleicher Größe zu leisten vermag. Sie erzeugen Töne zwischen 32 und etwa 2069 Hz, wenn Männer- und hohe Frauenstimmen im Stimmumfang zusammengefasst werden. Wir haben Stimmphänomene gehört, die sowohl die Tiefe des Basses als auch die größte Höhe

---

[68] Wir fanden an einem Material von etwa 2000 Studierenden, dass 20 % Fehlatmer waren. Bei der Mehrzahl lag gleichfalls hörbare Einatmung vor, die stimmlichen Leistungen waren gemindert.

[69] Der Laryngologe des Pariser Konservatoriums, J. Tarneaud, berichtet von einer bedeutenden Sängerin, die die Stimme verlor, von einem Arzt zum anderen ging, ohne dass durch Pinselungen und Einspritzungen eine Besserung zu verzeichnen war. Durch seine Diagnose einer primären Atemstörung gelang die Regeneration der Stimme. Die Künstlerin singt seit Jahren wieder in der Öffentlichkeit (vgl. R. Luchsinger u. G. E. Arnold, a. a. O., S. 16). Das Material unserer Sonderabteilung für Stimm- und Sprachstörungen belegt verschiedentlich Ähnliches.

[70] Über die anatomischen Vorgänge vgl. die entsprechenden Hinweise von Peter H. Schimansky im Lehrbrief für Phonetik, a. a. O., S. 7.
Es wird empfohlen, ein Phantom des Kehlkopfes heranzuziehen, um die Einstellungen der Stimmlippen gegenwärtig zu machen.

des Koloratursopranes aufwiesen.[71] Für all dies fällt eine Erklärung schwer, wenn wir beispielsweise die Leistung der kleinen Stimmlippen mit der einer Geigensaite vergleichen. Seit einem Jahrhundert ringt die Wissenschaft mit diesem Problem. Gegenwärtig stehen sich zwei Theorien gegenüber, die myoelastische, die von passiven Stimmlippenschwingungen, veranlasst durch Spannung und Atemdruck, ausgeht, und die neurochronaxische oder zerebrale Theorie, die entscheidende Gehirnimpulse annimmt, also eine gewisse Eigenaktivität behauptet.

Grundlage für die zweite Hypothese bildete 1950 die Annahme eines Gitterfasersystems im Stimmmuskel, das sich gegenseitig durchdringt und in seiner Struktur der Herzmuskulatur ähnelt (Sphinkter-Muskulatur). 1850 hatte Carl Ludwig Merkel dieses Gitterfasersystem vermutet. Später war es von Jacobson gezeichnet worden. Im 20. Jahrhundert führte Rudolf Schilling weiter, bis Kurt Goerttler und seine Schüler den Nachweis erbrachten, der allerdings nicht von allen Seiten anerkannt wird. Auf Goerttlers Erkenntnis baute Raoul Husson seine neurochronaxische Theorie auf. Er nimmt über den XI. Hirnnerv Impulse im Kehlkopf an. Dies leugnen Fritz Wustrow und andere, weil Spannungs- und Lösungsvorgängen in Muskeln nur etwa 15-mal in der Sekunde möglich seien, was bedeutete, dass der höchste menschliche Stimmton nur 15 Hz erreichte. Diese „Tiefe" aber sang noch niemand.[72] Der im Fluss befindlichen Diskussion soll nicht vorgegriffen werden.[73]

---

[71] Vgl. die Ausführungen von Richard Luchsinger und Cl. Dubois, *Phonetische und stroboskopische Untersuchungen an einem Stimmphänomen.* In: *Folia Phoniatrica,* Vol. 8, 1956, Nr. 4, S. 201 ff., über die Sängerin J. Johnson, die von 65 Hz bis 2960 Hz nachmessbar zu singen vermag. Verf. hatte Gelegenheit, diese Stimme selbst zu hören.
Einen wesentlich geringeren Umfang weisen Ima Sumac und Erna Sack auf. Erna Sack sang das c^4 (2069 Hz).

[72] Zu der Auseinandersetzung über die Stimmlippenschwingungstheorie vgl. u.a. Giulio Panconcelli-Calzia, *Die Stimmatmung,* a. a. O.; Fritz Wustrow, *Aktive oder passive Stimmlippenschwingunge.,* In: *Z. f. Laryngologie, Rhinologie, Otologie und ihre Grenzgebiete,* 32. Jg., 1953, H. 10, S. 572 ff.; H. Lullies, *Physiologie der Stimme und Sprache.* In: O. F. Ranke u. H. Lullies, *Gehör – Stimme – Sprache,* Berlin, Göttingen, Heidelberg 1953, S. 212 ff.; K. Faaborg-Andersen, *Electromyographic Investigation of Intrinsic Laryngeal Muscles in Humans,* Copenhagen 1957.

[73] Für die Schwingungsvorgänge an den Stimmlippen vgl. den *High speed Film* der *Bell Telephone Laboratories* (1940), der mit 4000 Bildern/sec. aufgenommen wurde.

2.2. Die Stimmeinsätze nach ihrem akustischen Ergebnis

Nach der Art des Ansetzens der Stimmlippen zur Schwingungstätigkeit bezeichnet man die Stimmeinsätze als gehaucht, weich oder fest.

a) Der gehauchte Einsatz liegt bei *H* und allen stimmlosen Konsonanten vor. Die Stimmlippen kommen aus der tiefen Atemstellung langsam zur Schlussbewegung.
b) Der weiche Einsatz entsteht aus einer ovalen Ausgangsstellung der Stimmlippen. Durch zunehmenden Atemdruck und zunehmende Schwingungstätigkeit wird gleitend die Stimmstellung erreicht. Wir finden diese Art des Einsatzes im Deutschen bei allen stimmhaften Konsonanten, besonders aber bei *M, N, L, R*.
c) Der feste Einsatz geht vom Vollverschluss aus. Durch Sprengung der aneinander liegenden Stimmlippen beginnt die Schwingungsphase für den Vokal. Der Einsatz wird im Deutschen als häufigste Form bei Vokalen in Anlautstellung gesprochen.

Über die Einsätze besteht Einigkeit, solange es sich um gehauchte und weiche handelt. Der gehauchte soll besonders bei *H* möglichst kurz gebildet werden, um nicht unnötig Luft zu verschwenden. Man wendet sich auch schon allgemeiner von der bisherigen Anhauchstellung zum Erlernen des „weichen" Einsatzes der Vokale ab. Die Hauchbewegung führt leicht zu Überluft und Stimmundichte. Der weiche, sanfte oder sachte Einsatz wird mit Recht als stimmgünstig empfohlen.

Über den dritten Einsatz aber gehen die Meinungen seit reichlich einem Jahrhundert auseinander. Das sprengende Öffnen der Stimmritze, der Glottis, stellt den berüchtigten Glottisschlag dar. Manuel Garcia[74] baute 1850 mit großem Erfolg in seiner Gesangsschule auf dem Glottisschlag sein System des Singens auf. Man hielt später Garcia entweder für einen Könner oder für einen Stimmverderber. Zweifellos hat ein unhygienisch, also gepresst ausgeführter Glottisschlag schädigende Wirkung. Wir würden sicher diese Gefahr ausklammern, wenn unsere deutsche Sprache den festen Einsatz entbehren könnte. Historisch ist er seit dem Althochdeutschen nachweisbar. Die Vokale konnten nur untereinander staben, wenn sie ein Gemeinsames hatten. Das war der deutliche Knacklaut, der damals als Sprachlaut galt, auch wenn er nicht geschrieben wurde.

---

[74] Vgl. u.a. Franz Cuno, *Manuel Garcia's „Marotte Scientifique"*. *Zur Entstehungsgeschichte einer phonetisch begründeten Kunstlehre des Gesanges.* In: *Folia Phoniatrica*, Vol. 6, 1954, S. 130 ff.

Der Streit verstummte erst 1938, als Rudolf Schilling die bisherige Vermutung beweisen konnte, dass es zwei Arten von Glottisschlägen gibt, einen pathologischen und einen physiologischen.[75] Der physiologische Glottisschlag wird nach experimentellen Erkenntnissen mit tiefstehendem Kehlkopf gebildet. Die Schließmuskulatur der Stimmlippen ist elastisch gespannt. Die Stimmlippen können als weiche Polster den Anstrom der Luft abfangen und erzeugen ein Explosionsgeräusch, das selbst bei Verstärkung physiologisch bleibt. Der pathologische Glottisschlag hingegen ist gepresst. Durch maximale Anspannung der Schließmuskulatur entsteht bei der Sprengung der Stimmlippen ein harter, scharfer Knall, der im Sinne des von uns beschriebenen funktionellen Hörens unangenehm wirkt.

Der physiologische oder hygienische Glottisschlag stellt in seiner schwächsten Form, im „Schillingschen Ventilton", sogar ein stimmbildnerisches Mittel dar. Er kann nur gebildet werden, wenn eine starke Entspannung die anstehende Luft und den Stimmlippenverschluss so im Gleichgewicht hält, dass ein nur geringer Öffnungsimpuls mit kleinem Knall die gestaute Luft entweichen lässt. Der Knall ist etwa dem Platzen einer Seifenblase vergleichbar. Aus ihm lässt sich schwelltonartig der Vokal in beliebiger Lautstärke entwickeln. Die Ausdruckskraft des physiologischen Glottisschlages ist damit der des gepressten Einsatzes überlegen.[76]

Es muss deshalb besonders bedauert werden, dass die 1933 vom Beraterausschuss für die deutsche Hochlautung vorgesehene Abänderung des „festen" Einsatzes, trotz Schillings Klarstellung, in der 16. Auflage des *Siebs* durch Forderung lediglich des „Neueinsatzes" zur Tat wurde. Die Begründungen sind nach alledem nicht stichhaltig.[77]

---

[75] Vgl. Rudolf Schilling, *Über Stimmeinsätze*. In: *Bericht über den intern. Kongress Singen und Sprechen in Frankfurt a. M. 1938*, München – Berlin o. J., S. 231 ff.

[76] Vgl. Rudolf Schilling, *Ein Beitrag zur Persönlichkeitsgestaltung des Erziehers*. In: *Folia Phoniatrica*, Vol. 4, 1952, S. 126.

[77] Vgl. Siebs, *Deutsche Hochsprache, Bühnenaussprache*, 16., völlig neu bearbeitete Aufl., hrsg. v. Helmut de Boor und Paul Diels, Berlin 1957, S. 36 und 90; ebenso Christian Winkler, *Deutsche Sprechkunde und Sprecherziehung*, a. a. O., S. 203, der einen Behelf vorschlägt, wo er nicht benötigt wird.
Positiv zur Frage des Glottisschlages steht Helene Fernau-Horn u.a. in: *Zur Übungsbehandlung funktioneller Stimmstörungen*. In: *Folia Phoniatrica*, Vol. 6, 1954, H. 4, oder in *Prinzip der Weitung und Federung in der Stimmtherapie*. In: *„HNO", Wegweiser für die fachärztliche Praxis*, 5. Bd., 12. Heft (1956), S. 365 ff. Fernau-Horn betont, dass im Ausland der feste Vokaleinsatz im Deutschunterricht gelehrt wird. Eigene Untersuchungen, die Eva-Maria Schuppener durchführte, belegten, dass auch unsere besten deutschen Sänger anlautende Vokale

2.3 Aufgaben

1. *Sprechen Sie über die Stimmlippenschwingungstheorien!*
2. *Vergegenwärtigen Sie sich anhand eines Kehlkopfmodells die Stimmlippeneinstellungen für*
   a) *die ruhige Atmung beim stillen Lesen,*
   b) *die Tiefatmung beim Sprechen,*
   c) *das Flüstern,*
   d) *die Stimmgebung!* (Vgl. auch Anm.70.)
   Dabei soll besonders die unterschiedlich starke Anspannung der gesamten Schließmuskulatur der Stimmlippen zur Klärung der Einsatzfunktion pathologisch und physiologisch beobachtet werden.
3. *Wie beurteilen Sie die verschiedenen Einsatzarten*
   a) *vom Standpunkt der Stimmhygiene,*
   b) *vom Standpunkt der deutschen Sprache („Siebs" berücksichtigen!)*
4. *Üben Sie Folgendes praktisch, evtl. mit Tonbandaufnahme (dicht vor dem Mikrofon) oder mit einem Kollegen des Fernstudiums:*
   a) *Flüstern Sie den Satz aus Schillers* Wilhelm Tell: **„Seid einig, einig, einig"** *mehrmals hintereinander! Bei richtigem Flüstern hört man bei jedem „einig" einen anlautenden kleinen Glottisschlag, den „Schillingschen Ventilton". Er muss ganz sauber und ohne Nebengeräusche einen deutlichen, ungepressten Knall darstellen. (Vom Tonband abhören!)*
   b) *Versuchen Sie in gelöster Haltung, diesen geflüsterten Glottisschlag zu isolieren! Man kann eine Vokalform einstellen und bei völliger Entspannung durch willentlichen Öffnungsimpuls den Glottisschlag erzeugen. Rhythmisch in verschiedenen Varianten üben!*
   c) *Flüstern Sie (wie oben)* **am Abend**, *und füllen Sie nach einiger Vorübung nach dem Glottisschlag mit Sprachklang in beliebiger, möglicher Lautstärke auf! Es darf sich kein Reibegeräusch einschleichen!*[78]
   d) *Sprechen Sie einmal mit starker Pressbewegung Vokaleinsätze, z.B.* **Ebene, Emil** *usw. auf Tonband! Hören Sie verschiedentlich ab, und beobachten Sie die Unlustreaktionen!*
   e) *Sprechen Sie Wörter wie* **nehmen, leben, Sommer** *usw. auf Tonband, und vergegenwärtigen Sie sich den weichen Einsatz!*
   f) *Sprechen Sie Wörter mit H-Anlaut,* **heben, halten** *usw., gelegentlich auch mit langem Anhauchen, um über den gehauchten Einsatz Klarheit zu ge-*

---

sehr häufig mit Glottisschlag singen. Vgl. auch Hans Krech, *Hochlautung und Kunstgesang.* In: *Wiss. Z. Univ. Halle, Ges.- u. Sprachwiss. R.,* Jg. VI., 1956/57, H. 5, S. 886.

[78] Eine Möglichkeit zur Erarbeitung des physiologischen Glottisschlages im Rahmen des Unterrichts folgt unter *3. Ansatz.*

winnen! Falls zu e) und f) keine Aufnahmemöglichkeit besteht, verschließt man die Ohren mit den Zeigefingern. Der weiche Einsatz erzeugt im Ohr deutliche Vibrationen, der gehauchte keinerlei Veränderungen. (Dieses Mittel benötigen wir später zum Unterscheiden von stimmhaften und stimmlosen Lauten.)

2.4 Die Indifferenzlage (mittlere Sprechstimmlage)

Nach physikalischen Gesetzen hat jeder luftgefüllte Raum, der von festen Wänden umschlossen ist, einen Eigenton, auf den er resonierend anspricht, sobald in seiner Nähe der gleiche Ton erklingt. Luftgefüllte Hohlräume mit elastischen Wandungen reagieren auf eine Gruppe von Tönen, die ihrer Eigentonbreite entsprechen. Für den Menschen nun stellt der Brustraum mit der Luftröhre und den Bronchien (dem sog. Bronchialbaum) den weitaus größten Resonanzraum dar.

Man kann eine Sonde von 6 mm Querschnitt etwa 40 cm tief einführen, d.h., noch 26–27 cm unterhalb der Glottis sind Weiten von 6 mm vorhanden.

Nach Gießwein und Trendelenburg bestehen zwischen Stimmlippen und der darunter im Bronchialbaum oder darüber im Ansatzrohr vorhandenen Luft Wechselbeziehungen, so dass beim Singen von Vokalen die Schwingungen in der Luftröhre und in den großen Bronchien ebenfalls Vokalcharakter haben und annähernd die Form der Schwingungen der Mundhöhle aufweisen.[79]

Danach kann gesetzmäßig bei der Größe dieses Resonanzraumes seine Eigentonbreite für die stimmliche Arbeit nicht ohne Schaden verlassen werden. Wir müssen also auf der Eigentonbreite unseres Bronchialbaumes sprechen, um ausdauernd und funktionell günstig unsere Sprache zu Gebote zu haben.

---

[79] Sitzungsberichte d. Preuß. Akademie d. Wiss., Phys.-Math.-Klasse, 1938, I, S. 21 (zitiert nach F. Schweinsberg, *Stimmliche Ausdrucksgestaltung im Dienste der Kirche*, Heidelberg 1946, S. 148); vgl. ferner die Theorie von Rudolf Maatz, *Die Atemstütze im Kunstgesang*. In: *Arch. f. Sprach- u. Stimmheilkunde*, Bd. 1, 1937, S. 110, der die Stimmlippen als durchschlagende Zungen ansieht und mit den Verhältnissen im Fuß der Orgelpfeife eine Parallele herstellt. Dort lassen sich bei einer nur einseitigen Pfeife bereits im Pfeifenfuß Schwingungen nachweisen, die dem durch die Pfeife erzeugten Ton entsprechen. Nach Meinung von Maatz gilt dies gesteigert für die menschlichen Stimmverhältnisse mit ihren Stimmlippen, die zwei durchschlagende Zungen, also eine Doppelpfeife, bilden. Vgl. dazu auch Richard Luchsinger u. Gottfried E. Arnold, *Lehrbuch der Stimm- und Sprachheilkunde*, a. a. O., S. 12 f.

Das ist keineswegs neu. Vor rund 2000 Jahren hat Marcus T. Cicero in *De oratore* („Vom Redner") Crassus sagen lassen „In omni voce ... est quiddam medium, sed suum quoique voci" („Jede Stimme ... besitzt einen mittleren Normalton, und zwar jede einzelne ihren eigenen").[80] Man wusste damals schon, dass diese Indifferenzlage innerhalb einer Quinte am unteren Ende des Gesamtstimmumfanges lag und verdeutlichte sie von Fall zu Fall mit Hilfe eines Aulos (Oboenart).

Diese mittlere Sprechstimmlage wurde Anfang unseres Jahrhunderts experimentell erforscht. Sie erstreckt sich nach den Arbeiten Hermann Gutzmanns und seines Schülers Max Nadolecny[81] etwa zwischen A–e für Männerstimmen und a–e^1 für Frauenstimmen. Neuere Untersuchungen[82] konnten von physiologischer Sicht noch weiter einengen. Alle Männer sprechen zwischen G und c, die Frauen eine Oktave höher. Das bedeutet keineswegs, dass die Stimme monoton geführt wird. Einer Girlande gleich windet sich die Sprechmelodie um den individuellen „phonischen Nullpunkt"[83], ist darüber und auch geringgradig darunter, um ihn immer wieder zu erreichen.

Nach den Stimmgattungen lassen sich weitere Einschränkungen angeben. Bässe sprechen um G–A, Baritone um A–H, Tenöre um c, Altistinnen um g–a, Mezzosopranistinnen um a–h und Soprane um c^1. Selbst Koloratursoprane und hohe Tenöre machen keine Ausnahme. Es muss nachdrücklich und wiederholend betont werden, dass das Überschreiten der Indifferenzlage stimmliche Schädigungen zur Folge hat und dass ein Großteil aller Stimmstörungen auf dieser Fehlleistung beruht.

Wenn R. Michel die Indifferenzlage „als ein auf dem Punkt geringster Anstrengung einjongliertes 'Bequemlichkeitsregister'" bezeichnet[84], sei warnend

---

[80] Vgl. *M. T. Ciceronis Opera rhetorica*, Recognovit G. Friedrich, Leipzig 1891, Liber III, S. 222 (s. hierzu die Übersetzung von Friedrich Spiro, Leipzig o. J. (Reclam), Drittes Buch, 61. 227).

[81] Hermann Gutzmann, u.a. *Stimmbildung und Stimmpflege,* Wiesbaden 1906, S. 87. (G. gibt an A–d); Max Nadoleczny, *Untersuchungen über den Kunstgesang,* Berlin 1923, S. 31.

[82] Vgl. R. Luchsinger u. G. E. Arnold, a. a. O., S. 97 ff.; hier auch die Umfänge der einzelnen Stimmgattungen und die Bezeichnung der aufeinander folgenden Oktaven.

[83] Vgl. Carl Ludwig Merkel, *Anatomie u. Physiologie d. menschlichen Stimm- und Sprachorgans (Anthropophonik),* Leipzig 1857, S. 599; s. a. Ernst Barth, *Einführung in die Physiologie, Pathologie und Hygiene der menschlichen Stimme,* Leipzig 1911, S. 212.

[84] Vgl. R. Michel, *Die Bedeutung des Musculus sternothyreoideus für die Rahmen-*

darauf hingewiesen, dass nicht immer die überschrittene Indifferenzlage dem Sprecher selbst zunächst unbequem erscheint. Die Überschreitung wird erfahrungsgemäß leider erst nach einer geraumen Weile, u.U. eben am Stimmverlust oder an Schmerzzuständen, offenbar. Die Indifferenzlage muss somit unbedingt eingehalten werden![85]

2.5 Die Bedeutung der Indifferenzlage für die sprecherische Kontaktsituation

Wie angeführt, wusste das Altertum, dass rednerischer Erfolg auch von der physiologischen Gestaltung abhing. Deshalb wurde auf dem Römischen Forum dem Redner, der in begreiflicher Erregung zu sprechen begann, verschiedentlich von Instrumentalisten die ihm eigene Indifferenzlage angetönt und im weiteren Verlauf immer dann wiederholt, wenn die Begeisterung die Stimme nach oben getrieben hatte.[86] Eine dauernde zu starke Sprechspannung hätte – durch den zwangsweisen funktionellen Nachvollzug in der Verarbeitung des Reizes – die Hörer ermüdet. Eigene praktische Erfahrungen belegen, dass man einer überzogenen Stimme nur etwa eine Stunde zu folgen vermag. Danach kommen, zuerst noch undeutlich, Unlustempfindungen mit dem Gefühl, müde und angestrengt zu sein. Dann erfolgt der Griff nach dem Kehlkopf, weil sich dort die unangenehme Empfindung lokalisiert. Man räuspert sich, hört aber weiter zu, bis dies trotz aller Anstrengungen nicht mehr gelingt. Die Kontaktnahme hat ihr Ende erreicht, der weitere Teil der Rede geht ins Leere.

Für die Schule trifft dies noch gesteigert zu. Nehmen wir an, der Klassenlehrer einer Grundschulklasse hat täglich mehrere Stunden hintereinander in seiner Klasse zu unterrichten und überträgt eine überhöhte Sprechweise. Der Stoff ist oft nicht der eines zündenden Referates. Die Schüler sind zudem gewohnheits-

---

modulation der menschlichen Stimme (Anatomie – Physiologie – Pathologie). In: *Folia Phoniatrica,* Vol. 6, 1954, S. 81.
[85] Der Hinweis von Peter H. Schimansky im Lehrbrief für Phonetik, a. a. O., S. 10, der Umfang der Sprechstimme könnte erweitert werden, erscheint nicht ohne Gefahr, während die Ansicht (Engdruck), dass ein "Erweitern des Stimmumfanges nach unten ... den meisten Sprechern (besonders auch Frauen) sogar anzuraten" sei, ohne Erläuterung missverständlich ist. Man kann nicht beliebig erweitern oder auf einer beliebigen Höhe sprechen, sondern allein in der physiologischen Breite der Resonanz des Bronchialbaumes. Sicher meint Schimansky damit das Überschreiten der Indifferenzlage durch einen großen Prozentsatz aller Sprecher.
[86] Eine andere Version besagt, dass man aufgrund des Stimmungsgehaltes der einzelnen Tonarten den Redner z. B. lyrisch besänftigen oder zornig erregen wollte. Beide Ansichten lassen sich bedingt vereinigen.

mäßige Hörer, denn der Lehrer muss täglich vor demselben Kreis arbeiten, ihn Jahr für Jahr begeistern. Er hat mehr Ablenkungen, als sie z. B. für den Bühnenkünstler zutreffen, der außerdem immer wieder die Möglichkeit zu Zwischenpausen durch seine Partner hat. Sicher wollen unsere Schüler zuhören. Sie können es nur eine bestimmte Zeit. Danach kommen Nebenbeschäftigungen, die sich zur aktiven, wenn auch unbewussten Abwehr steigern. Es treten mehr und mehr Disziplinschwierigkeiten auf, deren der Lehrer sich mit erhöhter stimmlicher Anstrengung (und Indifferenzlage) zu erwehren sucht, bis in fast allen Fällen die Klasse siegt. Der Lehrer, nicht mehr Herr seiner Stimme, glaubt erschüttert, den Beruf aufgeben zu müssen.[87]

Mit dem Finden der Indifferenzlage und ihrem elastischen Einhalten verringern sich die Disziplinverstöße. Die Klasse hört wieder zu. Die Verbesserung des Unterrichts hängt außerordentlich von dem Erfüllen dieser primitivsten Hörgesetzlichkeit ab. Die überhöhte Stimme deutet immer auf einen verspannten Menschen. Wir reagieren hier besonders fein. Der Spiegel der Stimme offenbart mehr als der aus geschliffenem Glas.

2.6 Das Finden der Indifferenzlage

Von den in der Literatur erwähnten Möglichkeiten kommen im Wesentlichen zwei in Betracht, die ungleiche Voraussetzungen haben.

Die erste erfordert einiges musikalische Verständnis. Man singt von einer bequemen, mittleren Lage nach unten, bis das bekannte Drücken auf den Kehlkopf, im Spiegel deutlich sichtbar, eintritt. Der Ton vorher ist der tiefste physiologische. Von der gleichen Mitte aus singt man so weit nach oben, wie die Bruststimme ohne Ansteigen des Kehlkopfes und ohne Verspannungen gestattet. Der letzte physiologische Ton wird registriert.

Aus diesem Gesamtsingstimmumfang lässt sich etwa die Einordnung in Bass, Bariton oder Tenor bzw. die entsprechenden Frauenstimmen vornehmen. Dementsprechend erfolgt die Festlegung der Indifferenzlage nach unseren obigen Angaben. Keinesfalls darf das c oder c^1 überschritten werden.

---

[87] Die im Institut für Sprechkunde und Phonetische Sammlung der Martin-Luther-Universität Halle-Wittenberg seit dem Jahre 1919 behandelten Stimmkranken wiesen fast immer hochgradige Überschreitungen der Indifferenzlage auf. Ein großer Teil von ihnen klagte über Kontaktschwierigkeiten und wollte den Beruf wechseln. In fast allen Fällen konnte geholfen werden, worauf bei der Besprechung der Stimmstörungen näher einzugehen ist.

Die Schwierigkeiten liegen auf der Hand. Es bedarf eines Instrumentes und zudem einer leidlich zuverlässigen Einordnung in Stimmgattungen. Letzteres aber macht selbst den Gesangspädagogen genügend Kopfzerbrechen, und wir können aus unserer Erfahrung nicht wenige Gesangsschüler aufzählen, die stimmgattungsmäßig völlig falsch ausgebildet wurden, bei einer Indifferenzlage um G z. B. Tenor gesungen hatten und bereits stimmlich erkrankt waren.

Es ist heute wohl lediglich mit sehr komplizierten Verfahren möglich, die Stimmgattung einwandfrei zu ermitteln.[88] Ein Behelf besteht in der Korrelation von Stimmlippenlänge und Stimmhöhe, wozu auch noch das Röntgenbild des Ansatzrohres und der Nasennebenhöhlen herangezogen werden kann. Tiefe Stimmen kommen im Allgemeinen aus großen Kehlköpfen mit langen und schmalen Stimmlippen, hohe aus kleinen, feingliedrigen mit dicken, wulstigen Stimmlippen.[89] Oft genug ist die Singstimme seit dem Ende der Schulzeit nicht mehr geübt worden, so dass die Werte an sich unsicher bleiben.

Ein einfacheres und allgemein nutzbares zweites Verfahren konnte von uns entwickelt werden. Wenn man mit starker Lustbetonung etwas wirklich Gutes isst und sich dem Genuss völlig hinzugeben vermag, entspannt der Körper auf eine sonst nur in Hypnose oder durch langes Training mögliche Weise. Lassen wir hierbei nun einfach die Stimme wohlig mitbrummen, so tönt fast immer die Resonanzbreite unseres Bronchialbaumes an, unsere Indifferenzlage. Wohlgemerkt nur, wenn wir mit Anteilnahme und Genuss kauen![90] So kann sich jeder immer wieder seiner mittleren Sprechstimmlage versichern.

2.7 Die Stimme in den verschiedenen Lebensaltern

Neben den Angaben von Peter H. Schimansky soll besonders auf den Stimmwechsel, die Mutation, eingegangen werden. Dieser natürliche Wachstumsvorgang innerhalb der Reifung bewirkt einen entscheidenden Umschwung. Der

---

[88] Vgl. hierzu die Ausführungen über Raoul Husson bei Giulio Panconcelli-Calzia, *Die Stimmatmung*, a. a. O.
[89] Vgl. Richard Luchsinger und Gottfried E. Arnold, a. a. O., S. 98. Rudolf Schilling führt auch noch die Größenverhältnisse des Körpermaßes und Konstitutionsveranlagungen an. Er fand bei 41 über 175 cm großen Sängern 11 Bässe, 25 Baritone und nur 5 Tenöre. Jedoch lassen sich diese Angaben nur bedingt verallgemeinern.
[90] Vgl. Hans Krech, *Die kombiniert-psychologische Übungstherapie*, a. a. O., Abschnitt: *Die Modifikationen der kombiniert-psychologischen Therapie, 1. Die "Kaumethode" (Fröschels)*.

Knabe wird zum Mann, das Mädchen zur Frau. Beide erleben den Stimmwechsel und sind in gleicher Weise gefährdet.

Während im ersten Drittel unseres Jahrhunderts die Pubertät zwischen 14. und 16. Lebensjahr einsetzte, kommen seit dem zweiten Drittel starke Verfrühungen vor. Schon im 11. oder 12. Lebensjahr können in den Klassen mutierende Stimmen vorhanden sein. Die Gründe für die Vorverlegung der physiologischen Reife sind nicht genügend erforscht. Man macht u. a. das schnellere Lebenstempo, die stärkere kulturelle Durchdringung auch der ländlichen Gegenden, das Zunehmen des Warmbadens und nicht zuletzt die z. T. unkontrollierte Beeinflussung der Jugendlichen durch Rundfunk und Fernsehen verantwortlich. Die gegenwärtigen Mutationszeiten liegen bei den Angaben für äquatoriale Breiten.

Während des Stimmwechsels tritt für Stimmlippen und Kehlkopf ein stärkeres Längenwachstum gegenüber einer geringeren Zunahme in der Breite ein. Die Koordinationen in der nervalen Versorgung sind vorübergehend unsicher. Besonders bei Knaben schwankt die Stimme zwischen Höhe und Tiefe, sie kippt um, während sie beim Mädchen lediglich geringere Festigkeit und Widerstandskraft aufweist. Die Knabenstimme sinkt um etwa eine Oktave, während die Frauenstimme nur eine Terz nach unten geht.

Da neben der Überschreitung der Indifferenzlage ein schlecht überstandener Stimmwechsel zu den Hauptursachen von Stimmstörungen zählt, trägt der Lehrer für seine Schüler die Verantwortung. An ihm liegt es, dass der erste mutierende Knabe nicht verlacht wird, sondern dass dieser Vorgang der Gemeinschaft altersgerecht als die Wendung zur späteren Stimmlage, die für das ganze Leben erhalten bleiben soll, klargemacht wird. Das Sprechen in der Indifferenzlage hilft die Schwierigkeiten erleichtern. Die neue Stimme soll erstrebt, nicht aber vermieden werden. Was soll man nun beachten? Selbstverständlich muss der Schüler zum Üben der neuen Koordination sprechen, aber er sollte das Herumschreien auf Hof und Sportplatz eindämmen und nur in mittlerer Stimmlage und unter Aufsicht eines Musiklehrers singen.

Gefährlich erscheint das zu lange ausgedehnte Sopran-Singen in den Schulchören und noch mehr in Knabenchören. Hier müssen die Stimmen und nicht Konzertverpflichtungen und Ähnliches berücksichtigt werden. Der Mangel an guten Tenören kommt auf das Konto des Stimmverderbs in den Jugendorganisationen der dreißiger Jahre und der Knabenchöre. Keinesfalls aber sollte durch zu starke Schonung in der Mutationszeit andererseits die Singefähigkeit verschüttet werden, wie dies allzu oft nachweisbar ist.

Die Überprüfung des Anfang des 20. Jahrhunderts aufgestellten Stimmentwicklungsschemas, das auch Peter H. Schimansky mitteilt, ergab neue Gesichtspunkte. Nach Karl Hartlieb entwickelt sich der Umfang der Jugendstimme nicht aus einigen Tönen der Kleinkindstimme bis zu den anderthalb Oktaven kurz vor der Reifezeit, "sondern erreicht schon in den ersten Lebensjahren volle drei Oktaven".[91] Auch die tiefen Töne sind schon angelegt. Hartlieb bezweifelt, dass sich der tiefste Ton der Knabenstimme in der Mutation um genau eine Oktave nach unten verlagert, während angeblich der tiefste Ton der Mädchenstimme erhalten bleibt. Hier fehlen noch breitere Untersuchungen.

Jedenfalls tritt eine entscheidende Akzentverlagerung in Bezug auf die Tonhöhe ein.[92] Diese Veränderung bedarf führender Betreuung durch den Lehrer. Mutationsstörungen distanzieren innerhalb der Gesellschaft stark. Sie lassen sich durch Übungsbehandlung beseitigen, aber verhüten ist besser als heilen.

[...][93]

2.8 Aufgaben

Sprechen Sie im Zusammenhang über folgende Thesen:
1. *Jeder Mensch kann nur in seiner Indifferenzlage ausdauernd und hygienisch sprechen.*
2. *Die Überschreitung der Indifferenzlage stört den zwischenmenschlichen Kontakt der Redeleistung. (Disziplinschwierigkeiten berücksichtigen.)*
3. *Die Stimme soll während der Mutationszeit* **unter Aufsicht** *geübt werden (auch die Singstimme!).*
4. *Stimmstörungen sind akustisch nachweisbar.*
5. *Die Behandlung der Stimmstörungen geschieht grundsätzlich in Zusammenarbeit zwischen Facharzt und Stimmtherapeuten.*
6. *Auch nach operativen Eingriffen kann auf eine Übungsbehandlung nicht verzichtet werden, wenn man Rückfälle ausschließen will.*
7. *Medikamente helfen nicht gegen ein funktionelles „Falschmachen"!*

---

[91] Vgl. Karl Hartlieb, *Der Umfang der Jugendstimme*, in: *Folia Phoniatrica*, Vol. 9, 1957, S. 238.

[92] Über das künstliche Vermeiden der Mutation durch die Kastration und die einstige Bedeutung der Kastratenstimme – der letzte Kastrat und der einzige, von dem eine Schallaufnahme vorhanden ist, Prof. Moreschi, starb in den zwanziger Jahren unseres Jahrhunderts – vgl. u.a. Franz Haböck, *Die Kastraten und ihre Gesangskunst*, Stuttgart 1927.

[93] Der Text wurde um das Kapitel über die wichtigsten Stimmstörungen gekürzt, da dieses bereits in den *Beiträgen zur Sprechwissenschaft I* (2011) (Hallesche Schriften zur Sprechwissenschaft und Phonetik 36) enthalten ist (EMK).

Praktische Übungen

1. *Legen Sie mit Hilfe eines Instrumentes Ihre Indifferenzlage grob fest!* [94]
2. *Überprüfen Sie den gefundenen Wert im lustbetonten lauthaften Kauen!*
3. *Beobachten Sie sich und Ihre Kollegen, die Stimmen Ihrer Schüler und die Stimmen des Rundfunks in Bezug auf die Einhaltung der Indifferenzlage durch funktionelles Hören (Unlusterscheinungen)!*
4. *Sprechen Sie bewusst über der Indifferenzlage (nur kurz!), und führen Sie gleitend die Stimme in die Indifferenzlage! Beobachten Sie hierbei die Verstärkung der Resonanz!*
5. *Beobachten Sie in geeigneten Klassen die stimmlichen Erscheinungen der Mutation! Machen Sie sich ein Bild von der psychischen Situation der Schüler!*
6. *Beobachten Sie das Singen von Knabenchören in Bezug auf Verspannungen der mimischen Muskulatur! (Sie sind häufig Zeichen für bereits eingetretene Mutation.)*
7. *Sprechen Sie mit dem Musiklehrer Ihrer Schule über seine Erfahrungen mit mutierenden Stimmen!*
8. *Entleihen Sie das angeführte Tonband, und hören Sie nach dem Studium der entsprechenden Abschnitte die jeweiligen Beispiele mehrmals ab! Hören Sie hinter der Stimme die Depression dieses Menschen!*
9. *Versuchen Sie, bei Behandlungen von Stimmstörungen evtl. zu hospitieren!*
10. *Wiederholen Sie alles, was an praktischen Atemhilfen gearbeitet wurde, und kontrollieren Sie sich gegenseitig in Bezug auf Atmung, Einsätze und Indifferenzlage! Überprüfen Sie in gleicher Weise Ihre Schüler!*

Nicht vergessen: Wissen allein genügt nicht! Es geht um ganzheitliches Können.

3 Ansatz

Unter Ansatz wird die Sprachlautbildung im Ansatzrohr verstanden. Mundraum, Rachenraum und Nasenhöhle gelten dabei für die deutsche Sprache als ein einheitliches Ganzes.

---

[94] Eine Tabelle der normalen Umfänge der einzelnen Stimmgattungen ist Richard Luchsinger u. Gottfried E. Arnold, *Lehrbuch der Stimm- und Sprachheilkunde*, a. a. O., S. 97, zu entnehmen.

3.1 Die Grundsätze der Stimmbildung im Ansatzrohr

Hier empfängt der Laut den Klang der jeweiligen Sprache. Größere und kleinere Hohlräume, Engen an verschiedenen Stellen und Verschlüsse verformen den Stimmklang zur eigentlichen Sprache des Menschen.

Jegliche Stimmbildungsarbeit steht unter dem Gesichtspunkt günstigster Raumausnutzung. Alle unnötigen Engen sind zu vermeiden, die notwendigen an hygienisch günstigen Stellen zu bilden, natürlich mit dem gleichen akustischen Ergebnis, d. h. immer noch im Bereich des harten Gaumens (Palatum).

3.2 Die Artikulationsbasis der deutschen Hochlautung [95]

Jede Sprache kann nur in ihrer eigenen Artikulationsbasis lautrein und „akzentfrei" gesprochen werden. So allein klingt Englisch englisch, Russisch russisch und Deutsch eben deutsch. Die Artikulationsbasis wird im Fremdsprachenunterricht zwar berücksichtigt, aber wir brauchen ihre Kenntnis ebenso für den muttersprachlichen Unterricht.

Die deutsche Sprache benötigt eine mittlere Sprechspannung mit elastischen, kräftigen Lautgriffen, nicht so gespannt wie die französische, etwas stärker als die russische und viel gespannter als die englische Sprache. Unsere Artikulationsbasis trägt dem Rechnung. Man versteht unter Artikulationsbasis für die Praxis die sogenannte Sprechbereitschaftslage, die Bereitschaft des gesamten Ansatzrohres zu den erforderlichen Lautbildungen.

Die Lippen streben im Deutschen zu intensiver Ausformung des Lautes. Sie sind häufig gestülpt, neigen zu einer hochrunden Ausformung und liegen so den Zähnen kaum an.

Die Öffnungsweiten betragen bei lockerer Unterkiefereinstellung etwa 25 mm bei *A* (Daumenbreite) und noch fast 10 mm bei *I* (Kleinfingerbreite). Zahnreihenzusammenbiss kommt nicht vor.

Die Zunge hält mit ihrer Spitze bis auf wenige Ausnahmen einen laufenden Kontakt mit den unteren Frontzähnen.

---

[95] Vgl. Hans Krech, *Zur Artikulationsbasis der deutschen Hochlautung.* In: *Z. f. Phonetik und allgemeine Sprachwiss.,* 8. Jg., 1954, S. 92 ff. Der Terminus Hochlautung wird in Kapitel *4. Das Sprechen im Gesamtablauf* näher erläutert.

Das Gaumensegel schließt nur bei stimmlosen Explosiven und einigen stimmlosen Frikativen nach der Nase zu fest ab, so dass die Mehrzahl der deutschen Sprachlaute einen gesunden nasalen Klanganteil besitzt.

Der Kehlkopf steht in natürlicher, relativer Tiefstellung. Vokaleinsätze erfolgen anlautend vorwiegend mit physiologischem Glottisschlag.

Allein in dieser Sprechbereitschaftslage kann unsere Sprache lautrein klingen. Wir haben damit zugleich die hygienisch und kontaktmäßig beste Sprechweise dargestellt. Die Lippen formen den Laut so aus, wie wir es nach physikalischen Erkenntnissen über die Schallabstrahlung erwarten müssen. Ihre lockere Rundung gibt einen vollen Klang, das Abheben von den Zähnen erhöht durch den zusätzlich als Resonator gewonnenen Mundvorraum (vestibulum oris) die Resonanz.

Zu den kräftig arbeitenden Lippen gehören entsprechende Öffnungsweiten, zu ihnen nach unseren Erfahrungen eine Vorverlagerung der Zunge.[96] Durch die Kontaktstellung der Zunge fallen alle rückwärtsgelagerten Engebildungen weg, und der Resonanzraum steht in jeweils bester Form bereit. Jegliches Pressen kann so vermieden werden. Die Sprache klingt kontaktgünstig und frei.[97]

Die lockere, unverspannte Haltung des Gaumensegels verstärkt die Nasalität. Die Sprache gewinnt an Wohlklang, Tragfähigkeit und Ansprechhaltung.[98] Der Kehlkopf steht etwa wie in der Tiefatmungsstellung, d.h., der Kehlschallraum ist noch erweitert, die Resonanz noch verstärkt.

---

[96] Vgl. Hans Krech, *Die Lehrerstimme, Stimmbefunde an künftigen Lehrern von 1946 bis 1951.* In: *Wiss. Z. Univ. Halle,* Ges.- u. Sprachw. R., Nr. 1, Jg. I, 1951/52, S. 76, s. a. die Tabellen S. 76 f.

[97] F. E. Engel, der verdienstvolle Sprechbildner der sächsischen Lehrerschaft, hat in der „Methode Engel" für alle Sprachlaute zur Vereinfachung der mechanischen Abläufe gleichfalls ein leichtes Anlegen der Zungenspitze an die unteren Schneidezähne gefordert *(Stimmbildungslehre,* Dresden 1927). Weitere Angaben vgl. H. Krech, *Zur Artikulationsbasis ...,* a. a. O., S. 99–103.

[98] Vgl. ebenda, S. 103–106. In Funk und Film, auf der Bühne und auf dem Podium gefallen Stimmen, die über eine gesunde Nasalität verfügen. Wir entscheiden dabei unbewusst wiederum im funktionellen Nachvollzug. Die Nasalität ist nicht unbedingt willentlich steuerbar. Sie reagiert subkortikal. Lustempfindungen zeigen Nasalität, Unlustempfindungen ein Verweigern, eine Verspannung, das Beschneiden der nasalen Klangbildung. Nasalität ist deshalb ein entscheidendes Mittel zur Kontaktaufnahme, wobei sich echt und falsch graduell deutlich unterscheiden. Vgl. zu Nasalität auch Felix Trojan, *Der Ausdruck der Sprechstimme,* a. a. O., S. 158 ff.

3.3 Aufgaben

1. *Sprechen Sie anhand einer Schematafel der Sprechwerkzeuge (z. B. der des deutschen Hygiene-Museums Dresden) über die Grundsätze der Sprachlautbildung im Ansatzrohr!*
2. *Erläutern Sie die Artikulationsbasis der deutschen Hochlautung und ihre stimmhygienische Bedeutung!*
3. *Beschreiben Sie die Artikulationsbasis des Obersächsischen!*
4. *Beschreiben Sie die englische, die russische und die französische Artikulationsbasis[99] - nur Sprachen, die Sie beherrschen! - im Vergleich mit der deutschen!*
5. *Erproben Sie praktisch den Klang eines **I** mit Breitzug der Lippen!*
   *Bilden Sie nun **ihn** oder **ihm** als Beispielwort mit Hochrundeinstellung! (Die günstige Klangverstärkung beachten!)*
6. *Bilden Sie ebenso **E** z.B. in **Ebene, Emil** usw. mit Hochrundeinstellung! (**O** und **U** haben eine selbstverständliche Rundung, **A** verlangt eine lockere Lippenstellung.)*
7. *Bilden Sie Wörter mit Vokalanlaut wie **Ofen, oben, Ufer, unten**! Hören Sie den Glottisschlag ab! Er ist bei wenig ausgeprägtem und selbst bei forciertem Sprechen hygienisch. Dies liegt an der Verlängerung des Ansatzrohrs, der damit verbundenen Kehlkopfeinstellung und der Entspannung der Stimmlippen. Ein Gleiches wird im Allgemeinen durch die Lippenrundung bei **E** und **I** erreicht, so dass auch hier keine pathologischen Glottisschläge mehr eintreten (nochmals vergegenwärtigen!).*
8. *Für **A** im Anlaut empfiehlt sich Folgendes:*
   *Die Richtigstellung des Einsatzes vom Ansatz aus geschieht mit Hilfe des Vortrainierens der Zungenspitze. Man geht von Worten mit **A–L** aus (z. B. **allein**) und führt weiter über **A–N, A–B** zu den übrigen Lautverbindungen.[100] Immer muss auf das **L**, das **N** oder das **B** hingesprochen werden. Die Zunge bleibt im Zuge der Koartikulation weit genug vorn, so dass sich ein genügend entspannter, hygienischer Glottisschlag erzeugen lässt. Dieser Weg, der sinngemäß auch in den Übungen 5–7 begangen wird, empfiehlt sich für das Erlernen des hygienischen Glottisschlages bei Ihren Schülern und das Abüben des vor allem im mitteldeutschen Sprachraum üb-*

---

[99] Vgl. u.a. Kurt Wittig, *Phonetik des amerikanischen Englisch*, Heidelberg o. J. (1956), S. 35 ff.; ferner Wolfgang Steinitz, *Russische Lautlehre*, Berlin 1953; Maurice Grammont, *Traité Pratique de Prononciation Francaise*, Paris 1930, besonders S. 5 ff.

[100] Vgl. Hans Krech, *Die Grundlagen des Sprechens* (Vortrag anlässlich der 450-Jahrfeier der Martin-Luther-Universität Halle-Wittenberg, im Oktober 1952). In: *Wiss. Z. Univ. Halle,* Ges.- u. Sprachwiss. R., Jg. III, 1953/54, H. 2, S. 492.

lichen pathologischen, gepressten Einsatzes. Besonders muss bei **EI** *im Anlaut darauf geachtet werden, dass zunächst* **A** *gelautet wird.*
9. *Stellen Sie eine beliebige Vokalform ein, und klopfen Sie mit dem Zeigefinger an die Wange! Das Ansatzrohr erzeugt ohne Atemluftzufuhr den gewünschten Laut.*
10. *Verändern Sie die Zungenlage durch Zurückziehen von den vorderen Schneidezähnen und beachten Sie die Verdumpfung bei der Klangerzeugung wie oben! Beim langsamen Vorschieben der Zunge ergibt sich eine deutliche Aufhellung.*
11. *Erzeugen Sie „synthetisch" den Klang des Obersächsischen im lauthaften Sprechen und mit der isolierten Einstellung z. B. eines A-Lautes, wie er im mitteldeutschen Sprachraum üblich ist!*
12. *Hören Sie im Rundfunk oder von guten Schallfolien die Stimmen von Schlusnus, Tauber usw. auf den Grad der Nasalität ab! Prüfen Sie die funktionelle Einwirkung der Nasalität (Wohlbefinden)!*
Nasalität als Effekt wurde von Zarah Leander verwendet (!).

3.4 Die Bildung der einzelnen Sprachlaute

3.4.1 Die Konsonanten

Die Konsonanten sind das Gerüst unserer Sprache und hauptverantwortlich für ihre Verständlichkeit.[101]

Die Reihenfolge ist nach praktischen Erwägungen geordnet. Alle Lautphysiologien stellen Normen dar[102], Leitbilder für eine hochlautende und stimmhygienisch günstige Vollzugsmöglichkeit, die im Sprechakt unzähliger Realisationen fähig sind.

---

[101] Bereits Carl Ludwig Merkel, *Physiologie der menschlichen Sprache (physiologischen Laletik)* Leipzig 1866, S. 404, beklagt sich, dass die Berufssprecher, wenn sie deutlicher sprechen wollen, die Vokale verstärken und darüber die Konsonantenbildung vernachlässigen. - Richard Strauß betont 1924 im Vorwort zu *Intermezzo*, „der regelrecht gebildete Konsonant (durchdringt) jedes, auch das brutalste Orchester ... während der stärkste Gesangston selbst auf dem besten Vokal a ... mühelos übertönt wird. Für den Sänger gibt es gegen ein polyphones und indiskret spielendes Orchester nur eine Stoßwaffe: Den Konsonanten."

[102] Um die Lautphysiologien in unserer Sicht zugänglich zu machen, soll z. T. eine Zitierung meiner Ausführungen im *Deutschunterricht* (a. a. O., S. 355–360) erfolgen.

M[103] Nasal, 1. Artikulationsgebiet[104]
Bildung: Die Lippen liegen locker aufeinander, die Kiefer haben geringen Abstand voneinander. Die Zunge befindet sich in Kontaktstellung, d.h., sie berührt mit ihrer Spitze leicht die unteren Schneidezähne. Das Gaumensegel ist gesenkt, die Luft entweicht also durch die Nase. Die Stimmlippen schwingen.

Fehler: Wird die Zunge hinter die oberen Schneidezähne gelegt, so entsteht ein *N* mit geschlossenen Lippen. Die Verkrampfung der Lippen ist zu vermeiden!

N Nasal, 2. Artikulationsgebiet
Bildung: Die Lippen sind leicht und in Rundung geöffnet. Die Kiefer haben je nach vorhergehendem oder folgendem Laut einen verschiedenen Öffnungsgrad.
a) apikale Form:
Die Zunge befindet sich hinter den oberen Schneidezähnen. Das Gaumensegel ist gesenkt. Die Luft entweicht durch die Nase. Die Stimmlippen schwingen.
b) dorsale Form:
Ohne Klangveränderung kann die Zunge auch an den unteren Schneidezähnen bleiben. Der Verschluss am harten Gaumen, dicht hinter den oberen Frontzähnen, geschieht dann mit dem Vorderzungenrücken.

Fehler: Verschleifung von *N* zu *M,* z. B. in *Senf* = *Semf* usw., oder von *N* zu *NG,* in *ungklar* anstelle von *unklar.*

L Liquid, 2. Artikulationsgebiet
Bildung: Die Lippen sind in lockerer Rundung nach vorhergehendem oder folgendem Laut geöffnet. Die Kiefer haben einen dem Lippenöffnungsgrad entsprechenden Abstand voneinander.
a) apikale Form:
Die Zungenspitze liegt an den oberen Schneidezähnen. Das Gaumensegel ist leicht gehoben. Der Luftaustritt erfolgt in der Engebildung zwischen Zungenrändern und Backenzähnen. Die Stimmlippen schwingen.

---

[103] Als Warnung vor allen lautsymbolischen Exkursen sei auf Friso Melzer, *Aus der Werkstatt der Sprache. Der Sonorlaut M,* in: *Muttersprache*, 1954, S. 279 f. verwiesen.Vgl. auch Egon Fenz, *Laut, Wort, Sprache und ihre Deutung,* Wien 1940.

[104] Wir benötigen praktisch für die deutsche Sprache im Wesentlichen 3 Artikulationsgebiete, die sich mit den Ausführungen von Peter H. Schimansky, a. a. O., S. 28, Nr. 1–3 decken. Im 4. Artikulationsgebiet (Velare) gibt es sprechwissenschaftlich keine deutschen Laute, während das 5. Gebiet, bis zur Glottis reichend, H und den Kehlkopfexplosivlaut (Glottisschlag) erzeugt.

b) dorsale Form:
Ebenso kann die Zungenspitze an den unteren Schneidezähnen bleiben. Die Verschlussbildung erfolgt nun zwischen Vorderzungenrücken und oberen Frontzähnen.

Fehler: Bildung des *L* mit nach rückwärts verschobener Zungenspitze, z.B. am harten Gaumen wie in verschiedenen Fremdsprachen. Ebenso ist das Aufwölben des Zungenrückens in Richtung auf den weichen Gaumen zu vermeiden. Das deutsche *L* verlangt grundsätzlich Verschlussbildung an den Schneidezähnen. Einseitige (unilaterale) Bildungen ergeben keinen Klangunterschied.

W [v] und F (V) [f] Frikative, 2. Artikulationsgebiet
Bildung: Die Unterlippe legt sich locker an die oberen Schneidezähne an. Die Kiefer sind leicht geöffnet. Die Zungenspitze hält Kontakt mit den unteren Schneidezähnen. Das Gaumensegel ist bei *W* [v] leicht gehoben, bei *F* [f] bildet es einen dichten Verschluss gegen die Nasenräume. Bei *W* [v] schwingen die Stimmlippen im Gegensatz zu der Bildung des *F* [f]. Der Buchstabe *V* wird wie [v] oder [f] ausgesprochen (vgl. 4.1.2).

Fehler: Doppellippige (bilabiale) Bildung des *W*. Diese Bildungsart hat geringere Klangkraft und ist mundartlich.

S [s] und [z], Sch [ʃ] Frikative, 2.–3. Artikulationsgebiet
Bildung: Die Lippen sind beim *S* leicht geöffnet. Die Zahnreihen stehen wie im normalen Zubiss übereinander, ohne sich jedoch zu berühren.
a) dorsale Form:
Die Zungenspitze befindet sich hinter den unteren Schneidezähnen. Die Zungenränder legen sich den Backenzähnen, dicht hinter den oberen Frontzähnen beginnend, an. In der so entstehenden Rinne wird die Luft geführt. Sie reibt sich in die Enge zwischen Zungenblatt, Gaumen und oberen Schneidezähnen und wird in einem dünnen Strahl auf die Schneiden der unteren Frontzähne gerichtet. Bei stimmhaftem *S* [z] schwingen die Stimmlippen mit nur leicht angelegtem Gaumensegel, bei stimmlosem *S* [s] fehlt die Stimmlippenschwingung bei fest angelegtem Gaumensegel.[105]
b) apikale Form:
Das *S* kann auch bei gleicher Grundeinstellung mit der Zungenspitze hinter

---

[105] W. Meyer-Eppler, *Zum Erzeugungsmechanismus der Geräuschlaute*. In: *Z. f. Phonetik* usw., 7. Jg., 1953, S. 211 f., leugnet die Bedeutung der Schneidentöne als Merkmal des deutschen S-Lautes. Vgl. auch Hans Krech, *Die Behandlung gestörter S-Laute*, Halle 1955, Abschnitt: *Die Physiologie der S-Laute*, S. 14–19.

den oberen Schneidezähnen gebildet werden, jedoch liegt die Zungenspitze selbst nicht an.

Beim dorsalen *S* wird im Gegensatz zum apikalen ein Anliegen der Zunge an drei mehr oder weniger großen Flächen möglich. Dies erscheint bei der großen Störungsempfindlichkeit des Lautes wichtig.

Für *Z* wird die Lautverbindung [ts] (Affrikate) gesprochen. Für den Buchstaben *X* [ks].

Zieht man von der *S*-Einstellung die Zungenspitze etwas zurück, so entstehen die beiden *Sch*-Laute, entweder mit Zungenspitze am Mundboden (dorsal) oder mit Zungenspitze, die sich leicht nach dem harten Gaumen wölbt und frei im Munde schwebt (apikal). Hinzu tritt für beide Formen ein lockeres, aber ausgeprägtes Vorstülpen der Lippen. *Sch* [ʃ] wird im Deutschen stimmlos gesprochen und hat Gaumensegelschluss, während die stimmhafte Variante [ʒ] in fremden Wörtern, z. B. aus dem Französischen oder Russischen *(Journal)*, vorkommt. (Fehlbildungen des S-Lautes vgl. 3.6.2.2).

***P* und *B* Explosive, 1. Artikulationsgebiet**
Bildung: Die Lippen bilden einen Verschluss. Die Kiefer stehen wie beim Zubiss, ohne sich aber zu berühren. Die Zunge hat einen lockeren Kontakt mit den unteren Schneidezähnen. Das Gaumensegel schließt bei *P* fest ab. Die Luft staut sich am Verschluss der Lippen und entweicht mit Behauchung und ohne Stimmton. Die Bildung des *B* erfolgt mit Stimmtonanteil, der Verschluss wird weich gelöst. Das Gaumensegel ist hier nur leicht angelegt.

Fehler: Fehlende Behauchung des *P* oder fehlender Stimmton des *B* ergeben den sogenannten mitteldeutschen, sächsisch-thüringischen Einheitslaut.[106] Zur Stimmhaftigkeit leiten vorgesetzte *M*, also *mbi, mbe, mba* ... oder auch eingefügte *L: bli, ble, bla*... Die Verschlusslösung geschieht übungsmäßig blählautartig. Behauchung kann durch energische Stoßübungen (nach Fröschels), bei denen im Moment des Sprechens die Fäuste nach abwärts stoßen, erreicht werden. Synchron ergeben sich Gaumensegelschluss und Behauchung. (Zum Grad der Behauchung vgl. 4.1.2).

---

[106] Er war bereits Goethe bekannt. Eckermann berichtete am 5. Mai 1824, dass ein Schauspieler seine unwillige Geliebte mit „O Ende!" beschwichtigen wollte. Er verwechselte *d* und *t*. Darob große Heiterkeit im Auditorium. Goethe antwortete mit einem ähnlichen Begebnis. Ein junger Theologe habe ihn gebeten, an seiner Stelle am nächsten Sonntag predigen zu dürfen. Er hatte aber den Archidiakonus Koethe mit Goethe verwechselt. Vgl. u.a. Irmgard Weithase, *Goethe als Sprecher und Sprecherzieher,* Weimar 1949, S. 74 ff.

Die Affrikate *PF* [pf] darf nicht getrennt werden! Nicht nur [f] sprechen! Immer ist eine deutliche Explosion nötig.

T und *D* Explosive, 2. Artikulationsgebiet
Bildung: Die Lippen sind je nach vorhergehendem oder folgendem Laut geöffnet. Die Kiefer passen sich dem an.

a) apikale Form:
Die Zungenspitze bildet hinter den oberen Schneidezähnen einen Verschluss, der bei T durch die Luft mit Behauchung und ohne Stimmton gesprengt wird, während bei D die Verschlusslösung weich und mit Stimmton erfolgt. Das Gaumensegel schließt bei T fest ab, ist hingegen bei D nur leicht angelegt.
Zur Stimmhaftigkeit leiten vorgesetzte *N*, also *ndi, nde* ... .

b) dorsale Form:
T und *D* lassen sich ohne akustische Unterschiede auch mit Zungenspitze hinter den unteren Schneidezähnen bilden. Die Verschlussbildung geschieht dann durch den Vorderzungenrücken. Wir sprechen im Durchgang den Laut oft so, ohne uns darüber Rechenschaft zu geben.

Fehler: sinngemäß wie bei *P / B*. (Zum Grad der Behauchung vgl. 4.1.2).

K und *G* Explosive, 3. Artikulationsgebiet
Bildung: Die Lippen und Kiefer sind je nach vorhergehendem oder folgendem Laut locker geöffnet. Die Zungenspitze liegt hinter den unteren Schneidezähnen. Der Rücken der Mittelzunge bildet möglichst weit vorn, immer aber im Bereich des harten Gaumens, einen Verschluss, der bei *K* mit Behauchung und ohne Stimmton, bei *G* weich und mit Stimmton gelöst wird. Das Gaumensegel schließt fest ab bzw. ist bei *G* locker angelegt.

Fehler: Verlagerung der Verschlussbildung nach rückwärts. *K* in Verbindung mit *I* wird dicht hinter den Oberzähnen, *K* mit *U* etwa an der Grenze des harten Gaumens artikuliert. Überprüfen: *ki, ke, ka, ko, ku* und *ik, ek, ak, ok, uk* ...
Ferner werden besonders im sächsisch-thüringischen Sprachraum *gl, gn, gr* wie *kl, kn, kr* gesprochen und umgekehrt, also: *ich gomme kleich, der Gnawe (Knabe)* und *die Knade (Gnade), der Krieche (Grieche)* und *der Griech (Krieg)* usw. (Zum Grad der Behauchung vgl. 4.1.2).

NG [ŋ] Nasal, 3. Artikulationsgebiet
Bildung: Lippen und Kiefer sind je nach vorhergehendem oder folgendem Laut geöffnet. Die Zungenspitze liegt hinter den unteren Schneidezähnen. Möglichst zwischen Mittelzunge und hartem Gaumen erfolgt eine leichte Verschlussbildung die sich wie bei *G* und *K* je nach der Vokalnachbarschaft verschiebt. Das Gaumensegel ist gesenkt. Die Luft entweicht durch die Nase unter Hinzutritt des Stimmtons.

Fehler: Nichteinhalten der Zungenkontaktstellung und Rückverlagerung der Verschlussbildung, ferner *K*-Abschluss, z. B. *Hoffnungk*, usw.

R Vibrans[107], 1.–5. Artikulationsgebiet

Bildung: Das *R* wird in der deutschen Sprache als Zungenspitzen-*R*, Zäpfchen- oder Reibe-*R* gebildet. Der *R*-Laut ist im Deutschen stimmhaft mit geringer Öffnungsweite zwischen Gaumensegel und Rachenwand. *R*-Laute entstehen durch das im Luftstrom schwingende Ansetzen und Abheben der Zungenspitze oder des Zäpfchens. Wir bezeichnen das Ansetzen und Abheben der Zunge (oder des Zäpfchens) im Vorgang als „Schlag". Das Reibe-*R*, ein Frikativ, entsteht durch die Engebildung zwischen angehobenem hinteren Teil des Zungenrückens und Gaumen.

Fehler: Strenggenommen sind alle Bildungen außer Zungenspitzen- und Zäpfchen-*R* Fehler[108]; dennoch haben sich auch im hochlautenden Sprechgebrauch Ersatzbildungen durchgesetzt, die aber z.T. auf bestimmte Lautpositionen beschränkt bleiben müssen (vgl. dazu unter 4.1.2). Hygienisch gesehen ist das Zungenspitzen-*R* günstig, weniger das Zäpfchen-*R* und die Ersatzbildungen.

Am sogenannten „dramatischen" *R* hat lediglich die Übertreibung, d. h. das Unvermögen, die richtige Schlagzahl einzufügen, den Tadel verdient.

Wir nehmen im Wortanlaut je nach Raum und Sprechsituation bis zu etwa drei Schlägen, im Inlaut bis zu zwei Schlägen und im Auslaut ein bis eineinhalb Schläge ohne Widerspruch auf. Jedes Mehr, besonders im Auslaut, stört.

Das Erlernen des Zungenspitzen-*R* erfordert starke Konzentration und ist zeitlich mit etwa einem Jahr noch als normal anzusetzen.[109] Man verwendet Ableitungsmethoden, die zum großen Teil auf Talma zurückgehen und auf der Lautverwandtschaft zwischen *D/T, L* und *R* beruhen.

---

[107] Vgl. Otto v. Essen, *Allgemeine und angewandte Phonetik*, Berlin 1953, S. 76: *Schwinglaute, „Vibrans"*; Zusammenfassung bei Johannes Conze, *Zur Pflege des R-Lautes*. In: *Die Stimme*, XXVIII. Jg., 1934, H. 4, S. 49 ff.

[108] Vgl. Gerhard Ebert, *Schlimme geht's nimme!* In: *Unser Rundfunk*, 13. Jg., 1958, H. 45, S. 19, der sich geharnischt gegen die Eliminierung des R-Lautes wendet.

[109] Karl Schmalz, *Gesundheitsgemäßes Sprechen*. In: *Die Stimme*, XI. Jg., 1917, H. 10, S. 297, meint, wenn „gar kein Zungen-r vorhanden ist... dauert die richtige Entwicklung 8–14 Tage" (!).

Tedede, tedele, tededa, tedela, tededrr ... wird, ohne an *R* zu denken, immer schneller gesprochen. Das *R* setzt überraschend ein. Man kann auch *Tedeppe-Tereppe-Treppe* oder *Pedobe-Perobe-Probe* oder *Bideke-Bireke-Birke* versuchen oder nach *F* probieren, *fröhlich, Freude*. Zuerst gelingen Wörter mit *tr*, *pr* oder *fr*, dann solche mit *R* im Inlaut, ferner im Anlaut und endlich im Auslaut. Für die erste Übung empfehlen sich Verbindungen wie *tralali, lalatri, lalafri, franali* usw.

Ich-Laut [ç] und *J* [j], Frikative, 2. Artikulationsgebiet

Bildung: Die Lippen sind leicht geöffnet. Die Kiefer haben etwa einen Abstand voneinander wie beim *S*. Die Zungenspitze liegt hinter den unteren Schneidezähnen, die Zungenränder an den Backenzähnen. In dieser Rille wird die Luft auf die unteren Schneidezahnkanten gelenkt. Das Gaumensegel schließt fest ab. Wird [ç] mit leichter Gaumensegelsenkung, mit geringerem Reibegeräusch und mit Stimmton gebildet, so entsteht [j].

Fehler: Mundartlich bedingt erscheint der *Ich-Laut* oft als *Isch* (z.B. Rheinland, Mitteldeutschland). Hier muss (im Ausnahmefall) mit übertriebener Breitzugeinstellung und Wechsel zwischen [ʃ] und [ç] berichtigt werden.

Ach-Laut [x] Frikativ, 3. Artikulationsgebiet

Bildung: sinngemäß wie *Ich-Laut* [ç] (bei geringer Rückverlagerung der Zunge).

Fehler: Es ist darauf zu achten, dass die Engebildung in Richtung auf den harten Gaumen angestrebt wird.

H [h] Frikativ, 5. Artikulationsgebiet

Bildung: Die Stimmlippen sind in Hauchstellung. Die Mundartikulationsstellung richtet sich nach dem vorhergehenden oder folgenden Laut. Die Luft reibt sich im gesamten Ansatzrohr, wobei das Gaumensegel die Nasenräume abschließt.

Fehler: Zu starkes Reibegeräusch und Luftverschwendung. Der Stimmundichte wird Vorschub geleistet. *H* [h] ist so kurz wie möglich und ohne jeden überflüssigen Atemdruck zu bilden.

3.4.2 Die Vokale

U

Bildung: Die Lippen sind gerundet vorgestülpt. Die Kiefer haben einen mittleren, senkrechten Abstand voneinander. Die Zunge befindet sich im Kontakt mit den unteren Schneidezähnen. Das Gaumensegel ist gehoben, ohne den Nasenraum vollkommen abzuschließen. Die Hinterzunge wölbt sich in Richtung auf den weichen Gaumen. Die Stimmlippen schwingen.

Fehler: Zungenlagefehler, d.h. Zurückziehen der Zunge und dadurch Verdumpfung des *U*.[110] Ebenso kann eine zu geringe Öffnungsweite der Kiefer das Gleiche bewirken. Eine Entrundung ergibt *O*-Klang. *U* bereitet durch die Stülpung im Anlaut keine Einsatzschwierigkeiten. Unhygienische Glottisschläge sind selten.

Ü

Bildung: Ganz allgemein führt die Lippenstellung des *U* mit der Zungenstellung des *I* etwa zu *Ü*. Zum Verdeutlichen geht man vom *I* aus und erreicht durch stärkere Stülpung das *Ü* unter zentraler Steuerung auf *Ü*.

Fehler: Zu geringe Rundung und mangelhafte Stülpung erzeugen *I*-Klang.

O

Bildung: Die Lippen sind gerundet, locker vorgestülpt, die Kiefer mehr als beim *U* geöffnet. Die Zungenspitze befindet sich hinter den unteren Schneidezähne. Der Zungenrücken wölbt sich automatisch in Richtung auf den weichen Gaumen. Das Gaumensegel ist gehoben, ohne den Nasenraum vollkommen abzuschließen. Die Stimmlippen schwingen.

Fehler: Zungenlagefehler ergeben eine Verdumpfung, Entrundung *A*-Klang. *O* bereitet im Anlaut keine Schwierigkeiten, es wird kaum unhygienischer Einsatz gesprochen.

Ö

Bildung: Bei Zungenstellung des *E* entsteht im Übergang zu der Lippenhaltung des *O* etwa ein *Ö*. Zum Verdeutlichen geht man vom *E* zum *Ö*.

EU

Bildung: *EU* besteht nach den Grundsätzen der deutschen Hochlautung aus zwei

---

[110] Weniger häufig wird (mit Kontaktstellung) der Zungenkörper in seiner Masse rückwärts gelagert bei gleichem akustischem Effekt.

Vokalen[111], einem kurzen, ungespannten *O* mit einem kurzen, gespannten *Ö*, z. B. *Leute – Loöte* usw.

Fehler: Besonders Entrundung, z. B. *ae = Laete,* oder Überbetonen des *I = Loite.*

E

Bildung: Die Lippen sind hochrund leicht geöffnet. Die Kiefer haben einen entsprechenden Abstand voneinander. Die Zungenspitze befindet sich hinter den unteren Schneidezähnen. Die Vorderzunge wölbt sich automatisch gegen den vorderen, harten Gaumen. Das Gaumensegel ist gehoben, ohne den Nasenraum vollkommen abzuschließen. Die Stimmlippen schwingen.

Fehler: Entrundung führt zum *Ä*. Meist erzeugt ein mit Lippenbreitzug gebildetes *E* einen unhygienischen Glottisschlag. Das *E* ist deshalb im Anlaut grundsätzlich durch Hochrundeinstellung zu sichern.
Ähnliches gilt für das Nebensilben-*E* [ə], das in unserer Sprache sehr häufig vorkommt: *hebən, mahnən, bəgebən, gəgebən* usw.

Unaufdringlich lässt es sich nur mit der beschriebenen Hochrundeinstellung, die gleichzeitig ein „Hereinnehmen in die Resonanz"[112] bedeutet, sprechen. So gelangt das [ə] dieser Vor- und Endsilben zu einer guten Tragfähigkeit, die besonders im großen Raum nötig ist. Damit wird auch der Schulleierton empfindlich getroffen, jenes Nichtbetonen oder Überbetonen der Nebensilben. Das Gleiche gilt für Chöre, deren Plärren mit dieser einfachen Hilfe meist behoben werden kann. Das [ə] erhält durch die Rundung einen geringen Beiklang von *Ö*, es wird zum Naturlaut unseres Ansatzrohres, der bei gelöster Gesamthaltung und lockerem Unterkiefer wie ein erleichtertes Stöhnen klingt. (Zur Frage nach einer möglichen Elision des [ə] vgl. unter 4.1.2).

Ä

Bildung: Wir gehen am besten mit der Zungenstellung des *E* zum *A* über. Die Öffnungsweite wird vergrößert. Es entsteht etwa *Ä*.

---

[111] Paul Menzerath, *Der Diphthong. Phonet. Studien,* H. 2, Bonn u. Berlin 1941, S. 9, betont: Der Diphthong besteht „aus nur zwei Vokalen und aus sonst nichts...". Er ist unter „allen Umständen einsilbig" (S. 11 f.); Ludwig Hegedüs, *Neue Methoden in der Erforschung der Diphthonge.* In: *Z. f. Phonetik* usw., Bd. 9, 1956, S. 31 ff. schließt sich Menzerath an. Er untersuchte Diphthonge aus dem spontanen Gespräch. Hervorzuheben sind die guten Abbildungen.

[112] Vgl. Hans Krech, *Die Grundlagen des Sprechens,* a. a. O., S. 492.

Fehler: Zu große Öffnungsweite und damit zu breites *Ä*. Die Tendenz geht nach unseren Untersuchungen zum Schließen hin.[113] Das *Ä* der Hochlautung steht zwischen dem häufig sehr breiten *Ä* der Bühne (z. B. in *Träne)* und dem übermäßig gespannten *Ä* einer gezierten Sprechweise *(Trene)*.

I

Bildung: Die Lippen sind in lockerer Hochrundeinstellung, die Kiefer haben etwa 10 mm Abstand voneinander. Die Zunge befindet sich mit der Spitze hinter den unteren Schneidezähnen, während sich die Vorderzunge gegen den harten Gaumen, dicht hinter den oberen Frontzähnen, aufwölbt. Das Gaumensegel ist gehoben, ohne den Nasenraum vollkommen abzuschließen. Die Stimmlippen schwingen.

Fehler: *I*-Bildung mit Lippenbreitzug, dadurch Klangbeschneidung und eventuell Einsatzschwierigkeiten. Sie lassen sich durch Hochrundeinstellung beheben.

A

Bildung: Die Lippen befinden sich in hochrunder Öffnungsstellung. Die Kiefer haben etwa 25 mm senkrechten Abstand voneinander. Die Zungenspitze hält die Grundstellung hinter den unteren Schneidezahnen. Die Zunge selbst liegt flach oder löffelförmig in der Mundhöhle. Das Gaumensegel ist gehoben, ohne den Nasenraum vollkommen abzuschließen. Die Stimmlippen schwingen.

*Fehle*r: Verdumpfung des Lautes beruht auf zu geringer Öffnungsweite der Lippen und Zahnreihen und eventuell Zurückziehen der Zunge. Dann wird der Klang durch die unnötige Aufwölbung der Mittel- oder Hinterzunge gaumig, bei starken Fällen kloßig oder knödelig. Verflachung des *A* ergibt sich durch Lippenbreitzug. (Das mitteldeutsche *A* (Sachsen) beruht auf dieser flachen, ungenügenden Lippenausformung mit einem Zurückfallen der Zunge.)

A im Anlaut zeigt hygienisch neben *E* die größte Gefährdung. Die bisher angewendete Abdeckmöglichkeit des Einsatzes durch die Lippen muss u. U. durch ein Vorlegen der Zunge bis über die oberen Schneidezähne ersetzt werden.

EI

Bildung: Kurzes, ungespanntes *A* mit sehr kurzem, gespanntem *E: AE*, z. B. *Mai - Mae*.
Die Schreibung des *EI (ei, ai, ey, ay)* spielt für die Lautung keine Rolle.

---

[113] 1956 wurden die Ä-Laute in Sendungen des Rundfunks in einem objektiv-subjektiven Untersuchungsverfahren überprüft.

Fehler: Durch die Assoziation des Schriftbildes *(ei)* wird oft ein *E* angesetzt. So können Einsatzfehler entstehen.

AU

Bildung: Kurzes ungespanntes *A* und sehr kurzes, gespanntes *O*, also *Haus* - *Haos*.

Fehler: Bildung aus *A* und *U: Haus,* aus *O* und *U: Hous,* aus *A* und ə: *Haes*.

3.5 Aufgaben

1. *Nennen Sie Laute, die sowohl apikal als auch dorsal ohne Klangunterschiede bildbar sind!*
2. *Was ist ein Diphthong und welche Diphthonge hat die deutsche Hochlautung?*
3. *Erläutern Sie die Bildung der Affrikaten der deutschen Hochlautung!*
4. *Beobachten Sie die Lautbildungen Ihrer Schüler, besonders bei* **A** *und* **S***!*
5. *Beachten Sie in gemeinsamer Arbeit mit einem Kollegen des Fernstudiums an einem beliebigen Sprechtext a) die Arbeit der Lippen, b) die Kieferöffnungsweiten, c) die Zungenkontaktstellung, d) die Indifferenzlage, e) die Stimmeinsätze, f) die Stimmatmung! (Jeweils nur einen Teilvorgang herausgreifen!)*
6. *Übertragen Sie die Beobachtungsaufgaben auf eine Lesestunde in der Klasse, soweit es die Belange des Unterrichts gestatten!*
7. *Üben Sie Fehlbildungen einzeln ab bis zur Richtigstellung, um dann die Beispiele sofort wieder in den Ganztext einzufügen! Isoliertes Üben ist falsch.*[114]
8. *Wenden Sie neben dem unter 5.–7. angeführten analytisch-synthetischen Weg, der immer noch als der klassische Weg der Sprecherziehung gelten muss, folgende neuentwickelte ganzheitliche Übungsweise an:*

   a) Theoretische Vorbemerkung:
   Emil Fröschels erkannte, dass zwischen Sprechen und Kauen gewisse Korrelationen bestehen, dass es – von Gehirnfunktionen abgesehen – keine Sprechwerkzeuge gibt, die nicht, phylogenetisch älter, zur Nahrungsaufnahme gedient haben. Er entwickelte hieraus nach verschiedenen Ansätzen seine Kaumethode (Chewing Approach), um eine

---

[114] Vgl. etwa *Die Kunst der Sprache (Der kleine Hey),* neubearbeitet u. hrsg. v. Fritz Volbach, Mainz o. J., oder Luise Kepich-Overbeck, *Die Kunst des Sprechens,* Berlin 1952.

sicher eingeschliffene Grundfunktion zur Regeneration der überlagernden jüngeren zu verwenden.[115]

Wir haben seit Jahren die Kaumethode in einer Modifikation in die sprechwissenschaftliche Arbeit einbezogen und eine große Zahl von Patienten mit Stimm- und Sprachstörungen mit ihr in Einzel- und Gruppentherapien behandelt.[116] *Für uns steht das zentrale Lusterlebnis der Nahrungsaufnahme im Vordergrund die als lebenserhaltende Funktion besonders abgesichert ist und allgemein eine entspannende Wirkung ausübt. Dies ist seit frühester Kindheit eingeschliffen, der Säugling, der eben noch mit verzerrten Mienen schrie, entspannt sichtlich, kommt bei der Nahrungsaufnahme in eine wohlige Gelöstheit, die wenig später zum Schlaf wird.*

Wir konnten beobachten, dass die Entspannung bei lustbetontem Kauen fast an das Autogene Training nach J. H. Schultz[117] *oder an die Hypnose heranreicht, wobei der Erfolg ohne jegliche Gefährdung ungleich schneller und auch ohne ärztliche Vorkenntnisse erreicht wird.*

Bei der Nahrungsaufnahme stellt also der Körper auf Wohlbehagen um. Die Lippen heben sich laufend mit Neigung zur Stülpung von den Zähnen ab. Der Unterkiefer vollführt kräftige Bewegungen, und die Zunge bringt immer wieder den Speisebrei an die Zähne, sich im Vordermund und über die Frontzähne hinweg bis ins Vestibulum oris hinein elastisch betätigend. Das Gaumensegel ist gesenkt, denn wir wollen die Nahrung auch mit dem Geruchsempfinden genießen und atmen beim Kauen durch die Nase. Damit ist das erreicht, was als Artikulationsbasis der deutschen Hochlautung oben beschrieben wurde, eine unverspannte Sprechbereitschaftslage.

Fehlhaltungen treten nur bei Menschen auf, die aus irgendwelchen Gründen Essen als Belastung empfinden. Dann könnte noch auf schmeckendes Trinken, wenn auch nicht gleich günstig, umgestellt werden.

---

[115] Vgl. u.a. die Monographie von D. A. Weiß und H. H. Beebe, *The Chewing Approach in Speech and Voice Therapy*, Basel/New York o. J. (1952).
[116] Vgl. Werner Orthmann, *Sprechkundliche Behandlung funktioneller Stimmstörungen*, Halle 1956; Hans Krech, *Die kombiniert-psychologische Übungstherapie*, a. a. O., dort auch weitere Literaturangaben.
[117] Vgl. J. H. Schultz *Das Autogene Training*, a. a. O.

Im Sinne des Reflexgeschehens nach Pawlow ist es nun wichtig, längere Zeit bewusst mit Nahrung zu üben. Später kommt dann ein langsames Absetzen. Das Kaugut wird nur gelegentlich in den Mund genommen, liegt aber immer sichtbar bereit, um endlich in die Vorstellung einzugehen, d.h., der Reflex ist bedingt geworden; allein der innere Wortreiz löst ihn aus.

b) Praktische Ausführung:
Mit starker Hingabe an das kommende Lusterlebnis des Essens bequem, aber in guter Haltung (Wirbelsäule!) hinsetzen, etwa 20 Sekunden auf das Essen freuen, abbeißen, den Bissen gut und genießend wiederum etwa 20 Sekunden durchkauen und die letzten Sekunden dieser Minute die Stimme brummend mitlaufen lassen. Dabei darf es nicht um die Stimme gehen, sondern allein um das Lusterlebnis der Nahrungsaufnahme! Diese Übung soll jeweils eine Minute lang, sooft als möglich im Lauf des Tages wiederholt werden, um den Reflex einzuschleifen.

Die Weiterführung geschieht dann so, dass nach einigen Tagen, mit stärkerer Freude, einfach mit offenem Munde stimmhaft gekaut wird. Nun werden Worte in Kausilben eingeschoben, wobei es gar nicht um den Einschub geht, sondern nur um die Nahrungsaufnahme. Es folgen (auswendig gekonnte) Sätzchen oder Zahlenreihen, bis endlich nach etwa zwei bis drei Wochen Lesetexte weiterführen. Zunächst stehen vor und nach jedem Satz Kausilben als Erinnerung, dann vor und nach jedem Abschnitt und endlich vor und nach jeder Textseite. Schließlich überträgt man die Kauübung auf das Spontansprechen, z.B. mit Kollegen des Fernstudiums. Das Ziel ist erreicht, wenn die lediglich vorgestellte Kausituation als spontane Entspannung für jeden Redeakt zur Verfügung steht.

Ohne jeweils echtes Kauen kommen leicht Verspannungen vor, der Klang wird nicht frei, sondern gequetscht und erzeugt beim Abhören Unlustempfindungen. Die richtige Kaustimme klingt strömend und voll mit guter, gesunder Nasalität in der Indifferenzlage.

Versäumen Sie nicht, die erste gute Kaustimme auf Tonband aufzunehmen und abzuhören! Das Erlebnis des Könnens prägt sich umso stärker ein. Die eigentliche Stimmkraft wird entdeckt.
Ferner soll grundsätzlich mezzoforte, nicht etwa piano, geübt werden.

3.6 Die wichtigsten Stimm- und Sprachstörungen im Bereich des Ansatzrohrs

3.6.1 Stimmstörungen

Sie treten als Folge von Verlagerungen der Zunge, d. h. der gesamten Artikulationsbasis auf, als Knödeln, Pressen usw. Ihre Beseitigung geschieht mit Hilfe der Kauübungen.

3.6.2 Sprachstörungen[118]

3.6.2.1 Näseln

Jede Schädigung der artikulatorischen Gaumenfunktion wirkt sich in näselnder Sprache aus. Wir unterscheiden drei grundsätzlich verschiedene Formen:

   a) das offene Näseln (Rhinolalia aperta),
   b) das geschlossene Näseln (Rhinolalia clausa),
   c) das gemischte Näseln (Rhinolalia mixta).

Beim offenen Näseln ist der Abschluss zwischen Mund- und Nasenraum zu gering. Beim geschlossenen Näseln dagegen kann durch die Haltung des Gaumensegels die Luft nicht in die nasalen Räume gelangen. Das gemischte Näseln vereinigt beide vorher genannten Formen.

a) Das offene Näseln

Die Mundlaute werden durch in der Nase entstehende Geräusche oder durch überstarke Nasalität gestört. Die häufigsten organischen Ursachen sind Gaumenspalten, während erworbene Defekte z. B. durch Geschlechtskrankheiten, Lähmungen nach Diphtherie, Grippe und Nervenverletzungen entstehen.

Die Gaumenspalten werden chirurgisch in den Zahn- und Kieferkliniken oder auch in den HNO-Kliniken versorgt. Man operiert im Allgemeinen so, dass mit

---

[118] Über diese Störungen finden sich eingehende Erläuterungen im Beiheft des Verf. zum Tonband des Deutschen Zentralinstituts für Lehrmittel MB – H 3, Sprachstörungen, Auswahl (Sigmatismus interdentalis, addentalis, lateralis, stridens, nasalis; Rhinolalien, Stottern) nach Aufnahmen des Instituts für Sprechkunde Halle.

Schulbeginn die Berichtigung abgeschlossen ist. Selbstverständlich müssen Lippenspalten, um die Ernährung des Kindes zu erleichtern, im Säuglingsalter behandelt werden.

Nach neueren Erkenntnissen wird gegenwärtig eine Zwei-Phasen-Operation (nach Schweckendiek) erprobt, bei der man noch vor dem Sprachbeginn, etwa im 2. Lebensjahr, den Defekt im weichen Gaumen (Velum) schließt und das Loch im harten Gaumen (Palatum) durch eine Plattenprothese abdeckt. Das Kind lernt so etwa normal sprechen. Das verbliebene Restloch operiert man häufig nach dem 12. Lebensjahr. Umfassendere Ergebnisse liegen, außer Berichten von Schweckendiek selbst, noch nicht vor. Jedoch dürfte dieses Verfahren theoretisch betrachtet den Vorzug erhalten.

Funktionelles offenes Näseln hat keinen Organbefund. Trotz der Fähigkeit, den Würgereflex auszulösen, schließt das Gaumensegel nicht ausreichend. Als Ursache kommen falsche Sprechgewohnheiten und Nachahmung in Frage. Wir denken den „Jargon" der früheren Offizierskaste, der auf der Bühne ebenso parodiert wird. Sowohl bei organischem als auch bei funktionellem offenem Näseln ist eine sprecherzieherische Beeinflussung unumgänglich. Nach unseren Erkenntnissen kann selbst mit ungünstigem Operationsergebnis bei normaler motorischer Geschicklichkeit mit einer verhältnismäßig guten Sprechfunktion gerechnet werden, wenn Behandlung möglichst vor Schuleintritt erfolgt. Auch hier stehen ganzheitliche Übungsmethoden als kombiniert-psychologische Behandlung, unter Einbeziehung des Tonbandes, im Vordergrund.

b) Das geschlossene Näseln

Schwellungszustände und Undurchgängigkeit des Nasenweges können geschlossenes Näseln hervorrufen. Jeder Schnupfen belegt die Symptome dieser Abweichungen. Je nach dem Ort der Behinderung spricht man von vorderem oder hinterem geschlossenem Näseln. Während das vordere geschlossene Näseln nur eine geringe Veränderung zeitigt, hat das hintere, das besonders auf Vergrößerungen der Muschelenden und adenoiden Vegetationen beruht, einen starken Klangunterschied zur Folge.

Neben der organischen Form gibt es durch gewohnheitsmäßiges Anheben des Velums ebenfalls eine funktionelle. Beim geschlossenen Näseln klingen *Mutter* und *Butter* oder *Enge* und *Egge* gleich.

An erster Stelle muss der Stimmfacharzt oder ein HNO-Facharzt gehört werden. Die akustische Diagnose fällt durch die veränderten *m, n* und *ng* nicht schwer.

Der beim geschlossenen Näseln eventuell erforderliche operative Eingriff muss in enger Zusammenarbeit mit dem Sprachbehandler erfolgen, damit das geschlossene Näseln nicht in die hässlichere offene Form umschlägt. Ist die Nasenatmung unbehindert, besteht keinerlei Anzeige für eine Operation. Bei funktionellem geschlossenem Näseln kann allein durch Übungstherapie mit dem Bewusstmachen der nasalen Resonanz geholfen werden.

Wenn tatsächlich Veränderungen in der Nase Ursache des geschlossenen Näseln waren, verschwindet es nach der Operation. Die Prognose bei der funktionellen Form hängt dagegen von der Geschicklichkeit, dem Willen und der Ausdauer des Patienten ab.

c) Das gemischte Näseln

Das gemischte Näseln geht Stimmfacharzt und Sprecherzieher gemeinsam an. Die Probe auf Nasalität belegt das offene, die Diagnose nach Gehör das geschlossene Näseln. Schrittweises, immer wieder durch Übungstherapie ergänztes operatives Vorgehen vermeidet den Umschlag in offenes Näseln.

3.6.2.2 Stammelfehler

Stammeln ist die Unfähigkeit, bestimmte Laute oder Lautverbindungen auszusprechen oder richtig zu bilden (Nadoleczny). Die Begriffe Stammeln und Stottern sind streng zu trennen, nachdem 1830 der Schweizer Arzt Schulthess die unterschiedlichen Bezeichnungen, die im Rom der Antike bereits vorhanden waren, wieder aufgriff und konsequent anwendete: „Balbus" bedeutete Stotterer, „Blaesus" Stammler. Stammeln und Stottern werden allerdings auch heute noch nicht sicher auseinandergehalten, z. B. sind in Amerika „stammer" und „stutter" für Stottern üblich.

Man unterscheidet eine Störung einzelner Laute, das teilweise (partielle) Stammeln, oder eines großen Teiles oder aller Laute, das allgemeine (universelle, multiple) Stammeln. Die schwerste Form bildet eine ungeregelte Folge von Vokalen und Konsonanten, die sich auch für die Angehörigen nicht mehr als sinnhafte Sprache deuten lässt.

Wir bezeichnen die Stammelfehler durch Anhängen der Endung -tismus oder -zismus an die griechischen Namen der gestörten Laute: S-Störung = Sigmatismus, L-Störung = Lambdazismus, G- und K-Störung = Gamma- und Kappazismus, R-Störung = Rhotazismus.

Steht anstelle des gestörten Lautes ein anderer, richtig oder falsch gebildet, so geht der ursprünglichen Bezeichnung der Fehlleistung ein „Para" voraus. Das Ersetzen des *S* durch *T* oder *D* ist somit ein Parasigmatismus.

Das allgemeine Stammeln des Kleinkindes, das ohne besondere Erschwernisse abläuft, gleicht sich bis zum Schulbeginn meist ein. Zurück bleiben mitunter Gamma- und Kappazismen und am häufigsten *S*-Störungen, die dann grundsätzlich behandelt werden müssen.

Man hat allgemein die Sigmatismen zu harmlos gesehen und führt leider auch heute meistens mit der Beseitigung einer peripheren sprachlichen Fehlleistung nur eine Teilbehandlung durch. Es ist von uns versucht worden, in der Beeinflussung ganzheitlich vorzugehen, den ganzen Menschen zu erfassen, um die häufigen Depressionen auszugleichen.

a) Der Sigmatismus interdentalis

Der Sigmatismus interdentalis (und er allein!) ist das eigentliche „Lispeln". Er stellt die häufigste *S*-Störung dar. Die Zungenspitze schiebt sich zwischen den Zahnreihen vor. Damit wird die scharfe Kante des Reibewiderstandes beseitigt. Der Laut klingt dumpf, flächig und gleicht dem englischen *Th*. Gebissveränderungen, besonders frontal offener Biss, können vorbereitend wirken.

Hermann Gutzmann sen. konnte beobachten, dass neben dem *S*-Laut auch andere Zahnlaute zwischenzahnig gebildet werden, z. B. *D* und *T*. Differentialdiagnostisch muss immer an die von Fröschels beschriebene multiple Interdentalität gedacht werden, die neben dem *S* auch *D, T, N, L* interdental vorfindet. Kleinkinder zeigen sehr häufig diesen Befund, der als durchaus physiologisch bis zum Schuleintritt, spätestens bis zum 10. bis 12. Lebensjahr abgebaut wird.

b) Der Sigmatismus addentalis

Der Sigmatismus addentalis ist das häufige und oft erwähnte „Anstoßen mit der Zunge". Die Zungenspitze berührt meist die oberen Schneidezähne. Dadurch wird der Laut flächig und stumpf. Er ähnelt im Klang wieder dem englischen *Th* und damit in gewisser Beziehung dem Sigmatismus interdentalis.

Grundsätzlich muss, auch nach unseren Erfahrungen, bei Sigmatismus addentalis an das Vorliegen einer Innenohrschwerhörigkeit gedacht werden. Der Fehler ist geradezu ein Hinweis auf die Hörstörung. Harmloser beobachteten wir diesen

Sigmatismus auf der Grundlage apikaler *S*-Bildung, sobald Ermüdungserscheinungen schwereren Grades auftraten und die muskuläre Kontrolle nicht wahrgenommen werden konnte. So kamen am Semesterende Sigmatismen addentaler Art vor, die nach den Ferien bis zur nächsten Ermüdungslage verschwanden.

c) Der Sigmatismus lateralis

Der Sigmatismus lateralis ist das „seitliche Lispeln". Er hat Klangelemente des *L* und gilt als hässlichste und auffälligste Form der *S*-Störungen. Die Zungenspitze weicht von der Mittellinie ab. Die Luft strömt unkonzentriert in die Backentaschen. Dies kann einseitig und beidseitig erfolgen (uni- und bilateral). Meist sind alle *S*-Laute gestört.

Der Fehler wird auf Ungeschicklichkeit, mangelhafte sprachliche Begabung, akustische Unaufmerksamkeit und gelegentlich auch auf Innenohrschwerhörigkeit zurückgeführt. Bei einer Hörstörung kann jeweils die Verlagerung des *S*-Lautes nach der Seite des hörschwächeren Ohres nachgewiesen werden. Sigmatismus lateralis ist fast immer mit einer Depression gekoppelt. Der Betroffene steht außerhalb der Gesellschaft. Er wird verlacht und zieht sich immer mehr zurück.

d) Der Sigmatismus stridens

Der Sigmatismus stridens fällt als scharf pfeifender *S*-Laut auf. Er kann durch zu starke Spannungen einerseits, andererseits durch unkonzentrierte Sprechbewegungen hervorgerufen werden. Im üblichen Berufssprechen bedeutet er eine geringe Störung, die (meist) überhört werden darf. Lediglich der Rundfunksprecher müsste sich einer Behandlung unterziehen.

e) Sigmatismen durch falsche Gaumenfunktion

Bei dieser Gruppe entsteht in den meisten Fällen durch Steuerung des Luftstromes in den Nasenraum eine hässliche Störung, die wir als Sigmatismus nasalis bezeichnen. Das Geräusch kann seltener auch zwischen Gaumensegel und Rachenwand (Sigmatismus velaris), wie das Schnarchen im Schlafe klingend, entstehen. Der Sigmatismus pharyngealis gleicht dem *Ach*-Laut [x]. Er tritt bei Gaumenspalten in organischer Form auf, ist sonst aber ebenfalls weniger häufig. Der Sigmatismus laryngealis endlich ersetzt die *S*-Laute durch ein

Reibegeräusch an den Stimmlippen. Organisch tritt diese Fehlleistung wieder bei Gaumenspalten auf. Sonst wurde sie kaum beobachtet.

Der Sigmatismus nasalis wird erfahrungsgemäß weder vom Grundschullehrer noch von dem allgemein praktizierenden Arzt, mitunter auch nicht vom HNO-Facharzt erkannt. In allen unseren Fällen wurde ohne Grund, verschiedentlich sogar mehrmals, operiert. Immer versuchte man außerdem die Behebung des nicht erkannten Sprachleidens medikamentös.

Die Betroffenen erhielten, trotz guter schulischer Zeugnisse, keine Lehrstellen oder wurden bereits in der Schule derartig isoliert, dass sie den Unterrichtsbesuch verweigerten.

Ohne Ausnahme konnte durch sachgemäße stimmärztliche Untersuchung und sprechkundliche Übungstherapie die Behinderung einschließlich der Depressionen beseitigt werden.

f) Die Behandlung der Sigmatismen

Man unterscheidet passive, aktive und kombiniert-psychologische Behandlungen. Die passiven Therapien durch mechanische Hilfsmittel irgendwelcher Art, durch Operation, durch Anwendung von Sonden, durch Handgriffe usw. dürften überwunden sein. Die aktive Methode benutzt einen benachbarten richtig gebildeten Laut zur Ableitung, u.a. (besonders von uns gebraucht) den *Ich*-Laut [ç], ferner nach Fröschels das *F* usw.

Wir haben diese aktive Behandlungsweise weiterentwickelt und vor allem durch das Einbeziehen der Schallaufnahme als Behandlungsmittel in den Umkreis einer Gesamtbeeinflussung des Patienten gestellt. Das Wiedergewinnen bzw. Erhalten der Bewusstheit des Könnens und der sozialen Einbezogenheit stehen im Vordergrund. Die Gegenüberstellung der gelungenen Schallaufnahme mit den Fehlleistungen der ersten Begegnung hilft entscheidend zum Erfolg. Die Schallaufnahme ersetzt dabei die sonst notwendige Persuasion (Überredung), da der Patient seine eigenen Leistungen mit den Leistungen des von ihm anerkannten Lehrers vergleichen kann. Die kombiniert-psychologische Behandlungsweise hat sich entscheidend bewährt.

Jeder Sigmatismus ist heilbar. Misserfolge sind dennoch häufig, weil starke Konzentration und häuslicher Fleiß für die Therapie unumgänglich sind. Bei motorischer Geschicklichkeit und normalem Intelligenzstand ist in kurzer Zeit ein richtiges *S* bildbar, das in einigen weiteren Sitzungen dann bis zum Behaupten im Spontansprechen geführt werden muss. Der Lehrer muss von diesen Voraussetzungen wissen, um der Kurpfuscherei wirkungsvoll entgegenzutreten.

3.6.2.3 Stottern

Während beim Stammeln Laute nicht oder falsch gebildet werden, ist beim Stottern der Sprachablauf insgesamt gestört. Stammelfehler können u. U. vom Lehrer anhand der Fachliteratur innerhalb der Normalschule beeinflusst werden, das Stottern entzieht sich dieser Einwirkung. Man beschäftigt sich mit der Erforschung und Heilung des Stotterns, solange wir die Geschichte verfolgen können. Die Behandlungsweisen haben sich verfeinert, ohne dass grundsätzlich neue Wege beschritten werden. Der Grundgedanke einer sowohl körperlichen als auch seelischen Normabweichung festigt sich mehr und mehr. Die Behandlung nimmt auf die Erkenntnis Rücksicht.

Für den Lehrer in der Grundschule wird das Stottern mit den bekannten Wiederholungen von Konsonanten und gelegentlich auch Vokalen als Wiederholungsstottern (klonisches Stottern) zu beobachten sein. Dann besteht das Leiden erst kürzere Zeit. Unter Umständen handelt es sich um Entwicklungsstottern, das sich wieder eingleichen kann, wenn die vorübergehenden Koordinierungsschwierigkeiten zwischen Sprechen und Denken usw. behoben sind.

Treten krampfartige Halte vor dem Beginn des Vokals oder des Konsonanten auf, so gilt das nächste, das zweite Stadium, das tonische Stottern, als erreicht. Klonus und Tonus sind nun gemischt vorhanden. Mitbewegungen, die in dieser Zeit beginnen, steigern sich: Augenaufreißen, Stampfen mit dem Fuß, Schlagen auf die Tischplatte usw.

Diese Bewegungen verschwinden nach und nach bis auf geringe Reste. Das Sprechen wird scheinbar unauffälliger. Die Hemmungen verlagern sich nach innen, sie werden verdeckt, kaschiert. Das dritte Stadium führt deshalb die Bezeichnung Kaschierungsstadium. Stereotype Einschübe helfen weiter, sogenannte Embolophrasien (Flickwörter). Der Stotterer hat eine entscheidende Wandlung durchmachen müssen, er resigniert vor dem Leiden und umgeht die Klippen. Die innere Isolierung wird stärker, obwohl die Symptome verhältnismäßig unauffällig geworden sind.

Antworten eines Stotterers werden durch das Unvermögen, bestimmte Laute oder Lautverbindungen auszusprechen, zu ihrem Gegenteil verkehrt, ein Ja zum Nein, weil eben das *J* nicht kommt. Die Gründe für die Vorgänge erhellt die Psychologie.

Stottern wird mitunter simuliert. Emil Fröschels entdeckte ein Symptom, das man nicht willentlich erzeugen und durchhalten kann, das sogenannte „Nasenflügelsymptom", ein Vibrieren der Nasenflügel. Es tritt bei der Mehrzahl der echten Stotterer auf und bleibt noch nachweisbar, wenn auch die Hemmungen eingeglichen sind.

Über die Entstehungsursachen des Stotterns gehen die Meinungen weit auseinander. Anzunehmen sind sowohl körperliche als auch seelische Einwirkungen. Die längere Zeit geleugneten, von Eltern immer wieder berichteten, traumatischen Erlebnisse haben nach neuerer Forschung eine Begründung gefunden. Vielleicht kann ohne Anspruch auf wissenschaftliche Exaktheit gesagt werden, dass Schreck, Unfall, lang andauernde Erkrankungen im Kindesalter oder Ähnliches das Stottern als bisher ruhende Veranlagung auszulösen vermögen.

Jeder gescheiterte Behandlungsversuch verschlimmert oder macht die Beeinflussbarkeit geringer. Man muss in unserer Zeit 1. medikamentös (HNO-Facharzt oder Facharzt für innere Medizin usw.), 2. psychologisch und 3. sprechwissenschaftlich einwirken, um Erfolgsaussicht zu haben.

Die Übungstherapie lässt sich auf zwei Grundgedanken zurückführen: Sie will umerziehen oder vom Leiden ablenken.

Dem Lehrer bleibt eine wichtige Hilfe vorbehalten. Er bereitet die Klassengemeinschaft vor und gewährleistet dem Stotterer die soziale Einbezogenheit. Dazu gehört, dass keinerlei Hinweise auf das Nichtsprechenkönnen erfolgen, dass die Bewusstheit des Könnens, soweit es nur geht, unterstützt wird, dass keinesfalls Wörter wiederholt werden müssen, dass man den Schüler zu einem regelmäßigen Lebenswandel anhält und die Eltern in gleicher Weise einbezieht. Der Stotterer sollte täglich zur gleichen Zeit aufstehen, in Ruhe zur Schule gehen, geregeltes Mittagessen einnehmen und zeitig schlafen gehen. Wichtig erscheint, dass vor dem Schlafengehen keine größeren Flüssigkeitsmengen aufgenommen werden, die dann Nachtschweiß und Angstträume auslösen und die Sprechleistung des nächsten Tages gefährden.

Die Umgebung des Stotterers hat starken Einfluss. Mitunter kann der Lehrer hier schon in der Aussprache mit den Eltern Konfliktstoffe beseitigen oder Unregelmäßigkeiten eingleichen. Wir sahen nach Behandlungen durch eine zusätzliche Milieu-Therapie völlige Heilungen. Die Stotterer fanden sich in einer neuen Umgebung, die von dem früheren Zustand nichts wusste. Ebenso sollte der Lehrer auf genügenden Ausgleich zwischen geistiger und körperlicher Arbeit hinwirken.

Er wird die Einweisung des Schülers in eine Sprachheilschule genau erwägen, weil er mit dieser Umschulung dem Betroffenen den Beweis liefert, dass er nicht mehr in die Normalschule, d.h. in die große, allgemeine Sprachgemeinschaft gehört. Oft mag kein anderer Weg übrigbleiben, da ein Nichtkönnen aus Leidensgründen oder aus mangelhafter Vorbereitung kaum sicher zu unterscheiden sein dürfte.

Verstehende und gütige Gesamteinstellung von Lehrer und Klasse dem Stotterer gegenüber sind also das wichtigste für die Praxis. Je normaler der Kontakt bleibt, umso günstiger erscheint die Ausgangslage für die Behandlung.

Leider kann für das Stottern keine grundsätzliche Prognose auf völlige Heilung gestellt werden. Im Allgemeinen ist bei sachgemäßer Behandlung etwa eine Besserung zu garantieren, die so weit geht, dass zwar im Inneren die Hemmungen noch bestehen, nach außen hin aber Symptomfreiheit eintritt oder bei gleichbleibenden Symptomen die Einstellung zum Leiden sich wandelt und der Patient sich subjektiv besser befindet.

3.6.2.4 Poltern

Das Poltern zeigt als Hauptsymptome Schnellsprechen (Tachylalie) und Sichversprechen (Paraphrasie). Die Aussprachestörungen sind dabei im Gegensatz zum Stammeln nicht an einzelne und bestimmte Laute gebunden. Schwierig wird das Leiden in Verbindung mit Stottern.

Stottern wird bewusst erlebt. Der Stotterer spricht vor Fremden schlechter, sobald er sich unbeobachtet fühlt aber besser. Der Polterer jedoch empfindet seine Sprachstörung kaum. Eine Aufmerksamkeitshinlenkung hilft deshalb wesentlich. Vor Fremden bestehen keine Symptome, während ungezwungenes Sprechen immer verschlechtert.

Die allgemeine Therapie muss, nachdem durch den Arzt differentialdiagnostisch die Möglichkeit einer zentralen Dysarthrie (Störung der Sprachartikulation) ausgeschlossen ist, mit Hilfe der kombiniert-psychologischen Behandlungsweise, d. h. mit Objektivierung des Sprechstandes durch das Tonband, eine genügende Bewusstheit des Willens zur Änderung erzielen. In der Verbindung des Polterns mit dem Stottern dagegen ist die Heilungsaussicht wesentlich ungünstiger.

Auch im Falle des Polterns sollte der Lehrer immer eine fachliche Diagnose und die Aufnahme der Therapie an den genannten Stellen erwirken, nicht aber selbst aktiv werden.

3.7 Aufgaben

Sprechen Sie über
1. das Verhalten des Lehrers gegenüber stotternden Schülern,
2. die Sigmatismen und ihre Behandlung!
3. Sprechen Sie mit Kollegen anderer Fächer über sprachliche Fehlleistungen, z. B. mit den Lehrern für Russisch, Französisch, Englisch, die alle lautreine S-Laute fordern usw.! (Erfahrungsgemäß werden S-Fehler nur in Fremdsprachen berücksichtigt! [119]*)*
Praktische Übungen:
1. Hören Sie nach Studium der Erläuterungen im Beiheft die Beispiele des Tonbandes wiederholt ab! Vergleichen Sie sie mit Fehlleistungen Ihrer Schüler!
2. Hospitieren Sie, falls möglich, bei Behandlungen (der Kreistherapeuten, Sprachheilschulen, Universitätsinstitute, Phoniatrischen Abteilungen der HNO-Kliniken usw.)!

4 Das Sprechen im Gesamtablauf

4.1 Die deutsche Hochlautung

4.1.1 Das Werden der deutschen Hochlautung

Die deutsche Sprache wird nicht so gesprochen, wie sie geschrieben wird. Die durch Übereinkunft gewonnenen Zeichen, die Buchstaben, geben nur Teile der wirklichen Sprachvorgänge, derselbe Buchstabe wird nicht immer für denselben Laut gebraucht, und dieselben Laute werden nicht immer durch dieselben Buchstaben bezeichnet.[120]

Eine Regelung der Aussprache erwies sich für die Bühne als unumgänglich. Der Schauspieler konnte es sich nicht leisten, den Ernst einer Tragödie in einer benachbarten Landschaft ins Lächerliche zu verschieben. Im Gegensatz zu den Hochlautungen anderer Länder trägt also diese Entwicklung eine Berufsgruppe. 1898 machte sich der Germanist Theodor Siebs zu ihrem Sprecher, der in Zusammenarbeit mit den Intendanten und später auch den Bühnenvorständen, unterstützt von Eduard Sievers in Leipzig, Karl Luick in Graz und anderen, im Abhören der Aufführungen großer Theater die Norm für die deutsche Gemein-

---

[119] Vgl. Hans Krech, *Die Behandlung gestörter S-Laute*, a. a. O., S. 55.
[120] Wir haben drei verschiedene E-Laute in *vergeben*. Die S-Laute in den Wörtern *Haus, lesen, Stein* gleichen sich nicht, *Sch* ist nicht $S + C + H$, sondern *Sch* [ʃ].

sprache zu finden versuchte. Er wollte nicht reglementieren, sondern lediglich angeben, wie der Schauspieler, der sich bewusst seiner deutschen Sprache bedienen musste, zu lauten habe.

In vielen Dingen ging es nicht ohne Kompromiss ab, weil die einzelnen deutschen Landschaften eigenständige Lautungsgewohnheiten nicht aufgeben wollten. Dennoch war (nach Meinung der Autoren – EMK) der ursprüngliche Entwurf bereits so gelungen, dass die der ersten Auflage (1898) folgenden nahezu unverändert bleiben konnten. 1922 erfuhr das Werk die amtliche Bestätigung für die Schule; neben den „Duden" für die Rechtschreibung trat der „Siebs" für die Rechtlautung.[121]

Durch die Wirren der Vorkriegszeit, des Krieges und der Spaltung Deutschlands konnte der 1930 erschienenen 15. Auflage erst 1957 die 16. folgen. Der neue „Siebs" verzichtet jedoch auf größere Annäherung an die Sprechwirklichkeit, so dass Norm und Realisation auseinanderklaffen.[122]

Um ein für alle erreichbares und zuverlässiges Nachschlagewerk zu schaffen, das der Bühne, dem Rundfunk und nicht zuletzt dem Lehrer zur Verfügung steht, entschloss man sich, nach vorbereitenden Arbeiten im Institut für Sprechwissenschaft der Universität Jena, eine Redaktion zu gründen, die sich aus den Fachvertretern der Sprechwissenschaft und Phonetik der Deutschen Demokratischen Republik zusammensetzt. Diese Redaktion will in enger Zusammenarbeit mit allen, die sich innerhalb des gesamten deutschsprachigen Gebiets mit der gesprochenen Sprache beschäftigen, in größtmöglicher Annäherung an die Sprechwirklichkeit ein *Aussprachewörterbuch der allgemeinen deutschen Hochlautung* schaffen.[123]

---

[121] Vgl. hierzu Eva-Maria Krech, *Probleme der deutschen Ausspracheregelung*. In: *Beiträge zur deutschen Ausspracheregelung, Bericht von der V. Sprechwiss. Fachtagung des Instituts für Sprechkunde und Phonetische Sammlung der Martin-Luther-Univ. Halle-Wittenberg vom 1. bis 3. Juli 1960*, hrsg. v. Hans Krech, Berlin 1961, S. 9 ff.

[122] Vgl. *Siebs, Deutsche Hochsprache, Bühnenaussprache*, hrsg. v. Helmut de Boor und Paul Diels, 16., völlig neubearbeitete Aufl., Berlin 1957. Vgl. ferner die Besprechungen dieser 16. Auflage durch Hans Krech, in: *Z. f. Phonetik* usw., 10. Jg., H. 3, S. 293 ff.; T. Shigi (Tokio), *Der neue Siebs, Bemerkungen eines Ausländers zur deutschen Hochsprache*. In: *Keisei*, Jg. 1957, Nr. 9, S. 1 ff.; Arnold Littmann (Schweden), *Der neue Siebs*. In: *Moderna Språk*, 1958, Nr. 1, S. 30 ff.

[123] Vgl. u.a. Hans Krech, *Einige grundsätzliche Bemerkungen zum „Aussprachewörterbuch der allgemeinen deutschen Hochlautung"*. In: *Z. f. Phonetik* usw., Bd. 11, H. 1, 1958, S. 103 f.: ders., *Die Verfahren zur Bestandsaufnahme der*

4.1.2 Einige wesentliche Regeln für die Praxis

Um bis zum Erscheinen des Wörterbuchs Anhaltspunkte zu geben, soll im Folgenden eine Zusammenstellung von Regelfällen z.T. wiederholend zitiert werden[124]:

4.1.2.1 Konsonanten

F, FF, V, PH, W:

a) Die Buchstaben *F, FF, V* werden in deutschen Wörtern wie *F* [f] gesprochen: *finden, Riff, von.*
b) In früheingedeutschten Wörtern klingt der Buchstabe *V* wie *F* [f]: *Veilchen,* in später aufgenommenen im Anlaut wie *W* [v], im Auslaut wie *F* [f]: *Vokabel, brav* (also auch *der bravste = brafste*).
c) Die Buchstabenverbindung *PH* kommt nur in Fremdwörtern vor und wird wie *F* gesprochen.

B, P, D, T, G, K, NG, IG:

a) *B, D, G* werden im Silben- und Wortauslaut und vor ein oder zwei Konsonanten derselben Silbe gesprochen wie *P, T, K.*
b) Die Behauchung von *P, T, K* bei der Sprengung des Verschlusses muss vor allem deutlich im Wortanlaut (*privat, Talent, Kontakt*), vor betontem Vokal (*Puder, Tür, Kegel; getan, bekannt*) und im betonten Wortauslaut (*Lob, Humanität, Beleg*) erfolgen, während sie in anderen Lautpositionen abgeschwächt erscheint.[125]
c) *NG* wird als ein einheitlicher Laut [ŋ] ohne K-Abschluss gesprochen,

---

allgemeinen deutschen Hochlautung. In: *Sprachpflege,* 10. Jg., 1961, H. 10, S. 198 ff.; Eduard Kurka, *Festlegung der Aussprache des heutigen Hochdeutschs.* In: *Sprachpflege,* 8. Jg., 1959, H. 7, S. 105 f.; Helmut Stelzig, *Rechtlautung in der Schule.* In: *Sprachpflege,* 10. Jg., 1961, H. 6, S. 113 ff.; Eva-Maria Krech, *Zur Entstehung und Kodifizierung der deutschen Hochlautung.* In: *Sprachpflege,* 10. Jg., 1961, H. 7, S. 136 ff.

[124] Siehe Hans Krech, *Kurze Einführung in die Grundlagen der Sprecherziehung,* a. a. O., S. 362 f.

[125] Vgl. Hans Krech, *Kurze Mitteilung zur Behauchung der deutschen Explosive im Inlaut.* In: *Wiss. Z. Univ. Halle,* Ges.- u. Sprachw. R., Jg. IV, 1954/55, H. 5, S. 625 f.; Geert Lotzmann, *Zur Aspiration der Explosive im Deutschen. Ein sprechwissenschaftlich-phonetischer Beitrag zur deutschen Hochlautung.* In: *Wiss. Z. Humboldt-Univ. Berlin,* Ges.- u. Sprachw. R., Jg. VIII, 1958/59, H. 2/3, S. 150 ff.

nicht *Hoffnungk*, sondern *Hoffnung*. *N K* klingt wie *NGK:* lenken = leng-ken.

d) Die Endung *ig*, ebenso *igs, igst, igt,* klingen wie *ich* [ç]. Folgt ein *-lich,* so wird die Aussprache *ich* vermieden, also *wonnich,* jedoch *wonniklich.* Folgt dem *ig* ein Vokal, so wird das *G* im Silbenanlaut als Explosiv gesprochen: *wenich,* aber *wenige.*

S, SS, SZ, Z (TS), X (KS):

a) *S* ist im Anlaut vor Vokalen stimmhaft, ebenso im Inlaut zwischen Vokalen und zwischen *R, L, M, N* und Vokal, also: *Sommer, Wesen, Hirse, des Halses, emsig, Linse.*

b) *Z* besteht aus *T* und *S,* oft auch der Buchstabe *C* im Anlaut: *Circe.*

c) *X* besteht aus *K* und *S,* ebenso *chs, cks, ks* und *gs.* Es werden gleichmäßig gesprochen: *Axt, Lachs, Knicks, des Schranks, unterwegs.*

CH:

CH wird wie der Ich-Laut [ç] gesprochen nach *E, I, Ä, Ö, Ü* und den Diphthongen *EI, EU,* nach *L, R, N* und in der Endung *chen (sprechen, Licht, Gespräch, möchte, Küche, leicht, euch, welche, Lerche, Tünche, Häuschen),* wie der Ach-Laut [x] nach *A, O, U* und *AU.*

H:

H klingt (schwach!) nur vor volltönenden Vokalen und Diphthongen, also *heben, heilen* usw., jedoch vor schwachtonigem *E* und *I* ist das *H* stumm, so in Wörtern wie *Ehe* und *ruhig.*

R:

Im Wort- und Silbenanlaut wird Zungenspitzen-*R,* Zäpfchen-*R* oder Reibe-*R* gesprochen. Nach langen und kurzen Vokalen *(Heer, Wort),* in den Vorsilben *er-, ver-, zer- (erzählen)* und besonders in den unbetonten Endungen auf *-er (Hafer)* ist bereits in der Hochlautung eine Vokalisierung des Lautes verbreitet.[126]

---

[126] Diese Angaben fußen auf den Normierungsvorschlägen der Redaktion des „Aussprachewörterbuches der allgemeinen deutschen Hochlautung". Als Grundlage dienten objektiv-subjektive Untersuchungen der Realisationen des R-Lautes. Vgl. Horst Ulbrich, *Einige Bemerkungen über die Realisation der /r/-Allophone*

Zusammentreffen gleicher Konsonanten an Wort- oder Silbengrenzen:
Treffen in zusammengesetzten Wörtern oder im Wortblock (s. 4.2)
a) gleiche Verschluss- bzw. Reibelaute zusammen, so werden sie nicht wie im Schuldiktat getrennt, sondern als Einheit gesprochen, wobei der Letzte im weiterlaufenden Atemstrom einen leichten Druck erhält:
z.B. *Hauptteil:* nicht *Haupt-Teil,* sondern *Haup(t)teil; Laib⁀Brot, bist⁀du* usw., *Schaffell, ein Schiff fährt*
b) Verschluss- und Reibelaute zusammen, so werden sie gleichfalls verbunden, wobei (wie auch unter a) stimmhafte Laute einen Teil der Stimmhaftigkeit verlieren: z. B. *absondern* = *ap⁀sondern, ab⁀fahren, das gibt⁀sich* usw.

4.1.2.2 Vokale

Vokalquantitäten:
Sprich lang:
*Arzt, Gas, Glas, Gras, Grab, Tag, Spaß, Städte, vier (*aber: *Viertel, vierzehn, vierzig!), Hof, Lob, Geburt, Geburtstag* (aber: *gebürtig!);* die Vorsilbe *ur-, husten, Schuster*
Sprich kurz:
Garten, Ferse, Vers, Hochzeit, Vorteil, Böschung, Geruch, Spruch, Urteil, Schmutz, Gelübde.

Das Endsilben-E [ə]:
Das [ə] muss unbedingt gelautet werden nach Nasalen *(nehmen, nennen, singen),* nach Liquiden *(fühlen, führen)* und nach Vokalen *(schauen).*
Dagegen ist nach Frikativen *(S, Sch [ʃ], F [f], W [v], Ich-, Ach-Laut),* nach Explosiven *(P, T, K, B, D, G)* und vor *L* heute die Elision des [ə] schon stark verbreitet, vor allem bei allgemein reduzierter Sprechspannung *(heißen, Spiegel, hatten* usw.).[127]

4.2 Kurze Einführung in die sprechwissenschaftliche Leselehre

Für das Reproduzieren sprachlicher Fremderlebnisse in die Sprechsprache, für das Lesen, gelten einige Grundvoraussetzungen.

(r-Laute und ihre Varianten) im Deutschen. In: *Beiträge zur deutschen Aussprracheregelung,* a. a. O., S. 112 ff.

[127] Vgl. Gottfried Meinhold, *Zur Realisierung des Endsilben-[ə] in der allgemeinen deutschen Hochlautung.* In: *Beiträge zur deutschen Aussprracheregelung,* a. a. O., S. 98 ff.

Wir sprechen nicht in Wörtern und Sätzen, sondern in Wortblöcken und Sinnschritten. Der Wortblock ist die kleinste Einheit, die aus einem Wort oder mehreren Wörtern besteht. Mehrere Wörter bilden einen Sinnschritt, der (wie wir oben darlegten) eine physiologische Atemeinheit bedeutet.

Wir müssen also jene beim Konzipieren des Textes im inneren Sprechen oder beim Diktieren erfolgten Atemabläufe, die von Sinnschrittgrenze zu Sinnschrittgrenze reichen, nachvollziehen.

Wie dies geschieht, hat Christian Winkler nachgewiesen[128]. Der Satz wird nicht vorausgelesen, sondern während der Einatmung werden die Wortblöcke erkannt, der Inhalt des ersten Sinnschrittes verstanden, gleichzeitig der Ausdruckswert erfühlt durch die laute Nachgestaltung und diese in das Werden des Ausspruchsinnes eingefügt.

Diese Vorgänge sind sich im inneren und im lauthaften Sprechen gleich. Innerhalb eines Sinnschrittes kann weder nachgeatmet noch tief geatmet werden, ohne dass der Hörer unbefriedigt die Unvollendetheit des Sinnes empfindet.

Wenn der Schüler im Einatmen durch die Nase sich die Zeit lässt, den Sinnschritt erst zu erkennen, ehe er ihn ausspricht, ist der Leseleierton der Schule beseitigt. Was damit erreicht würde, haben Diesterweg und vor ihm Goethe bescheinigt. Die Mühsal des Weges sollte nicht daran hindern, ihn mit Bedacht richtig zu beschreiten.

4.3 Aufgaben

1. Sprechen Sie über die Grundlagen der sprechwissenschaftlichen Leselehre!
2. Nehmen Sie einen beliebigen Text vor, gliedern Sie ihn nach Wortblöcken und Sinnschritten mit Hilfe folgender Pausenwertzeichen zwischen Wortblöcken und Sinnschritten:

---

[128] Vgl. Christian Winkler, *Lesen als Sprachunterricht,* Ratingen bei Düsseldorf o. J. (1952).

`:` = kleine, gespannte Pause, Stauung zwischen Wortblöcken; kein Satzzeichen,
`|` = schwaches Gelenk ⎫ längere Staupause zwischen Wortblöcken und Sinnschritten;
`❘` = starkes Gelenk   ⎭ u. U. Komma,
`|` = flache Fuge   ⎫ längere Staupause am Sinnschrittende, bei der nach- oder voll-
`❘` = tiefe Fuge   ⎭ geatmet werden kann; Komma oder Semikolon,
`‖` = Kehre = Pause am Satzende; Punkt,
`❙❙` = Absatz; kein Satzzeichen besonderer Art, Ritardando.

Die Beschwerungen werden ausreichend so gekennzeichnet:

Überschwere: • Vollschwere: ┘ Kaumschwere: \ Die Leichte bleibt unbezeichnet.

Die Überschwere tritt nur einmal innerhalb des Satzes auf, alle anderen Beschwerungsstufen liegen darunter, auch wenn sie stark erscheinen!

3. Lassen Sie einen von Ihnen so ausgesetzten Text von einem Kollegen des Fernstudiums (nach Vorbereitung) lesen! Die Interpretationen müssen sich decken.
4. Lesen Sie einen unbekannten Text spontan nach der dargestellten Regel.
5. Steigern Sie die Schwierigkeiten, z.B. mit philosophischer Prosa oder Texten von Heinrich von Kleist usw., bis Sie den Vorgang wirklich beherrschen!
6. Beobachten Sie an sich und an Ihren Schülern dabei die sprecherische Kontaktlage!

Es gibt kein Lesen ohne Hörer!

Der einundachtzigjährige Goethe hat uns hinterlassen: „Die guten Leutchen... wissen nicht, was es einem für Zeit und Mühe gekostet, um lesen zu lernen. Ich habe achtzig Jahre dazu gebraucht und kann noch jetzt nicht sagen, dass ich am Ziele wäre."[129]

Wir haben dem nichts hinzuzufügen. Goethe bedarf hier keiner Interpretation, es sei denn lesend, in der gelauteten Sprache.

Die gesprochene Sprache fordert Wissen und Können in dialektischer Einheit.

Sie verlangt den ganzen Menschen. Daran sollten wir denken.

---

[129] Aus einem Gespräch des Jahres 1830 mit Soret. *Goethes Gespräche*, hrsg. v. Woldemar Freiherr von Biedermann, Leipzig 1890, 7. Bd., S. 190.

2. TEIL

Das Sprechen von Dichtungen

Anweisung zur Benutzung des 2. Teiles des Lehrbriefes

Der Lehrbrief soll zunächst bis zur ersten Zusammenfassung am Ende des Abschnittes 6.2 gelesen werden. Thesen bilden die methodische Wiederholung und Verarbeitung.

Der anschließende Teil 6.3 findet seine Praxis in Abschnitt 7.2 (Beschreibung praktischer Beispiele). Die Anwendung von 6.1, 6.2 und 6.3 bietet das Kapitel 7 (Die Dichtung im Unterricht).

Die Anmerkungen sind wissenschaftlicher Apparat. Sie ergänzen den Text. Man kann sie beim ersten Lesen eventuell aussparen und erst bei der Durcharbeitung berücksichtigen. Sie gehören dennoch zum Gesamt des abgegrenzten wissenschaftlichen Bezirkes. Das Literaturverzeichnis am Schluss fasst die im Text genannten wesentlichen Werke wertend zusammen.

Der 2. Teil des Lehrbriefes hat das Ziel, die Kollegen der Fächer Deutsch, Musikerziehung und Kunsterziehung in gemeinsamer Arbeit zusammenzuführen und die musische Bildung als wesentlichen Erziehungsanteil allseitig wirksam werden zu lassen, so wie Johannes R. Becher in dem *Riemenschneider*-Sonett von dem blindgestochenen Bauern sagt:

„Ich mach dich wieder sehend!"

Diese Wirkung meinen wir.

5 Musische Bildung und Schule

Die musische Erziehung in der allgemeinbildenden polytechnischen Oberschule

Es ist einer der Vorzüge der zehnklassigen allgemeinbildenden polytechnischen Oberschule, dass sie die sporadisch in früheren Schulsystemen erwähnte und selten wohl verwirklichte musische Bildung aktiv einbezieht. Der Schüler dieser Schule wird besonders auch durch die Einführung in die verschiedenen Ausprägungen der Kunst allseitig gebildet. Die durch künstlerische Dokumentation historisch gewordenen Erlebnisse, Erfahrungen und Erkenntnisse der verschiedenen Epochen formen ihn, wenn er ihre Aussage verstehen und anzuwenden lernt. Wertmaßstäbe werden entwickelt und die Achtung vor der kulturellen Leistung des eigenen Volkes und der anderer Völker geweckt.

Der Lehrer als Vermittler von Kultur und Bildung

Damit erwächst für den Lehrer aller Fächer die Verpflichtung, sich selbst mit der musischen Erziehung auseinanderzusetzen, um vermittelnd durch seine Begeisterung den Weg zu öffnen. Er wird dies, seinen Fähigkeiten, seiner Neigung und fachlichen Bildung folgend, auf den Gebieten der Musik, der Malerei und Plastik oder der Literatur tun.

Unsere Aufgabe soll es sein, das gesprochene Wort, das im Schriftbild überliefert wurde, das stumm, geschrieben oder gedruckt vor uns liegt, wieder zum Klang zu erwecken, der von Ohr zu Ohr lebendig weiterwirkt. Jeder Lehrer hat im Unterricht die deutsche Sprache in künstlerischen Zeugnissen zu vertreten, als Naturschilderung im Biologie-, als Beschreibung ferner Länder im Erdkunde-, als Aussage über bedeutende Ereignisse und Menschen im Geschichtsunterricht oder als Dichtung verschiedenster Ausprägung in der Deutschstunde. Es ist immer ein Höhepunkt innerhalb des pädagogischen Kontaktes, wenn das Ohr für die Schönheit der künstlerisch verdichteten Sprache sich öffnet, einer jener Augenblicke, die sich einprägen, die über das Sachwissen hinweg gegenwärtig bleiben und die uns oft genug Halt und Richtung bedeuten. Immer lag es am Lehrer, wenn eine Stunde bildete und wahrhaft erzog.

Sicher war vor der Zeit des Rundfunks und Fernsehens die Mittlerrolle des Lehrers unabdingbarer. Sie ist trotz aller Technik in ihrer Bedeutung nicht gemindert, weil wir die direkte Begegnung mit dem Musischen im Wort, nicht in der Einsamkeit des stillen Hörens, sondern in der gemeinsam gewobenen Stimmung, Auge in Auge mit denen, die ebenso fühlen, denken und streben, für das Leben brauchen.

Aber nicht nur in der Klasse steht der Lehrer, voran der Deutschlehrer, dieser großen Aufgabe gegenüber. Er gestaltet auch die Feier zu festlichen Anlässen. Dann klingt die Dichtung für eine Gemeinschaft von Schülern und Eltern. Vielleicht dürfen wir daran erinnern, dass die ländlichen Bezirke, die bisher gesprochene Dichtung nur im Funk empfingen, durch den Lehrer noch erschlossen werden müssen. Seine Schüler und deren Schüler werden zu tätiger Beschäftigung mit der Dichtung geführt. Allein das gesprochene Gedicht vermittelt das gemeinte Erlebnis, nicht als mühelos sich öffnende Frucht, sondern als Erfolg ernster und beharrlicher Arbeit.

Die emotionale Beeinflussung und Erziehung des Kindes durch die gesprochene Dichtung

Die Kunst bildet die Welt in der Sicht des Menschen ab. Sie enthält seine menschliche Wirklichkeit mit allen Wesenszügen. Wir regen durch ihre Aussage in der Erziehung besonders die emotionale Ansprechbarkeit an, um durch die Verknüpfung des Erkannten und tief Erlebten allseitig zu bilden.

Die Dichtungen Bertolt Brechts oder Johannes R. Bechers, die Romane von Anna Seghers oder Heinrich Mann, um Dichter unserer Gegenwart zu nennen, geben mehr als das Wissen um die Fabel und den großartigen Stoff, sie offenbaren zwischen den Zeilen das, was dem Geschichtsbuch fehlt, das Leben der Menschen in jener Farbigkeit, die uns packt, die dem Kind zum Erlebnis wird, die Bewunderung und Begeisterung oder Verachtung und Trauer erzeugt und die endlich in das Handeln mündet. In Brechts Erzählung *Der Soldat von La Ciotat* wird nicht eine abprüfbare Aufzählung der Kriegsmittel und der Folgen des Krieges dargestellt, sondern der Kampf gegen den Krieg als Gefühl tiefinneren Hassens gesetzt in jenem Mitleiden unter der „unheilbaren Krankheit", die „doch heilbar" sein muss. Nicht das stille Lesen oder gar ein Zerklären macht diese Regungen frei, sondern das Arbeiten mit der Dichtung.

Im sprechenden Aufnehmen und Erschließen des Wortkunstwerkes prägen sich, nicht „auswendig", sondern vollgültig erlebt, Gedankenführungen, Bilder und Stimmungen so ein, dass sie dem Schüler zur Erweiterung seines Wortschatzes und grammatischer Fügungen helfen. Das Neue gehört ihm, er hat es sprechend gewendet, die Wirkung auf sich und auf andere erspürt und erkannt, d.h., er hat an Ausdruckskraft gewonnen. Vielleicht kann das Beispiel einer dem Wörterbuch entnommenen Redewendung in einem fremden Sprachkreis als Parallele gelten, das Abtasten des Sinngehaltes im Gespräch, bis dieses Wort als verstanden gebucht wird. Es bleibt eine Weile im Vordergrund, bietet sich immer wieder zur Anwendung, bis es als fester, sicherer Sprachschatz selbstverständlich zur Verfügung steht.

Der so geschaffene pädagogische Kontakt erscheint günstig, weil, ähnlich wie in der früheren Kindheit, in einer bestimmten Situation ein weiterer Erziehungsfaktor aktiv wird. Ohne direkten Impuls stellt sich ein Lernprozess zusätzlich ein: Die emotionale Erregung verankert bestimmte lexikalische und grammatikalische Qualitäten fester oder erwirbt sie neu. Die Erlebnisfähigkeit vertieft sich, und die Persönlichkeit des Schülers erfährt einen entscheidenden Zuwachs.

Die emotionale Übermittlung dichterisch gestalteter Gedanken im Unterricht

Die pädagogische Begegnung sucht bei der Vermittlung des dichterisch gestalteten Gedankens den erforderlichen Kontakt zwischen den Partnern in ganzheitlicher, den ganzen Menschen erfassender Weise. Intellekt und Emotion werden erregt. Die Gruppensituation verstärkt die Tiefe des emotionalen Angerührtseins dabei noch wesentlich. Wir wissen empirisch und historisch, dass wohl zu allen Zeiten die Verknüpfung des Einzuprägenden auf diese Weise erfolgte.

Dies gilt besonders für die Schule. Die Vergangenheit wird so zur Gegenwart. Bechers *Riemenschneider* ist eine Anklage unserer Zeit, Heines *Weber* stehen als Mahnmal da im Kampf um die Änderung unserer gesellschaftlichen Verhältnisse, Bürgers Gedicht *Der Bauer an seinen durchlauchtigen Tyrannen* macht eine gegenwärtige Empörung frei, die uns weiterhilft. Nach den Forschungen Pawlows ist das Wort ein realer Reizfaktor, der, aus materieller Wurzel entsprungen, im Bereich der Materie entscheidende Veränderung hervorzubringen vermag. Die Beispiele sind genugsam bekannt, wie durch das Wort in seiner ebenso emotionalen Bindung die Tonuslage des Nervensystems sich wandelt und körperlich nachweisbare Symptombildungen entstehen, wie ein Lustreflex faukale Weite erzeugt, eine für das Geben und Empfangen bereite Ausgangslage, und wie Ärger und Hass das Gegenteil bewirken, wie der Ekel die Stimme verändert und jede Kontaktbindung abschneidet. Exakte Untersuchungen erlauben, die Tiefe der Einwirkung abzugrenzen.

Damit aber wächst erneut die Aufgabe und Verantwortung des Deutschlehrers gegenüber der bildenden Kraft der Dichtung. Wer aus der Dichtung nur die Fabel einprägt, wer sich in Phrasen mit den ihm anvertrauten Schülern um die Dichtung herumbewegt, wer in der Dichtung nur Metrum und Reim sieht, Stilmittel oder was es aus der Ganzheit noch herauszuschneiden gäbe, der hat die Aufgabe der Dichtung und das, was sie vermag, nicht begriffen.

Die im Nachvollzug erfüllte gesprochene Dichtung ist eines der Mittel, die entscheidende Umstellungen bewirken, die den Unterricht über den Alltag erheben, die Begeisterung und Wertung für ein Leben setzen und die in der Wiederholbarkeit, ja sogar später im stummen, inneren Sprechen, in dieser „Bibliotherapie", jene Erlebnissphäre zurückholen können, um sie für die Gegenwart anzuwenden.

Das Weiterwirken des gesprochenen Dichtungswortes auf die Geschmacksbildung jenseits der Schule und in der Teilnahme des Lehrers und Schülers am gesellschaftlichen Leben

Dieser Prozess, in der Schule angeregt, von Schülern und Eltern bereits in die Gesellschaft hineingenommen, mündet in das Leben unseres Volkes. Der so gebildete Bürger nimmt aktiven Anteil am kulturellen Leben, das ihm Bedürfnis geworden ist und zu dem ihm der Zugang leicht wird. Das Wort der Dichter klingt ihm als Erfahrungsschatz auch bei innerem Sprechen. Die Erlebnissituation macht ihn bereit zur Aufnahme. Er besucht literarische Veranstaltungen, diskutiert urteilsberechtigt mit den Schriftstellern über die neuen Werke.

Er leitet die Jüngeren von sich aus an, das gesprochene Wort weiterzutragen. Da ist der Zirkel für Dichtungssprechen, da die Erweiterung auf die darstellende Gestaltung in der Rolle des Laienspieles, dort die Pflege des Dichterwortes und des Vermächtnisses einer großen dichterisch geformten Idee, z. B. des *Wilhelm Tell* durch die Bauern eines thüringischen Dorfes, die in einer unübertreffbaren Gestimmtheit und Dichte des Erlebens den Tell zu Tausenden von Menschen unserer Zeit so sprechen ließen, als sei der Kampf um die Freiheit ihr Kampf und der Sieg ihr Sieg. Vielleicht mag das Beispiel Bauerbachs dafür zeugen, was Dichtung vermag, wenn der Zugang geöffnet wurde, wenn durch begeisterte Lehrer alle zu Kündern wurden für das gesprochene Wort, das an die Herzen rührt, nicht nur an den Verstand, das den ganzen Menschen ergreift und verändert.

6 Zur sprechwissenschaftlichen Interpretation von Dichtung

Jedes geschriebene oder gedruckte Wort, das nicht von uns selbst herrührt, stellt für uns ein sprachliches Fremderlebnis dar. Es handelt sich bei Gedichten oder bei künstlerischer Prosa daher wohl immer um die Interpretation von Erlebnissen in der Spiegelung eines anderen Menschen. Seit Jahrhunderten hat man sich mit dem Erkenntnisgrad der jeweiligen Zeit um die Wiedererweckung jener Klangqualitäten, die nun im Schriftbild ruhten, bemüht und hat sie mit den Mitteln dieser Zeit sprechend nachvollzogen. Wohl immer schwang in dieser Reproduktion eines einmal Wirklichkeit gewesenen Sprachvollzuges die Unsicherheit, wieweit ein Recht zu gerade dieser Umsetzung bestand. Ohne Ausnahme war man sich darüber klar, dass das ursprüngliche Klangbild uns ein nie ganz erreichbares, aber immer erstrebtes Ziel bleiben müsste.

Auf jenem Blatt Papier, auf den Steinwänden französischer Höhlen, auf den Quadern der Pyramiden stehen geschrieben, eingeritzt oder ausgehauen Zeichen, die Sprache bedeuten, Sprache, die zu einer ganz bestimmten Hörerschaft unter ganz bestimmten Umständen einmalig und unwiederbringlich gesprochen worden war. Diese Schriftzeichen der Vorgänge einer vergangenen Zeit sind unvollkommen genug, da sie nur die Bedeutung angeben, uns aber in Bezug auf Rhythmus und Melodie, um Einiges zu nennen, im Unklaren lassen.

Sprecher unterschiedlicher Ausbildung, unterschiedlicher Ansprechbarkeit auf die ursprüngliche Sprechlage, Schauspieler, Lehrer und Schüler, Mitarbeiter des Rundfunks und Fernsehens haben sich um die Deutung bemüht, die Wissenschaft griff das Problem auf, und dennoch muss man gestehen, dass auch das 20. Jahrhundert noch nicht exakt über richtig und falsch einer Interpretation zu entscheiden vermag. Eine Vielzahl von Methoden und Vorgehensweisen steht zur Wahl und ebenso viele Sprecher, die sie unbekümmert beiseite lassen. Zwischen allen ernstmeinend um die Lösung der Frage des nachgestaltenden Dichtungssprechens Bemühten besteht jedoch Einigkeit über grundsätzliche Fragen, die wir nun darstellen wollen.

6.1 Die Erarbeitung und Gestaltung der Dichtung durch den Lehrer

6.1.1 Literaturwissenschaftliche Interpretation

Allgemeingültig tritt die literaturwissenschaftliche Interpretation an die erste Stelle. Sie setzt ein, wenn wir die Dichtung aufschlagen. Nicht, dass Brechts *Le-*

gende von der Entstehung des Buches Taoteking auf dem Weg des Laotse in die Emigration, Bechers *Spanische Inquisition* oder Goethes *Über allen Gipfeln ist Ruh* dieser Interpretation zum Verständnis bedürften, sondern weil bei vielen Gedichten oder Prosastellen durch die literarhistorischen Forschungsmethoden sich das Erschließen wesentlich sicherer gestaltet.

Die Dichtung tritt mit dem willigen Leser in dialektische Wechselwirkung. Ohne ein Schema zu geben, erscheint es zweckmäßig, sich zunächst mit dem Dichter und seiner Zeit auseinanderzusetzen. Die gesellschaftliche Situation, der Dichter in ihr, umgeben von den Menschen, die wir zum Teil aus Beschreibungen oder von Bildern kennen, die Musik, die klang, die Räume, in denen man lebte, müssen uns vertraut werden. Je umfassender dieses Einleben mit Hilfe der wissenschaftlichen Forschungsergebnisse geschieht[130], um so leichter nähern wir uns der ursprünglichen Sprechlage, die den Dichter zu gerade dieser Aussage veranlasste.

Man kann nun – und das ist ein wichtiges Arbeitsmittel – den Vergleich mit den zur selben Zeit entstandenen Dichtungen vornehmen, sei es, dass ein Drama genaue Szenenangaben aufweist, die sich in der parallel niedergeschriebenen Ballade widerspiegeln können und den Personen deutlichere Konturen verleihen, sei es, dass ein Motiv, von uns durch die Jahrhunderte verfolgt, nun eine andere Aussagekraft empfängt oder sich ein Bild in seinem eigentlichen Gehalt erst erschließt. Wir wollen dabei nichts unbesehen in unsere Zeit nehmen, sondern es deutend übertragen und derart umsetzen, dass es den Menschen unserer Epoche verständlich ist, d.h., wir versuchen, den Wesenskern der Dichtung zu erkennen.

Es ist hier nicht der Platz, literarhistorische Methoden anzuführen. Das Ziel ist erreicht, wenn alles, was zu der Dichtung aufbereitet vorliegt, genutzt wurde und ein möglichst vollkommenes Bild des Dichters und seiner Zeit mit allen ihren Gegebenheiten entstanden ist.

Dazu können durchaus Form, Aufbau, Strophe und Vers in ihrer Durchdringung Wichtiges beitragen. Das Wesentlichste erscheint unbenommen, das Sich-Einleben in die Dichtung im Verarbeiten des angebotenen, so verdichteten sprachlichen Reizes in allen seinen Beziehungen. Eine isolierte literarhistorische Arbeit kann letztlich gar nicht geleistet werden, weil immer das historische sprachliche Fremderlebnis modifizierend einwirkt.

---

[130] Vgl. u. a. Momme Mommsen, *Die Entstehung von Goethes Werken in Dokumenten*, Berlin 1958.

6.1.2 Ersprechen der Dichtung

Das bisher theoretisch Erkannte vertieft das Nacherlebnis und grenzt enger und bestimmter ab. Es folgt das Suchen nach dem sprecherischen Ausdruck für den Erlebnisinhalt, der sich in uns bereits abzeichnet und im inneren Sprechen seit Arbeitsbeginn mitwirkt. Wir haben uns durch die literarhistorische Vorarbeit und das wiederholte stille Lesen in den Atemrhythmus der Dichtung eingefügt, erspüren mit der Atemprobe die Sinnschritte und nähern uns so dem Kern des Gedichtes.[131] Nun soll in lauthaftem Sprechen das, was wir deutlich erspürten, an den Hörer oder den Kreis der Hörer gerichtet werden.

An dieser Stelle entsteht ein entscheidender Unsicherheitsfaktor: Wir schalten nun die menschliche Unzulänglichkeit direkt ein und wissen, dass das Ziel, die einmalige, eindeutige Schallform, die vom Schöpfer dieser Zeilen im inneren oder im äußeren Sprechen vollzogen wurde, dennoch in Annäherungswerten erreicht werden muss. Als einziges Kriterium bleibt das Richtigkeitserlebnis, das sich bei ernsthafter und intensiver Arbeit an der Dichtung ergibt, die Überzeugung, jetzt die Richtigkeitsbreite[132] unbedingt gefunden zu haben.

Das Ersprechen als Methode verlangt, wie dargetan, ein aus dem Wissen heraus nachgestaltendes Sprechen, bis sich Inhalt und Form so deckungsgleich verhalten, dass der Hörer unserer Zeit nach seiner Erlebnisfähigkeit den vom Dichter gewollten Erlebnisinhalt empfängt. Man kann wohl kaum mit Zahlen abgrenzen. Als Erfahrungswerte aber gelten 10 bis 50 solcher Nachgestaltungen. Sie hängen ab von der Nähe des Dichters, dem Gehalt der Dichtung, der Lage des Sprechers und vielem anderen. Das Kunstwerk kann sich nicht unter Zeitnot öffnen, wenn seine Aussage für den Hörer echt und wahrhaftig sein soll.

Wieweit die Methode des Ersprechens die Annäherung an die Eindeutigkeit der Interpretation bewirkt, beweisen seit Jahrzehnten die Erfahrungen aus den Übungen im Sprechen von Dichtungen an den Universitäten. Je intensiver man sich mit dem sprachlichen Kunstwerk auseinandersetzt, desto zwingender antwortet der sprachliche Reiz mit dem zu erwartenden Klang. Dieser Prozess tritt selbst dann ein, wenn unsere Erwartungen zunächst in anderer Richtung laufen.

---

[131] Vgl. hierzu Teil I des Lehrbriefes, Abschnitte *Die allgemeine Einwirkung des Sprechantriebes* und *Kurze Einführung in die sprechwissenschaftliche Leselehre*.

[132] Der Terminus Richtigkeitsbreite geht auf Richard Wittsack zurück, der damit das Erreichen der ursprünglichen Schallform in der dem Sprecher der gegenwärtigen Zeit möglichen Annäherung meint. Lediglich mit Interpretationen innerhalb dieser Richtigkeitsbreite kann eine kritische Auseinandersetzung erfolgen, die sich nun auf graduelle, nicht aber prinzipielle Unterschiede bezieht.

In einer Übung wurde Heines Ballade *Der Dichter Firdusi* erarbeitet. Die angebotenen Interpretationen entsprachen dem Vorwurf nach Meinung des Kollektivs bis auf wenige, die sich nicht einordnen ließen, weil die zu starke Außenspannung das Eigentliche überzog. In der sehr offen geführten Auseinandersetzung nahmen insgesamt 9 Sprecher Partei für die kritisierte Deutung und erboten sich, die Dichtung für die nächste Stunde so zu ersprechen, wie es ihnen möglich erschien. Wie erstaunt jedoch waren sie, als vor der Übungsgemeinschaft die von ihnen gesprochenen Aufnahmen der Ballade hintereinander abgehört wurden: Sie glichen einander und den allgemeinen Fassungen der vorigen Stunde! Sogar die am meisten kontrastierenden Stellen, von uns aus dem Ganztext herausgeschnitten und mit früheren Fassungen gemischt, boten kaum Unterschiede. Die Dichtung hatte sich ihre Schallform erzwungen, die Sprecher waren in ehrlicher Arbeit am Text den von ihm ausgehenden Einwirkungen gefolgt und erreichten die Richtigkeitsbreite.

In einem anderen Beispiel sollte in verschiedenen Übungsgruppen aus Gottfried Kellers *Fähnlein der sieben Aufrechten* die Rede des jungen Hediger auf dem eidgenössischen Schützenfest gesprochen werden. Alle Sprecher aller Gruppen interpretierten mit mittlerer Lautstärke, obwohl von einer Ansprache im Freien, im Trubel des Festschießens, die Rede ist und laut bravo gerufen wird, weil Karl so „geschrien" haben muss, dass alle Höransprüche befriedigt waren.

Der Gegenversuch, ebenfalls in allen Gruppen, mit der Lautstärke, die nach der äußeren Sprechsituation der Novelle am Platze war, wurde rundheraus abgelehnt, weil damit der Sinn zerstört würde. Man schloss, dass Keller, besinnlich am Schreibtisch sitzend, geschrieben haben müsse, nicht stehend wie etwa Goethe. Auch hier hatte der Vorgang des Ersprechens zu einheitlicher Stellungnahme geführt. Man hatte sich im Einleben in die Dichtung, im Nachvollziehen der Atemabläufe, für eine ganz bestimmte Schallform entschieden. Diese Beispiele lassen sich beliebig erweitern.

Das Ersprechen wird damit zu einer wissenschaftlich beweiskräftigen Methode, die auch dann noch Ausgiebiges leistet, wenn literarhistorisch Meinung gegen Meinung steht. Es ist die andere Seite, ohne die eine literarhistorische Interpretation unvollständig bleiben muss, denn erst der Klang richtet über echt und unecht, richtig und falsch.[133]

---

[133] Vgl. etwa Emil Staiger, *Die Kunst der Interpretation*, Zürich 1955, S. 13 ff.; Ferdinand Josef Schneider, *Stilkritische Interpretationen als Wege zur Attribuierung anonymer deutscher Prosatexte*, Berlin 1954 (Ber. ü. d. Verh. d. Sächs. Akad. d. Wiss., Phil.-hist. Kl., Bd. 101, H. 2), S. 12; Friedrich Beißner, *Der Streit um Hölderlins Friedensfeier*. In: *Sinn und Form*, 7. Jg., 1955, S. 648.

6.1.2.1 Die Arbeit mit dem Tonband als Methode

Die pädagogische Bedeutung der Schallaufnahme wurde früh erkannt und genutzt. Bereits 1914 waren handelsübliche Schallaufzeichnungen des Edison-Phonographen mit Interpretationen der damals als berühmt geltenden Schauspieler im Unterricht vorgeführt worden.[134] Wir meinen hier jedoch den Gebrauch der Schallaufnahme als Mittel der Objektivierung und kathartischen Aussonderung des der Dichtung nicht Entsprechenden. Diese Methode ist seit dem Jahre 1948 von uns als Modifikation früherer Versuche auf dem Gebiet der Stimm- und Sprachpathologie auf die Dichtung übertragen worden, um die im Klangbild offenbar werdenden Stimmqualitäten und die jenseits der sprachlichen Zeichen für den Ausdruck wesentliche Erscheinungsform der Sprechmelodie und der rhythmischen Realisierung zu erfassen.[135]

Das Tonband ermöglicht eine weitgehende Kontrolle der Bündigkeit unserer Interpretation, weil wir uns ohne die Verschleierung des Hörbildes durch die Doppelleitung des Schalles über den Luft- und den Körperweg mit dem auseinandersetzen können, was den Hörer als Empfänger unserer Mitteilung erreicht. Jeder Überschwang wird deutlich und jedes Unterschreiten. Wir verweigern unbefriedigt Fehldeutungen und nähern uns in immer neuen Versuchen und im weiteren Abhören der Leistung dem Kern der Dichtung.

Hier darf in der Wiederholbarkeit des eben erfolgten Sprechaktes selbst die Reflexion über den Grund des Nichtankommens beim Hörer eintreten, die sonst den Akt des Nachvollzuges vernichten würde. Die Methode der Arbeit mit dem Tonband gilt zunächst für den Lehrer als eine bisher zu wenig genutzte Möglichkeit des Vergleichs.

---

[134] Vgl. Max Busse, *Meine erste Erfahrung mit der Sprechmaschine im Unterricht.* In: *Unterricht und Sprechmaschine,* 6. Jg., 1914, H. 4/5, S. 66. Busse berichtet über die *Erlkönig*-Interpretation von Ernst von Possart. Erich Wünderich, *Schallplatten für den Deutschunterricht.* In: *Wirkendes Wort,* 6. Jg., 1955/56, S. 366, wünscht gleichfalls die besten Sprecher, meint aber vordringlich Sprecherzieher und nicht mehr Schauspieler.

[135] F. Grewel, *How do Children Asquire the Use of Language?* In: *Folia Phoniatrica,* Vol. 3, 1959, Nr. 4, S. 201. In der Zusammenfassung wird betont, dass Kleinkinder ihren Sprachgebrauch nicht durch Nachahmung der Erwachsenensprache lernen, sondern „durch Melodiekontakt, in den sich der Sprachgebrauch der Eltern dem Kleinkind gegenüber, wie auch der Sprachgebrauch der älteren Kinder, ‚einfügt'. Die landläufige Behauptung über die Erlernung der Sprache ist also eine grobe Vereinfachung der wirklichen Verhältnisse".

Am Ende stehen sich die innere Realisation des sprachlichen Fremderlebnisses und die im lauthaften Sprechen nachvollzogene als nahezu deckungsgleich nicht mehr gegenüber. Das Ziel ist erreicht. Das Richtigkeitserlebnis bildet die Bestätigung.

Ohne Zweifel sind in diesem Vorgehen Fehlerquellen enthalten. Wir stehen am Anfang einer Ausbildung, und bestimmte Unzulänglichkeiten der körperlichen oder seelischen Stimmungslage und Reaktionsfähigkeit lassen sich kaum ganz überwinden.

Die Tonbandarbeit gewinnt an Schlüssigkeit durch das Abhören in der Gemeinschaft, wenn es sich um Kollegen handelt, die bereits in der Lage sind, echt und unecht ästhetisch abzuwägen. Damit erheben wir uns über die subjektive Beurteilung.

6.1.2.2 Hilfen für das Ersprechen (Mimik, Gestik, Bilder, Musik)

Beim Ersprechen vollziehen wir nach unserer literarhistorischen Vorarbeit die äußere und die innere Sprechsituation des Dichters nach. Oft ergibt sich eine zusätzliche Hilfe, wenn man Stellung und Haltung des Sprechers, ja selbst seine Spannungslage, Freude oder Schmerz, Hingabe oder Verschließen, auch mimisch und gestisch einzunehmen versucht. Nach der Wundtschen[136] Theorie formen sich so ähnliche Klangqualitäten. Felix Trojan hat weiter belegt, wie bestimmte Affekte die Sprache verändern und sich Nasalität und Lautheit, Stimmregister usw. für bestimmte Äußerungen einstellen.[137] Hier wäre der Weg umgekehrt zu gehen, von der zunächst äußerlichen Körpereinstellung zu der entsprechenden Schallform. Johannes Faust[138] zeigte, wie diese Umkehrung des Weges beschritten werden kann, wie man z. B. durch Glättung der Stirnfalten oder Lösung der verkrampften Handhaltung auch innerlich entspannt und sich entsprechend stimmlich ändert. Dieser „zentripetale" Weg von außen nach innen ist gemeint.

Die Sprechhaltung in Erich Weinerts Ballade *Eine deutsche Mutter* hat solche wesentlichen Spannungsunterschiede. Wir meinen nicht den Ausprägungsgrad, den der Schauspieler im Identifikationsprozess erreicht, sondern allein den des berichtenden Erlebens bei den Reden der Mutter, der Polizeischergen, des viel-

---

[136] Erich Drach, *Sprecherziehung*, 12. Aufl., Frankfurt a. M., Berlin, Bonn 1953, S. 149 f.
[137] Vgl. Felix Trojan, *Der Ausdruck der Sprechstimme*, a. a. O., S. 171 ff.
[138] Johannes Faust, *Aktive Entspannungsbehandlung*, 5., verb. u. erw. Aufl., Stuttgart 1954.

leicht mitfühlenden Postens und bei dem erhaben gefassten Schmerz im abschließenden Ausblick auf die Sühne. Man sollte sich in Zweifelsfällen mit der inneren und äußeren Sprechsituation vielleicht bis zur Auflösung in Handlung beschäftigen, bis der Stimmklang glaubhaft und echt wird und das Tonband die Schallform als richtig bestätigt.

In Goethes *Osterspaziergang* müssen wir u.U. im Vorgang des Ersprechens wirklich an das Fenster treten, um dem Blick die Weite des Schauens zu geben und der Stimme den Klang des *Kehre dich* um, *von diesen Höhen / nach der Stadt zurück zu sehen*. In der Ballade *Der König* in *Thule* hilft vielleicht das Andeuten des Stehens und die Geste des Wurfes zur echten Deutung der Strophe 5, ähnlich wie in Schillers *Taucher*.

Selbstverständlich darf dieses handelnde Umsetzen des Berichtes, um den es beim Sprechen der Dichtung grundsätzlich geht, immer nur als Arbeitsphase gelten, die keinesfalls bis zur Interpretation vor Hörern reicht. Sobald die Schallform die Dichtung erfüllt, kommt schrittweise der Abbau der Gesten und die Rückführung in die Qualitäten der Stimme. Uns wird klar, dass die Identifizierung des Schauspielers mit der Rolle eine Erleichterung für das Einfinden in die Sprechsituation bedeutet, dass diese Form der Kunst aber etwas prinzipiell anderes ist als das allein stimmlich evidente Sprechen von Dichtungen.

Weiter hilft ferner Richard Wittsacks Arbeitsmethode des Heranziehens von einstimmenden oder erläuternden Werken der Malerei und Plastik. Ein Gemälde aus der Zeit der Balladenhandlung, eine Landschaft zu den Bildern Eichendorffscher Lyrik oder Bechers Deutschlanddichtung vermag uns in die richtige Sprechhaltung zu führen. Auch hier wirkt letztlich ein „sprachlicher" Reiz. Wir stellen uns auf diese Menschen, diese Naturstimmung, diese Räumlichkeit ein, ja wir fühlen, wie man in dieser „Szene" nur sprechen kann und ergänzen die Aussage der Literaturwissenschaft.

Johannes R. Becher wurde von Riemenschneiders Plastik zu einer Dichtung angeregt, die zu seinen besten gehört. Lassen wir uns von dem gleichen Kunstwerk zur Interpretation der Dichtung im Sinne Bechers leiten. Sprechen wir nach einführendem Betrachten z. B. einer Abbildung des Straßburger Münsters, wenn es uns nicht vergönnt war, Goethes Wege in der elsässischen Stadt nachzuschreiten, jene jugendlich begeisterte, so vollendete Stelle aus dem 1773 von Herder veröffentlichten Bändchen *Von deutscher Art und Kunst*. Immer wird das Erkennen erweitert und unsere Einstellung zu dem sprachlichen Kunstwerk eindeutiger. Auch dabei durchdringen sich intellektuelle und emotionale Aufnahme und werden zur Ganzheit des Erlebens, das uns für den Nachvollzug bereiter macht.

Das Sammeln von Bildern ist dem Deutschlehrer nach diesen Gedankengängen zu empfehlen.

Daneben müssen wir das Einbeziehen von Musik in den Arbeitsvorgang erwähnen. Wir wissen, dass für Malerei, Plastik und Musik wohl selten eine synchrone Beziehung besteht, weil literarische Schöpfungen vielleicht schneller und auch leichter aufgenommen werden als das Neue der anderen Künste. Die Gipfel der verschiedenen musischen Ausprägungen können in den einzelnen Jahrhunderten nicht zur gleichen Zeit angesetzt werden. Uns erscheint es wichtiger, dass Zeitgenossen jene Werke schufen, die eine ganz bestimmte gesellschaftliche Lage zur Aussage drängte. So besteht dennoch ein Recht zum Vergleich, und zwar überzeugender als für die Zeitgenossen des damaligen Säkulums.

Musik könnte in unterschiedlicher Beziehung angewendet werden, 1. um bestimmte Gefühlsqualitäten oder Stimmungen zu übertragen und stärker erlebbar zu machen, 2. um das zeitgenössische Klangideal, jene Lautheit oder Intimität, zu belegen und 3. um einfach eine literarische Zitierung zu realisieren.

Im ersten Fall arbeiten wir bedingt naturwissenschaftlich. Es handelt sich um Änderung unserer eigenen Tonuslage in der gewünschten Richtung. Wir vollziehen wiederum bestimmte Atemeinheiten auf bestimmte Weise nach beim intensiven Hören, „stimmen" uns also ein, um auf das sprachliche Kunstwerk leichter zu reagieren.

Die zweite Verwendungsweise greift in den Forschungskreis der Musikwissenschaft hinüber, die seit langem gesichertes Material über die Aufführungspraxis und stilistische Ausprägung früherer Musiken vorlegte. Handbücher der Musikwissenschaft[139], aber auch populärwissenschaftliche Schriften helfen hier und natürlich noch einfacher die Sendungen des Rundfunks, die im Gegensatz zur Wortkunst eine viel höhere wissenschaftliche Qualität in den Aufführungen historischer und gegenwärtiger Musik zeigen. Wenn es uns aufging, wie man damals musizierte, können wir leichter übertragen.

Endlich ist die dritte Möglichkeit dann gegeben, wenn die in der Dichtung beschriebene Musik, in E. T. A. Hoffmanns Novellen oder in Mörikes *Mozart auf der Reise nach Prag*, wirklich klingt. Dann schwingen wir ein in den Kreis der Dichtung.

---

[139] Vgl. u.a. R. Haas, *Aufführungspraxis der Musik,* Potsdam o. J. (1931). In: *Handb. d. Musikwiss.,* hrsg. v. E. Bücken, Erg.-Bd. 1.

Auch das Anhören der Vertonung einer Ballade kann den Aussonderungsvorgang vorantreiben. Oft mag gerade der starke Kontrast und die nicht adäquate musikalische Interpretation, wobei es sich sowohl um den Komponisten als auch um die meist geringere sängerische Realisation handelt, die eigene Deutung erleichtern. Immer aber steht die Anregung zur weiteren Auseinandersetzung zur Verfügung, gleich, ob in dieser oder entgegengesetzter Richtung.

Vergleich und Erproben fügen sich in den Vorgang des Ersprechens somit vielfältig ein.

Auch das eigene Mittun in einer der genannten Schwesterkünste erhellt unseren Gegenstand und schafft eine Steigerung der Ansprechbarkeit. Die Beschäftigung mit dem Musischen erschließt auch das sprachliche Kunstwerk.[140]

6.1.2.3 Erarbeiten der Grundstimmung

Im Gegensatz zum darstellenden Sprecher, dem Schauspieler, der auf der Bühne immer neu das jeweilige Ereignis erleben muss, der nur den gegenwärtigen Teil seiner Rolle gestaltet, eine Teilstimmung des gesamten Dramas, muss der Sprecher von Dichtung die Gesamtlage erfassen. Ihn bindet deshalb die Grundstimmung des sprachlichen Kunstwerkes. Er weiß am Anfang bereits um das Ende und gibt den Bericht eines bereits Erlebten.

Irmgard Weithase hat zum Erfassen der Grundstimmung, neben der erwähnten literarhistorischen Arbeit, auf die Wahl der Person, den Gebrauch der Zeiten, auf Wortwahl und Satzbau hingewiesen.[141] Wenn der Dichter z. B. in der ersten Person spricht, sollte man unterscheiden, ob dieses Ich konventionell aufzufassen ist oder sich in der Tat die Nähe zur Aussage abzeichnet. Das Du der Dichtung kann ein verborgenes Ich bedeuten, weil der Dichter im Selbstgespräch zu sich zurückkehrt. Ist ein wirkliches Du außerhalb gemeint, dann muss die Art der Beziehung zum Partner gesehen werden. Eine starke Distanzierung gibt die Anrede in der dritten Person. Die erste Person pluralis kann gleichfalls Identi-

---

[140] Psychologisch muss an die passiv erlebte Wirkung des Filmes in seiner Verquickung von Bild und Sprache und Musik gedacht werden, Wirkungen, die sowohl künstlerisch als auch therapeutisch erfass- und nutzbar sind.
Vgl. Hans Krech, *Die kombiniert-psychologische Übungstherapie*, Abschnitt *Die Verwendung von Musik innerhalb des ET* und *Die Verwendung von Bild und Film innerhalb des ET*, a. a. O., S. 418–423.

[141] Vgl. etwa Irmgard Weithase, *Zum Vortrag der Ballade*. In: *Wiss. Z. Univ. Jena, 2. Jg.*, 1952/53, Nr. 2, Ges.- u. Sprachw. R., S. 119 ff.

fikation sein, besonders für unsere gegenwärtige Lyrik als Stimme der Gemeinschaft.

Der Gebrauch der Zeiten gewährt einen Hinweis auf das Verhältnis des Dichters zu seiner Aussage. Das Präsens sei besonders genannt in Bezug auf die Grundstimmung. Wesentlich wird ein Zeitenwechsel, wenn er nicht reimbedingt eintritt.

Die Wortwahl klärt in Richtung auf die Sprechstufe in ihrer Objekt- oder Subjektbeziehung. Psychologische Adjektiva und Adverbia bieten in die innere Sprechsituation des Dichters Einblick und offenbaren Nähe oder Ferne des Dichters zum Stoff.

Endlich vermag die Lockerheit oder Dichte des Satzbaues vom sprachlichen Rhythmus her Wesentliches über die Einstellung ihres Schöpfers zu vermitteln. Wir verwenden die angeführten Hilfen und dringen im Ersprechen durch Versuch und Gegenversuch zu dem Kern der Dichtung vor.

Das Zeitmaß entspricht dem Inhalt. Wir unterscheiden zwischen innerem und äußerem Tempo. Bedeutung hat allein das innere Tempo der Dichtung, die Getriebenheit oder Gemütlichkeit der Aussage. Sie muss in die Grundstimmung so eingehen, dass der Hörer ein echtes Bild, und zwar ein sprachliches Bild, erhält, d.h., das innere Tempo bleibt in den Grenzen sprachlichen Verstehens.

Wenn in Bürgers *Lenore* der gespenstische Ritt so gesprochen wird wie die rasende Jagd in Wirklichkeit, ist es um das Verständnis der Dichtung geschehen. Hier kann man allein das innere Getriebensein gestalten, d. h., das innere Tempo ist in das mögliche äußere Tempo modifiziert, ohne dass sein Charakteristikum verloren geht. Wir erproben die Tempovariationen und entscheiden wieder nach dem Tonband, ob sie der Dichtung genügen und den Hörer erreichen.

Ebenso beschäftigen wir uns mit der Betonung oder Beschwerung innerhalb der Fügungen. Das Ersprechen merzt alles aus, was erkünstelt und unecht hinzugetan werden soll. Die richtige Betonung ergibt sich im Sprechen und damit die Erschließung eines weiteren Teiles der Aussage.

6.1.2.4 Zitieren – Rezitieren – Deklamieren. Echtes und falsches Pathos

In wissenschaftlichen Vorträgen eingebettete Stellen aus Sprachkunstwerken werden allgemein und berechtigt zitierend gesprochen, während der Vortrag eines solchen Kunstwerkes über das Zitieren hinaus eine stärkere Gesamtstimmung erhalten muss, eine bestimmte Überhöhung, jene emotionale Qualität, die das Erleben von Kunst auszeichnet.

Goethe hat in den *Regeln für Schauspieler* in den Paragraphen 18, 19, 20, nachdem in den Schriften der Theoretiker der Sprechkunst vor ihm manche terminologische Verworrenheit zu finden war, wenn auch im Gegensatz zu seiner eigenen Sprechpraxis, klar zwischen Rezitieren und Deklamieren unterschieden.

Rezitation bedeutet ihm ein Vortrag, der „ohne leidenschaftliche Tonerhebung, doch auch nicht ganz ohne Tonveränderung zwischen der kalten ruhigen und der höchst aufgeregten Sprache in der Mitte liegt". Der Zuhörer soll immer fühlen, dass „von einem dritten Objecte die Rede sei... Der Recitirende folgt zwar mit der Stimme den Ideen des Dichters und dem Eindruck, der durch den sanften oder schrecklichen, angenehmen oder unangenehmen Gegenstand auf ihn gemacht wird; ... er ändert dadurch seinen eigenthümlichen Charakter nicht, er verläugnet sein Naturell, seine Individualität dadurch nicht.. ."[142]

Damit haben wir auch für unsere Arbeit eine klare Linie. Dem Sprecher sind Anfang und Ausgang des Gedichtes bekannt. Er berichtet von einer Begebenheit und identifiziert sich nicht mit deren Personen. Somit kann er nur nuancierend andeuten und geht lediglich durch Spannungsunterschiede, die sich aus der intensiven Arbeit ergaben, über das Zitieren hinaus.

Die Darstellung gehört allein der Bühne. Geschieht sie fälschlich im Funk oder im Vortragssaal, so bezeichnet man diesen Vergriff als Deklamation. Der Terminus ist seit etwa zwei Jahrhunderten belegt und immer wieder verschieden gedeutet. Für Goethe ist Deklamation eine Art des Sprechens, bei der „ich meinen angebornen Charakter verlassen, mein Naturell verläugnen und mich ganz in die Lage und Stimmung desjenigen versetzen (muss), dessen Rolle ich declamire ..., so dass ich jede leidenschaftliche Regung als wirklich gegenwärtig mit zu empfinden scheine".[143]

Der Schauspieler hat sich seines Selbst zu entäußern, wenn wir von Brechts epischem Theater absehen. Er muss Wallenstein und Faust sein, Wurm oder Karl Moor und darf den Zuschauer im ersten Akt noch nicht wissen lassen, für welches Schicksal ihn seine Rolle bestimmt.

---

[142] J. W. Goethe, *Regeln für Schauspieler, Goethes Werke*, Sophienausgabe, I. Abt., Bd. 40, Weimar 1901, S. 139 ff., §§ 18/19.
[143] Ebenda, § 20.

Darum wirkt der Übergang zur Deklamation, das Spielen eines Charakters, stilistisch so erschütternd. Das Gedicht ist eben kein Drama in fünf Akten und keine Operette, wenn wir an den Singsang jener Sprecher erinnern, die ihr Diplom nur der eigenen Machtvollkommenheit verdanken. Für lyrische und epische Dichtung gibt es nur Rezitieren.

Der Sprechstil unserer Zeit neigte nach dem letzten Krieg in der Besinnung auf die harte Wirklichkeit zu einer Beschneidung des Emotionalen, so dass oft zitiert wurde, wo nuancierendes Sprechen, das Rezitieren, am Platze war. Leider hat auch der Rundfunk in der Intimität des Hörerbezuges sich häufig dem Zitieren genähert. Stimmlich und ästhetisch schön gestaltet, verleugneten die Sendungen das echte Pathos. Echtes Pathos aber braucht jede Dichtung, die zarteste Lyrik wie die ausbrechende Hymne, jegliches dichterisch gestaltete Wort, ja jeder menschliche Mitteilungsvorgang. Das echte Pathos gibt erst die Überhöhung, die Dichtung bedeutet.

Falsches Pathos, jene Übersteigerung der Lautheit oder Unterbietung der Hörsamkeitsgrenze im Flüstern, jenes Überbetonen der Vokale, jenes Umbrechen in Gesang, jenes Sich-Selbst-Bespiegeln um des Beifalls willen, gehört allein der Deklamation. Als einmal in einer Großstadt Wilhelm Busch angekündigt war und der Deklamator eine „Julchen"-Stelle sang, kannte der Beifall keine Grenzen. Der Veranstalter meinte, als wir erschüttert den Saal verließen: „Das könnt ihr nicht." Er hatte recht, wir alle, die wir uns der Dichtung, verpflichtet fühlen, rezitieren. Wir sprechen das Erlebnis eines anderen nach den von ihm gegebenen Gesetzen der Sprechsituation.

6.1.2.5 Die Behandlung des Dialoges

Aus der Berichtsituation kann der Dialog nur durch verschiedene Sprechspannung angedeutet werden. Es geht nicht an, Frauenstimmen und Männerstimmen durch Tonhöhenunterschiede zu charakterisieren oder im *Erlkönig* z. B. jeder Person eine Stimme zuzuordnen, wie es in schlechten Anweisungen heißt: „Der **Vater** wird stimmlich in ruhigem, tieferen Tone wiedergegeben. Die Stimme des **Kindes**, welche die der Jugend entsprechende höhere Tonlage zeigt, ist im Klange von der sich steigernden Angst gefärbt... Leise und verführerisch tönen die Worte des **Erlkönigs**, bis der einschmeichelnde Ton sich zur höchsten dämonischen Gewalt steigert. Der **Erzähler** berichtet die Begebenheit in schlichtem natürlichem Tone..."[144]. Es ist ebenso pädagogisch kaum zulässig,

---

[144] Vgl. hierzu u.a. Léonie von Bodenhausen-Satory, *Die Erziehung der Stimme zur Veredelung der Sprache, zur Beseitigung von Sprachfehlern, sowie zur Ver-*

gerade diese Ballade in Handlung aufzulösen. Die Tochter eines Kollegen hatte den Erlkönig zu sprechen. Sie presste derart, dass Stimmbeschwerden eintraten, sie ihre Rolle gar nicht zu spielen vermochte und von Goethe nichts mehr wissen wollte.

Selbst beim Dramenlesen können nur in der angegebenen Art, durch das Einsetzen der jeweils erforderlichen, aus der Sprechsituation entwickelten Spannungsstufe, die Personen des Dialoges erkennbar sein. Dies beherzigte bereits Ludwig Tieck in seinen Lesungen, obwohl wir heute seine Vortragskunst sicher mehr der Deklamation zurechnen würden. In seiner Zeit wirkte er als Rezitator im wahrsten Sinne und vermied besonders Tonhöhenunterschiede bei Männer- und Frauenstimmen.[145] Ähnlich verhielt sich auch Karl von Holtei, der die Dramenvorlesung in den großen Saal trug.[146]

Diese eigenartige Kunstform entstand aus den Gegebenheiten der Zeit. Der Tiefstand der Theatereinrichtungen ließ es immer noch besser erscheinen, ein Stück gut vorgelesen zu hören, als es in einer Aufführung auf dem Theater zermartert zu sehen. Wie groß die Anteilnahme an diesem nuancierenden Lesen war, zeigt, dass Tieck oft zwei Shakespeare-Dramen an einem Abend las, ja mitunter danach noch ein Lustspiel.

Dramenlesen dürfte heute kaum noch geübt sein. Der Dialog in der Ballade, in der Epik, gelegentlich auch in der Lyrik bedarf einer noch weit vorsichtigeren Gestaltung. Man lasse sich auch nicht durch die guten Hörspiele des Rundfunks verleiten. Dort sind berechtigt Schauspieler eingesetzt, verschiedene Personen, die allein die Gesetze des Dramas erfüllen, während wir immer nur Berichtende sein dürfen. Es ist methodisch wichtig, bereits in den unteren Klassen eine klare Scheidung zwischen den stilistischen Möglichkeiten des Schauspielers und des Sprechers von Dichtungen aufzuzeigen. Jede Ballade gibt dazu Anlass und jedes Schulspiel. Hier schon zeigen sich die Begabungsunterschiede für die Darstellung oder für das Nachgestalten von Dichtung. In der Geschichte der Schauspielkunst und in der Geschichte der Vortragskunst gibt es kaum Doppelbegabungen, die ebenso gut auf der Bühne als im Vortragssaal bestehen konnten. Meist überragt die eine Begabung bei Weitem. Vielleicht kann Joseph Kainz nach Berichten und Schalldokumenten als Schauspieler und Rezitator

---

hütung und Heilung von Halsleiden, 2. Aufl., Cassel 1925, S. 47.

[145] Vgl. Irmgard Weithase, *Die Geschichte der deutschen Vortragskunst im 19. Jahrhundert, Anschauungen über das Wesen der Sprechkunst vom Ausgang der deutschen Klassik bis zur Jahrhundertwende*, Weimar 1940, S. 200–214.

[146] Vgl. Wilhelm L. Höffe, *Karl von Holtei als Dramenvorleser*, Phil. Diss., Breslau 1939, etwa S. 28 ff.

gelten, vielleicht auch Matthias Wiemann und bedingt Helene Weigel. Die anderen bestätigen nur die Tatsache, dass der Dialog der Dichtung anders realisiert werden muss, als es der Schauspieler gewohnt ist.

6.1.2.6 Redeankündigung der wörtlichen Rede

Nach unseren Ausführungen muss sich auch die Gestaltung der direkten Rede nach Zitieren, Rezitieren und Deklamieren unterscheiden. Wir wollen uns dabei für das Rezitieren besonders mit der Redeankündigung befassen, die der Dichter als „Kommentar" seiner damaligen Sprechsituation niederschrieb. Die Redeankündigung will also überbrücken, die Stimmung herbeiholen, die zum Verstehen benötigt wird. Fast alle epischen Werke bieten Beispiele, besonders präzise u. a. Theodor Fontane, Thomas Mann, Anna Seghers. Die Redeankündigungen können vor, in und nach der direkten Rede eingefügt sein. Es ist uns ohne Weiteres klar, dass sie sich nicht oder nur ganz unwesentlich im Gefüge der Sprechmelodie absetzen. Sicher können wir die unmittelbaren Hinweise, die über Atmung, Stimmqualität, Dynamik, Tempo und psychische Lage des Sprechers aussagen, aus der Gesamtsprechsituation gar nicht anders als durch die entsprechenden Spannungsstufen vollziehen, die all dies einfach vermitteln. Hinweise auf Gebärden und Mimik gehören eng zu den psychischen Einwirkungen auf die Stimme. Mitunter wird auch die Wirkung auf den Hörer mit einbezogen.

Es ist gut, sich mit den Redeankündigungen der gesamten Dichtung zu beschäftigen, weil sie die Einzelstelle zu erläutern vermögen. Noch weiter greifend sollten wir versuchen, literarhistorisch uns noch einmal zu erinnern, wie der Dichter selbst zu sprechen pflegte, und auch diese Bemerkungen heranziehen, falls sie sich über ungenaue und nicht wertbare Ergüsse hinausbewegen.

Durch die genaue Einstimmung in die notwendige Sprechsituation wird durch die richtige Realisierung der Redeankündigung die Person in der Sicht des Dichters wirksam. Jeder Vergriff muss sich auf das Gesamt der Deutung als Verschiebung des Gefüges auswirken. Immer bleibt der Bericht gewahrt. Mitunter wird es erforderlich, sich die angegebene Sprechhaltung, Gesten, Mimik usw., darstellend zu vergegenwärtigen, um von außen nach innen, wie wir es oben ausführten, den Stimmklang echt zu gestalten. Wie wir wissen, muss diese Art der Arbeit als Durchgangsphase gelten. Sie gehört nicht in den endgültigen Vortrag, der nur die stimmliche Ausprägung duldet.

6.1.2.7 Das Sprechen des Verses (Reim, Enjambement)[147]

In der Theorie und Praxis des Nachgestaltens von Sprachkunstwerken hat man sich seit mehr als hundert Jahren mit dem Sprechen des Verses beschäftigt. Die verschiedenen Zeiten brachten verschiedene Realisationen, die so weit gingen, dass auf die Frage, „ob das Drama in Versen etwa sei", die Antwort des Mannes an der Kasse lautete: „Ja, aber Sie merken nichts davon."

Goethe hatte in Weimar gegen die naturalistische Manier oder auch Schlamperei ein fast skandierendes Sprechen der Verse eingeführt, während Iffland den Vers nahezu in Prosa auflöste. Der Kreis um Stefan George sprach, wie Richard Wittsack selbst erlebte, alle Verse psalmodierend und rituell.

Auch Theodor Fontane, von 1870–1889 ständiger Referent der Vossischen Zeitung über das Berliner Schauspiel, äußerte sich verschiedentlich zum Sprechen des Verses. Er hält die Realisierung besonders der Schillerschen Verse innerhalb der Dramen für schwierig. „Diese so vorzutragen, dass man ihren Inhalt als etwas Natürliches und ihre Form gleichzeitig als etwas Apartes und höher Potenziertes empfindet, ist eine Aufgabe, die nur selten gelöst wird...".[148] Fast genau ein Jahrzehnt früher datiert seine Klage, „alle Schauspieler... (sprechen) Verse nach einem Prinzip, das richtig sein mag, das aber die Poeten nie selber gelten lassen werden. Der Reim kommt nie zu seinem vollen Recht. Er ist aber dazu da, um durchzuklingen und bemerkt zu werden, ja er wird, richtig gehandhabt, zur Brücke zum leichteren Verständnis."[149]

Der Vers ist nicht, wie man annimmt, ein metrisches Schema, das auch anders, d.h. in Prosa dargeboten werden kann, sondern er stellt ein bestimmtes Spannungsgefüge dar, das sich, allerdings ebenso wie die Prosa, nicht ohne den Dichter verändern lässt, weil jede Verschiebung eine Änderung der Aussage in ihrer speziellen Bezogenheit veranlassen muss. Goethe sagte u.a. 1824 in einem Gespräch mit Eckermann über seine *Römischen Elegien:* Wie „in den verschiedenen poetischen Formen geheimnisvolle große Wirkungen" liegen, so dass bei einer Übertragung der Elegien in die Versart von Byrons *Don Juan* sich

---

[147] Vgl. zu diesem Abschnitt auch Erwin Arndt, *Deutsche Verslehre, Ein Abriss,* Berlin 1959, § 10 *Der Reim.* Die Beispiele sind gut gewählt.

[148] Vgl. Theodor Fontane, *Gesammelte Werke, Jubiläumsausgabe, zweite Reihe in fünf Bänden. Autobiographische Werke/Briefe,* 2. Bd., Berlin 1920, S. 120, *Besprechung der Jungfrau von Orleans,* 8. 5. 1881.

[149] Derselbe, *Plaudereien über Theater,* Erster Band, Das königliche Schauspielhaus zu Berlin. Neue, vermehrte Ausgabe, Berlin 1926.

„das Gesagte ganz verrucht ausnehmen" müsste.[150] Die Versform muss also in jedem Falle erhalten bleiben; sie darf jedoch nicht aufdringlich in den Vordergrund treten, sondern beugt sich der höheren Qualität des sprachlichen Rhythmus. Wenn der Dichter aber, wie in den *Römischen Elegien,* ein Versmaß absichtsvoll verhüllend wählte, muss es sich für den Hörer ausprägen. Die erste Möglichkeit dürfte ungleich häufiger sein.

Vielleicht kann man das Metrum mit dem Takt einer musikalischen Komposition vergleichen. Die eigentliche Ausführung folgt ebenso den inneren Gesetzen des Werkes und richtet sich nach dem Komponisten. Deshalb sind auch bei völlig gleichen Vierteltakten oder bei im Schema völlig gleichen Versmaßen immer wieder andere Realisationen erforderlich, wenn die Musiken von Mozart oder Beethoven, die Verse von Goethe oder Schiller stammen.

Im Allgemeinen darf der Reim nicht vordergründig sein. Enthält er jedoch Betonungsgipfel, so sind sie gebührend zu beschweren. Das Klappern der Reime im „Aufsagen" des Gedichtes durch den Schüler, der nur auf das Auswendiglernen kontrolliert wird und sich das Gedicht in dieser äußeren Art einprägte, besagt ja nur, dass die Atemeinheiten nicht ausgegliedert sind und u.U. das Metrum über den sprachlichen Rhythmus gesiegt hat.

Unreine Reime pflegen wir heute meist anzugleichen. Dabei tritt manches, was sich vor der strengen Regel früherer Jahrhunderte oder Jahrzehnte abzeichnete, heute als weniger bedeutend zurück. Wir sprechen z.B. *Ach neige,/ Du Schmerzensreiche...* nicht mehr in der Lautung Goethes, d.h. *G* gleich *CH* [ç], sondern bleiben bei dem palatalen Explosiv in *neige* und stellen ihn im Reimwort dem palatalen Reibelaut *CH* [ç] gegenüber, ohne uns behindert zu fühlen. Die Beziehung auf das im Reim Gemeinsame genügt klanglich, während man vom Schriftbild vielleicht noch anders entscheidet. Es geht aber allein um den klanglich realisierten Reim.

Schwierigkeiten bereitet immer wieder der Zeilensprung, das Enjambement.[151] Hier schließt der Sinnschritt nicht mit dem Zeilenende, sondern führt mit einer Spannungsaufgipfelung, einer bestimmten Staupause, in das Gefüge der nächsten Zeile. Das Enjambement ist eines der wesentlichen rhythmischen Spannungsmittel. Seine Anwendung zeugt von der Kunst des Dichters. Es lässt sich

---

[150] Vgl. Eckermann, *Gespräche mit Goethe,* zitiert nach der Illustrierten Ausgabe, besorgt von Hans T. Kroeber, Weimar 1918, 1. Bd., S. 76 f., *Gespräch vom* 25. *Februar* 1824.

[151] Vgl. die Ausführungen von Erwin Arndt, a. a. O., S. 45 ff., besonders Beispiel S. 46 oben.

also im Wesentlichen aus Einfügen und Mitvollzug gestalten. Die Enge der Bindung ist unterschiedlich. In dem einen Beispiel darf nur die Pausenlänge der Naht, in dem anderen die des Gelenks usw. stehen. Immer aber muss die Form der Dichtung vor dem Zerbrechen bewahrt bleiben, niemals darf dafür ungegliederte Prosa eintreten. Das Enjambement muss also sprechend erspürt werden.

Äußerlich geht es um die Länge der Pause, die nur so bemessen sein darf, dass der begonnene Sinnschritt nicht darunter leidet. Ja, er soll in seiner Gewichtigkeit der Aussage noch verstärkt werden, den Hörer besonders einbeziehen. Die Stimmführung folgt der Einheit des Sinnschrittes, d.h., wir sprechen nicht kadenzierenden Melodieabfall, sondern bleiben in der Melodieführung der vorhergehenden Wortblöcke.

Das Enjambement kann sich über mehrere Zeilen hin wiederholen. Die Gestaltung ist die Gleiche. Das Strophenenjambement bedeutet das Weiterführen und Vollenden der Aussage erst in der neuen Strophe. Beispiele bieten vor allem die Dichtungen Hölderlins.

Für das Ersprechen empfiehlt sich gerade in Bezug auf das Enjambement, das methodische Hilfsmittel der Tonbandaufnahme einzusetzen, um sich über die Wirkung klar zu werden. Erfahrungsgemäß sucht der Anfänger die Stauung am Zeilenende möglichst klein zu halten, um dem Hörer nicht zu viel zuzumuten. In Wirklichkeit aber muss uns beim Sprechen die Aufgipfelung durch die Pause gerade noch erträglich erscheinen, wenn der Hörer verstehend folgen soll. Der Erfahrungswert des Enjambements muss erarbeitet werden. Gut lässt sich der Zeilensprung in Schillers Gedicht *Das verschleierte Bild zu Sais,* in Brechts *Legende von der Entstehung des Buches Taoteking auf dem Weg des Laotse in die Emigration* oder auch in Bechers *Oberbayrische Hochebene*[152] nachvollziehen und erspüren.

6.1.2.8 Der Hörerbezug der Dichtung (Hochlautungsstufe)

Jedes Gedicht wendet sich an einen bestimmten Hörer. Es gibt in der Welt des gesprochenen Wortes keine bindungslose Mitteilung. Selbst die Monologe haben einen Hörer, wenn auch das Ansprechen des eigenen Ich, das Ich in Hörerfunktion, vielleicht kein einwandfreies Belegbeispiel darstellt. In der literar-

---

[152] Von Ernst Stein, in: *Kleiner Wegweiser zu Johannes R. Bechers Gedicht,* Berlin 1956, aufgenommen und S. 21 ff. erläutert. Stein verweist besonders auf das Kunstmittel des Zeilensprunges (S. 21 f.).

historischen Vorarbeit versuchten wir, die Sprechsituation abzugrenzen. Wir wissen meist, an wen der Schöpfer des sprachlichen Kunstwerkes sich wendet, wer dieses Du ist, unter welchen äußeren und inneren Bedingungen, in welcher Spannungslage, in welcher Körperhaltung, sitzend oder weit ausgreifend schreitend, diese Worte an den Empfänger gerichtet sind. Der jeweiligen Sprechsituation passt sich ohne Reflexionen auch die Lautungsstufe an. Es ist unsinnig, den Monolog der Iphigenie *Heraus in eure Schatten, rege Wipfel...* so zu sprechen, als säße man gemächlich am Kaffeetisch. So wie der Nachbar über den Gartenzaun, vielleicht in einer Umgangssprache, die der Mundart stärker verhaftet ist, über irgendwelche Sämereien befragt wird, begrüßt man doch den gleichen Kollegen z. B. in einer Versammlung in durchaus hochsprachlicher Lautung. Die Sprechsituation hat sich verändert. Inhalt und Form der Dichtung sind somit Hinweise auch für die Lautungsstufe.

Darüber hinaus erschließt sich durch das auch körperliche Nachvollziehen der Gedankengänge des Dichters seine gemeinte Spannungslage im Sinne der Übertragung. Wir spüren so u.a. bei Goethe, wie sich aus der Gelassenheit des selbstsicheren Menschen eine Stufe ergibt, die nicht immer unabdingbare Hochlautung fordert, während gerade für Schiller, der, von Krankheit zermürbt, getrieben schaffen musste, sich eine andere Abstufung der Lautung zeigt. Hier kann von der hohen Ebene der Ausformung kaum abgewichen werden, ohne dass sich Verstöße ergeben. Bei anderen Dichtern, z. B. bei Heine, findet sich eine besonders präzise Konsonantenartikulation, die erst die eigentliche Wirkung der Dichtung freimacht. Ähnlich mag auch Tucholsky in der Lautungsstufe eingeordnet werden. Das Reflektieren über die Sprechstufe gibt allgemeine Hinweise, das Ersprechen überprüft sie und bringt die aus beiden abgeleitete endgültige Realisation.

6.1.2.9 Gestaltung des Bildgehaltes

Eines der Mittel des sprachlichen Kunstwerkes stellt das Bild dar. Die Deutung hat sich mit der Übertragung des Bildgehaltes zu befassen.

Das reale Bild einer Landschaft, eines Vorganges, eines Menschen in einer bestimmten Haltung lässt sich ohne wesentliche Schwierigkeiten dem Hörer vermitteln, wenn ihm genügend Zeit zum Nachvollzug gegeben wird. Diese Zeit ist immer vorhanden, wenn der Sprecher diesen Nachvollzug selbst nicht umgeht, wenn er in gleicher, der Dichtung adäquater Betrachtung den Hörer führt und der äußeren Sprechsituation gerecht wird. Der Vergleich mit der Filmaufnahme erscheint etwas ungenau, trifft aber dennoch. Der Zuschauer ist erst dann zufrieden, wenn er wirklich gesehen hat, worum es geht.

Wesentlich komplizierter zeigt sich die Übertragung des symbolischen Bildes. Die Gestaltung hängt an der intensiven Vorarbeit, die auch dieses Bild fassbar machen muss. Der Verstehensvorgang nutzt die Stimmqualität, das Bild setzt sich in Klangfarbe um und deutet die benötigte Spannungsstufe der sprachlichen Mitteilung. Oft wird das Bild nicht eindeutig sein, weil sich bestimmte Dichtungen, z. B. Rilkes *Duineser Elegien,* im Bildgehalt nur spröde oder gar nicht erschließen.

6.2 Der Vortrag der Dichtung

6.2.1 Das Problem der Überschrift

Die gesprochene Überschrift ist ein echtes Problem. Soll sich für den Sprecher, der im Gegensatz zum Schauspieler von Beginn an um das Ende weiß, das Wissen bereits in der Lautung der Überschrift zeigen? Dann müsste *Lenore* von Bürger mit dunkler Grabesstimme angesagt werden oder in Goethes *Hochzeitlied* die schwelgesellige Szenerie der Hochzeitstafel im vollen, entspannten, wohligen Stimmklang sich kundtun. Das andere Extrem wäre eine unbeteiligte, sachliche Mitteilung, die für alle dichterischen Vorwürfe gleich bliebe.

Wie immer liegt das Zutreffende etwa in der Mitte. Wir brauchen weder ein übertriebenes Antönen der Stimmung noch das Beschneiden der Wissenssphäre und helfen uns mit einer Pause, die groß genug ist, dass der Hörer den Titel wirklich verstanden hat und wir uns vom Ansagen in die Spannungsstufe der Dichtung einfinden. Also: sachliche Ansage, Pause, Dichtung.

Ein weit besseres Mittel ist das Weglassen der Überschrift, vor allem auch in der Klasse, in der jeder sowieso weiß, welches Gedicht behandelt wird. In der Öffentlichkeit bedarf das Weglassen der Überschrift selbstverständlich einer Vorbereitung, des Programms oder der Voransage der Feierfolge, die sogar, wie im Rundfunk, mit einer Absage wiederholt werden könnte. Programme haben Vor- und Nachteile. Sie rascheln und binden bedingt die Aufmerksamkeit der Hörer, d.h., sie lenken nicht nur hin, sondern auch ab. Die Gestaltung des Programmentwurfes, die Art des Druckes, also das grafische Bild, die Führung durch bestimmte Hinweise usw. haben dabei günstigen ausgleichenden Einfluss. Eine Einzelüberschrift dagegen dürfte immer wieder den Hörer und uns störend unterbrechen. Wir sollten genau erwägen, ob wir sie nicht umgehen können.

6.2.2 Auswendigsprechen oder Lesen

Auswendigsprechen oder Lesen ist ein fiktiver Titel. Es kann selbstverständlich nach unseren Ausführungen nur gelesen werden. Der Sprecher braucht das Lesepult, als eine Form der Barriere, um nicht in das Spiel des Schauspielers abzugleiten, zu deklamieren, anstatt zu rezitieren.

Hinter dem Pult lassen sich zudem bestimmte Spannungsgesten der Hände dennoch ausführen, wenn es einer einstimmenden Führung bei allzu kurzem Anlauf, d. h. bei nur wenige Zeilen umfassenden Gedichten, bedarf. Sie können sich selbst vor dem Spiegel prüfen, wie schnell sich Elemente der Darstellung einfügen, wenn Sie ohne Pult und auch auswendig sprechen. Das Pult soll gut beleuchtet sein. Der Sprecher muss ohne Schwierigkeiten Leselicht haben, er soll ferner im Gesicht ausgeleuchtet sein, um den Blick des Hörers auf sich zu ziehen. Jeder sucht den Sprecher bekanntlich zu sehen. Wir rücken um Säulen herum, neigen uns vor, um eben den Klang ganz zu bekommen, ja stellen uns im Funk den Sprecher oft genug vor, um diese Stimme einzuordnen und sicherer aufzunehmen.

Wir lesen und sprechen nicht auswendig. Unsere Mitschnitte von sogenannten „Rezitationsabenden", bei denen auswendig Novellen, Romane oder Verse gesprochen wurden, beweisen, dass den Dichtern gröblich Unrecht geschieht. Der Text stimmt nicht mehr, jede Änderung trübt den Gesamtrhythmus, und eigene Texteinschübe legen dem Kenner so viel Hindernisse in den Weg, dass von einer echten Hörsituation nichts mehr übrigbleibt. Es ist einfach ein Unding, ohne Souffleur eine viel größere Gedächtnisleistung zu bewältigen. Sicher lässt sich das Gedächtnis durch Übung in erstaunlichem Maße emporbilden. Dass es durch irgendwelche äußeren oder inneren Ablenkungen dennoch einmal versagt, steht ebenso fest. Damit wird ein mechanisches Auswendiglernen unstatthaft[153], obwohl wir uns alle durch den Vorgang des Ersprechens die Dichtung sogar „inwendig" zu eigen gemacht haben.

Eine einzige Ausnahme sei zugestanden: Wenn die Klasse dem Lehrer nicht zutraut, dass auch er die Dichtung „auswendig" beherrsche, dann muss ohne Text gestaltet werden. Diese Ausnahme aber bestätigt nur die Regel.

---

[153] Auswendiglernen dürfte in unserer Zeit kaum noch als Strafe verwendet werden, wie es im Anfang des 20. Jahrhunderts gang und gäbe war.

6.2.3 Mimik und Gestik

Nur als Wiederholung sei erinnert, dass alle Gesten, auch die vorsichtigen, nicht über die schützende Deckung des Pultes hinausgehen dürfen. Etwas anders steht es mit der Mimik. Dass wir bei freudigen Anlässen uns in der Mitteilungshaltung anders befinden als bei Schmerz oder Trauer, zeichnet sich in der Mimik ab. Wir geben uns der ergründeten Stimmung durchaus hin und denken nicht an die *auch* mimische Verformung des Klanges. Aber wir studieren niemals die Mimik vor dem Spiegel ein. Sie muss das adäquate Erzeugnis des vom Gedicht geforderten Spannungszustandes sein, nicht mehr und nicht weniger. Dass der Hörer diese mimische Ausprägung zusätzlich erkennen will und erkennen soll, wurde im Abschnitt *Auswendigsprechen oder Lesen* in Richtung auf die entsprechende Ausleuchtung des Gesichtes angeführt.

6.2.4 Die Berücksichtigung des Raumes

Der Raum der Dichtung erfordert in verschiedener Hinsicht eine Beachtung. Einmal handelt es sich um den durch die Sprechsituation gezeichneten räumlichen Bereich, jene Landschaft, jene kleine Stube, in der Menschen miteinander sprechen, zum anderen um den Raum, in dem wir die Dichtung nachgestalten wollen.

Es erhellt, dass sich beide Raumbegriffe in der Weite decken müssen. Ich kann ein Gedicht, das sich ohne fremde Zeugen an die Geliebte wendet, nicht im Hallraum des Leipziger Völkerschlachtdenkmales oder in einem überdimensionalen Theater sprechen. Wie der bestimmte Dichter die Sprechsituation aufgezeichnet hat, so nur kann die Wahl des Raumes für die Nachgestaltung erfolgen. Wir sind somit vom Raum abhängig, oder besser, wir wählen für die gewünschten Dichtungen den ihnen entsprechenden Raum.

Ganz allgemein sind die Vortragsräume meist zu groß und erfordern in vielen Fällen eine solche Veränderung der Dichtung, dass die Interpretation nicht mehr stimmt. Lyrik braucht den intimen Raum, um wieder echt zu klingen. Deshalb eignet sich die Sprechsituation des Rundfunks unbenommen für lyrische Verse. Eine Ausnahme bildet allein Tribünenlyrik, die die Weite des Saales benötigt. Es ist auch nicht dasselbe, wenn eine Dichtung zwar intim vor dem Mikrofon gesprochen wird, aber dann mit dynamischer technischer Aufsteuerung an den Hörer gelangen soll. Die Sprechsituation ist verzeichnet!

Die Ballade ist im mittleren Raum möglich, die Ballade Schillers nur im Saal. Das epische Werk bedarf meistens des mittleren Raumes. Wir können alle Dichtungsgattungen etwa im durchschnittlich großen Klassenzimmer sprechen, einige gut, andere gerade noch. Der Raum, in dem Kammermusiken stattfinden, sollte auch für die Lesung gebraucht werden. Die Anzahl von Dichtungen für den Großraum ist gering, alle anderen ertragen die Vergrößerung nicht.

Was der Dichter mit seiner Sprechraumangabe wirklich meint, hat sich Ihnen aus der praktischen Arbeit inzwischen ergeben. Wenn Sie diese Lautheit überziehen oder unterbieten, stellen sich Störungen in Bezug auf die Echtheit ein. Es klingt nicht mehr so, wie Sie es empfinden. Damit wird klar, wie vorsichtig der Einbau von Dichtungen in eine Feierfolge erwogen werden muss, um den Raum nicht wechseln zu müssen.

Der Rundfunk verzichtet leider noch zu oft auf die Berücksichtigung dieser Erkenntnis, obwohl vor dem Mikrofon durch eine Vergrößerung des Einsprechabstandes die Raumillusion gegeben werden kann, so dass auch der Hörer zu Hause z. B. in den *Kranichen des Ibykus* von Schiller die Weite des Forums erlebt. Dass hier noch eine wesentliche Erziehungsarbeit zu leisten bleibt, sei damit erwähnt.

6.2.5 Die Berücksichtigung des Zeitstiles

Die Dichtung ist in einer bestimmten Zeit von einem Menschen jener Zeit, im inneren oder lauthaften Sprechen, vollzogen worden. Inzwischen sind Jahre und Menschen vergangen, und andere, neue Menschen mit anderen, neuen Ideen und Strebungen stehen dem historisch gewordenen sprachlichen Fremderlebnis gegenüber.

Wir sind uns einig, dass die Ausdruckswertigkeit der Schallform und ihrer Elemente historischen Wandlungen unterworfen ist. Damals wurde unsere Sprache anders gesprochen. Die größeren Lautwerte bedingten z. B. eine langsamere Sprechweise und auch andere Melodieverläufe. Praktisch lässt sich eine historische Schallform kaum wiederherstellen. Auf dem Gebiet der gesprochenen Sprache fehlen zudem alle exakten Aufzeichnungen. Die Quellenlage ist bis zur Erfindung des Phonographen durch Edison im Jahre 1878 schwierig.

Die schriftlichen Aufzeichnungen zeigen immer wieder die Anmaßung gegenüber der gesprochenen Sprache. Goethe fasst es treffend zusammen: „Ein jeder, weil er spricht, glaubt, auch über die Sprache sprechen zu können."[154] Daran hat

---

[154] J. W. Goethe, *Maximen und Reflexionen,* Nach den Handschriften des Goethe- und Schiller-Archivs, hrsg. v. Max Hecker, Weimar 1907, S. 42 (239).

sich bis heute nichts geändert. Über Musik berichtet der Musikkritiker, über Sport der Sportreporter, über den sprechkünstlerischen Abend aber, wer gerade frei ist.

Nur wenige Zeugnisse lassen sich ohne weitere Hilfsmittel direkt auswerten, z. B. Lessings Erörterungen über das „Mouvement" im *Achten Stück der Hamburger Dramaturgie, vom 26. May* 1767[155] oder Mörikes Beschreibung seines Besuches bei der berühmten Agnese Schebest.[156] Ferner sollten wir bedenken, dass auch die Erlebnissphäre einer vergangenen Zeit anders war als die des heutigen Menschen. Daraus ergeben sich ebenso Wandlungen der Ausdrucksformen.

Sicher werden uns Vergleiche mit den zur selben Zeit klingenden Musiken, mit den im selben Zeitraum, also in der etwa gleichen gesellschaftlichen Lage, erzeugten Plastiken oder Gemälden oder auch deren Reaktionen auf die Menschen jener Epoche wesentlich helfen, immer aber werden sie auch belegen, dass eine andere Stufung der sprecherischen Mittel als sicher erscheinen muss.

Nun ist, wie oben ausgeführt, niemals eine unbedingte, historisch echte Reproduktion angestrebt, sondern nur die Übernahme des in der Sicht, des Dichters eigentlichen Kernes des sprachlichen Kunstwerkes. Der Mensch unserer Zeit mit seiner Persönlichkeit und der Hörer unserer Zeit schalten sich in den Reproduktionsvorgang somit gleichberechtigt ein. Wir sprechen nicht, wie Klopstock damals seine Oden sprach, sondern wie er sie in seiner Zeit empfinden musste und wie sie uns in unserer Zeit im Ausdrucksgehalt echt erreichen. Es ist eine Synthese nötig aus Dichter und Zeitstil jener Zeit und Sprecher und Zeitstil der gegenwärtigen Zeit.

Wird einer der Faktoren überbewertet, z.B., wenn Ideen, die in jener Zeit gar nicht gemeint sein konnten, untergeschoben werden, dann ergibt sich ein Bruch. Man sollte besser nicht die Dichtung verändern, sondern eine andere, die für un-

---

[155] *Gotthold Ephraim Lessings sämtliche Schriften*, hrsg. von Karl Lachmann. Dritte, auf's Neue durchgesehene und vermehrte Auflage, Stuttgart 1893, S. 215 f. Lessing versteht unter Mouvement in der Musik die Art der Schnelligkeit oder Langsamkeit, mit der ein musikalischer Takt ausgeführt wird und setzt dem gegenüber die Veränderlichkeit des sprachlichen Ablaufes. Das Mouvement bleibt im ganzen Musikstück gleich, die sprachliche Leistung dagegen wandelt sich von Affekt zu Affekt, wenn sie „aus einem durchdrungenen Herzen, und nicht bloß aus einem fertigen Gedächtnisse fließet".

[156] Vgl. Walther Eggert Windegg, *Vom heute gewesenen Tage, Die schönsten Mörikebriefe*, München 1922, S. 124 f.

sere beabsichtigte Feier vom Ideengehalt her stimmt, wählen und einfügen, so wie wir empfahlen, den Raum in seinen Beziehungen zu achten. Die Dichtung muss den heutigen Menschen in seiner Zeit erreichen. Sie kann es nur, wenn sie nicht museal, sondern echt die Aussage des Dichters lebendig macht.

6.2.6 Das Problem „Autorensprecher – Selbstsprecher"

Verschiedentlich haben wir darauf hingewiesen, dass die im Unterricht zu interpretierenden Dichtungen nicht von uns geschrieben sind, also sprachliches Fremderlebnis bedeuten. Unsere Einstellung zu diesem durch einen anderen also gespiegelten menschlichen Erleben sollte nach den ihm immanenten Gesetzen erfolgen, und wir sollten eine Synthese aus Dichtstil und Zeitstil des Dichters, Sprechstil und Zeitstil des Sprechers unter Berücksichtigung des Hörers gestalten.

Seit Eduard Sievers' Arbeiten ist das Problem des Autorensprechers und des Selbstsprechers erneut aufgegriffen worden, weil Sievers für seine Versuche um die Klanggestalt der Dichtung Interpreten brauchte, die eben nicht sich, sondern den Dichter zu sprechen vermochten. Er wendete sich so sehr bald vom Berufsschauspieler ab und dem unausgebildeten, aber künstlerisch empfänglichen Laien zu, der zwar den Dichter wohl richtig sprach, dafür aber dem Schauspieler an Wirkung bei Weitem unterlag.

Es ist uns heute klar, dass Sievers auf diesem Wege seinen Untersuchungen keine genügende Basis geben konnte. Ihm fehlten Sprecher, die auf das sprachliche Fremderlebnis ergiebiger reaktionsfähig waren, einfach, weil sie als Sprecher von Dichtungen über eine durch Übung geschulte Fähigkeit verfügten.

Nun zeigte sich aber als Konsequenz, dass der wissenschaftlich gebundene Dichtungssprecher, der Autorensprecher, den sich Sievers wünschte, eben durch diese Gesetze sich nicht selbst verausgaben durfte und sich in Ehrfurcht vor dem Werk und dem Eigentum eines anderen – oder weiter gefasst der Nation – um die erforderliche Synthese bemühte.

Der Selbstsprecher hingegen, nur sich selbst untertan und bestrebt, eine größtmögliche Wirkung zu erzielen, konnte alle Effekte einsetzen vom Wispern über das Brüllen bis zum Gesang der ihm dafür günstig erscheinenden Stellen. Das war eine althergebrachte Tradition, die zwar nie stimmte, sich aber immer gut und teuer beim „Publikum" bis in unsere Zeit „verkaufte".[157]

---

[157] Theodor Fontane berichtet, *Gesammelte Werke,* a. a. O., S. 273 von zwei Schau-

So ist es ohne Weiteres möglich, dass die richtige Interpretation schwächer wirkt, weil sie auf Effekte verzichtet, nicht bis in gesangliche Regionen vorstößt und der Dichtung folgt, während die andere deklamatorische Deutung des Selbstsprechers außerordentlich gefällt. Goethe musste in Weimar seine Bühne einem dressierten Hund überlassen, der dem Publikum oder dem Herzog mehr gefiel. Die ernsthafte Arbeit unterliegt oft genug der Scharlatanerie. Wir sind leider in unserer Zeit noch nicht so weit, dass sich Stellen, die über die Auswahl von Kulturveranstaltungen entscheiden, von solchen Fehlern freihalten. Selbst die offiziellen Schillerfeiern des Jahres 1959 boten ein zwiespältiges Bild, weil man das wissenschaftlich Erkannte in diesem Fall nicht berücksichtigte.

Bezeichnenderweise wollen sich überdurchschnittlich begabte Sprecher, ihrer Wirkung sicher, gar nicht auf den Dichter einstellen. Sie faszinieren die Hörerschaft und schalten den kritischen Blick auf die angewendeten Mittel völlig aus. In der direkten Begegnung wird meist diese Verschiebung des Gehaltes der Dichtung nicht bewusst. Leichter vermögen wir eine solche Verfälschung in der Tonbandfassung zu erkennen.

Die eigentliche Kritik aber kommt allein aus der reflektierenden kritischen Schau. Der Sprechausdruck hat Zeichencharakter, wie Felix Trojan in seinen Arbeiten belegen konnte.[158] Deshalb kann der Hörer den Grad der Deckungsgleichheit bedingt beurteilen und durch das eigene Mitmachen noch stärker sichern. Helmut Stelzig hat diesen Weg in interessanten Untersuchungen an Werken der älteren deutschen Literatur mit Erfolg beschrieben.[159]

---

spielern: „Beide lasen gleich schlecht, weil nach demselben falschen Prinzip, dass in dem altehrwürdigen Gegensatz von Gebrüll und Gewisper wurzelte. Dabei kam es vor, dass Schneider eine ganz zweifellose Wisperstelle geradezu donnerte." Fontane erwähnt dann noch, dass sich das Experiment Garricks, der durch „Vortrag des englischen Alphabetes die Zuhörerschaft von Drury Lane ... zu Tränen rührte, ... cum grano salis tagtäglich" wiederholt.

[158] Vgl. etwa als Zusammenfassung Felix Trojan, *Die Ausdruckstheorie der Sprechstimme* (Literatur seit 1945). In: *Phonetica,* Vol. 4, 1959, S. 121–150 (Besprechung).

[159] Vgl. Helmut Stelzig, *„Ackermann"-Studie, Versuch einer sprechwissenschaftlichen Analyse.* In: *Festschrift zum 50-jährigen Bestehen der sprechkundlichen Arbeit an der Martin-Luther-Universität Halle-Wittenberg,* hrsg. von Hans Krech (Sonderband der Wiss. Z. Univ. Halle, Jg. V, 1955/56, Ges.- u. Sprachw. R, H. 3, S. 435 ff.), und *Sprechwissenschaftliche Analyse zu Klanggestalten und Klangrhythmus deutscher Lyrik im Zeitraum von 1620–1720 bei M. Opitz, M. Gryphius, J. Chr. Günther,* Diss. Greifswald 1957 (Maschschr.); Autoreferat in: Wiss. Z. Univ. Greifswald, Jg. VII, 1957/58, Ges.- u. Sprachw. R., H. 3/4, S.1 ff.

Hierdurch ergibt sich z.B. im *König in Thule* der Grad des Optimismus, der durch die Trauer hindurchleuchtet, in den stofflich ähnlichen Loreleidichtungen von Heine, Eichendorff (*Waldgespräch*) und Brentano der Grad der Lockung oder in Brechts *Fragen eines lesenden Arbeiters* das immer wachere und gespanntere Durchdenken der Fragen bis zu ihrer endlichen Aufgipfelung in *So viele Berichte / So viele Fragen* als Kriterium für die Echtheit des klanglichen Umsetzens. Jedenfalls lassen sich im eigenen Nachvollzug die subjektiven Auflagen der angebotenen Fassung eines „Selbstsprechers" am leichtesten aufdecken.

Richard Wittsack unterschied zwischen dem Sprechkünstler und dem deutenden Sprecher. Sein Lehrer, Emil Milan, der erste Vertreter der Sprechkunde an der Universität Berlin, war einer der ersten deutenden Sprecher, der „deshalb von vielen zünftigen Vortragskünstlern seiner Zeit und auch oftmals von der Kritik abgelehnt" wurde. Das Publikum sagte, wie Wittsack es erlebte: „Na, das kann ich auch, der geht ja gar nicht aus sich heraus", weil „Milan dem Gedicht nur gab, was er von ihm empfing." Er gewann alle Hörer, „die ein Gedicht in seiner Eigenart echt und wahr, ohne schmückende oder selbstgefällige Zutat"[160] erleben wollten.

6.2.7 Die Auswahl der Dichtung und der Sprecher

Ohne Weiteres erhellt, dass wir zu der einen Dichtung eine engere Beziehung haben als zu der anderen. Der eine Problemkreis erschließt sich leichter, die benötigte Spannung entspricht unserer persönlichen Antriebslage, und die Umsetzung in die Schallform geht flüssig und ohne Anstrengung vonstatten. Daher sollte man sich zunächst mit diesen Gedichten beschäftigen. Hier kann die Reaktion auf den von der Dichtung ausgehenden Reiz unverfälscht eintreten. Nach und nach wird sich die Variationsbreite erweitern und die Ansprechbarkeit emporbilden.

Es kann durchaus sinngemäß nach den Erläuterungen des 1. Teiles des Lehrbriefes, Abschnitt *Die Stimmatmung,* verfahren werden. Allerdings sind wir durch die frühere Arbeit bereits vorbereitet, so dass nicht erneut mit Goethe-Gedichten in jedem Fall zu beginnen wäre. Oft erleichtert auch die Dichtungsgattung den Zugang. Nach den Erfahrungen der Universitätsübungen empfehlen sich zuerst Balladen. Sie bieten dem Sprecher die umfassendste Möglichkeit sprachlicher Ausformung bei einem meist ein Erlebnis schildernden Stoff. Die

---

[160] Vgl. Richard Wittsack, *Deutendes Gedichtsprechen.* In: *Jahrbuch der deutschen Sprache,* 1. Jg., 1941 (!), S. 98.

verschiedenen Richtungen lassen bestimmte Variationen zu, die ihrerseits nach Goethes „Ur-Ei"-Definition der Ballade auf die anderen Gattungen (Lyrik, Epik, Drama) hinweisen. Anschließend kann Lyrik versucht werden und danach Epik.

Man wird in allen Gattungen zunächst leichter zugängliche Sprachkunstwerke wählen und später zu schwierigeren Aufgaben vordringen. Es ist auch nicht dasselbe, ein einzelnes Gedicht zu gestalten oder eine Novelle zu lesen. Das längere Durchhalten der Spannung muss erst erworben werden.

Der Lehrer sollte sich später gerade mit dem beschäftigen, was ihm nicht leicht zugänglich erscheint. Er muss im pädagogischen Wirken alle Möglichkeiten zur Verfügung haben und sich immer so weit behaupten können, dass die Richtigkeitsbreite erreicht wird. Diese Aufgabe wird ihn davor schützen, sich als „Selbstsprecher" zu brüsten. Als Hüter und Bewahrer der Dichtung aber löst er das Spannungsfeld des sprachlichen Fremderlebnisses echt und wahrhaftig in der Synthese, die wir beschrieben.

Mit dieser Betrachtung ist der Umkreis dessen ausgeschritten, was die Dichtungsdeutung in der Schallform verlangt.

6.2.8 Thesen

Zur methodischen Festigung soll der bisher gebotene Stoff nun in Thesen zusammengefasst werden. Jeder Leitsatz kann als Thema eines kurzen, wiederholenden Referates benutzt werden.

1. *Das nachgestaltende Sprechen von Dichtungen ist ein wichtiges Mittel für die Entfaltung der emotionalen Ansprechbarkeit.*
2. *Der Weg zur sprechwissenschaftlichen Interpretation einer Dichtung führt 1. über die umfassende literarhistorische Vorarbeit und 2. über das tätige Ersprechen.*
3. *Die Arbeit mit dem Tonband als Methode objektiviert die qualitative Annäherung an die Dichtung.*
4. *Das Nachvollziehen der im Gedicht enthaltenen mimischen und gestischen Ausprägungen, ebenso der Vergleich mit zeit- und stimmungsgleicher Musik oder auch Bildern engen die Zahl der Möglichkeiten weiter ein.*
5. *Durch Versuch und Gegenversuch wird die Geschlossenheit der Grundstimmung gegenüber Einzelstimmungen gesichert.*
6. *Berechtigt ist allein die Wiedergabe der Dichtung als Bericht (Rezitieren). Dazu gehört, wie zu jeder sprachlichen Mitteilung, echtes Pathos.*

7. *Der Dialog innerhalb des Gedichtes wird durch Spannungsstufen, keinesfalls aber durch Tonhöhenunterschiede umgesetzt.*
8. *Die Redeankündigung der wörtlichen Rede bleibt ohne besondere Hervorhebung innerhalb des sprachlichen Gefüges.*
9. *Der Vers ist Träger des dem Gedicht immanenten Rhythmus. Er muss somit im Sinne der Dichtung realisiert werden.*
10. *Das Enjambement (Zeilensprung) bildet ein wesentliches künstlerisches Mittel, um eine Aufgipfelung innerhalb des Sinnschrittes deutlich zu machen. Seine Gestaltung erfolgt durch eine melodisch nicht abgesetzte Staupause.*
11. *Jede Dichtung hat als Äußerung einer bestimmten Sprechlage ihre besondere Stufe der Hochlautung.*
12. *Der reale Bildgehalt einer Dichtung benötigt für den Nachvollzug im Hörer eine entsprechende Zeit, der symbolische Bildgehalt eine Umsetzung durch Nuancierung des Stimmklanges.*
13. *Die Überschrift ist 1. durch eine Pause von der Dichtung zu trennen, 2. unbedingt sachlich, also nicht angetönt, zu geben, 3. nach Möglichkeit durch Programm oder eine Gesamtansage der Vortragsfolge zu ersetzen.*
14. *Die Dichtung wird grundsätzlich, von einigen Ausnahmen abgesehen, vom Text, der nach Möglichkeit auf einem Pult liegt, gelesen.*
15. *Mimik und Gestik bleiben beim Sprechen des Gedichtes im Bereich des Berichtes. Sie dürfen nicht in Darstellung umschlagen.*
16. *Jede Dichtung benötigt den ihrer Sprechsituation gemäßen Vortragsraum.*
17. *Für die Interpretation ist aus dem Zeitstil des Dichters und dem Zeitstil des Sprechers unter Berücksichtigung des Urhörers eine Synthese zu vollziehen, die den Wesenskern der Dichtung dem Hörer unserer Zeit echt und erlebnisfähig im Klang erschließt.*
18. *Der Interpret einer Dichtung bleibt „Autorensprecher", selbst wenn durch Einsatz äußerlicher, der Dichtung nicht immanenter Mittel der Publikumserfolg dem „Selbstsprecher" zufällt.*
19. *Die Intensivierung der Arbeit an der Dichtung sollte bis zum Erreichen der Richtigkeitsbreite geführt werden.*

6.3 Zusätzliche Hilfsmittel

Unser Weg zur Erschließung der Dichtung berücksichtigt bewusst die Einschaltung des Sprechers als Unsicherheitsfaktor. Wir versuchten mit unterschiedlichen, im Wesentlichen geisteswissenschaftlichen Verfahren, die zunächst unbegrenzte Zahl von Realisierungsmöglichkeiten einzuengen und bis zum Wesenskern der Dichtung vorzustoßen. Das wissenschaftliche Erkenntnisstreben blieb allerdings bei dem Erreichten nicht stehen, und man bemühte sich, auch das Musische dem Experiment zu unterwerfen. Ein erster Ansatz ergab sich auf dem Gebiet der Musik.

6.3.1 Der Fall der rhythmischen Schwere (Becking)

Der Prager Musikwissenschaftler Gustav Becking beobachtete Mitte der 1920er-Jahre, dass Kompositionen desselben Komponisten von guten Orchesterleitern in nahezu gleicher Weise dirigiert wurden. Die Art des Schlages, die Haltung des Taktstockes, ja die Gesamthaltung des Interpreten waren in einer bestimmten Form festgelegt. Es spielte keine Rolle, welcher Nationalität oder Generation der Dirigent angehörte, wenn er nur Musiker genug war, um sich der Komposition hinzugeben, und sie nicht nach Gutdünken umgestaltete.

Becking beobachtete eine Teilausprägung des musikalischen Rhythmus, jenes über den Takt hinaus eigentlich Bewegende der betreffenden Musik. Da er den Dirigierschlag untersuchte, ergab sich der Fall der rhythmischen Schwere.

Becking fand, dass man bestimmte Komponisten, z. B. Mozart, Haydn, Händel und Schubert, immer mit lockerer Taktstockhaltung dirigierte. Der gute Taktteil wurde mit einem elastisch federnden, senkrechten Herunterschlag gegeben, als ob man ein betontes „eins" zählte, dem dann – je nach Taktart – nahezu unbetonte „zwei" und „drei" folgten. Es entstand folgende Schlagfigur, die bei diesen Komponisten immer wiederkehrte:

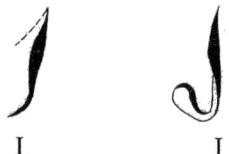

Der Aufstrich des „J" bedeutet den Auftakt, die senkrechte Länge den federnden Herunterschlag, das gebauchte Wiederaufwärtsführen die Füllung des restlichen Taktes. Ein Mitzählen kann nur exakt, betont und ohne Überbinden geschehen. Jeder Versuch wird uns dessen belehren.

Daneben bemerkte Becking, dass eine andere Gruppe von Musikern in ihren Kompositionen einen gänzlich anderen Fall der rhythmischen Schwere aufwies.

Beethoven, Weber, Marschner usw. konnten nicht mit der bisherigen lockeren Taktstockhaltung geschlagen werden. Hier hielt man den Stab mit derberem Zugriff; der senkrechte Abstrich zog sich durch die stärkere Spannung in Richtung auf die Waagerechte, so dass eine liegende Acht entstand, deren Druck in den veränderten Abstrichen lag. Das Mitzählen lässt keine abgeschlossenen, exakt beendeten Zählwerte zu. Eine weitergreifende, ziehende Spannung zwingt uns, zwischen „eins" und „zwei" ein „und" einzuschieben. Das Elastische, Federnde ist einem schweren Ziehen und Drängen gewichen, das kaum eine Pause gestattet.

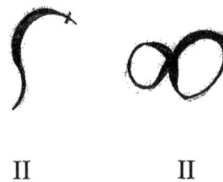

II   II

Eine dritte Variante ergaben Kompositionen z.B. von Bach, Chopin oder Wagner. Der Dirigierschlag fiel zwar senkrecht, wurde durch den Schwung aber im Pendelschlag wieder in die Ausgangslage zurückgeholt:

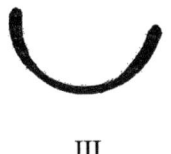

III

Gustav Becking schloss mit diesen Kurven auf die Echtheit und Bündigkeit der musikalischen Interpretation und folgerte bei Annahme einer Personalkonstante, dass der Fall der rhythmischen Schwere für sämtliche Kompositionen dieses Meisters etwa gleich sein müsse.

Damit war ein Kriterium allgemeiner Art gegeben. Man konnte durch einfühlendes Mitschlagen der entsprechenden Kurve entscheiden, wenn auch sehr von außen, ob die Richtigkeitsbreite innegehalten wurde.

Selbstverständlich interessieren uns lediglich die experimentellen Untersuchungen[161], nicht aber die von Becking angeschlossenen philosophischen Erörterungen.

Nach unseren Erfahrungen lassen sich die Kurven ohne Schwierigkeit nachvollziehen. Sie werden von der Mehrzahl aller Versuchsteilnehmer – auch spontan! – in der oben angeführten Art geschlagen. Letztlich erfolgt nur das gestische Umsetzen des dem musikalischen Kunstwerk immanenten Spannungsgefüges, eine Ergänzung der von uns bisher nachvollzogenen Atemabläufe. Mit ihnen nähern wir uns dem ursprünglichen Schöpfungsvorgang des Autors und abstrahieren seine persönliche Spannungslage eben im Fall der rhythmischen Schwere. Wir antworten wiederum auf eine besondere Art des musikalisch-sprachlichen Reizes (Pawlow).

---

[161] Vgl. Gustav Becking, *Der musikalische Rhythmus als Erkenntnisquelle,* Augsburg 1928, besonders Abschnitt *Personalkonstante Komplexe und Typologie der Einstellungen,* S. 23 ff.
Emil Staiger, *Die Kunst der Interpretation,* Zürich 1955, S. 13 f., befasst sich ebenfalls mit dem Verfahren von Gustav Becking und erwähnt, „wie der Rhythmus, in diesem Sinne des Wortes, den Aufbau, ja die ganze innere Struktur von Kompositionen bestimmt. Beethoven, dessen Schlagfigur dem Gesetz der Gravitation widerspricht und ihren Nachdruck oben hat, bildet anders gelagerte Melodien und andere Begleitfiguren als Mozart, der leicht und rasch nach unten fährt. Auf dem Rhythmus also beruht der Stil einer musikalischen Schöpfung. Und ebenso beruht auf dem Rhythmus der Stil eines dichterischen Gebildes...". Staiger verlangt, dass man sich nicht mit dem Text allein begnügen solle. Wenn man in die Gedichte Hallers oder Hofmannswaldaus den Rhythmus Goethes hineinliest – und das geht ebenso eine Weile, wie man ein Bachsches Konzert im Tonfall Mozarts spielen kann – so ist man plötzlich „von einer Stelle befremdet; sie fügt sich den Vorbegriffen nicht; sie stößt den Leser ab oder lässt ihn kalt". Daran sind in diesem Beispiel die „Goetheschen Vorurteile" schuld.-
Christian Winkler hat verschiedentlich, zuletzt in *Gesprochene Dichtung, Textdeutung und Sprechanweisung,* Düsseldorf o. J. (1958), z. B. auf den Seiten 29, 137, 155, auf die „Becking-Kurven" hingewiesen, die „tief in die rhythmische Eigenart einer Versbewegung" hineinführen (derselbe: *Verssprechen.* In: *Z. f. Deutsche Bildung,* 14. Jg., 1938, S. 72, Anm. 1). Selbstverständlich stehen wir dabei auf dem Standpunkt von Elise Riesel, dass sich diese Begleitkurven nur als Ausprägungen des Komplexes der verstandenen und erfassten Dichtung vollziehen können, also „aus dem Gedanken- und Stimmungsgehalt der geschlossenen Rede..." (vgl. E. Riesel, *Abriss der deutschen Stilistik,* Moskau 1954, S. 361).

Praktische Übung:
Zur Vergegenständlichung dient der folgende Versuch: Wir wählen im Rundfunkprogramm eine Mozartsendung und geben uns dem Klang so hin, dass Mitbewegungen eintreten, die ohne Kenntnis etwa der üblichen Taktierschemata vollzogen werden sollen. Der deutliche Herunterschlag drängt sich geradezu auf und lässt sich auch nicht seitlich ablenken. Die Hand bleibt dabei locker. Die Finger lassen sich z.B. nur gewaltsam schließen.

Bei Beethoven-Musik stimmt die „Mozart"-Kurve nicht mehr. Wir befinden uns erst dann wieder mit der Musik im Einklang, wenn die entsprechende Kurve geschlagen wird. In einer Aufführung geschah es unlängst, dass man Beethoven in der Spannungsstufe vergriff und in die Nähe Mozarts rückte. Beim Herausgehen hörte ich folgendes Gespräch: „Heute hat mir Beethoven zum ersten Mal gefallen. Das musste man sofort verstehen! Es war gar keine schwere Musik!"

Wie bekannt, kommen derartige Fehldeutungen bei musikalischen Interpretationen kaum vor. Wir haben gleiche Musikstücke von deutschen und sowjetischen Solisten, von deutschen, sowjetischen oder tschechischen Orchestern begleitet, unter den verschiedensten Dirigenten verglichen. Alle spielten Beethoven, bei allen stimmte unweigerlich, trotz unterschiedlicher Ausprägung des Nachvollzuges, die Kurve 2, ja alle spielten sogar in lyrisch erscheinenden Kantilenen ziehend und drängend jene vorgegebene Spannungsstufe.

Sievers gab der Schlagkurve den Namen „Becking-Kurve". Es lag auf der Hand, den Entsprechungen bei sprachlichen Kunstwerken nachzugehen, und in der Tat lassen sich diese Kurven ebenfalls auf Dichtung anwenden. Wiederum sind sie ein Reagens auf das in der Dichtung enthaltene Spannungsgefüge und gliedern im Mitschlagen den Fall der rhythmischen Schwere aus.

Leicht kann man die 1. Kurve bei Goethe und Brentano anwenden, während die 2. Kurve, natürlich in Variationen in Bezug auf Größe, Druckstärke und Ausprägung, für die Mehrzahl der deutschen Dichter, also für Schiller, Fontane, Uhland, Becher, Brecht usw. gilt.[162] Die 3. Kurve gehört Heine, Sudermann, Wagner und Hölderlin. Sie werden feststellen, dass sich insbesondere die 2. und auch die 3. Kurve, wenn auch geringgradig schlechter, auf die Dichtung übertragen lassen.

---

[162] Vgl. auch den I. Teil des Lehrbriefes, Kapitel *Die Stimmatmung*, 1.2.4 *Folgerungen für die Richtigstellung der Stimmatmung*, Abschnitt b.

Einesteils empfangen wir ein Kriterium für die Beurteilung einer Grundgegebenheit der betreffenden Dichtung, zum anderen können wir uns mit Hilfe der bekannten Kurve in gewisser Art einstimmen, um anfängliche Schwierigkeiten zu vermeiden. Sobald das Einfinden genügt, bedürfen wir ihrer nicht mehr. Sie bleibt aber gerade für die Tonbandfassung als Hilfsmittel, um uns das Einmünden in die Richtigkeitsbreite zu bestätigen. Dann muss unbedingt auch der Fall der rhythmischen Schwere stimmen. Man sollte lediglich Deutungen, die im Fall der rhythmischen Schwere bündig sind, einer ernsthaften Beurteilung wert erachten.

Eine weitere Erschließung der Mitbewegungen aus der Dichtung verdanken wir Fritz Lockemann.[163] Er behandelt u. a. Spannungstypen und erläutert ebenso nochmals Beckings Schlagfiguren in der Verbindung von Haupt- und Nebenschlag als: 1. spitz-rund, II. rund-rund, III. spitz-spitz. Er zeigt dann auch die Unterschiede zwischen den der gleichen Gruppe angehörenden Musikern, so Mozart und Schubert oder aus der anderen Kurvenreihe Beethoven und Schumann.[164] Lockemann meint, dass Beckings Kurven im Wesentlichen den Takt schlagen, „nicht den im Grunde wohl unschlagbaren Rhythmus, obwohl sie dabei etwas lebendig Persönliches fassen".[165] Er fordert so „Begleitgebärden", die „die ursprünglichsten Spannungen des sprechenden Menschen fassen."[166] Ohne Beziehung auf bestimmte Typenlehren folgen wir Fritz Lockemanns Angaben der in den einzelnen Gruppen sich ergebenden Spannungen. I entspannt den Körper, das Sprechen läuft fließend ab. II strafft und spannt den gesamten Körper, jede beschwerte Silbe bietet eine Hemmung, eine Stauung, die gewaltsam überwunden werden muss. III verlangt ein Recken des Körpers, der in die Höhe zu wachsen scheint. Das Sprechen findet die gesuchte Lösung nicht.

Jede Sprachsilbe in Vers oder Prosa bietet der Begleitgebärde einen Halt. Die Anwendung auf Sprache lässt sich ohne Weiteres vollziehen. Lockemann findet folgende Schlagfiguren[167]; in Einschnitten, z.B. am Ende des Sinnschrittes, kehrt die Hand zum Ausgangspunkt zurück:

---

[163] Fritz Lockemann, *Das Gedicht und seine Klanggestalt,* Emsdetten o. J. (1952), Abschnitt B, *Typische Klanggestalten, 2. Spannungstypen.* Das Werk, das zweifellos eine neue Richtung der Arbeit am Gedicht darlegt, wird von uns lediglich wegen der genannten Abschnitte einbezogen.

[164] Vgl. ebenda, S. 179.

[165] Vgl. ebenda, S. 180.

[166] Ebenda.

[167] Ebenda, S. 181. Im Anschluss folgen als Beispiele für I Goethe und Brentano, um Unterarten festzustellen. Wir benötigen für unsere Zwecke diese weitere Aufgliederung nicht. Sie ergibt sich ohne Schwierigkeiten und besondere Beabsichtigung durch die verschiedenen Spannungslagen der gewählten Dichtungen.

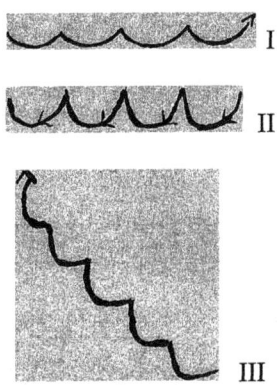

Praktische Übungen und Aufgaben

1. *Versuch: Wir sprechen z. B. Goethes* König in Thule *oder irgendeines der lyrischen Gedichte Brentanos auf Tonband und wenden beim Abhören die Schlagfigur I zur Überprüfung an. Steht kein Tonbandgerät zur Verfügung, so kann man nach einer Weile des Sprechens die Kurve selbst einfügen oder noch besser bei der Arbeit in der Gruppe von den anderen Mitgliedern der Gruppe mitschlagen lassen.*
2. *Aufgabe: Hören Sie im Rundfunk literarische Sendungen, und wenden Sie die Schlagkurven als Kriterium für richtig und falsch in Bezug auf das rhythmische Gefüge an!*
3. *Versuchen Sie weiterhin Becking-Kurve II und Lockemann-Kurve II! Sie werden finden, dass die Becking-Kurve auch für die Dichtung günstiger läuft. Dagegen passt sich die Lockemann-Begleitgebärde I leichter an.*
4. *Bei III werden Sie eine etwa gleiche Verwendbarkeit beider Kurven feststellen, vielleicht allerdings auch mit geringer Betonung der Becking-Kurve.*

Damit sind wir also in der Lage, wenigstens auf einem außerordentlich wichtigen Teilgebiet, dem Fall der rhythmischen Schwere, mit einer Art Experiment den Beleg für unsere Interpretation anzutreten. Eine Unsicherheit bleibt. Die Anwendung der Kurven setzt den Begriff der Personalkonstante, wir wiesen bereits darauf hin, als Axiom bzw. als bisher nicht beweisbar voraus. Wir müssen also annehmen, dass alle schriftlichen Äußerungen, z. B. Goethes von der Leipziger Zeit bis zur Höhe des Alters in Weimar im Grundrhythmus so einheitlich ausgeprägt sind, dass sie im Fall der rhythmischen Schwere wohl Varianten, aber immer nur Kurve I zulassen.

Empirisch stimmt dies für Goethe ohne Mühe. Auch bei Schiller werden wir immer die Kurve II bestätigt finden. Bei Dichtern geringerer Ausgeprägtheit ergeben sich vielleicht Schwierigkeiten.

Neben diesem bleibt ein zweiter Unsicherheitsfaktor, nämlich die Einordnung der Dichter in bestimmte Gruppierungen. Auch hier kann vorläufig nur empirisch entschieden werden, allerdings wiederum mit verhältnismäßig einheitlichem Ergebnis. Wenn wir aber, eben als Axiom, für die praktische Arbeit die „Personalkonstante" anerkennen und nach den Ergebnissen der empirischen Forschung der Einordnung bestimmter Dichter in bestimmte große Gruppen zustimmen, erreichen wir immer noch mehr als die Sprecher der Vortragssäle und leider auch meistens die künstlerischen Sprecher des Rundfunks: Wir wissen um die Berechtigung einer Interpretation! Ein rhythmischer Verstoß bedeutet eine so wesentliche Abweichung, dass nicht mehr von „Autorensprechen" und „Rezitieren" die Rede sein kann. Ob die Deutung endgültig befriedigt, ist damit keineswegs gesagt. Wir sind nur bis in die „Richtigkeitsbreite" vorgestoßen. Die weitere Annäherung bis zum Tangieren der ursprünglichen Schallform bleibt dem noch intensiveren Bemühen, der besonderen Begabung, der Nähe zu gerade diesem Dichter oder dieser Dichtung vorbehalten. Wenn wir so arbeiten, wird jeder sichtbare Zug uns das Erkannte bestätigen.

6.3.2 Die Mitteilungshaltung (Kaulhausen)

Während das oben dargestellte Hilfsmittel besonders für die Anwendung durch den Lehrer gedacht ist, eignet sich das folgende Verfahren für Lehrer und Schüler. Marie-Hed Kaulhausen hat den Begriff der „Mitteilungshaltung" im nachgestaltenden Sprechen von Dichtung eingeführt.[168] Sie fußt auf der sprachwissenschaftlichen Meinung, dass es in der Welt des gesprochenen Wortes keine absolute Einsamkeit geben kann[169] und somit jede sprachliche Mitteilung einen Hörer hat, ja dass selbst, wie wir schon andeuteten, das eigene Ich im Dialog bedingt in Hörerfunktion einrückt. Sie beschäftigt sich mit der Sprechsituation unter folgenden Thesen:

„1. Sie (die Dichtersprache, d. Verf.) ist immer polar gerichtete Sprech*tätigkeit,* lebendige Bewegung.

---

[168] Marie-Hed Kaulhausen, *Das gesprochene Gedicht und seine Gestalt,* Göttingen o. J. (1959), 2., neubearb. Aufl.; 1. Auflage unter dem Titel *Die Gestalt des Gedichtes, seine sprechkundliche Interpretation und Nachgestaltung,* Göttingen o. J. (1953). Wir beziehen uns lediglich auf die zitierten Stellen.
[169] Vgl. Hermann Ammann, *Die menschliche Rede,* II. Teil, Lahr i. B. 1928, S. 30.

2. Sie ist immer gesteuerte Mitteilung in verschieden hoher Form und verschieden starker Bindung.
3. Die Form der Bewegung wird mitbestimmt durch das Ich des Sprechenden *und* des Empfangenden."[170]

Unter Berufung auf die Situationsgerechtigkeit jeder sprachlichen Äußerung und der Bestimmung einer Mitteilung letztlich aus der konkreten Sprechsituation meint sie damit „alle äußeren räumlichen und zeitlichen Verhältnisse, die die Bewegung der Gestalt (des Gedichtes, d. Verf.) bestimmen und alle innerseelischen Antriebe, die den Anstoß zur Bewegung geben. Das Wie der Bewegung und ihre Richtung, die Form der Mitteilung, das Verhältnis der Sprachelemente und alle Einzelmerkmale der Schallform sind keimhaft angelegt in der Sprechsituation. In der Sprechsituation... ist die rhythmisch-melodische Gestalt eines Gedichtes *determiniert*."[171]

Sie fragt – und das ist praktisch wichtig – vor der künstlerischen Gestaltung:
„1. Wer spricht?
2. Wer wird angesprochen?
3. Unter welchen äußeren Voraussetzungen, d.h. welchen zeiträumlichen Voraussetzungen?
4. Unter welchen inneren Voraussetzungen?"[172],[173]

---

[170] Marie-Hed Kaulhausen, a. a. O., S. 55.
[171] Vgl. ebenda, S. 58.
[172] Ebenda, S. 87.
[173] Felix Trojan, *Die Kunst der Rezitation, Eine Anleitung zu ausdrucksrichtigem Vortrag*, Wien o. J. (1954), in der Reihe *Sprecherziehung*, hrsg. von Felix Trojan, H. 7, S. 45, stellt für die sachgemäße Vorbereitung auf eine Dichtung u.a. folgende Fragen:
„1. Was ist gegenständlich gegeben? Welche vorgestellte Sprechsituation liegt dem zu sprechenden Text zugrunde? Wie ist sein Grundton? Welche Sinngestalt hat er? ... aus welchem ‚Quellpunkt' geht diese Sinngestalt in ihrer gegebenen Ausgliederung hervor?
2. Mit welchen stimmlichen Ausdrucksmitteln muss der Text demgemäß wiedergegeben werden, damit der Vortrag ausdrucksrichtig wirkt?" (Trojan bezieht sich im Weiteren auf seine hier zitierte Lautstilistik). „...Wo liegen die Betonungsgipfel? Wo die Pausen?"
Trojan verneint, dass sich das Sprachkunstwerk „aus der Sprechsituation ... mit irgendwelcher Sicherheit ableiten (lässt) ...; dazu reicht unsere Erkenntnis nicht aus, zumal ja alles, was wir über die Sprechsituation zu wissen glauben, aus dem Sprachwerk erschlossen zu sein pflegt." Man könne nicht das Hauptgewicht von der „künstlerischen Leistung auf ihre Voraussetzungen" verlegen, ohne entscheidend am Wesentlichen vorbeizugehen.

Damit dürfte sich eine wesentliche Hilfe für die rezitierende Gestaltung der Dichtung ergeben, und zwar umso intensiver, je klarer jede einzelne Frage beantwortet wird. Mit geringen Abzügen ist diese Erläuterung der Sprechsituation allgemein verwendbar.

Auch hierbei ergeben sich wieder im Anschluss an unsere Ausführungen über die Anleitung zur Stimmatmung und an die Darlegung der Kurven bestimmte Einordnungen der Mitteilungshaltung auf empirischer Grundlage. Wir verweisen nochmals auf die genannten Abschnitte. Sie können sich aber praktisch, wie wir in unserem späteren Unterrichtsbeispiel zeigen werden, auf die Mitarbeit der Klasse verlassen, die alle notwendigen Belege spontan anbietet.

Dem motorisch weniger Ansprechbaren dürfte das Verfahren von Marie-Hed Kaulhausen sicher Stütze und Kriterium sein. Dieser mehr philologisch begründete Weg steht also neben dem experimentellen Moment der Begleitkurven.

Aufgaben
1. *Stellen Sie zusammenhängend die Grundlagen des von Marie-Hed Kaulhausen entwickelten Verfahrens zur Erläuterung der Sprechsituation dar!*
2. *Versuchen Sie an einer beliebig gewählten Ballade die praktische Anwendung!*
3. *Versuchen Sie das Gleiche an Gedankenlyrik. (Die Ergiebigkeit ist unterschiedlich!)*
4. *Erproben Sie das Verfahren an einem Einzelbeispiel in der Deutschstunde, z.B. an Bertolt Brecht,* Fragen eines lesenden Arbeiters *(nach gründlicher Vorbereitung!)*

7 Die Dichtung im Unterricht

7.1 Stundentypen

Es gibt keine Lektionsrezepte. Darüber sind sich wohl alle Anweisungen einig. Vom rhythmisch geklatschten Abzählvers bis zur höchsten lyrischen Kunstform verlangt jedes Gedicht seine besondere Behandlung.

Helmut Stelzig setzt im Autorreferat seiner Dissertation (S. 1) die Merkmale der Klanggestalt, Spannung, Klangfarbe, Akzentuierung, Melos, Zeitmaß und Pausen „*von der Sprechsituation her, die jeder Aussage immanent ist*" (vom Verfasser hervorgehoben) zum Rhythmus der Klanggestalt in engste wesenhafte Beziehung.

Wenn man typische Abläufe darstellen will, muss aus allen Stunden das aufgezeigt werden, was keinesfalls fehlen darf und immer Zentrum bedeutet: der Gedichtvortrag, der Vorgang des Ersprechens. Um ihn herum stehen die anderen methodischen Elemente.

Es lassen sich vielleicht zwei Stundentypen abgrenzen:
1. Stunden ohne erläuternde Besprechung des Gedichtes,
2. Stunden mit erläuternder Besprechung.

Welchem Typus die Wahl zufällt, bestimmt letztlich die Dichtung. Fachlich soll es dennoch gewagt werden, das „Erläutern" auszuklammern und 3. einen Grundtypus vorzuschlagen, der alle Variationsmöglichkeiten einschließt und das obengenannte Kernstück, das Ersprechen, in den Kulminationspunkt rückt.

7.1.1 Stundentypen ohne erläuternde Besprechung

Auf einer gemeinsamen Wanderung, z.B. mit einer Klasse einer Ilmenauer Schule, erreichen wir am späten Nachmittag die Höhe des Kickelhahnes, nachdem im Tal die Wirkungsstätten Goethes besucht wurden und seiner denkwürdigen Rede zur Eröffnung des Ilmenauer Bergwerkes im Jahre 1784 gedacht war, bei der er nach Berichten den Faden verlor und eine unziemlich lange Pause einlegte. Vielleicht lächeln wir noch darüber, wie Goethe, frei und heiter, seine Aufgabe doch glücklich zu Ende führte, so dass alle des Lobes voll waren. Wenn nun vor dem bescheidenen, verwitterten Haus auf dem Berge, vor dem jene einzigartigen Verse zum ersten Mal klangen, der Lehrer oder einer der tüchtigsten Schüler aus der gemeinsamen Stimmung heraus *Über allen Gipfeln ist Ruh...* spricht, dann prägt sich die Erinnerung tief ins Gedächtnis ein. Das Unterrichtsziel ist erreicht.[174]

Variationen bieten Bildbetrachtungen in Galerien und Ausstellungen, stärker noch das gemeinsame Erleben am Arbeitsplatz in der Produktion. Immer wird durch die Dichtung der Gefühlsgehalt dieser Stunde zusammengefasst. Sie bedarf keiner Erklärung, Erläuterung oder anderer methodischer Mittel. Allerdings geht ihr die sprechwissenschaftliche Syntheseleistung eines Einzelnen voraus, der die Vorbereitung auf sich nahm.

Ähnlich vorbereitet sind Stunden, die gleichfalls scheinbar spontan die Dichtung in Verbindung mit Musik bringen, z.B. in Feiern zum Abschluss des Schuljahres

---

[174] Wir sind uns im Klaren, dass sich diese Möglichkeiten nicht in jeder Situation ergeben. Sie gehören dem günstigen pädagogischen Kontakt.

oder eines anderen Anlasses der schulischen Arbeit. Der Stimmungsgehalt steht auch hier im Vordergrund. Der Erdkundeunterricht, der Geschichts-, Musik-, Zeichenunterricht usw., auch die Deutschstunde, können das Gedicht oder auch künstlerische Prosa als verdichtete Zusammenfassung des Lehrervortrages einbeziehen. Es bedeutet nur eine Modifikation, wenn die Erweiterung auf eigenerarbeitete Dichtungen der Schüler zurückgreift.

7.1.2 Stundentypen mit erläuternder Besprechung

Während zu Beginn des Jahrhunderts das Hauptstück in der Einstimmung gesehen wurde, die Romanform annahm und in vielen „Handreichungen" gar nicht „gefühlvoll" genug sein konnte[175], hat man sich seit der Wiederaufnahme der Diskussion um das Gedicht im Unterricht der Dichtung selbst gewidmet. Besonders ist Ernst Stein zu nennen[176], der mit Nachdruck betont, dass nie mechanisch

---

[175] Als Beispiel möge etwa genannt werden: Ernst Linde, *Moderne Lyrik in schulgemäßer Behandlung, mit besonderer Berücksichtigung des Ästhetischen. Ausgeführte Lehrproben zum Gebrauch in niederen und höheren Schulen*, 3., durchgesehene Aufl., Leipzig 1921.
Unter dem Stichwort *Vertiefung* wird *Der Knabe im Moor* der Droste-Hülshoff in malerischer Prosa erzählt. Der Schluss lautet dann exemplarisch so: „Und nun tritt das Kind hinein ins trauliche Zimmer: Da freuen sich alle, dass sie den kleinen Mann wiederhaben. Die Mutter zieht ihn an ihr Herz, und das Kind fühlt sich nach all dem Teufelsspuk wie im Himmel. Wohl erzählt es auch, was es alles erlebt hat. Aber sie lachen es nur aus und sagen: ‚Das gibt's ja alles gar nicht, was du gesehen und gehört hast; sei doch nicht so eine Bangbüx, so ein Furchthase!' Ja, was hilft das alles, das nächste Mal wird es sich doch wieder fürchten. Seien wir froh, dass wir nicht einen so weiten und unheimlichen Schulweg zu machen haben!" (S. 23). S. 77 f. steht dann bei Besprechung von Theodor Fontanes *Brücke am Tay*, „Wenn wir aber wissen, dass wir bloß so tun, als wenn es solche Wesen gäbe (gemeint sind die Hexen, d. Verf.), so ist es *Poesie*. Und das ist hier der Fall... Solche Naturgeister sind 1. *sehr stark*. Wie zeigt uns der Dichter die Stärke der Elementargeister? Sie zerstören ein Werk der Menschenhand, das unzerstörbar schien. ... Bei all ihrer Stärke sind aber die Elementargeister 2. *unsichtbare, luftige Gestalten*. Wie weiß sie uns der Dichter als solche vorzuführen! Sie schlingen einen Ringelreihen..." (!).

[176] Vgl. etwa die Aufsätze in *die neue schule, Typische Stundenverläufe bei der unterrichtlichen Behandlung lyrischer Gedichte*, in: Jg. 1950, H. 2 und Brechts *„Erziehung der Hirse"* im Unterricht, Hinweise für die künstlerische Erschließung, in: Jg. 1951, H. 35, ebenso die späteren Veröffentlichungen im Deutschunterricht: *An einer Wegscheide unseres Literaturunterrichts*, 8. Jg., 1955, H. 7, S. 362 ff.; *Fülle der Zeit (Zur Behandlung der Gedichte Peter Huchels in Klasse 12)*, 9. Jg., 1956, H. 11, S. 627 ff.; *Wege zum Gedicht*, 10. Jg., 1957, H. 4, S. 177

gearbeitet werden kann und gerade eine Besprechung besonderen Taktes bedarf. „Es gilt, die alte pädagogische Weisheit zu beherzigen, dass unsere Lesebücher zum Lesen da sind, dass ein Gedicht oder eine Erzählung klingen will und nur als gesprochenes Wort lebt und wirkt".[177] Der Schüler soll lernen, das sprachliche Bild „anzuschauen und zu erleben", den Bildgehalt, eine Metapher „wirklich (zu) erschließen und einen Vergleich sich sinnenhaft vorzustellen... wer die Leuchtkraft der sprachlichen Bilder übersieht, kann auch den wahren Inhalt eines Gedichts in seiner lebendigen Fülle nicht ganz erfassen!"[178]

Die erläuternde Besprechung kann sich auf den Inhalt und auf den Gefühlscharakter beziehen. Sie darf sich gelegentlich auch auf Formeigenarten des Gedichtes erstrecken, soll aber möglichst nur eine Formeigenart herausgreifen, z. B. die Funktion der eingeschobenen Kurzstrophen in Brechts *Erziehung der Hirse* oder auch Klangbewegungen, Pausen, Tempo, Dynamik, Wortwahl, Bilder usw. Es ergibt sich etwa folgender Stundenaufbau:

1. Einführung – Einstimmung,
2. Gedichtvortrag (Lehrer oder befähigter Schüler),
3. Besprechung des ersten Eindruckes,
4. Wiederholende Lektüre,
5. Formbetrachtung (taktvoll!), danach: Idee und Absicht der Dichtung,
6. Sprecherische Erarbeitung durch die Schüler,
7. Schlussvortrag.

Ernst Stein hat sich mit dieser Zusammenfassung bereits wesentlich dem genähert, was von uns als

7.1.3 Grundtypus einer Gedichtbehandlungsstunde

dargestellt werden soll. Erich Drach beschäftigte sich in dem klassischen Werk *Sprecherziehung. Die Pflege des gesprochenen Wortes in der Schule* im Ausgang der zwanziger Jahre mit dem Gedicht im Unterricht. Er fand folgende Teilvorgänge:
1. Einstimmung,
2. Vortrag des Lehrers,

---

ff., H. 5, S. 250 ff., H. 7, S. 360 ff., H. 8, S. 402 ff., H. 12, S. 688 ff. und *Kleiner Wegweiser zu Johannes R. Bechers Gedicht*, a. a. O.

[177] Ernst Stein, *An einer Wegscheide unseres Literaturunterrichts*, a. a. O., S. 369.
[178] Derselbe, *Wege zum Gedicht,* Fortsetzung. In: *Deutschunterricht,* 10. Jg., 1957, H. 12, S. 671.

3. Besprechung,
4. Einlesen der Schüler,
5. Schlussvortrag.

„Der vierte Teil ist der entscheidende."[179] Es geht ihm also, wie auch uns, um den Vorgang des Ersprechens.

Die Einstimmung soll so kurz wie möglich sein. Die Klasse, die ihren Lehrer kennt, wird ohne Weiteres seine Ankündigung „Wir nehmen heute wieder ein Gedicht durch" als genügende Einstimmung aufnehmen. Der Lehrervortrag darf keine „Deklamationskunststücke" bieten[180], wir wissen das sehr genau, er muss aber dem Schüler Anreiz sein, es ebenso gut zu machen. Die sinnende Pause nach der Lesung soll nicht gestört werden. Danach folgt eine kurze Besprechung, die nur das klärt, was altersmäßig verfrüht gebracht wurde. Wenn keine diesbezüglichen Fragen mehr kommen, beginnt die eigentliche schöpferische Arbeit, das „Einlesen", unser „Ersprechen". Der Schlussvortrag wird dann nicht mehr unterbrochen. Er ist der Prüfstein für die Arbeit, denn jede sprecherische Klangschattierung ist unmittelbar vom Gehalt des Gedichtes gezeugt.

Nach allem, was wir oben dargestellt haben, muss die Grundform einer Dichtungsstunde folgende Kernpunkte aufweisen:
1. Einführung – so kurz wie möglich,
2. Gedichtvortrag durch den Lehrer oder stilles Einlesen der Schüler,
3. eventuell Beantwortung von Schülerfragen,
4. Ersprechen der Dichtung durch die Schüler,
5. Schlussvortrag, eventuell nach einigen Tagen.

Eine Einstimmung kann nicht entbehrt werden. Der Schüler, der von einer erregten Diskussion in der Pause kommt, benötigt eine kurze Spanne der Umstellung. Was zu sagen ist, liegt an den Gegebenheiten der jeweiligen Sprechsituation, die zum Kontakt führen muss. Es gibt kein Rezept für diese menschliche Begegnung im Gespräch, die Goethe herrlicher als Gold und erquicklicher als Licht nennt.

---

[179] Erich Drach, *Sprecherziehung, Die Pflege des gesprochenen Wortes in der Schule*, 11. Auflage, hrsg. von Christian Winkler, Oberursel im Taunus 1949, S. 193–212; Zitat S. 193.

[180] Drach hat sich hier, mit leichtem Schmunzeln, wie wir hoffen, selbst eine Regel geschrieben, die er auf jeder überlieferten Schallplatte konsequent durchbrach. Er war immer „Selbstsprecher" und stand in krassem Gegensatz zu Richard Wittsack.

Ein Problem bedeutet der Gedichtvortrag durch den Lehrer. Manche Fachkollegen lehnen ihn ab, um das selbstständige Gestalten der Schüler nicht zu gefährden. Dasselbe geschieht naturgemäß bei dem Vortrag des Gedichtes durch einen guten, bereits vorbereiteten Schüler. Auch hier wird kopiert. Vielleicht aber lässt sich der Übernahmevorgang mit mehr Berechtigung auf den Lehrer beziehen. Der Vortrag könnte auch durch ein stilles Einlesen der Schüler ersetzt werden, das ebenso die dialektische Auseinandersetzung mit der Dichtung freimacht.

Während des Vortrages ist eine echte Hörsituation nötig. Die Bücher sind also geschlossen. Der Sprecher steht vor der Klasse. Nach der unbedingt erforderlichen Wirkpause lässt man die Bücher öffnen. Im anderen Fall haben die Schüler etwa das stille Einlesen abgeschlossen. Nun werden die *nicht provozierten* Fragen beantwortet. Diese Spanne der Unterrichtsstunde endet, wenn keine Erklärungen mehr notwendig erscheinen. Sie ist bei einer alterspsychologisch richtigen Einordnung der Dichtung und bei umsichtiger Vorbereitung, auch mit den Kollegen anderer Fächer, äußerst kurz.

Den größten Teil der Zeit benötigen wir zum Ersprechen. Das Probieren und das gemeinsame Entscheiden über echt und unecht, richtig oder falsch ist eines der wesentlichsten Mittel zur Anregung des musischen Erlebens. Eine eingearbeitete Klasse wird sich gar nicht mehr allein zu Erklärungen, wie es gemeint sein könne, melden, sondern die eigene Sprechfassung der Strophe oder des betreffenden Satzes als Deutung geben. Alle begreifen, wie viel eindeutiger sich das Dichterwort selbst im Klang der Dichtung offenbart.

Sicher werden die zugebilligten Zeiteinheiten im Anfang überschritten. Der Unterrichtserfolg dagegen erreicht ein Vielfaches an realer Leistung. Später lässt sich das Ersprechen auf die Stellen beschränken, die dieser eigentlichen, deutenden Arbeit bedürfen. Die Klasse ist bald so geübt, dass die Schlusssprechungen den Unterrichtserfolg immer wieder bestätigen.

Methodisch empfiehlt es sich, einen der Schüler zum Sprecher zu wählen. Er beginnt mit der ersten Strophe oder dem ersten Sinnabschnitt. Die Schüler geben in Versuch und Gegenversuch ihre Meinung, bis die Gruppe den rechten Weg gefunden hat, der nun zusammenfassend von dem Sprecher aufgenommen und in die zweite Strophe hineinleitend weitergeführt wird.

Dabei ergibt sich alles sonst von außen Herangetragene von selbst. Diese Gestaltung erteilt Aufschluss darüber, wie G. A. Bürgers Bauer wirklich zu seinem Tyrannen steht, wie der Zöllner in Brechts *Legende von der Entstehung des Buches Taoteking auf dem Weg des Laotse in die Emigration* vom Sinn des Lebens zu wissen begehrt, wie in Schillers *Kranichen* von der Höhe des Theaters jener erschreckte Ruf erschallt, das Meer der Empörung aufwallt und die Spannung löst.

Ebenso öffnet sich unschwer der Zugang zu Formeigenheiten, zu Rhythmus, Metrum, Pause usw., Bildgehalt, Lautmetapher oder wo wir auch ansetzen. Was wir erreichten, beweist die Schlusssprechung und die freiwillige Meldung dazu. Wir nehmen nicht den Schlechtesten und nicht den Besten für den ersten Versuch! Das Ziel der Gedichtbehandlungsstunde ist die tätige Auseinandersetzung mit dem Gedicht.

Diesen sehr variablen Grundtypus haben wir in mehr als zwanzigjährigen Versuchen erprobt. Er wurde mit Kollegen der Schulpraxis eingehend diskutiert, in einem Jahresfachlehrgang im Amt stehender Lehrer, der am Institut für Sprechkunde der Martin-Luther-Universität Halle-Wittenberg lief, ohne Vorbehalt bejaht und inzwischen in der Lehrerweiterbildung immer wieder zur Auseinandersetzung angeboten.

Er kann, je nach der Art der Klasse und der Gepflogenheit des Lehrers, ergänzt und verändert werden. Ein Kernstück darf niemals fehlen – das Ersprechen mit seinen vielschichtigen pädagogischen Bezügen, das die emotionalen Qualitäten des Gedichtes wirklich zur Erinnerung macht, wie wir es eingangs ausführten. Das Gedicht wird so nicht auswendig gelernt, sondern für ein Leben „inwendig" erworben. Diese Art der Arbeit brauchen wir gerade in unserer Zeit entscheidender gesellschaftlicher Veränderungen.

7.1.4 Praktische Übungen und Aufgaben

1. *Erproben Sie den dargestellten Stundentyp (Grundtypus) nach eingehender Vorbereitung in Ihrer Klasse!*
2. *Schneiden Sie, wenn die Möglichkeiten geschaffen werden können, diese Stunde auf Magnettonband für die spätere eigene oder gemeinsame Auswertung mit (Lehrerweiterbildung)!*
3. *Sprechen Sie mit Kollegen über das Problem des Dichtungsvortrages durch den Lehrer!*

7.2 Beschreibung praktischer Beispiele

Wir sind uns besonders in diesem Abschnitt über die Unzulänglichkeit des geschriebenen Wortes klar. Um einigermaßen zu genügen, bedürften wir des Tonbandbeispieles und wären auch damit noch nicht zufrieden, weil allein die optische und akustische Wiederholbarkeit der wirklichen Sprechsituation im Tonfilm das gäbe, was war.[181]

Es ist eines der wissenschaftlichen Anliegen der Sprechkunde, solche Tonfilmaufnahmen von Unterrichtsstunden herzustellen, um am einwandfreien und wiederholbaren Beispiel richtig und falsch deutlich zu machen, gewisse Grundanlagen festzustellen und für die spätere ganzheitliche Synthese eingehend zu analysieren.

7.2.1 Protokolle von zwei Unterrichtsstunden

Als Beispiele solcher Unterrichtsstunden sollen zwei gekürzte Protokolle (Inhaltsangaben) von Unterrichtsstunden, die im Institut für Sprechkunde auf Tonband wenigstens festgehalten wurden, eingefügt werden.

In zwei Germanistengruppen wurde Goethes *Hochzeitlied* gearbeitet. Die jeweils etwa 30 Studierenden sind die „Klasse". Der Lehrer kennt sie nur aus einer Vorlesung „Grundlagen des Sprechens", also bedingt namentlich, was einige Schwierigkeiten mit sich bringt, da der Unterrichtsversuch bereits in der zweiten Doppelstunde läuft.

1. Beispiel

Die Einstimmung besteht, da die Klasse um die theoretischen Grundlegungen aus der Vorlesung weiß, einfach aus der Ankündigung dieser Ballade. Der Lehrervortrag, gelesen, ist als mittelmäßig bis gut zu beurteilen. Die Beantwortung von Fragen bleibt hängen. Die Ballade lässt eigentlich für diesen Kreis keine Fragen offen. So wird fingiert mit Angabe über Entstehungszeit und Herkunft der Fabel fortgeführt.

Beim Vorgang des Ersprechens führt der Student A. am Pult als Sprecher. Die erste Strophe wird im Tempo zu schnell angelegt. Der Lehrer entwickelt vom Tonbandmitschnitt die Sprechsituation. B. wiederholt (vom Platz aus), und zwar positiv verändert. Der Lehrer gibt die Erzählsituation sprecherisch nochmals. C. wiederholt (vom Platz aus). Es folgt eine Erläuterung der Lautheitsstufe. Der Lehrer lenkt durch parodierendes Sprechen. Zusammenfassend nimmt nun A.

---

[181] Auch damit allerdings wäre nur eine Annäherung an die ursprüngliche Sprechsituation möglich, weil wir selbst uns in unserer Stimmungslage inzwischen vielfältig verändert haben.

die erste Strophe auf und schließt die zweite an. Die Stunde dauert bis jetzt 30 Minuten.

Die zweite Strophe versucht E. Student A. fasst zusammen und führt weiter. Das Verhalten bei einem Versprecher, der durch Nichtbeachten fast unbemerkt blieb, wird vom Lehrer lobend erwähnt. An der Stelle *Doch siehe! da stehet ein winziger Wicht* versuchen sich neben A. sieben Übungsteilnehmer und der Lehrer. Man entscheidet sich für dessen Deutung. Die Kritik muss betonen, dass die ausgewählte Textstelle einen zu geringen Anlauf für die Gestaltung gewährte. A. fasst die Ergebnisse des Ersprechens der dritten Strophe zusammen und schließt die vierte an.

Durch einen provozierenden Lehrerimpuls lässt sich der Spannungsunterschied in der direkten Rede richtig und falsch darstellen. Die Arbeitsweise aus Bühne und Vortragssaal wird erörtert und der Begriff Rezitieren dem leider üblichen „Stimme neben Stimme" gegenübergestellt. In der nächsten Strophe kann am Beispiel von A. über die Bedeutung der Pause gearbeitet werden. Die anschließende Strophe, in der Fassung von A., beurteilt aus Zeitgründen der Lehrer. Ein Übungsteilnehmer übernimmt das Korreferat. Das Mittel des übertreibenden Kopierens wird eingefügt. D. wiederholt die Strophe. Bei *verschwindet zuletzt mit Gesange* ergibt sich erneut das Wesen der Stauung. A. spricht die Schlussstrophe nicht genügend kadenziert. Die Bilder haben keine Zeit zur Entwicklung im Hörer. Der Lehrer nimmt die Strophe leitend auf. Die Frage nach der Schlusssprechung ergibt spontan zwei Meldungen.

Die Unterrichtsstunde hat insgesamt 59 Minuten gedauert. Als Ergebnis können wir festhalten: Aktivierung der Klasse, Erziehung zur Übungsgemeinschaft (Studenten!), Bestätigung der vorher gegebenen Theorie. Einige wesentliche Grundbegriffe wurden erhärtet und in gemeinsamer Arbeit die Haltung gegenüber der Dichtung festgelegt. Sie ist durch das Umsetzen in Sprachklang nach den ihr innewohnenden Gesetzen lebendig geworden. Das Ziel erscheint befriedigend erreicht.

2. Beispiel

Die gleiche Unterrichtssituation liegt in der nächsten Beispielstunde vor, einer Parallelveranstaltung. Trotz starker Belastung des Lehrers (therapeutische Arbeit) an diesem Tag ist der gesamte Verlauf günstiger.

Einführung und Lehrervortrag entsprechen der oben gegebenen Grundhaltung. Der Vortrag jedoch ist durchaus adäquat. Die Fragestellung erscheint durch die

Fabelerläuterung mit der Geschichte des Grafen von Eilenburg (nach Grimm) zu weit ausgedehnt.

Der Vorgang des Ersprechens, in gleicher Weise wie oben dargetan, bringt eine intensive gemeinsame Arbeit an der ersten Strophe. Die Beteiligung ist sehr lebhaft. Die Mitteilungshaltung wird im Beispiel erläutert und durch Lehrerimpuls (Veränderung der Spannungsstufe) der Hochlautungsstand der Dichtung festgestellt. Aus der Sprechhaltung im Reihumsprechen lassen sich Rückschlüsse auf den Erzähler ableiten, die sich auf Haltung, Alter, Statur usw. beziehen und die mit spontanen, von allen aber etwa bestätigten Einwürfen aus dem Teilnehmerkreis beantwortet werden, obwohl der Text im Wortlaut nichts davon aussagt. An entsprechenden Stellen wird das Wesen der Pause deutlich.

In der zweiten Strophe entspinnt sich eine lebhafte Auseinandersetzung. Der Lehrer erreicht die Kontaktsituation schneller als in der ersten Stunde. Die dritte Strophe bringt auch hier beim Eintreten des Zwerges über die Art des Erstaunens ein Hin und Her von Sprechversuchen, bis die richtige, der Dichtung zugehörige Lösung gefunden wird.

In der vierten Strophe ergibt sich zwanglos eine Erörterung über die direkte Rede. Das Beispiel läuft positiv gegen dramatisierende Darstellung (Deklamation). Die Parodie wird durch übertreibendes Sprechen des Lehrers dennoch gegeben: *Der Graf im Behagen des Traumes:/ „Bedienet euch immer des Raumes!"* Ein unbrauchbarer Einwand lässt sich kurz abtun und nun mit Raffung mehrerer Strophen durch den besseren Sprecher A. der Schluss des Gedichtes ansteuern. Die Schlussstrophe gestaltet A., der Lehrer fasst zusammen. Sehr schnell erfolgt eine Meldung für die Schlusssprechung in der nächsten Stunde, eine zweite nach Aufruf. Die Stunde dauerte 60 Minuten.

Ergebnis: Das Ziel der Unterrichtsstunde ist gut erreicht. Es bleibt, neben den im 1. Beispiel dargelegten realen Ergebnissen, zu erwägen, ob das günstigere Gelingen an der Zusammensetzung der „Klasse" oder an der pädagogisch besseren Haltung des (gleichen) Lehrers lag.

Zusammenfassung beider Unterrichtsprotokolle

Soweit es die Zeit erlaubt, sind in diesen Stunden alle Teilnehmer praktisch erfasst worden. Im Reihumsprechen schult sich die Fähigkeit, auf das sprachliche Kunstwerk sprecherisch zu reagieren. Eine Anzahl wiederkehrender Haltungen und klanglicher Variationen wird so bewusst. Sie stehen als Leitbilder später zur Verfügung. Psychologisch hat sich jeder an einer kleinen Anfangsaufgabe versucht und im Allgemeinen einen ersten Erfolg hinter sich. Mut und Freude an der Weiterarbeit sind gewachsen.

Wesentliche theoretische Hinweise konnten in der Praxis gefestigt werden: Pause, Differenzieren verschiedener Personen durch Spannungsunterschiede, immer genauere Erkenntnis der Sprechsituation, Beurteilung des Sprechstandes (Hochlautung), des Tempos, der Lautheit.

Das ästhetische Urteil bildete sich durch Versuch und Gegenversuch und hörende Kritik. Für die Beurteilung selbst wurden Maßstäbe abgeleitet, die etwa Folgendes berücksichtigen:

1. Gesamturteil: echt oder unecht (Eindruck beim Hören),
2. Reflektierendes Urteil: richtig oder falsch (nach den entwickelten theoretischen Grundbegriffen).

Hinweise auf bestimmte Formelemente sind in den protokollierten Stunden nicht enthalten. Sie lassen sich an anderen Dichtungen unschwer einfügen. Die übliche 45-Minuten-Stunde kann durch Raffung bzw. nach Einarbeiten der Klasse durchaus eingehalten werden, da es im Allgemeinen nicht des Aufbaus einer neuen Kontaktsituation bedarf und sich Lehrer und Klasse aus der praktischen Arbeit kennen.

7.2.2 Erarbeitungsbeispiele

7.2.2.1 Johann Wolfgang Goethe, „*Der Fischer*"

I   *1 Das Wasser rauscht', das Wasser schwoll,*
Ein Fischer saß daran,
3 Sah nach dem Angel ruhevoll,
Kühl bis ans Herz hinan.
5 Und wie er sitzt und wie er lauscht,
Teilt sich die Flut empor;
7 Aus dem bewegten Wasser rauscht
Ein feuchtes Weib hervor.

II   *9 Sie sang zu ihm, sie sprach zu ihm:*
„Was lockst du meine Brut
11 Mit Menschenwitz und Menschenlist
Hinauf in Todesglut?
13 Ach, wüßtest du, wie's Fischlein ist
So wohlig auf dem Grund,

	15	*Du stiegst herunter, wie du bist,*
		Und würdest erst gesund.
III	17	*Labt sich die liebe Sonne nicht,*
		Der Mond sich nicht im Meer?
	19	*Kehrt wellenatmend ihr Gesicht*
		Nicht doppelt schöner her?
	21	*Lockt dich der tiefe Himmel nicht,*
		Das feuchtverklärte Blau?
	23	*Lockt dich dein eigen Angesicht*
		Nicht her in ewgen Tau?"
IV	25	*Das Wasser rauscht', das Wasser schwoll,*
		Netzt' ihm den nackten Fuß;
	27	*Sein Herz wuchs ihm so sehnsuchtsvoll*
		Wie bei der Liebsten Gruß.
	29	*Sie sprach zu ihm, sie sang zu ihm;*
		Da war's um ihn geschehn:
	31	*Halb zog sie ihn, halb sank er hin,*
		Und ward nicht mehr gesehn.

Zur literaturwissenschaftlichen Interpretation

Goethe schrieb die Ballade wahrscheinlich im Jahre 1777. Der erste Druck erfolgte 1779 in Herders *Volksliedern* als *Das Lied vom Fischer*. Der oft zitierte Anlass zur Entstehung der Ballade soll der Freitod der Christel von Laßberg, die in dem Schauspiel *Der Triumph der Empfindsamkeit* mitspielen sollte, in der Ilm gewesen sein. Angeblich trug sie den „*Werther* bei sich". Der Tod der Laßberg lässt sich für den Januar 1778 datieren, während die Entstehung der Ballade bereits im Sommer des Vorjahres wahrscheinlich ist. Damit ist dieser Zusammenhang erschüttert, der zuerst von Fritz von Stein vertreten wurde und dem die späteren Deuter meist folgten.

Jedenfalls schreibt Goethe unter dem 19. Januar 1778 an Charlotte von Stein, dass er einen Platz für einen Gedenkstein für Christel von Laßberg gefunden habe, von dem man „in höchster Abgeschiedenheit, ihre lezte Pfade und den Ort ihres Tods (übersieht). Wir haben bis in die Nacht gearbeitet, zulezt noch ich allein bis in ihre Todtes Stunde, es war eben so ein Abend. Orion stand so schön am Himmel als wie wir von Tiefurth fröhlich heraufritten. Ich habe an Erinnerungen und Gedancken iust genug, und kan nicht wieder aus meinem Hause. Gute Nacht Engel, schonen Sie sich und gehn nicht herunter. Diese einladende Trauer hat was gefährlich anziehendes wie das Wasser selbst, und der Abglanz der Sterne des Himmels der aus beyden leuchtet lockt uns. Gute Nacht, ich kans meinen Jungen nicht verdencken die nun Nachts nur zu dreyen einen Gang hinüber wagen, eben die Saiten der Menschheit werden an ihnen gerührt, nur geben sie einen rohern Klang."[182]

Diese Zitierung ist wesentlich. Zweifellos erhellt Goethes Zustand in seinen Beziehungen gerade zu Charlotte, und die innere Anteilnahme offenbart sich, deren er sich fähig zeigt.[183]

Der alte Goethe hatte eine andere Einstellung, als er am 3. November 1823 Eckermann gegenüber betonte: „Es ist ja in dieser Ballade bloß das Gefühl des Wassers ausgedrückt, das Anmutige, was uns im Sommer lockt, uns zu baden" und dann noch hinzufügt „weiter liegt nichts darin."[184] Zwanzig Jahre vorher war er über eine Sängerin in Zorn geraten, die ihm jene Dichtung als Einlage bei einer Weimarer Opernaufführung viel zu schlicht sang.

Die Quellenlage ist somit nicht eindeutig. Goethe hat unterschiedlich geurteilt. Er fordert einmal starke Gefühlsbezogenheit und später die reale Freude am Wasser, das uns ohne Hintergründigkeit zum Bade lockt. Sicher mag uns die Notierung Eckermanns nur bedingt Quelle bedeuten. Sie zeigt Goethe in der Spiegelung eben Eckermanns, in einem wohl nicht stenografierten Protokoll. Selbst wenn wir Eckermann anerkennen, bleibt alles in der Schwebe, besagt doch jene Aufzeichnung nichts über Stimmklang, Haltung usw., die wesentlich modifizieren könnten. Auch die Weiterführung, wie sich Goethe gegen die Illustration der Ballade wandte: „Da malen sie z.B. meinen *Fischer* und bedenken

---

[182] *Goethes Briefe an Charlotte von Stein*, hrsg. von Julius Petersen, Leipzig 1923, 1. Bd., S. 108.

[183] Goethe soll den *Fischer* und *An den Mond*, durch die erwähnte Erschütterung angeregt, geschaffen und einem Brief an Charlotte v. Stein beigelegt haben. Gegen diese auf Fritz v. Stein zurückgehende Annahme stehen Belege, die *An den Mond* aus dem Sommer 1777 datieren lassen. Ebenso ist auch *Der Fischer* wohl bereits vor 1778 entstanden. Vgl. hierzu die Ausführungen von Ernst Stein, *Bemerkungen zur vorstehenden Gedichtbetrachtung (Der Fischer, d. Verf.)*. In: *Deutschunterricht*, 10. Jg., 1957, H. 10, S. 558.

[184] Vgl. Eckermann, *Gespräche mit Goethe*, a. a. O., 1. Bd., S. 56. „Die wenigsten Künstler", fuhr er fort, „sind über diesen Punkt im klaren (Gegenstand der Kunst, d. Verf.) und wissen, was zu ihrem Frieden dient. Da malen sie z.B. meinen *Fischer* und bedenken nicht, dass sich das gar nicht malen lasse. Es ist ja in dieser Ballade bloß das Gefühl des Wassers ausgedrückt, das Anmutige, was uns im Sommer lockt, uns zu baden; weiter liegt nichts darin, und wie lässt sich das malen...". Vorher wurde über das Gastspiel der bedeutenden und schönen polnischen Pianistin Szymanowska, ferner über Bibliotheksangelegenheiten und über Bildende Kunst gesprochen.

nicht, dass sich das gar nicht malen lasse", weil man „das Gefühl des Wassers" nicht malen könne, hilft kaum weiter. Sicher lehnt Goethe die Art der Darstellung naturmagischer Szenen in jener Zeit ab. Sie konnten dem dichterischen Vorwurf auch nach unserer Überzeugung nicht gerecht werden.[185]

Leider berichtet Eckermann nun nicht, ob sich Goethe rezitierend die Dichtung in der für ihn ursprünglichen Schallform zurückholt, wie er es z.B. bei den letzten Versen von *Cupido, loser, eigensinniger Knabe!* nach seinem Zeugnis am 5. April 1829 getan hatte.[186] Goethe selbst schreibt in *Dichtung und Wahrheit, 15. Buch*, dass er durch das laute Lesen der anonymen Flugschrift *Prometheus und seine Rezensenten* den Verfasser im Nachvollzug erkannte und „ganz deutlich die Stimme Wagners" klingen hörte.

Wir haben über dieser Auseinandersetzung[187] die Dichtung wiederholt im inneren Sprechen gelesen und sind in dialektische Wechselbeziehung getreten. Der Vorgang des Ersprechens hat bereits eingesetzt.

Das Ersprechen der Dichtung

Wir vergegenwärtigen uns nach dieser Vorarbeit die Sprechsituation und erinnern uns zugleich der Dichtungsgattung der Ballade, die aus der Rückschau ein spannendes Geschehen erzählt, von dem wir Anfang und Ausgang kennen, über dem wir also stehen.

Die Frage nach der äußeren Sprechsituation lässt sich für die praktische Arbeit verhältnismäßig leicht ermitteln. Ein Wesen der menschlichen Sphäre trifft auf die symbolhafte Gestalt der Nixe. Die Reflexion über die Zuhörerschaft ergibt, dass sich eine solche Erzählung weder an den Einzelnen noch an die Masse wenden kann. Es geht um einen mittleren Hörerkreis, der auch dem ursprünglichen balladesken Vortrag gemäß wäre, den einst der mittelalterliche Sänger,

---

[185] Vgl. etwa als Beispiel die Illustration des *Fischer* von Johann Heinrich Ramberg, die in einem Stich von Schwerdgeburth im Jahre 1821 veröffentlicht worden war (in: *Minerva Taschenbuch für das Jahr* 1821). Eine Wiedergabe findet sich auch in Goethe, *Gedichte, mit 93 Abb. nach zeitgenössischer Vorlage,* Leipzig 1925, Bd. 2.

[186] Vgl. Eckermann a. a. O., S. 287.

[187] Friedrich Neumann, *Wie soll man interpretieren? Ein Bericht zur mittelhochdeutschen Literatur.* In: *Muttersprache,* 68. Jg., 1958, H. 9, S. 276, betont unter dem Vorbehalt, „daß echte Dichtung eine eigene Welt gegenüber aller Theorie und Erfahrung aufbaut", dass „ihre Aussagen aus den geistigen und gesellschaftlichen Bedingungen ihrer Zeit begriffen sein" wollen.

von seinen Hörern umgeben, gestaltet haben mag. Die Raumvorstellung aus dem bisherigen Lesen bestärkt diese Aussage. Wir werden nur eine mittlere Lautstärke für tragbar halten.

Die Zeitangabe der Dichtung liefert keine Hinweise bestimmter Art. Irgendwann im Lauf des Tages treffen Mensch und Dämon aufeinander. Die Ballade ist überzeitlich in jeder Beziehung. Die Gesamtstimmung kann sich wegen des Ausganges nicht in taghellem Dur-Gepräge geben. Lockung für den Fischer und tragisches Geschehen für den Beobachter mischen sich im Stimmklang. Die Ballade wird dem Hörer nicht zugesprochen, er wirkt nur gefühlt mit, ohne direkt angeredet zu sein.

Wir stellen nun das Tonbandgerät bereit, um seiner objektivierenden Hilfe von Anbeginn sicher zu sein. Der Handlungsablauf gibt nur das Äußerliche. Deshalb müssen wir die Grundstimmung und nicht die hier vielfältigen Teilstimmungen berücksichtigen. Der Fischer ist zu Beginn kühl, der Berichtende nicht. Daher wäre eine äußerliche Steigerung, ein erschütternder Aufschrei um das Verlorene, die reale Mordsituation, wie es einige deuten wollen, unbrauchbar. Christian Winkler nimmt eine „stille, fast lautlose Erfüllung eines Geschicks, ehrfürchtig-schaudernd mit angeschaut"[188] an, „keinen Untergang mit Pauken und Trompeten". Wenn wir die Ballade nochmals im inneren Sprechen durchlesen, spüren wir, wie sich die lockende Frau einfügen muss. Sie will nicht bösartig verführen. Ihr Vorwurf bleibt Klage, ihre Stimme ist ohne den Klang, den wir bei hinterhältigen Menschen zu treffen gewohnt sind.

Bilder reihen sich in der Dichtung aneinander. Die zeitgenössischen Stiche bieten keine Anregung. So erdenhaft kann sich die Handlung nicht abzeichnen. Besser lässt sich die Parallele der Musik einfügen. Vielleicht besitzen wir eine Tonbandaufnahme von Mozarts *Don Juan,* von der Szene, welche die Erscheinung des Komturs interpretiert, der von Don Juan freventlich geladen wurde. Mit den gleichen einfachen Mitteln müssten wir gestalten, obwohl sich die räumliche Situation und die Sprechsituation nicht ganz decken.

Wir könnten auch Goethes *Erlkönig* in der Vertonung von Franz Schubert wählen, falls der ausführende Sänger genügende Qualität hat. In beiden Fällen bliebe die Entstehungszeit der Ballade gewahrt. Der *Don Juan* liegt etwa zehn Jahre später als *Der Fischer,* und Schubert stirbt in dem gleichen Jahr 1828, in dem Stieler den alten Goethe malt.

---

[188] Vgl. Christian Winkler, *Gesprochene Dichtung, Textdeutung und Sprechanweisung,* a. a. O., S. 103.

Es hilft uns u.U. die Vorstellung des Wassers. Haben wir nicht selbst als Kinder am Fluss oder am langsam fließenden Bach oder am Weiher gesessen und unser Antlitz in der Spiegelung des Wassers gefunden. Die Lockung hat sich lange erhalten, dem menschlichen Wesen in das sich anschmiegende Wasser zu folgen.[189] Später wurde dieser Wunsch beim Baden und Schwimmen unbeschwerte Wirklichkeit. Dennoch bleibt das Geheimnisvolle der ersten Begegnung.

Wir greifen auf diese Stimmung zurück und sprechen die erste Strophe. Der Bildgehalt, wir merken es beim Anschluss der folgenden Strophen, verlangt sein Recht. Er braucht die Zeit des Anschauens, denn Goethe meint die wirklichen Bilder. Er hat sich z.B. gegen die Übersetzung der *Todesglut* (12. Zeile) bei Frau von Staël mit „air brûlant" verwahrt. Es sei nur die Kohlenglut, die beim Braten der Fische benötigt werde.

Goethe war selbst Maler. Er ist nach dem Urteil Herders auf das Schauen besonders gerichtet. Er sieht das Bild also sinnenhaft erfüllt; wieweit dies stimmt, ergibt der Versuch. Erinnern wir uns aber an dieser Stelle, dass nur das Bild, welches ich selbst erlebt sehe, bis zum Hörer findet.

Jetzt sprechen wir die Dichtung durchgehend auf Tonband. Wir haben jedes Bild gesehen, wie der Fischer sitzt und die Angel im Auge behält, wie die Nixe aus den Fluten emportaucht und ohne Arg klagt. Sie berichtet von den Fischen auf dem Grund, von der Sonne des Tages, die ins Meer eintaucht, von dem stillen Gefährten der Nacht, dem Mond, berichtet, wie beide Gestirne erfrischt wiederkehren und sich der blaue Himmel lockend spiegelt, den Fischer sanft hinabziehend in sein Geschick. Wir lösen uns von den Bildern mit jenem *Und ward nicht mehr gesehn* der letzten (32.) Zeile.

Nach dem Zurückspulen des Tonbandes folgt das wägende Abhören, das den Gesamteindruck aufnimmt. Vielleicht können wir im Ganzen zustimmen. Die Fassung ist echt gestaltet. Sichernd brauchen wir nun die kritische Einzelbeobachtung. Wir fragen uns z.B., ob die Dialoggestaltung richtig war, nuancie-

---

[189] Vgl. an Beispielen aus der Literatur u.a. Friedrich Hebbel, *Das Kind am Brunnen:*
Und unten erblickt es ein holdes Gesicht
Mit Augen, so hell und so süße.
Es ist sein eignes, das weiß es noch nicht,
Viel stumme, freundliche Grüße!
Das Kindlein winkt, der Schatten geschwind
Winkt aus der Tiefe ihm wieder.
Herauf! Herauf! so meint's das Kind;
Der Schatten: Hernieder! Hernieder!

rend, durch Spannung unterschieden, nicht durch Tonhöhe. Dialog trifft im engen Sinne nicht zu, denn der Gesprächspartner redet „schweigend" mit. Seine Reaktionen aber zeigen sich in der Steigerung der Ansprechhaltung der Nixe, die von der Klage der 2. Strophe zur immer intensiveren Lockung im Höhepunkt der 3. Strophe hinleitet.

Die Redeankündigung der wörtlichen Rede (9. Zeile) *Sie sang zu ihm, sie sprach zu ihm* hat ihren Klang mehr vom alten „singen und sagen" oder, wie wir es vom Tonband hören, der allmählichen Steigerung, wobei in Zeile 29 die Umstellung noch eindringlicher aufzufassen ist.

Die Beachtung der gebrauchten Zeitformen macht den Übergang aus der Vergangenheit in die Gegenwart in Zeile 5 deutlich. Der Bericht erfährt eine größere Nähe, ja die ganze weitere Handlung bleibt, von einigen Einschüben abgesehen, gegenwärtig, die Verdichtung der Stimmung nimmt zu. Erst der Abgesang kehrt in die Vergangenheit zurück.

Beim Abhören sind wir mit der Gestaltung der Erscheinung in Zeile 8 nicht zufrieden. Im Abhören und Neusprechen der Zeilen 5–8 ergibt sich in Versuch und Gegenversuch die richtige Deutung. Nun ist die Dämonin nicht mehr theatralisch erschienen, sondern höchst verwunderlich für den Berichtenden, für den Fischer aber schon weniger unwirklich. Die Vertrautheit mit dem Wesen des Wassers, seinem Zauber und seiner Unergründlichkeit fehlten uns, um Goethe richtig zu folgen.

Mit dem Klang unserer Strophe im Ohr erproben wir eine größere Lautungsstufe. Die Artikulation wird schärfer, die Lautwerte sind unbedingt hochlautend. Sofort empfindet man, dass damit der Sprechsituation Unrecht geschieht. Sie verträgt keine Überhöhung der Sprechstufe. Die Vokale überwiegen.

Bisher wurde im Stehen gesprochen. Der Versuch, sitzend zu gestalten, befriedigt nicht. Die Körperempfindungen genügen nicht mehr. Beim Überprüfen unseres Sprechens, auch in der Tonbandfassung, stimmt die Kurve I. Der Fall der rhythmischen Schwere geht federnd senkrecht nach unten. Der Gegenversuch bringt eine Verzerrung, die wir vom Tonband her nicht abnehmen.

Der Rhythmus überwiegt in dem Gedicht. Das Metrum erscheint im Schema sehr regelmäßig. Zweisilbige Takte herrschen vor. Zwei Verszeilen lassen sich zur Kette vereinigen, in der zweiten Zeile ist die vierte Hebung pausiert. Sehr einprägsam zeigt sich aber das Übergreifen des Rhythmus bereits in den ersten beiden Zeilen. *Das Wasser rauscht', das Wasser schwoll, / Ein Fischer saß darán,* wurde nicht regelmäßig realisiert, als wir die Verse sprachen, sondern so, wie es oben ausgezeichnet steht. Die Hebungen sind keineswegs gleich hoch oder gleich lang. Das gestattet unsere Sprache nicht, wenn der Sinn ankommen soll und das Metrum nicht den Sinn im Skandieren zerstört.

Immer wieder zeigt sich in diesen Ketten ein Auf- und Abast, der Wellenfigur gleichend. Selbstverständlich kann diese Figur nicht lautmalerisch eingesetzt werden. Ihre Ausführung ergibt sich allein aus dem Inhalt der Dichtung.

Der Reim wird angeglichen gesprochen, auch wenn er einmal unrein auftritt, wie in der vierten Strophe. Dies erleichtert noch die regelmäßige, kreuzweise Reimform.

Wir haben indessen immer wieder Strophe für Strophe gesprochen, das häufige Übergreifen des Sinnschrittes in die nächste Zeile gespürt, im Vergleich wieder und wieder abgewogen, bis sich nach intensiver Arbeit eine Fassung ergibt, die uns schlechthin richtig erscheint. Die Tonbandaufnahme belegt die uns mögliche Annäherung an das von Goethe geschaffene Sprachkunstwerk. Die Synthese ist vollzogen.

Reflektierend fassen wir das Wesentliche nochmals zusammen: Wir haben in starker Anteilnahme das Geschehen gestaltet, den eigentlichen rhythmischen Ablauf aufgespürt und diese Gesamtspannung durchgehalten, ohne uns im Einzelnen der Darstellung zu ergeben und die Bilder äußerlich umzusetzen. Nun sind wir bereit, mit der Klasse diese Ballade zu erarbeiten.

7.2.2.2 Johannes R. Becher, *„Riemenschneider"*

1 *Als er eines Tags, vorübergehend,*
Einen blindgestochnen Bauer sah,
3 *Sagte er: „Ich mach dich wieder sehend!"*
Und er schnitzte ihn aus Holz, das ja

5 *Aus demselben Stoff war. Alle Lasten*
Schnitzte er, die solch ein Bauer trug,
7 *Ins Gesicht hinein, vom vielen Fasten*
War um seinen Mund ein bittrer Zug.

9 *Da das Werk für den Altar bestimmt,*
Um zu zeugen und um anzuklagen,
11 *Ließ den Bauern er die Kreuzlast tragen*
Als die Fahne, die ihm keiner nimmt.

13 *Und der Bauer, der geblendet war,*
   Sah mit großen Augen vom Altar.

Zur literaturwissenschaftlichen Interpretation

Johannes R. Becher hat in der Zeit der Verbannung, der deutschen Sprache und ihrer Erhaltung umso mehr verhaftet, Sonette geschrieben. Ihm wurde das Sonett wieder, was es einst war an Klarheit und Strenge. Er wollte eine Philosophie dieser Dichtungsgattung schreiben, um deren Lebenskraft und Bedeutung zu erweisen.[190] Im *Sonett-Werk 1913–1955* steht zwischen *Cervantes* und *Bach Riemenschneider* in der großen Gruppe *Inschriften und Fragmente* mit dem Motto *Lass dich aufheben von dem Blick, / der dich von ferne streift*. Dichter und Musiker, Holzschnitzer und Maler werden gerufen, unter ihnen Tilman Riemenschneider aus Osterode, der um 1460 geboren wurde, seit 1485 in Würzburg lebte und wahrscheinlich 1531 starb.[191]

Er war ein Zeitgenosse des Kopernikus, des Schweizers Paracelsus, des Michelangelo, Tizian und Raffael und unseres Albrecht Dürer. Mit ihm lebten Luther und Melanchthon, Zwingli und Erasmus von Rotterdam. Thomas Müntzer, ein Menschenalter jünger, endet noch innerhalb seiner Lebenszeit.

Riemenschneider schuf Bildwerke, „die ganz vom Streben nach der Sichtbarmachung seelischer Stimmungen... geprägt sind... Seine Menschenliebe befähigte ihn zur Schaffung von Werken, die in ihrer einfachen Schönheit und inneren Wahrheit vom ganzen Volke verstanden wurden. An der revolutionären Erhebung der Bauern und Arbeiter... führend beteiligt, wurde er gefangen und verlor durch Folterung seine Arbeitsfähigkeit".[192]

Thomas Mann schrieb über ihn, wie er für die Sache der Bauern, „die er für die gerechte und gottgefällige erkannte, Partei ... (nahm) gegen die Herren, die Bischöfe und Fürsten ... und zum Kämpfer (wurde) ... für Freiheit und Recht. Seine eigene Freiheit, die würdige Ruhe seiner Existenz gab er daran für diese Sache, die ihm über Kunst und Seelenfrieden ging."[193]

---

[190] Vgl. Johannes R. Becher, *Sonett-Werk 1913–1955*, Berlin 1956, Einleitung, S. 8; das Sonett *Riemenschneider* findet sich auf Seite 298.
[191] Vgl. Richard Hamann, *Geschichte der Kunst,* Bd. 2, neu durchgesehene Auflage, Berlin 1955, S. 934.
[192] Vgl. Arno und Anneliese Peters, *Synchronoptische Weltgeschichte,* Frankfurt am Main o. J. (1952), Spalte 1460–1531.
[193] Zitiert nach Ernst Stein, *Kleiner Wegweiser zu Johannes R. Bechers Gedicht*, a. a.

Riemenschneider hat in einem seiner schönsten Altäre in Creglingen im Taubertal Jesus unter den Schriftgelehrten dargestellt. Sie sind echte Bauern. Einer darunter ist das Abbild des Meister selbst. Ein zerfurchtes Gesicht jener Zeit mit wissenden Augen, die mehr sahen, als die Großen wahrhaben wollten, mit Händen, die nicht nur in der Kunst von der Menschlichkeit Zeugnis ablegten. Um den Mund zeigt sich ein Zug des Leidens, der nicht das eigene Erleben meint. Schier wortkarg mutet uns das Bildnis an. Was Riemenschneider zu sagen hatte, was er sagen musste, deuteten im Werkstoff des Lindenholzes seine Hände. In Kunst und Leben ein revolutionäres Neues begehrend, ging er seinen Weg.

Es lag nahe, dass ihm Johannes R. Becher im Aufspüren des eigentlichen deutschen Wesens, jenseits der damaligen Grenzen, im Sonett ein Denkmal setzte. So steht er in der Reihe derer, die um „Erneuerung der Menschheit ringen".[194]

Die Fabel bedarf keiner Erläuterung. Sie gehört uns und unserer Zeit, einfach und erschütternd genug. Der geblendete Bauer wird erhöht, er geht ein in das Höchste, was jene Zeit kennen und anerkennen wollte, in die Christusfigur eines der Altäre. Es mag gleichgültig sein, welcher Altar gemeint ist, wenn wir wissen, woher Riemenschneider das Vorbild nahm. Er übertrug die Leiden seiner Klasse und ließ sie zur Ewigkeit werden im Umsetzen in die Kunst, die von allen Beurteilern mit verschiedensten Maßstäben immer so verstanden wurde, wie er es erlebt hatte. Seine Sprache hat Becher ergriffen. Er übernahm und gab an uns weiter in gleich schlichten und anrührenden Worten. So haben wir zu gestalten.

Becher wählte die Form des englischen Sonettes, und es reimen sich abab/cdcd/effe/gg. In dieser der Shakespearezeit zugehörigen Art bleiben vom Sonett nur die 14 Zeilen übrig. Die Orientierung ist auf den Schluss gerichtet, der dadurch viel stärker beschwert wird als im eigentlichen Bauschema. Drei Quartette bilden den Anlauf zu diesem Schluss. Becher hat sich auch andernorts der gleichen Form bedient[195], während das regelmäßige Sonett zwei Quartette und zwei Terzette bringt[196].

Dass Becher hier die Variation anders fügt und, wie Ernst Stein sagt, das Verhältnis 12:2 (drei Quartette gegen die letzten beiden Zeilen) so ungleich auf-

---

O., S. 43. Ernst Stein ist Leiter des Johannes-R.-Becher-Archivs.
[194] Ebenda, S. 43.
[195] Vgl. z. B. *Hölderlin,* in: Johannes R. Becher, *Sonett-Werk* 1913–1955, a. a. O., S. 303; s. a. den Abschnitt *Sonett* bei Erwin Arndt, *Deutsche Verslehre,* a. a. O., S. 105–109 mit weiteren Beispielen aus Bechers Werk.
[196] Vgl. z. B. im *Sonett-Werk* Bechers *Shakespeare,* S. 302.

türmt, hat den alleinigen inneren Zweck, die Aussage „in geballter Dichtheit und mit größter Energie" in den Zeilen

Und der Bauer, der geblendet war,
Sah mit großen Augen vom Altar.

hervortreten zu lassen. Sie sind nicht nur die kulminierende Aussage, das Ergebnis des Sonettes ohne „Fanfarenstöße", sondern mit der „Schlichtheit ... eines Volkslieds oder Sprichworts", gültig und monumental wie „Grabinschriften, Wandsprüche, Knittelreime".[197]

Uns ist nicht die Überschreitung der Formgrenze wesentlich, sondern die Ballung der Aussage in der durchbrochenen Form, die über der Strenge des Schemas mit neuem, erschütterndem Leben gefüllt wird.

Über den Dichter Becher wissen wir genügend. Er ist unser Zeitgenosse gewesen, hat am selben deutschen Schicksal teilgehabt, an dem wir teilhaben. Wir kennen sein Werk, empfingen es in den ersten Veröffentlichungen und nahmen es in späteren Sammelausgaben erneut auf. Oft haben wir uns mit den 1952er Sonetten beschäftigt. Sie klangen in unseren Feierstunden. Vielleicht sollten wir nun noch einmal die Bekenntnisstellen aus dem Roman *Abschied* lesen, um noch mehr bereitet zu sein.Tagebücher, Briefe und die von den Freunden gehaltenen Reden zur Totenfeier wollen wir uns ebenso vergegenwärtigen. Dann beginnen wir den zweiten Schritt:

Das Ersprechen der Dichtung

Die Sprechsituation liegt klar auf der Hand. Ein Chronist berichtet eine episodenhafte Begebenheit und überhöht sie zur Allgemeingültigkeit. Wenn wir die Frage stellen, zu wem gesprochen wird, erweist sich, dass der Hörerkreis nicht die Raumsituation des *Fischers* haben kann. Wir spüren schon in der dialektischen Auseinandersetzung mit dem Sonett während unserer Vorarbeiten, wie sich die Spannungsstufe anders aufdrängt, so dass mit der größeren Lautheit auch eine größere Menge von Menschen angesprochen werden muss. Ja, wir glauben, dass ein Saal, vielleicht sogar ein begrenzter Raum innerhalb von Straßen, gemeint sein kann. Die Hörer selbst sind wie der Chronist unsere Zeitgenossen.

---

[197] Vgl. Ernst Stein, *Kleiner Wegweiser zu Johannes R. Bechers Gedicht,* a. a. O., S. 46.

Damit wird die notwendige Synthese einfach. Wir müssen nur den Dichtstil und Zeitstil unserer Epoche berücksichtigen, der sich mit dem Sprechstil deckt. Der Urhörer der Dichtung ist der deutsche Mensch unserer Tage, den Becher anruft. Auch die inneren Voraussetzungen der Sprechsituation liegen offen. Johannes R. Becher bekennt sich zum Neuen, er will unser Bewusstsein wachrütteln für den Kampf um die Sache der Menschheit, will erziehen, begeistern und mit dem Mittel der Dichtung, d.h. intellektuell und emotional einwirken. Dies erfolgt, gleichnishaft eingekleidet und verschiedentlich im Bild umgeformt, im Sonett, in dem sich das einstige Ideal mit der Erkenntnis unserer Zeit überdeckt.

Für die nähere Einstimmung benötigen wir das Werk Tilman Riemenschneiders.[198] Die Gestalten zeigen uns, wie wir zu sprechen haben, ob wir auf den Bauern-Christus, die Bauern-Jünger oder die Gesichter der dargestellten Kriegsleute schauen.

Die Musik Palestrinas und des Orlando di Lasso, wenig später als Tilman, vermittelt die Klangmöglichkeiten jener Epoche. Wir entnehmen ihr nur die Spannung, die Strenge und die volksliedhafte Schlichtheit inmitten aller Kunst.

Die wörtliche Rede erschließt sich von selbst. Es besteht keine Möglichkeit zum Deklamieren. Das Sonett zwingt zur Echtheit. Wir merken im Sprechen, wie in diesem Kunstwerk das Enjambement die 1. und 2. „Strophe" bindet, wie, genauer gesagt, der dritte Sinnschritt des ersten Quartetts aufgipfelnd sich erst in der 5. Verszeile vollendet. Immer wieder, so in Verszeile 5, 6, 7, 11, liegt der Zeilensprung vor und macht den Sprechklang noch gespannter und ziehender. Die Melodielinie innerhalb der Stauung darf dabei am Zeilenende nicht absinken. Alles drängt auf den Schluss hin, auf die beiden letzten Verszeilen, die klar wie eine Inschrift stehen müssen.

Wir sprechen auf Tonband. Im Abhören wird versucht, den Fall der rhythmischen Schwere zu bestimmen. Die Kurve zeigt die Form II, kleiner als die Schiller-Kurve, aber kaum weniger gespannt. Sie deckt sich mit unserer Vorarbeit und dem Gehalt, der nicht anders gegeben werden kann. Einiges mag noch nicht ganz gelungen sein. Die Kurve weist es aus. So wird der Schluss mehrmals im Versuch und Gegenversuch abgewogen, bis sich das Richtigkeitserlebnis einstellt, das wir nun auch von dieser letzten Tonbandfassung empfinden. Die Dichtung hat sich uns ersprochen. Sie gehört uns, wir können darangehen, sie unseren Schülern zum gleichen aufrüttelnden Erlebnis zu machen, sehend und wissend gleich Tilman Riemenschneider.

---

[198] Vgl. z. B. *Tilman Riemenschneider im Taubertal,* 47 Bildtafeln, Leipzig 1939, Insel-Bücherei Nr. 545.

8 Literaturhinweise

Weiterweisende Literatur zum 1. Teil des Lehrbriefes

Literatur über das Gesamtgebiet:
1. E. Barth: Einführung in die Physiologie, Pathologie und Hygiene der menschlichen Stimme, Leipzig 1911.
2. Chr. Winkler: Deutsche Sprechkunde und Sprecherziehung, Düsseldorf o. J. (1954).
3. H. Krech (Hrsg.): Festschrift zum 50jährigen Bestehen der sprechkundlichen Arbeit an der Martin-Luther-Universität Halle-Wittenberg, Wiss. Z. Univ. Halle, Ges.- u. Sprachw. R., Jg. V, 1955/56, H. 3, 359 ff.
4. H. Krech: Kurze Einführung in die Grundlagen der Sprecherziehung. In: Deutschunterricht, 9. Jg., 1956, H. 5 u. 6.
5. R. Schilling: Das kindliche Sprechvermögen, Freiburg im Breisgau 1956.
6. R. Luchsinger u. G. E. Arnold: Lehrbuch der Stimm- und Sprachheilkunde, 2. völlig neubearb. Aufl., Wien 1959.

Literatur über das Gebiet Atmung:
1. J. L. Schmitt: Atemheilkunst, 2. überarb. Aufl., München u. Berlin, Bern u. Salzburg o. J. (1956).
2. J. Parow: Funktionelle Atmungstherapie, Stuttgart 1953.
3. K.-H. Fritzsche: Haltungsfehler und Haltungsschäden bei Kindern und Jugendlichen, 2. erw. Aufl., Berlin 1957.
4. H. Krech: Atmung und Sprechwissenschaft. In: Sprechkunde und Sprecherziehung IV, hrsg. v. Chr. Winkler, Emsdetten o. J. (1959), 37 ff.
5. Ders.: Zur Beeinflussung der Stimmatmung durch den Sprechantrieb. In: Wiss. Z. Univ. Halle, Ges.- u. Sprachw. R., Jg. XI, 1962, H. 8.

Literatur über das Gebiet Einsatz:
1. R. Schilling: Über Stimmeinsätze. In: Ber. ü. d. Internat. Kongr. Singen und Sprechen in Frankfurt a. M. 1938, München – Berlin o. J., 231 ff.
2. W. Orthmann: Sprechkundliche Behandlung funktioneller Stimmstörungen, Halle (Saale) 1956.
3. G. Panconcelli-Calzia: Die Taschenbandstimme, Berlin 1953.
4. H. Krech: Beiheft zum Magnettonband M B-H 4 „Stimmstörungen" (Auswahl), hrsg. vom Deutschen Zentralinstitut für Lehrmittel, Berlin 1957.
5. Ders.: Die kombiniert-psychologische Übungstherapie. In: Wiss. Z. Univ. Halle, Ges.- u. Sprachw. R., Jg. VIII, 1958/59, H. 3, 397 ff.

Literatur über das Gebiet Ansatz:
1. H. Krech: Zur Artikulationsbasis der deutschen Hochlautung. In: Z. f. Phonetik u. allgem. Sprachw., 8. Jg., 1954, H. 1/2, 92 ff.

2. H. Krech unter Mitwirkung von Elektromeister W. Prescher: Über ein einfaches Verfahren zur Aufzeichnung des oralen und nasalen Schalldruckanteiles gesprochener Sprache. In: Aktuelle Probleme der Phoniatrie und Logopädie, Vol. 1, hrsg. v. F. Trojan, 100 ff.
3. H.-H. Wängler: Atlas deutscher Sprachlaute, 2. überarb. Aufl., Berlin 1961.
4. H. Krech: Die Behandlung gestörter S-Laute, Halle (Saale) 1955.
5. Ders.: Beiheft zum Magnettonband M B-H 3 „Sprachstörungen" (Auswahl), hrsg. v. Deutschen Zentralinstitut für Lehrmittel, Berlin 1957.
6. H. Weinert: Die Bekämpfung von Sprechfehlern, 3., verb. u. erw. Aufl., Halle (Saale) 1959.
7. A. Rösler: Die fröhliche Sprechschule, 2. Aufl., neubearb. von H. Scheibel, Halle 1949.

Literatur über Sprechen im Gesamtablauf:
1. Th. Siebs: Deutsche Bühnenaussprache, Hochsprache, 15. Aufl. Köln 1930; 16., völlig neubearb. Aufl. unter dem Titel: Siebs, Deutsche Hochsprache, Bühnenaussprache, hrsg. v. H. de Boor u. P. Diels, Berlin 1957.
2. H. Krech: Siebs, Deutsche Hochsprache, Bühnenaussprache, a. a. O., Besprechung. In: Z. f. Phonetik u. allgem. Sprachw., 10. Jg., 1957, H. 3, 293 ff.
3. E. Drach: Sprecherziehung, 12. Aufl., Frankfurt a. M., Berlin, Bonn 1953.
4. H. Krech: Kurze Mitteilung zur Behauchung der deutschen Explosive im Inlaut. In: Wiss. Z. Univ. Halle, Ges.- u. Sprachw. R., Jg. IV, 1954/55, H. 5, 625 f.
5. Ders.: Hochlautung und Kunstgesang. In: Wiss. Z. Univ. Halle, Ges.- u. Sprachw. R., Jg. VI, 1956/57, H. 5, 883 ff.
6. Ders. (Hrsg.): Beiträge zur deutschen Ausspracheregelung, Ber. v. der V. Sprechwiss. Fachtagung des Instituts für Sprechkunde und Phonetische Sammlung 1960, Berlin 1961.

Weiterweisende Literatur zum 2. Teil des Lehrbriefes

1. H. Krech: Zur Eindeutigkeit der Schallform sprachlicher Äußerungen. In: Z. f. Phonetik u. allgem. Sprachw., 12. Jg., 1959, H. 1–4, 169 ff.
2. H. Stelzig: Sprechwissenschaftliche Analyse zu Klanggestalten und Klangrhythmus deutscher Lyrik im Zeitraum von 1620-1720 bei M. Opitz, A. Gryphius, J. Chr. Günther, Phil. Diss. Greifswald 1957 (Maschschr.).
3. Ders.: Autorreferat (zur obengenannten Dissertation) in: Wiss. Z. Univ. Greifswald, Jg. VII, 1957/58, Ges.- u. Sprachw. R., H. 3/4, S. 1–3.
4. Ders.: *„Ackermann"-Studie. In: Festschrift zum 50jährigen Bestehen der sprechkundlichen Arbeit an der Martin-Luther-Universität Halle*-Wittenberg, hrsg. von Hans Krech. In: Wiss. Z. Univ. Halle, Ges.- u. Sprachw. R., Jg. V, 1955/56, H. 3, S. 435 ff. Diese Schriften vermitteln Grundsätzliches und sind besonders für den angegebenen Zeitraum wesentlich. Sie enthalten weitere Literaturangaben.

5. Ders.: Sprechwissenschaftliche Analysen der Klangstruktur zur Lyrik der Gegenwart. In: Wiss. Z. Univ. Halle, Ges.- u. Sprachw. R., Jg. IX, 1960, H. 1, 47 ff.
6. Chr. Winkler: Gesprochene Dichtung, Textdeutung und Sprechanweisung, Düsseldorf o. J. (1958).
   Winkler gibt ausführliche Analysen und führt von verschiedenen Seiten, germanistisch und sprechwissenschaftlich, zum Dichtungssprechen. Hervorzuheben ist, wie auch bei Stelzig, die Einbeziehung des Kriteriums des Falles der rhythmischen Schwere (vgl. auch die Kurvenbilder).
7. Marie-Hed Kaulhausen: Das gesprochene Gedicht und seine Gestalt, 2., neubearb. Aufl., Göttingen o. J. (1959).
   Kaulhausen geht von der Mitteilungshaltung aus. Sie vermittelt Hinweise für die schulische Arbeit, die sich von Fall zu Fall übertragen lassen.
8. F. Trojan: Die Kunst der Rezitation. Eine Anleitung zu ausdrucksrichtigem Vortrag, o. O., o. J. (Wien 1954).
   Trojan versucht einen erfolgversprechenden naturwissenschaftlichen Ansatz auf der Grundlage seiner Arbeiten über den Sprechausdruck, wie u.a. auch H. Stelzig in seiner Dissertation nachwies.
9. E. Arndt: Deutsche Verslehre, Ein Abriss, Berlin 1959.

9 Terminologische Erläuterungen

Ableitungsmethode	seit dem 19. Jahrhundert zuerst von Talma für den r-Laut entwickelte Ableitung eines falschen oder nicht vorhandenen Sprachlautes aus einem benachbarten richtigen
adenoide Vegetationen	Wucherungen des drüsenähnlichen Gewebes im Nasenrachenraum
Affrikata	Verschlusslaut (Explosiv) mit folgendem Reibelaut (Frikativ)
analytisch-synthetisch	hier: Rekonstruktion der Sprache aus berichtigten Einzelfunktionen (Atmung, Einsatz, Ansatz)
Aphonie	Stimmlosigkeit durch organische, funktionelle oder psychische Schädigungen hervorgerufen
Atemeinheit	Sinnschritt; die möglichst nicht durch Zwischenatmung unterbrochene sprachliche Einheit, die einen vollendeten, verstehbaren Sinn darstellt
Atemwurfübung	von Helene Fernau-Horn entwickelt. Durch Anfedern des Atemstromes an die Stimmlippen mit Hilfe eines elastischen Einziehens der Bauchdecke erfolgt eine günstige Beeinflussung der äußeren Kehlkopfhaltemuskulatur (Rahmenfunktion); besonders zur Behandlung derRecurrensschädigungen, aber auch zur allgemeinen Stimmtherapie geeignet
Bibliotherapie	therapeutische Beeinflussung durch literarische Texte
cum grano salis	lat., mit einem Körnchen Salz, d. h. nicht ganz wörtlich zu nehmen
Elision	lat., Auslassung eines Lautes
Emphysem	übermäßige Erweiterung der Lungenbläschen, Lungenblähung
Enjambement	lat.-frz., Zeilensprung, das Übergreifen eines Sinnschrittes in die nächste Zeile oder Strophe
evident	augenscheinlich, offenbar, einleuchtend
funktionelles Hören	das (emporbildbare) Mitvollziehen sprachlicher Abläufe durch den Hörer, das – an sich zwangsläufig – zur Erkenntnis von Lautung oder auch Spannungslage des Sprechers verwendet wird
funktionelles Nachvollziehen	auf dem zwangsweisen funktionellen Hören (s. d.) beruhender Vorgang der Übertragung sprachlicher Abläufe auf den Hörer (vgl. hierzu die Reflextheorie Pawlows)
Hieroglyphe	Schriftzeichen der altägyptischen Bilderschrift

Indifferenzlage	mittlere Sprechstimmlage, „phonischer Nullpunkt", Ausgang für jede stimmliche Arbeit
Interpretation	hier: sprechwissenschaftliche, d.h. sprecherische Deutung eines Textes durch lauthaftes Lesen; der Vorgang selbst wird im 2. Teil des Lehrbriefes eingehend erläutert
kathartisch	grch., reinigend, läuternd; in der Poetik des Aristoteles in Verbindung mit der Tragödie erwähnt, heute ebenso eine Behandlungsweise der Psychotherapie, die in Erlebnisabläufen besteht, die eine Affektentwicklung zum Ausgleich führen
Kombiniert-psychologische Behandlung	von Hans Krech entwickelte, den ganzen Menschen erfassende Behandlungsform für Stimm- und Sprachstörungen, die mit Hilfe von objektivierenden Tonbandaufnahmen die Bewusstheit des Könnens und die Eingliederung des Patienten in die Sprachgemeinschaft erreicht
Kortex	lat. cortex = Rinde, von der Gehirnrinde ausgehend
Kulmination	lat., Erreichen des Gipfelpunktes oder Höhepunktes, auch Wendepunktes
Kyphose	Rückgratverkrümmung nach hinten, Rückenbuckel
Lethargie	med. Schlafsucht, hier: Interessenlosigkeit
Lordose	Gegensatz zu Kyphose, Rückgratverbiegung im Sinne des Hohlkreuzes
Metapher	grch., Bild aus einem anderen Gebiet als dem gewöhnlichen entnommen, wesensgleichen Ausrucks
Mitteilungshaltung	Marie-Hed Kaulhausen geht nach der allgemeinen These, dass es in der Welt der Sprache immer um das Ansprechen eines Hörers geht, für die praktische Arbeit, z.B. an Dichtungen, von der Bestimmung der Mitteilungshaltung aus, also der jeweiligen Art des Sprechens unter diesen speziellen Bedingungen für gerade diesen bestimmten Hörer
Modifikation	lat., Veränderung, Abwandlung
myo-elastisch	muskel-elastisch im Gegensatz zu neurochronaxisch
Nervus recurrens	XI. Hirnnerv, der Bewegungsstörungen der Stimmlippen bewirken kann
neurochronaxisch-zerebrale Stimmlippenschwingungstheorie	auf Raoul Husson zurückgehende Stimmlippenschwingungstheorie, die im Gegensatz zur myoelastischen Theorie eine Anregung der Stimmlippen durch Gehirnimpulse, d.h. zentral gesteuert, annimmt

Pathos	grch., Leidenschaft, Schwung, hier: echtes Pathos: mit echter innerer Begeisterung und Erlebnisfähigkeit gestalten. Gegensatz: falsches Pathos: unecht, hohl, deklamatorisch, von außen gestalten
Perforation	hier: Durchlöcherung des harten und (oder) weichen Gaumens, Gaumenspalte
Peripherie	Umfangslinie, Gegensatz zu Zentrum, hier: von außen nach innen
Physis	hier: Körper, im Körperlichen ablaufend
Prognose	Aussicht auf den Krankheitsverlauf, Voraussage, Vorhersage
Psyche	hier: Seele, im Seelischen ablaufend
Reagens	lat., das Rückwirkende, hier: aus der Chemie übernommene Bedeutung: Anzeige, Beweismittel
Richtigkeitsbreite	von Richard Wittsack geprägter Ausdruck für die mögliche Annäherung an ein sprachliches Fremderlebnis. Das Erreichen der R. ist das Ziel jeder sprechwissenschaftlichen Interpretation. Die R. ist die Übereinstimmung des dichterischen Vorwurfes, der Verse oder der Prosastelle, mit der sprecherischen Deutung, wobei die menschliche Unzulänglichkeit einbezogen wird
Richtigkeitserlebnis	Das Erreichen der Richtigkeitsbreite (s. d.) offenbart sich subjektiv in einem Richtigkeitserlebnis, wie bereits Sievers feststellte. Es wird deutlich im Gefühl des mühelosen Sprechens und der innerlichen Befriedigung beim Abhören
Schlag, Schlagzahl	beim r-Laut, Anzahl des Ansetzens und Abhebens der Zunge oder des Zäpfchens bei der Lautbildung, im Vorgang als „Schlag" bezeichnet
Simulation	Vortäuschung (einer Krankheit)
skandieren	lat., schematisch nach den Versfüßen lesen
Sphinkter-Muskulatur	Schließmuskulatur
sprachliches Fremderlebnis	jede nicht von uns selbst geschaffene schriftliche sprachliche Äußerung
Sprechsituation	Zusammenfassung aller Gegebenheiten, die in diesem Augenblick diese Worte gerade für diesen Hörer im Sprechdenkvorgang hervorbringen
Sprechstufe	Abstufung je nach Sprechsituation (s. d.) im Gebrauch der Lautungsstufe der Hochlautung, Umgangssprache oder Mundart.
Stoßübungen	von Emil Fröschels entwickelte Übung zur Behandlung von Patienten mit Gaumenspalten oder Recurrensschädigungen. Hierbei wird mit geballten Fäusten kräftig seitlich des Körpers nach unten ge-

	stoßen und dabei gleichzeitig eine Silbe wie *Pi, Pa* usw. gesprochen
Subkortex	lat., unterhalb der Hirnrinde gelegen, Gegensatz zu Kortex
synchron	grch., gleichlaufend, gleichzeitig geschehend, übereinstimmend
Thorax	Brustkorb
traumatisch	grch., Verletzung, Wunde, hier: seelische Erschütterung
Ur-Ei-Definition	der Ballade, von Goethe im Anschluss an die *Ballade vom vertriebenen und zurückkehrenden Grafen* niedergeschrieben. G. nennt die Ballade das Ur-Ei der Dichtung, weil sie noch ungetrennt epische, lyrische und dramatische Elemente in sich vereinigt (vgl. *Über Kunst und Altertum).*

Erstveröffentlichung:

Herausgegeben von der Fachkommission Deutsch, Hauptabteilung Fernstudium der Pädagogischen Hochschule Potsdam, Deutscher Verlag der Wissenschaften, Berlin 1960;
2., unveränderte Aufl. 1967.

Grundunterweisung in der Sprecherziehung

4 Beihefte (I–IV) zu den Magnettonbändern MB-I 18 bis 21 für die Aus- und Weiterbildung in der Sprecherziehung[1]

Allgemeines zu den Magnettonbändern „Grundunterweisung in der Sprecherziehung I–IV"

Grundvoraussetzung für den zwischenmenschlichen Kontakt ist die Ausbildung der Sprache, insbesondere auch in ihrer gesprochenen Form. Die theoretischen Hinweise hierzu vermittelt der Lehrbrief des Verfassers *„Einführung in die deutsche Sprechwissenschaft/Sprecherziehung"*, (Berlin 1960, 1. Teil: „Die Grundlagen des Sprechens").

Zur engeren Verbindung der Theorie mit der sprecherischen Praxis bedarf es neben der visuellen Hilfe der akustischen Demonstration durch ausgewählte und erläuterte Klangbeispiele.

In enger Anlehnung an die Abschnitte des Lehrbriefes:
    1 Atmung
    2 Einsatz
    3 Ansatz
    4 Das Sprechen im Gesamtablauf
soll in der klassischen Form der pädagogischen Darstellung des Sprechvorganges – jeweils in Einzelbändern für jedes Kapitel – das gegeben werden, was für die praktische Übernahme und Übung (gleichviel, ob in der Vorlesung oder im Fernstudium) unabdingbar notwendig erscheint.

Die Tonbänder wollen auf technisch höherer Ebene und mit geweitetem Blickfeld das in früheren Sprachlehrgängen Angelegte aufgreifen. Sie bilden die

---

[1] Die Aufnahmen wurden in gekürzter Form in die beigefügte Audio-CD aufgenommen – d. Herausgeberin.

notwendige akustische Illustration des gedruckten Textes; gilt doch für die Sprache unvermindert noch heute das alte, oft zitierte Wort Johann Gottfried Herders: *das Ohr sei ihre erste Lehrmeisterin.* Wir wenden uns also an das Ohr und meinen den *ganzen* Menschen. Sprache entfaltet sich am Sprechen, Spracherlernen entscheidend am Gesprochenen und Gehörten.

Grundunterweisung in der Sprecherziehung I: Atmung

Beiheft zum Magnettonband

I. Allgemeines zum Magnettonband MB-I 18: Atmung

Das Problem der Atmung ist in der Literatur vielfältig und weitschichtig – von den verschiedensten wissenschaftlichen Disziplinen – bearbeitet und behandelt worden. Immer ging es dabei wohl vor allem darum, dem Menschen diese lebensnotwendige Funktion steuer- und verwendbar bereitzustellen, um seine Gesundheit und Arbeitskraft zu verbessern oder zu erhalten.

Man beschäftigte sich vornehmlich mit der Ruheatmung, der *respiratio muta*. Alle Verfahren zielten darauf hin, die Abläufe körperlich bewusst zu machen, sie zu üben und sie wieder in die automatische Steuerung des Körpers zurückzuführen, um sie immer und ohne Reflexion bereit zu haben. Nach unseren (im Lehrbrief näher erläuterten) Erfahrungen ergeben sich bei dieser Methode jedoch in dem Augenblick wesentliche Diskrepanzen, in dem das bewusst Aufgenommene, ebenso bewusst jeweils Überprüfte der Atemübungen sich in die rein körpergesteuerte Funktion *zurückverwandeln* soll. Mit ziemlicher Sicherheit kommt es zu entscheidenden Verlusten und zu ungewollten Annäherungen an die bisherige verbesserungsbedürftige Atmung.

Das Gleiche gilt verstärkt für die Stimmatmung, die *respiratio phonatoria*. Sie scheitert, wenn die in der bisherigen Form erarbeitete Ruheatmung dem Sprechen oder Singen dienstbar gemacht werden soll. Sicher gibt es Ausnahmen, doch bestätigen sie nur das Gesagte.

Mit zwingender Notwendigkeit musste daher ein neuer Weg gesucht werden, der solche Fehlleistungen ausschließt. Er bot sich in einer *indirekten Anleitung zur Atmung durch Korrektur der Wirbelsäulenhaltung;* indem man also lediglich die Aufmerksamkeit auf die Körperhaltung hinlenkt, nicht aber auf die Atmung selbst. Nach wissenschaftlicher Erkenntnis bedingen sich Wirbelsäulenhaltung und Atmung gegenseitig und sind in Leistung und Entwicklung miteinander verknüpft. Infolge der berichtigten Körperfunktion findet auch die Fehlatmung zu den in der Säuglingszeit vollendet vorhanden gewesenen Abläufen. Das Tonband *MB-I 18* will an zwei Versuchen beweisen, dass sich bei richtiger Körperhaltung durch Reizeinwirkungen von außen (die in allen

Sinnessphären ablaufen können) Überlagerungen der *Ruhe*atmung ergeben, die einfach durch die Auswahl und pädagogische Steuerung des gesendeten Reizes positive Veränderungen der Atmung zeitigen. Hieraus ergibt sich jeweils auch der Hinweis auf die *Stimm*atmung und die Methode ihres Trainings.

Leben und Stimme sind ohne Atmung nicht denkbar. Die Auseinandersetzung mit diesem Problem steht daher am Anfang der Grundunterweisung.

II. Inhaltsangabe und Einführung in die Beispiele

Folgerungen für die Richtigstellung der Stimmatmung
(vgl. Lehrbrief, 1. Teil, Abschnitt 1.2.4).

1. Johann Wolfgang von Goethe, *„Die Leiden des jungen Werther"*, Ausschnitt aus dem Brief vom 26. Mai
Sprecher: Hans Krech
CD: Aufnahme 1

Die im Wesentlichen somatisch (im Körperlichen ablaufend) gesteuerte Respiratio muta steht unter dem Einfluss *äußerer* Gegebenheiten, beispielsweise von Stimmungen und Anregungen, die u.a. durch die gesprochene Sprache vermittelt werden. Versuche belegen immer wieder, dass sich die Ruheatmung in dem Augenblick verändert, in dem eine solche Einwirkung erfolgt. Wenn nun diese Überlagerung, in möglichst physiologischer, dem physiologischen Ablauf entsprechender Weise geschieht, d.h. wenn (nach Pawlow) ein Reiz gesetzt oder gesendet wird, der sich körperlich günstig umsetzen lässt, so besteht die Möglichkeit, die Ruheatmung erzieherisch positiv zu beeinflussen. Der Mensch beantwortet den aufgenommenen Reiz in *funktionellem Nachvollziehen*. Er reagiert z.B. auf eine angebotene Tiefatmung mit dem Maß an Tiefatmung, das ihm zur Verfügung steht.

Der im Lehrbrief ausführlich dargetane und oben kurz erläuterte Weg der *Atemerziehung* sieht zunächst eine *Wiederherstellung der normalen Wirbelsäulenhaltung* vor, die sich durch Schwimmen, Seilspringen, Balanceübungen usw. erreichen lässt. Durch die Überlagerung mit positiven Atmungsimpulsen lässt sich die wieder reaktionsfähig gewordene Ruheatmung weiterhin festigen und trainieren.

Diesen Gedankengängen folgt das 1. Beispiel:
Wir wissen von Goethe, dass er sich ein Leben lang um eine aufrechte Körper-

haltung bemüht hat. Alle bekannten Bilder belegen dies. Zudem gibt es genügend Aufzeichnungen über seine volle, angenehme Stimme, die man gern hörte. Goethe sprach mit Freude und auch mühelos, d.h. unverspannt und hygienisch. Sprechen und Atmung aber sind unlöslich miteinander verbunden. In einem Goethetext haben wir demnach die Gewähr, dass sich über das *innere* Sprechen (beim stillen Niederschreiben) durch das *lauthafte* Sprechen (beim späteren Diktieren) *auch die entsprechenden Atemabläufe* verankert haben. Goethe hat von Sinnschritt zu Sinnschritt, von Atemeinheit zu Atemeinheit den Text geschaffen. (Ein Sinnschritt ist bekanntlich die Einheit, die der Hörer zum Verstehen braucht, die er verarbeiten kann und an deren Ende er befriedigt auf den Weitergang zu warten bereit ist).

Wählen wir nun – wie hier geschehen – eine Stelle aus, die eine gelöste, aufgeschlossene Stimmung wiedergibt, eine jener Naturschilderungen, in denen Goethe Meister war, so geschieht das darum, weil wir annehmen dürfen, dass sie aus einer dementsprechenden Stimmung – mit ruhig strömender Atmung – entstanden ist. Diese Atmung ging in den Text ein. Im Auffinden der Atemeinheiten übertragen wir sie in etwa gleicher Weise wieder zurück in den Klang und machen so die Vergangenheit zur Gegenwart.

Dies ist in Beispiel 1 versucht worden. Im starken Hingeben an den Gehalt des Briefes vom 26. Mai werden die Sinnschritte nachvollzogen. Die Tiefatmung Goethes wird wieder Sprachklang, um in einer weiteren Übertragung auf den Hörer dessen Atmung günstig zu beeinflussen. Selbstverständlich gehört dazu ein williges Sich-Hingeben an den Inhalt des gesprochenen bzw. gehörten Textes, wenn eine vollgültige Wirkung erzielt werden soll.

2. Wolfgang Amadeus Mozart, *Divertimento Nr. 9 in B-Dur, 4. Satz, KV 240, gespielt von der Bläsergruppe des Staatlichen Rundfunkkomitees Berlin* (Ausschnitt)
   CD: Aufnahme 2

Gleiche Reaktionen ergeben sich beim Anhören von *Musik*. Die Grundlagen dafür beruhen auf den Gedankengängen. Auch hier erfolgt eine Übertragung ursprünglich vom Schöpfer des Kunstwerkes (hier: Mozart), beim inneren oder lauthaften Singen vollzogener Atemabläufe, die in der Spannungslage rein physiologisch sind. Es ist absichtlich ein schneller Satz gewählt worden, um zu beweisen, dass sich die Atmung nicht dem Taktmaß, sondern dem *Inhalt* der Musik anschließt. Bei richtigem Eingehen auf den angebotenen Reiz ergibt sich zwingend eine ruhige, strömende Tiefatmung.

Die Weiterführung im Sinne des Lehrbriefes geschieht (1. Beispiel) mit dem stillen, inneren Lesen des Textes, um gleiche Umstellungen zu bewirken. Das laute Lesen zeitigt dann eine Möglichkeit, die Stimmatmung intensiv im Sinne physiologischer Atemabläufe zu üben und bereitzumachen. Das weitere Training verläuft mit Steigerung und Variationen der Spannungsstufen der gewählten Texte. Das Gleiche gilt sinngemäß für den Bereich der Musik (2. Beispiel).

III. Wortlaut des Textes

1. Johann Wolfgang von Goethe, *Werther, aus dem Brief vom 26. Mai*

   „... Ungefähr eine Stunde von der Stadt liegt ein Ort, den sie Wahlheim[2]* nennen. Die Lage an einem Hügel ist sehr interessant, und wenn man oben auf dem Fußpfade zum Dorf herausgeht, übersieht man auf einmal das ganze Tal. Eine gute Wirtin, die gefällig und munter in ihrem Alter ist, schenkt Wein, Bier, Kaffee; und was über alles geht, sind zwei Linden, die mit ihren ausgebreiteten Ästen den kleinen Platz vor der Kirche bedecken, der ringsum mit Bauernhäusern, Scheuern und Höfen eingeschlossen ist. So vertraulich, so heimlich hab' ich nicht leicht ein Plätzchen gefunden, und dahin laß' ich mein Tischchen aus dem Wirtshause bringen und meinen Stuhl, trinke meinen Kaffee da und lese meinen Homer. Das erstemal, als ich durch einen Zufall an einem schönen Nachmittage unter die Linden kam, fand ich das Plätzchen so einsam. Es war alles im Felde; nur ein Knabe von ungefähr vier Jahren saß an der Erde und hielt ein andres, etwa halbjähriges, vor ihm zwischen seinen Füßen sitzendes Kind mit beiden Armen wider seine Brust, so dass er ihm zu einer Art von Sessel diente und ungeachtet der Munterkeit, womit er aus seinen schwarzen Augen herumschaute, ganz ruhig saß. Mich vergnügte der Anblick: ich setzte mich auf einen Pflug, der gegenüber stand, und zeichnete die brüderliche Stellung mit vielem Ergetzen. Ich fügte den nächsten Zaun, ein Scheunentor und einige gebrochene Wagenräder bei, alles, wie es hintereinander stand, und fand nach Verlauf einer Stunde, daß ich eine wohlgeordnete, sehr interessante Zeichnung verfertigt hatte, ohne das mindeste von dem Meinen hinzuzutun. Das bestärkte mich in meinem Vorsatze, mich künftig allein an die Natur zu halten. Sie allein ist unendlich reich, und sie allein bildet den großen Künstler...".

2. Wolfgang Amadeus Mozart: *Divertimento Nr. 9 in B, 4. Satz*

---

[2]* „Der Leser wird sich keine Mühe geben, die hier genannten Orte zu suchen; man hat sich genötigt gesehen, die im Originale befindlichen wahren Namen zu verändern."

IV. Methodische Hinweise für die Verwendung des Tonbandes

Zu Aufnahme 1:

In der Vorlesung oder in der Übungsgruppe (gleich welcher sprechwissenschaftlichen Institution) soll nach Darlegung der theoretischen Erläuterungen das akustische Beispiel gegeben werden. Hierzu setzt sich der Hörer bequem zurecht. Die *Wirbelsäule* wird an der schwächsten Stelle über den Lenden durch den Querriegel des Stuhles gerade *unterstützt*. In jedem Falle ist ein Aufrichten erforderlich.

Das Anhören des Textes geschieht mit starkem Einfühlen in den Inhalt und die Stimmung des Wertherbriefes; je intensiver die Anteilnahme, um so stärker die Wirkung der zwangsweisen Übertragung der Atemabläufe. Reflexionen über die körperlichen Sensationen sollen *nicht* erfolgen; lediglich der Lehrer oder ein unbeteiligter Beobachter registrieren.

Das Ergebnis für den Teilnehmer selbst zeigt sich am Ende der Sprechung: Die Atmung wird als ausgeglichen, ruhig und strömend empfunden, der ganze Mensch ist in eine angenehme Entspannung versetzt. Er fühlt sich wohl, bei müheloser Atmung. Das Gefühl der Ausdehnung im unteren Thorax wird ganz deutlich.

Der Übungsleiter kann, besonders bei Beobachtung von der Seite, unschwer die Veränderungen der vorangegangenen (z. T. starken) Brustatmung in Richtung auf die Tiefatmung feststellen. Frontal sieht er ein Abnehmen auch der mimischen Verspannungen, ein geruhsames Sich-Ausgleichen.

Unter Umständen ist es empfehlenswert, in der Gruppe jeweils einen Teil der Übenden an dieser Beobachtungsaufgabe teilhaben zu lassen. Im Anschluss kann eine Befragung über die selbst wahrgenommenen Veränderungen erfolgen, jedoch sollte man hierbei nicht allzu lange und keinesfalls drängend verweilen. Wichtig ist allein das Gefühl der Überzeugung für die Gangbarkeit dieses Weges.

Zu Aufnahme 2:

Die Mozartmusik soll gleichfalls mit guter Wirbelsäulenhaltung im Sitzen oder auch *liegend* angehört werden.

Wesentlich ist gleichfalls die unbedingte Hingabe an den Stimmungsgehalt der Musik, das Hören-Wollen. Je stärker diese Anteilnahme ist, umso stärker sind die Reaktionen auch der Atmung.

Man sollte in diesem Zusammenhang nicht versäumen, darauf hinzuweisen, welche einfache und bequeme Entspannungsmöglichkeit die Musik des *Rundfunkprogramms* anbietet und wie *jede Musiktherapie* im funktionellen Nachvollziehen der im Notenbild enthaltenen, durch die Interpretation freiwerdenden ursprünglichen Atemabläufe des Komponisten (im inneren Singen) zuallererst die Atmung reguliert.

In der Übungsgruppe wird zunächst der Lehrer allein beobachten, dann aber auch einzelne Übungsteilnehmer zur Beobachtung heranziehen. Fehlergebnisse kommen kaum vor, es sei denn, dass der Übungsleiter infolge von Ablenkungen nicht reaktionsfähig genug ist, um den Versuch zu tragen.

Gruppen- und Einzelübung stehen, nach unseren Erfahrungen, in ihrer Wirkung einander nicht nach. Die Gruppe aber bietet nach wie vor eine zu bevorzugende Möglichkeit rationeller Trainingsarbeit.

V. Weiterführende Literatur

Zu 1.
Hans Krech: *Atmung und Sprechwissenschaft.* In: „Sprechkunde und Sprecherziehung" IV, hrsg. v. Chr. Winkler, Emsdetten 1959, S. 37 ff.
Ders.: *Erziehung zur richtigen Atmung.* In: „Die Sonderschule", 1960, H. 1, S. 50 ff. und H. 2, S. 110 ff.

Zu 2.
Ders.: *Die kombiniert-psychologische Übungstherapie.* In: Wiss. Z. Univ. Halle, Ges.-Sprachw. R., Jg. VIII, 1958/59, H. 3, S. 397 ff., Abschn.: Die Verwendung von Musik innerhalb des ET, S. 418 ff.

Grundunterweisung in der Sprecherziehung II: Einsatz

Beiheft zum Magnettonband

I. Allgemeines zum Magnettonband MB-I 19: Einsatz

Es ist der Sinn der gesamten Tonbandfolge – wie bereits im Beiheft zu dem vorangegangenen Tonband „MB-I 18 Grundunterweisung in der Sprecherziehung I: Atmung" ausgeführt –, der *gesprochenen Sprache* das ihr adäquate Lehrmittel zur Seite zu geben, d.h. mit dem *akustischen Beispiel* die Theorie zu beweisen und zu erhärten. An dieser Stelle sei erneut betont, wie sehr es dieser Grundlegung bedarf und wie stark unsere gelautete Sprache die wissenschaftliche Erforschung und die tätige Mithilfe gerade derer braucht, die lehrend vor Menschen unserer Sprache stehen.

Das Tonband (MB-I 19, das II. des Gesamtkomplexes „*Grundunterweisung in der Sprecherziehung I–IV"– MB-I 18–21)* verdeutlicht das, was mit Hilfe der Atmung an den Stimmlippen, im Bereich des Kehlkopfes geschieht. Das zu behandelnde Gebiet reicht von der ursprünglichen Einsatzfunktion über die Diskussion der Stimmlippenschwingungstheorien und alle physiologischen Gegebenheiten bis zu den Modifikationen der stimmlichen Leistung bei den verschiedenen Möglichkeiten des Sprechens und Singens sowie den dazugehörigen Fehlleistungen, den Stimmstörungen, denen ein besonderes Tonband aus der Zusammenarbeit des *Deutschen Zentralinstituts für Lehrmittel* mit dem *Institut für Sprechkunde Halle* gewidmet ist (MB-H 4 „*Stimmstörungen Auswahl*" samt Beiheft).[3]

Die Stimme selbst ist wohl zu allen Zeiten als Spiegelbild des Menschen – über das hinaus, was Aussehen und Verhalten erkennen lassen – gesehen worden. Das sokratische „*Sprich, damit ich dich sehe!*" mag eine der vielen Verformungen dieser Erkenntnis darstellen. In der Tat ist der *sublingual-affektive Spannungs- und Lösungsfaktor* in der Stimme ein entscheidendes Mittel des Sprachverständnisses. Hier versagen alle Künste der Verstellung, Maskierung und Kaschierung. Die Stimme beweist, ob ein Ja wirklich „*ja*" bedeutet. Zu

---

[3] Enthalten auch in: Hans Krech „*Beiträge zur Sprechwissenschaft I*" (2011), (Hallesche Schriften zur Sprechwissenschaft und Phonetik, 36) – d. Herausgeberin.

einem besonderen Problem wird deshalb auch die *Indifferenzlage,* jene Sprechstimmlage, in der allein man ohne kontakthemmende Fehlspannungen den anderen erreicht. Das Tonband II *(Einsatz)* will das Ohr wecken zur Aufnahme oft gehörter, aber nicht registrierter Klangphänomene.

II. Inhaltsangabe und Einführung in die Beispiele

1. Die Stimmeinsätze nach ihrem akustischen Ergebnis
(vgl. Lehrbrief, 1. Teil, Abschnitt 2.2)
Sprecher: Hans Krech
CD: Aufnahme 3

a) Gehauchter Einsatz
Aus der Einatmungsstellung werden die Stimmlippen mit deutlich hörbarem Hauchgeräusch langsam in die Stimmstellung geführt. Die Worte wurden dicht vor dem Mikrofon gesprochen. Das akustische Ergebnis deutet zugleich die Gefahr der Luftverschwendung bei eventuell zu lange geführter Hauchphase an.

b) Weicher Einsatz
Aus einer elliptischen Ausgangslage der Stimmlippen wird gleitend die Stimmstellung erreicht. Die Mikrofonnähe vergrößert die einsetzende Stimmhaftigkeit des L, N, M. Dieser Einsatz ist zweifellos hygienisch, lässt sich aber bei Vokalen im Deutschen nicht grundsätzlich anwenden.

c) Physiologischer Glottisschlageinsatz
Die Stimmlippen liegen locker aneinander. Die anstehende Luft sprengt mit einem winzigen Knall den Verschluss, so dass die Schwingungsphase der Stimmlippen nahezu gleitend anschließt.

Zunächst wird der physiologische Glottisschlageinsatz in seiner geflüsterten Form dargestellt. Deutlich hörbar erfolgt mit sauberem, nebengeräuschfreiem Öffnungsknall die Sprengung der Stimmlippen – ein Anzeichen für die etwa ausbalancierte Lage zwischen Spannung und Lösung, dem Halten zwischen der Verschlussstellung und der Öffnungsphase. Danach wird „*am Abend*" flüsternd gesprochen. Wiederum treten sehr deutlich die physiologischen Glottisschläge in Erscheinung.

Die Mikrofonnähe wirkt übertragen sinngemäß wie eine Zeitdehnungsaufnahme. Endlich schließt bei gleichem physiologischen Glottisschlag das lauthafte Sprechen desselben Beispiels an. Der Glottisschlag lässt sich hierbei gerade noch wahrnehmen.

d) *Pathologischer Glottisschlageinsatz*
Der pathologische Glottisschlageinsatz, der eigentliche, im wörtlichen Sinn „*harte*" Einsatz, ist das Ergebnis einer Pressbewegung, die im Beispiel als unbedingt unphysiologisch und in der Wirkung unangenehm empfunden wird. Der negative Einfluss für die sprecherische Kontaktsituation liegt auf der Hand. Eine solche „*forcierte*" Sprechweise schadet nicht nur dem Sprecher – ein Großteil aller Stimmstörungen beruht ja mit auf pathologischen Glottisschlageinsätzen –, sondern richtet dem Hörer gegenüber unnötige Schranken auf.

2. Kurze Programmansage (Untersuchung der Glottisschläge)

Es werden Glottisschläge isoliert und mittels Zerlegegerät verdeutlicht.
Sprecherin: Rundfunksprecherin
CD: Aufnahme 4

Aus Sendungen, die der Rundfunk für wissenschaftliche Untersuchungen zur Verfügung stellte, wurde die Programmansage einer Schillerveranstaltung als Beleg für die in der „*Allgemeinen deutschen Hochlautung*" gesprochenen Glottisschläge verwendet.

Ein Textausschnitt wird auf die jeweils eine Sekunde lang umlaufende Schleife eines zweiten Tonbandgerätes überspielt, so dass er kontinuierlich abgehört werden kann. Danach zerlegt zur weiteren Verdeutlichung ein *Repetiergerät* (nach einer Konstruktion von Elektromeister Werner Prescher, *Institut für Sprechkunde der Martin-Luther-Universität Halle-Wittenberg*) das gewünschte Wort schrittweise mittels einer Relaisschaltung in seine Lautfolgen mit vor- und zurückgleitenden Schnittstellen. Auf diese Weise lassen sich die einzelnen Bestandteile vom menschlichen Ohr deutlich abhören.

Es werden so untersucht:
a) das „*als*" von „denn welcher deutsche klassische Dichter wäre uns vertrauter *als* Friedrich Schiller",
b) „*eine*" von „in der Schule durch *eine* unpädagogische Art des Unterrichts",
c) „*Erlebnis*" von „die erste Begegnung mit Schiller im Theater ein unauslöschliches *Erlebnis*" usw.

3. **Die Bedeutung der Indifferenzlage für die sprecherische Kontaktsituation**
(vgl. Lehrbrief, 1. Teil, Abschnitt 2.5)
CD: Aufnahme 5

a) *Demonstration des Überschreitens der mittleren Sprechstimmlage*
Sprecher: Hans Krech

Die *Indifferenzlage* (mittlere Sprechstimmlage) ist eine der wichtigsten Voraussetzungen für die sprecherische Kontaktlage. Ein nur geringfügiges dauerndes Überschreiten der eigenen Indifferenzlage genügt, um den Erfolg eines Referates oder einer Unterrichtsstunde infrage zu stellen. Die Größe der Gefahr – zusätzlich lässt sich eine Stimmschädigung auf die Dauer nicht vermeiden – möchte das Tonbandbeispiel deutlich machen. Während einer Beschreibung wird die Stimme aus der Indifferenzlage ohne besondere Betonung der sonst üblichen dynamischen Übersteuerung *immer höher* geführt. Die Klanggebung wirkt im gleichen Maße immer unlustiger, man kann innerhalb dieser Überschreitung nicht mehr modulieren. Die Stimme klingt weitgehend verstellt.

Danach folgt die *Rückführung* in die Indifferenzlage. Der Mensch spricht nicht mehr „*in functione*", nur im Dienst eines Amtes, sondern aus Überzeugung und daher als *ganzer Mensch.*

b) *Überschreiten der mittleren Sprechstimmlage im Unterricht*

In einem Lehrgang spricht ein *Lehrer* mit guter baritonaler Stimmlage einen vorgelegten Text. Auf die Aufforderung hin, diesen Text *als Rede, und zwar im Freien,* zu gestalten, erfolgt eine hochgradige Überschreitung der Indifferenzlage. Die Stimme verliert an Ansprechbarkeit. Sie erzeugt beim Hören Unlustempfindungen. Die Anwesenden erklärten diese Art des Sprechens als den üblichen „*Unterrichtston*" des Kollegen, obwohl sich dieser entschieden dagegen verwahrte.

c) *Überschreiten der mittleren Sprechstimmlage bei einer Studentin mit funktioneller Stimmstörung*

Eine 21-jährige Studentin der Musikerziehung mit einer beginnenden funktionellen Stimmstörung *(Hyperkinese)* spricht zunächst sehr gespannt den für alle Patienten verbindlichen Text einer „*Führung durch die Stadt Halle*". Die Symptome der Hyperkinese treten deutlich hervor, besonders aber, und zwar noch stärker als in den vorangegangenen Beispielen, die hochgradige Überschreitung der Indifferenzlage. So wirkt die Stimme unerträglich.

Bei ungespanntem Sprechen bleibt zwar die Überhöhung – wenn auch geringer – bestehen; jedoch kann hier der Hörer noch folgen.

Wesentlich ist ferner, dass bei der überstarken Spannung die Stimme durchaus *dicht* klingt, weshalb Stimmpatienten die Indifferenzlage immer weiter überziehen, um so den Stimmlippenschluss noch zu erreichen. In der Indifferenzlage selbst entstehen dabei meist auffällige Ausfallerscheinungen.

d) *Überschreiten der mittleren Sprechstimmlage bei einer Studentin (Germanistin)*

In einer Übung für Germanisten werden unter anderem Balladen gesprochen. Eine Studentin interpretiert Mörikes *„Feuerreiter".* Durch die *Auftrittserregung* wird die Stimme der Sprecherin nach einigen Textzeilen wesentlich über die Indifferenzlage hinausgeführt. Wiewohl an sich gesund, verliert sie doch an Klang und Dichte, sie wirkt unangenehm *(„Und auf einmal welch Gewühle").* Nach einer weiteren Strophe etwa findet die Sprecherin – auch durch den Text bedingt *(„Der so oft den roten Hahn...")* – *zur normalen Spannungslage zurück.* Die Stimme wirkt nun voller, runder und viel stärker hörerbezogen. Die Übungsgruppe reagiert stark auf die verschiedenen Veränderungen der Stimmlage und wertet sie kritisch, zumal im vorangegangenen Semester der Stoff des oben erwähnten Lehrbriefes behandelt worden war.

Das Beispiel belegt die übliche Auftrittserregung und das *selbstständige Korrigieren* (wenn dies im vorliegenden Falle auch stärker vom Text her und weniger durch bewusstes Überhören der eigenen Sprechweise erfolgte). Wie immer – und methodisch dringend anzuraten – wurde der Sprecherin der Tonbandmitschnitt vorgeführt. Sie erkannte klar den die Interpretation stark beeinträchtigenden Verstoß. Die Sprechung selbst ist als mittelmäßig zu beurteilen.

4. **Das Finden der Indifferenzlage**
(vgl. Lehrbrief, 1. Teil, Abschnitt 2.6)
CD: Aufnahme 6

Beispiel einer falsch eingeordneten Gesangsstimme
a) vor der Korrektur
Das Finden der Indifferenzlage geschieht mit Sicherheit allein aus der *Entspannung* heraus, die sich beim *lustbetonten Essen* ergibt *(Kaumethode, Chewingapproach* nach Fröschels). Wenn man nämlich mit wirklichem Behagen isst, werden alle Verspannungen soweit abgeschaltet, dass die Stimme in der Körperresonanz, d.h. in der Indifferenzlage, anspricht. Dies wurde inzwischen an mehr als 2000 Patienten und Studenten überprüft.

Damit vermindern sich auch die Schwierigkeiten für die richtige Einordnung der Gesangsstimmen, denn von der Indifferenzlage der Sprechstimme lässt sich ohne Weiteres auf die *Gesangsstimmgattung* schließen.

In dem vorliegenden Tonbandbeispiel handelt es sich um die *Studierende eines Konservatoriums im letzten Ausbildungsjahr*. Sie kommt zum *Institut für Sprechkunde und Phonetische Sammlung*, weil die *Singstimme immer schlechter* wird und in der Übungsstunde bereits Schmerzen auftreten. Die Unlustgefühle verstärken sich immer mehr, selbst wenn nur an das Singen eines Liedes *gedacht* wird. Die Studierende gilt als *Koloratur-Sopranistin*.

Die Sprechstimme ist stark überhöht und klingt an sich forciert, weil die Indifferenzlage bereits nicht mehr anspricht.

b) nach der Korrektur
Nach 4 Behandlungsstunden, zu je 30 Minuten, in denen nach unserer kombiniert-psychologischen Übungsbehandlung mit *Kaumethode* gearbeitet wurde, klingt die Stimme voll und kräftig und für den Hörer im Wesentlichen in physiologischer Spannung. Die Kausilben kommen in Alt-Lage, d. h. die vermeintliche „Koloratur-Sopranistin" ist von Haus aus Altistin und demnach völlig falsch ausgebildet.

Der Text wird mit guter Sprechhaltung, natürlich noch etwas innerhalb der Übungssituation, gesprochen. Die Sprechstimme kann nach wenigen weiteren Sitzungen als *geheilt* betrachtet werden. Die Schwierigkeit besteht aber darin, dass die *gesamte gesangliche Ausbildung umgestellt* werden muss, was kaum ohne Studienverlängerung möglich sein dürfte. Andererseits kommt aber hier die Hilfe gerade noch rechtzeitig. Falsche Einordnung einer Gesangsstimme führt – bleibt sie unbemerkt – mit Sicherheit zu früher oder später eintretendem Stimmverlust, und ein Mensch verliert ohne seine Schuld, allein durch Unkenntnis seiner Lehrer, seine Berufs- und darüber hinaus seine Kontaktfähigkeit im mitmenschlichen Gespräch.

5. Die Stimme in den verschiedenen Lebensaltern
(vgl. Lehrbrief, 1. Teil, Abschnitt 2.7)
CD: Aufnahme 7

a) Mutierende Stimme
Aus der Vielzahl der Möglichkeiten soll mit der Stimme im *Stimmwechsel,* in der Mutationszeit, begonnen werden. Ein *17-jähriger Oberschüler* zeigt beim Sprechen die wesentlichsten Symptome dieser Reifungsperiode. Hervorstechend ist der undichte, überhauchte Stimmklang, der zwischen Höhe und Tiefe schwankt. Beim Anhören überträgt sich die psychische Unsicherheit des Sprechenden auf den Hörer.

Es handelt sich um eine bereits *verzögert* abgelaufene Mutation. Die männliche Stimmlage ist noch nicht erreicht, obwohl bereits seit fast drei Jahren Stimmwechselerscheinungen bestehen. (Der Oberschüler hat eine starke Bindung an die Mutter. Das Verhältnis zum älteren Bruder ist nicht besonders gut, der Vater kümmert sich kaum um den zweiten Sohn. In der Schule bestehen Schwierigkeiten mit den Alterskameraden, die sich in Form von Hänseleien auswirken. Der Junge beginnt bereits, sich aus der Gemeinschaft zurückzuziehen. Wie begreiflich ist der Leistungsstand infolge der Sprechweise abgesunken.)
Unsere *Behandlung* führte nach wenigen Sitzungen, trotz nur mäßiger Mitarbeit des Patienten, *zur normalen männlichen Stimmlage.*

b) Kastratenstimme
Seit alters her hat man – besonders bei guten Knabensopranen – versucht, die Veränderung der Stimme durch den zu allen Zeiten verboten gewesenen brutalen Eingriff der Kastration zu vermeiden. Die so entstandenen Kastratenstimmen werden in der Literatur als nahezu unwirklich schön beschrieben; wurde doch der durch den Eingriff im Wachstum gehemmte Knabenkehlkopf mit dem Luftvolumen und der Resonanz des Körpers eines erwachsenen Menschen gekoppelt.

Man berichtet von dem beinahe *unendlichen Atem* und der Stimmgewalt jener Sänger, die immer zu den mächtigen und auch zu den intrigantesten Menschen ihrer Zeit gehörten. Namen wie Sinesino (mit dem Händel manchen Strauß auszufechten hatte) oder der des berühmten Farinelli sind uns bis heute geläufig.

Leider gibt es nur eine einzige authentische Überlieferung, wie der Gesang der Kastraten *wirklich* geklungen hat. Der letzte Kastrat der päpstlichen Kapelle in Rom, Prof. Moreschi, sang im Alter von 56 Jahren in den Trichter eines Grammofons (etwa um 1905). Franz Habök beurteilt ihn als stimmlich außerordentlich gut. Moreschi gestaltet das *„Ave-Maria"* von Bach - Gounod (mit einer Orchesterbegleitung). Trotz der künstlerisch nicht glücklichen Wahl vermittelt die Wiedergabe – hört man sich ein – doch wenigstens einen *Teil* dieser Stimmgebung, die freilich, wie man nie vergessen sollte, auf der immer unverzeihlichen Verstümmelung eines Menschen beruht. Selbstverständlich gibt die mangelhafte Aufnahmetechnik jener Jahre nicht mehr die außerordentliche Kraft der Stimme wieder; lediglich die unbedingte *Stimmdichte* wird deutlich und annäherungsweise auch die Schönheit der Klanggebung.

c) *Knabenstimmen*

Der *Dresdener Kreuzchor* singt unter Leitung von Prof. R. Mauersberger (etwa i. J. 1950) den Schlusschor aus der *„Matthäus-Passion"* von Johann Sebastian Bach. Das Beispiel will die Klangfarbe der Knabenstimme mit der der Kastratenstimme kontrastieren.

Nach der endgültigen Ächtung der Kastration wurden die Solopartien der Kastraten von Knabenstimmen übernommen. Wenn auch den Einzelstimmen die Mächtigkeit fehlt, so ergibt ihre *Summierung im Chor* doch einen ähnlichen Klangduktus, während selbstverständlich nur die *solistische* Knabenstimme für unser Klangempfinden *echt* interpretiert.

Die Musik eines Palestrina z.B. ist von der Stimmgewalt der Kastraten auf die schlanken Stimmen der Knaben übergegangen. Und wir wünschen uns keine Rückkehr zu der originalen Besetzung, wenn es auch zu bedauern ist, dass damals keine Schallaufnahmen mit den Mitteln unserer heutigen Technik möglich waren.

d) *Altersstimme*

Im Alter verändert sich im Allgemeinen die Stimme. Die Stimmdichte wird geringer. Durch die zunehmende Versteifung der Knorpel kommt es zum sogenannten *Alterstremolo*. Natürlich ist die Stimme nicht nur ein Spiegelbild des Alters, sondern der gesamten Stimmungslage und des gesundheitlichen Befindens des Menschen überhaupt.

Unser Beispiel zeigt bei einem 82-jährigen Mann die typischen Erscheinungen der Altersstimme, wenn auch nicht in überstarker Ausprägung. Am deutlichsten sind der Abbau der Stimmkraft und die Überhöhung der Stimmlage zu erkennen. Das Alterstremolo erscheint kaum angedeutet, dagegen erfolgt ein Umschlagen der Stimme nach oben.

6. Die Klangfarben der Stimme
CD: Aufnahme 8

Aus dem Bereich der Klangfarben sollen einige bezeichnende Beispiele ausgewählt werden, um von Grenzgebieten her den normalen Stimmklang zu umreißen.

a) Jodelstimme
Die Jodelstimme gehört zum Kunstgesang. Wir haben hierbei einen relativ tiefgestellten Kehlkopf, weite Resonanzräume und ein obertonreiches Klangspektrum, den Extremfall im *Positiven*.

Unser Beispiel, ein Rundfunkmitschnitt, zeigt einen an sich durchschnittlichen Sänger, der jedoch beim Übergang in die Jodelstimme völlig physiologisch (den physiologischen Gegebenheiten entsprechend) zu singen vermag. Wichtig erscheint jeweils der Wechsel von der normalen Singstimme in das Jodeln.

b) Bauchrednerstimme
Als *negatives* Extrem schließt sich die Bauchrednerstimme an. Ihr liegt eine starke und äußerst unphysiologische (den physiologischen Gegebenheiten *nicht* entsprechende) *Pressbewegung* zugrunde. Der Kehlkopf steht sehr hoch. Die Resonanzräume sind damit weitgehend ausgeschaltet.

Die Stimme klingt wie ein Flageolett-Ton und – wenn der Bauchredner nicht sehr gewandt ist – ausgesprochen unangenehm. Die farbenspendenden Obertöne fehlen.

Das Beispiel gibt (leider!) eine recht gute Routineleistung, so dass man erst bei intensivem Einhören das eigentlich Gemeinte wahrzunehmen imstande ist.

c) *Sängerstimme*

Zwischen dem positiven und dem negativen stimmlichen Extrem liegt das, was wir von der Sängerstimme erwarten. Der gute Sänger singt nahezu *verspannungsfrei*. Der Kehlkopf steht noch tief, die Resonanzräume sind voll einsatzbereit, das Klangspektrum ist obertonreich.

Wir hören eine Aufnahme Richard Taubers, aus dem Jahre 1925. Er singt Carl Loewes *„Tom der Reimer"*, leider in einer Orchesterbearbeitung der damaligen Zeit. Was gezeigt werden soll, ergibt sich daraus trotzdem mit aller Klarheit.

d) *Laryngeales Flüstern*
Sprecher: Hans Krech

Häufig wird empfohlen, bei Stimmbeschwerden laryngeal zu flüstern. Unser Beispiel demonstriert in dem Text: *„Eine Führung durch die Stadt Halle"* das oft vorhandene starke Kehlkopfreibegeräusch und die Überlagerung mit Stimmklang. Es leuchtet unbedingt ein, dass diese Sprechweise *keineswegs* als Schonstimme gelten kann. Vor allem nach dem Schluss zu werden die lauernden Gefahren immer deutlicher. Stimmschonend ist lediglich das unverspannte, normale Sprechen.

e) *Orales Flüstern*
Sprecher: Hans Krech

Ein reines *„Mundflüstern"*, also ohne Atemdruck von der Lunge her, ist dagegen hygienisch einwandfrei und als Schonstimme im häuslichen Kreis oder immer da, wo die Entfernungen nicht zu groß sind und der Hörerkontakt willig gewährt wird, zu empfehlen. Die Grenzen für einen allgemeinen Gebrauch ergeben sich aus unserem Beispiel.

Der Übungserfolg für ein durch die Betonung der Konsonantenartikulation erzieltes deutlicheres Sprechen liegt auf der Hand.

III. Wortlaut der gestalteten Teile des Tonbandes

1. **Die Stimmeinsätze nach ihrem akustischen Ergebnis**
   (Aufnahme 3)

   a) gehauchter Einsatz: *haben, heben, hinten*
   b) weicher Einsatz: *leben, nehmen*
   c) physiologischer Glottisschlageinsatz, geflüstert u. gefüllt:
   am Abend, am Abend
   d) pathologischer Glottisschlageinsatz: *am Abend, Ebene, Ende*

2. **Kurze Programmansage (Untersuchung der Glottisschläge)**
   (Aufnahme 4)

   Aus einer Programmansage werden Glottisschläge isoliert und mit Zerlegegerät verdeutlicht:
   a) „... *denn welcher deutsche klassische Dichter wäre uns vertrauter als Friedrich Schiller...* "
   b) „... *und selbst diejenigen, denen früher in der Schule durch eine unpädagogische Art des Unterrichts...* "
   c) „... *dass die erste Begegnung mit Schiller im Theater ein unauslöschliches Erlebnis war...* "

3. **Die Bedeutung der Indifferenzlage für die sprecherische Kontaktsituation**
   (Aufnahme 5)

   a) Demonstration der Überschreitung der mittleren Sprechstimmlage
   („*Eine Führung durch die Stadt Halle*"). Speziell zusammengestellter Text für die Aufnahme von Stimm- und Sprachpathologien)

   „*Vor uns öffnet sich jetzt der Marktplatz. Zur Rechten erhebt sich der Rote Turm. Gerade im Augenblick hören Sie den Schlag der erneuerten Turmuhr. Etwas weiter links recken sich die vier Türme der Marktkirche in achtunggebietende Höhe. Abend für Abend erklingt, einer alten Sitte folgend, von den beiden vorderen, den sogenannten Hausmannstürmen, eine Turmmusik. Der Entwicklung folgend, rundet eine Anzahl von historischen Bauwerken, modernen Geschäfts- und Verwaltungsgebäuden die Seiten des altehrwürdigen Platzes ab. Im Vordergrund erblicken wir ein Standbild Georg Friedrich Händels, eines großen Sohnes unserer Stadt.* "

b) Überschreitung der mittleren Sprechstimmlage im Unterricht
(Demostenes, aus der „Rede über den Frieden")

(Lehrer:)
„Ich sehe zwar, Ihr Männer Athens, dass die gegenwärtigen Zustände voller Schwierigkeiten und Verwirrung sind, nicht nur, weil wir vieles preisgegeben haben und es unnütz sein würde, über das Verlorene schöne Worte zu machen..."
(Einwurf der Übungsleiterin:)
„So, ich unterbreche gleich mal, Sie fangen nochmal an und stellen sich vor, es ist eine Rede und es wird im Freien gesprochen, nicht wahr."
(Lehrer:)
„Ich sehe zwar, Ihr Männer Athens, dass die gegenwärtigen Zustände voller Schwierigkeiten und Verwirrung sind, nicht nur, weil wir vieles preisgegeben haben und es unnütz sein würde, über das Verlorene schöne Worte zu machen, sondern auch weil bei dem Übriggebliebenen nicht in einem einzigen Punkte alle einmütig denken über das, was uns förderlich ist, sondern die einen so, die anderen anders meinen."

c) Überschreitung der mittleren Sprechstimmlage bei einer Studentin mit funktioneller Stimmstörung

Gespannte Sprechweise:
„Vor uns öffnet sich jetzt der Marktplatz..." (Text wie unter a).
Ungespannte Sprechweise:
„Vor uns öffnet sich jetzt der Marktplatz..." (Text wie zuvor, Kurzfassung).

d) Überschreitung der mittleren Sprechstimmlage bei einer Studentin
(Eduard Mörike, „Der Feuerreiter", Ausschnitt)

„Sehet ihr am Fensterlein
Dort die rote Mütze wieder?
Nicht geheuer muss es sein,
Denn es geht schon auf und nieder.
Und auf einmal welch Gewühle
Bei der Brücke, nach dem Feld!
Horch! das Feuerglöcklein gellt:
Hinterm Berg,
Hinterm Berg
Brennt es in der Mühle!

Schaut! da sprengt er wütend schier
Durch das Tor, der Feuerreiter,
Auf dem rippendürren Tier,
Als auf einer Feuerleiter!
Querfeldein! Durch Qualm und Schwüle
Rennt er schon und ist am Ort!
Drüben schallt es fort und fort:
    Hinterm Berg,
    Hinterm Berg
Brennt es in der Mühle!

Der so oft den roten Hahn
Meilenweit von fern gerochen,
Mit des heil'gen Kreuzes Span
Freventlich die Glut besprochen –
Weh! dir grinst vom Dachgestühle
Dort der Feind im Höllenschein.
Gnade Gott der Seele dein!
    Hinterm Berg,
    Hinterm Berg
Rast er in der Mühle! ..."

4. Das Finden der Indifferenzlage
   (Aufnahme 6)

a) Beispiel einer falsch eingeordneten Gesangsstimme,
   vor der Korrektur

> „Eine Führung durch die Stadt Halle. Vor uns öffnet sich jetzt der Marktplatz. Zur Rechten erhebt sich der Rote Turm. Gerade im Augenblick hören wir den Schlag der erneuerten Turmuhr."

b) nach der Korrektur
   (Bertolt Brecht „*Der Soldat von La Ciotat*" (Ausschnitt), Kausilben)

> „Nach dem ersten Weltkrieg sahen wir in der kleinen südfranzösischen Hafenstadt La Ciotat (Kausilben) bei einem Jahrmarkt zur Feier eines Schiffsstapellaufs auf einem öffentlichen Platz das bronzene Standbild eines Soldaten der französischen Armee."

5. Die Stimme in den verschiedenen Lebensaltern
(Aufnahme 7)

a) Mutierende Stimme

„*Eine Führung durch die Stadt Halle. Vor uns öffnet sich jetzt der Marktplatz. Zur Rechten erhebt sich der Rote Turm. Gerade im Augenblick hören wir den Schlag der erneuerten Turmuhr. Etwas weiter links recken sich die vier Türme der Marktkirche in achtunggebietende Höhe. Abend für Abend erklingt, einer alten Sitte folgend, von den bei den vorderen, den sogenannten Hausmannstürmen, eine Turmmusik.*"

b) Kastratenstimme
"*Ave-Maria*" von Bach-Gounod
c) Knabenstimmen
Dresdener Kreuzchor singt den Schlusschor aus der „*Matthäus-Passion*" von Johann Sebastian Bach
d) Altersstimme
„*Vor uns öffnet sich jetzt der Marktplatz...*" (Text wie unter *a*)

6. Die Klangfarben der Stimme
(Aufnahme 8)

a) Jodelstimme
b) Bauchrednerstimme

„*Na, jetzt sollst einmal singen. – Singen soll ich auch noch? – Ja, m mm m – Annaliese, ach Annaliese, sieht aus wie ein Groschen. Ich habe sonst nichts als dich und deine Liebe auf der Welt! Ich darf dich nicht – Junge, Junge, ich bin so leidenschaftlich. – Was haben Sie denn da für ein kostbares Gehäuse? – Das ist ein Koffer. – Aha, jetzt komme ich in der Kiste, – wie heißt das? Ich komme in das Kiste, in die Kiste, das ist so gleich, rin muss ich sowieso, und dann gehe ich schlafen, - muss ich, he, he, he. Was sind das für hässliche Allüren, was sind das für lockere Streiche, was ist denn? Die Kiste ist zu klein!*"

c) Sängerstimme (Richard Tauber)
(„*Tom der Reimer*" von Carl Loewe, Ausschnitt)

„*...und hell an jeder Flechte hing
Ein silberblankes Glöckelein...
... ich bin die Himmelsjungfrau nicht,
ich bin die Elfenkönigin!...*"

d) Laryngeales Flüstern
Sprecher: Hans Krech

„*Vor uns öffnet sich jetzt der Marktplatz. Zur Rechten erhebt sich der Rote Turm. Gerade im Augenblick hören Sie den Schlag der erneuerten Turmuhr. Etwas weiter links recken sich die vier Türme der Marktkirche in achtunggebietende Höhe. Abend für Abend erklingt, einer alten Sitte folgend, von den beiden vorderen, den sogenannten Hausmannstürmen, eine Turmmusik.*"

e) Orales Flüstern
Text wie zuvor unter *d*).

IV. Methodische Hinweise für die Verwendung des Tonbandes

Zu Aufnahme 3: Die Stimmeinsätze nach ihrem akustischen Ergebnis

Vor der Darbietung des Tonbandbeispiels – gleichviel, ob in der Vorlesung oder in der Übungsgruppe – muss in jedem Fall der Komplex *Einsatz* erläutert worden sein. Gegebenenfalls kann mit dem Kehlkopfmodell oder beispielsweise mit dem *Stimmlippenfilm* der *Bell Telephone Laboratories* aus dem Jahre 1940 oder auch einem anderen Hochgeschwindigkeitsfilm das Wichtigste optisch gegeben werden. Das akustische Phänomen wird hier zeitdehnungsartig dargeboten. Einmaliges Hören dürfte genügen.

Zu Aufnahme 4: Programmansage (Untersuchung der Glottisschläge)

Hier ist unbedingt auf die Arbeitsweise des Zerlegegerätes hinzuweisen, um den akustischen Eindruck in seinem Zustandekommen verständlich werden zu lassen. Der Lehrer sollte das Beispiel genau kennen und von Fall zu Fall und je nach der Zusammensetzung seiner Hörerschaft auch kürzen. Die Möglichkeit jedoch, in die Struktur der gesprochenen Sprache Einblick zu gewinnen, bietet manchen fruchtbaren Ansatz zur Besinnung auf Gegebenheiten, die das Schriftbild in keiner Weise verdeutlicht.

Die sympathische Sprechweise der Ansagerin kann zudem als Beleg für die Auswahlgepflogenheiten des Rundfunks gelten. Man verlangt etwa die gleichen Kriterien, die sinngemäß bei der Sängerstimme demonstriert werden.

Zu Aufnahme 5: Die Bedeutung der Indifferenzlage für die sprecherische Kontaktsituation

a) Im Vordergrund steht deutlich die *unangenehme* Wirkung auf den Hörer schon in der zunächst nur geringen Überhöhung. Ebenso bedarf es einer Erwähnung des sonst üblichen Forcierens, des *zu lauten* Sprechens. Das Erreichen der Indifferenzlage ist herausgehoben. Daran schließt sich die Diskussion über die Bedeutung der Indifferenzlage für jeglichen sprecherischen Kontakt.

b) Das Tonbandbeispiel ist außerordentlich ergiebig. Allerdings bedarf es des Hinweises, dass die Umschaltmöglichkeiten auf normale Spannung und Sprechweise noch gegeben sind und der Hörer noch erreicht wird, wenn der Kollege *nicht* den Schulbetrieb vor Augen hat. Das Überschreiten der Indifferenzlage ist außerdem mit einem *stärkeren Abgleiten in den Dialekt* gekoppelt. Bezeichnend erscheint es auch, dass das Überschreiten der Indifferenzlage unbewusst und unkontrolliert geschieht. Dieses Sprechen wird von allen Hörern – den Kollegen des Lehrers – einstimmig verurteilt. Eine solche Stimme stört jeglichen Kontakt.

c) Hier liegt der Akzent auf der Gefahr, dass bei Verschlechterung der Stimme die Tonhöhe beim Sprechen steigt. Gerade dies bestätigt die Notwendigkeit stimmlicher Schulung, damit nicht eines Tages von dem betreffenden Menschen der Beruf aufgegeben werden muss.

Musikerzieher sind erfahrungsgemäß besonders anfällig, weil durch den oft unwissenschaftlichen Gesangunterricht zusätzlich das Gefühl für die Indifferenzlage der Sprechstimme verlorengeht.

d) Jede *Auftrittserregung erhöht* die Stimmlage. Es gilt, sich vom Muskelgefühl her zu orientieren, auch wenn der Text stärkere Spannungen verlangt. Man sollte den Schüler selbst den Beginn des Überhöhens und den Anfang des Eingleitens in die normale Sprechstimmlage feststellen lassen. Je nach der Schulung des Hörerkreises kann auch mit der Stimmgabel oder von der eigenen Stimme her versucht werden, die Tonhöhen ungefähr festzulegen.

Nicht vergessen darf man den immer wieder erforderlichen Hinweis auf die *Kontaktlage*. Man muss sich daran gewöhnen, körperlich stark einfühlend abzuhören, um im funktionellen Nachvollziehen selbst alle im Sprechen des Beispiels auftretenden Veränderungen gebührend aufnehmen zu können. Alle akustischen Verdeutlichungen wollen zusätzlich das *funktionelle Hören* emporbilden, dieses Bewusstwerden der Sprechweise eines anderen durch das eigene innere Mitmachen. Für die Beurteilung einer Sprechleistung – im Unterricht oder wo es auch sei – ist das funktionelle Hören von wesentlicher Bedeutung.

Eine Diskussion über die an sich nur *mittelmäßige Interpretation* lässt sich kaum umgehen. Absichtlich wurde keine gute Leistung gewählt, um eine kritische Bewertung anzuregen. Der Leistungsstand ist – nach unseren Erfahrungen in etwa 10 Jahren Übungsgruppenarbeit – im Allgemeinen eher schlecht als gut. Die Werbung für die sprechkünstlerische Arbeit darf also nicht vergessen werden. Der künftige Deutschlehrer muss *mehr* können! Das Reden über die Dichtung genügt nicht, sie muss einfühlend *gesprochen* werden!

Zu Aufnahme 6: Das Finden der Indifferenzlage

a) Das Problem der *Einordnung einer Gesangsstimme in die ihr adäquate Stimmgattung* geht dem akustischen Dokument voraus, ebenso die Erprobung der Möglichkeiten, die Indifferenzlage zu finden, was besonders durch das lustbetonte Kauen geschieht. Gegebenenfalls sollte man auf einen praktischen Versuch nicht verzichten. Hierzu ist der „*Lehrgang der Kaumethode...*" (vgl. „*Grundunterweisung in der Sprecherziehung III: Ansatz*") heranzuziehen.

Der Übungskreis muss von dem Stimmklang der Tonbanddemonstration auf den *Menschen hinter der Stimme* schließen, im vorliegenden Fall auf einen *Menschen in einer Depression*. Gegebenenfalls lässt man auch hier mit der Stimmgabel oder durch Muskelempfindungen der eigenen Stimme die Tonhöhe feststellen.

b) Nach der Korrektur sollen wiederum die inzwischen eingetretenen Veränderungen der Stimme in ihrer Auswirkung auf den ganzen Menschen gesehen werden. Die Entspannung bestätigt den *Wiederaufbau der Persönlichkeit.*

Gleichzeitig wird ein gutes Beispiel für die Stimmbehandlung mit der Kaumethode gegeben, wenn auch die Kausilben noch etwas stereotyp laufen.

Zu Aufnahme 7: Die Stimme in den verschiedenen Lebensaltern

a) Mutierende Stimme
Wesentlich erscheint nach dem Anhören des Beispiels, eventuell auch vorher, die Aussprache über die Haltung *innerhalb der Klasse* gegenüber mutierenden Stimmen.

Hinweise sollten auch auf die Stimmundichte, die durchaus mit einer Stimmstörung verwechselt werden könnte, und auf das Umbrechen von der Höhe in die Tiefe gegeben werden.

b) *Kastratenstimme*

Die Aufnahme muss von vornherein gegenüber zu hohen Ansprüchen hinsichtlich der technischen Wiedergabe abgeschirmt werden. Moreschi hat zweifelsohne *wesentlich besser* und auch *mit größerem Volumen* gesungen. Die mechanisch sehr träge reagierenden damaligen Aufnahmeapparaturen zeichneten wirklich nur einen Teil des Stimmklanges auf. Vielleicht empfiehlt es sich, bei genügender Zeit, die Aufnahme zum Einhören ein zweites Mal vorzuführen.

c) *Knabenstimmen*

Unmittelbar neben die Kastratenstimme wird der vollgültige Ersatz dieser Stimmgebung durch die vollendet singenden Knaben des *Dresdener Kreuzchores* gestellt. Starkes Einfühlen in den Klang soll das Abhören leiten.

d) *Altersstimme*

In diesem Beispiel ist auf das Höherwerden der Männerstimme, d. h. die Annäherung an die Stimme der Frau und damit die Rückkehr zu einer Art monosexueller Stimme, zu achten. Die leichte Andeutung des Alterstremolos verblasst vor dem altersbedingten allgemeinen Abbau der Stimmkraft.

Zu Aufnahme 8: Die Klangfarben der Stimme

a–c) Die Beispiele a–c werden hintereinander gehört. Es geht in jedem Falle um ein völliges Sich-Hingeben an den Klang im funktionellen Nachvollziehen.

Bei der *Jodelstimme* ergibt sich ein starkes Lösungsgefühl in dem Augenblick, in dem der *Umschlag von der* (mittelmäßigen) *Normalstimmgebung in das Jodeln* erfolgt. Es interessiert nicht der schlechte Schlagertext, sondern allein das sich mitteilende Gefühl der Weite und Entspannung beim Einsatz der Jodelstimme.

Mit diesem Jodelbeispiel wird die *Bauchrednerstimme* kontrastiert. Im Nachvollziehen ergibt sich zwar nicht die gewünschte starke Unlustempfindung, weil der Artist in diesem Falle *zu gut* arbeitet. Dennoch muss aber aufgrund entsprechender Erläuterung das Wesentliche, die starke *Press*bewegung dieser Stimmgebung herausgehört werden.

Unmittelbar danach erklingt die Stimme Richard Taubers. Es empfiehlt sich, auf den Stand der Aufnahmetechnik Mitte der 1920er-Jahre hinzuweisen sowie auf die kommerziell bedingte Gepflogenheit, durch Bearbeitungen mit Orchesterbegleitung die Schallaufnahmen besser verkäuflich zu machen. Beim Abhören geht es um die unbedingt physiologische Übertragung einer Entspannungslage. Es wird uns wohl beim Hören dieser Stimme, besonders an der Stelle „... *ich bin die Elfenkönigin!*" Was Tauber gesanglich leistet, ist sinngemäß – wenn auch graduell abgestuft – als Ausgangsbasis aller stimmlichen Kontaktaufnahme *auch von der Sprechstimme* zu fordern.

d–e) Laryngeales und orales Flüstern
Beide Beispiele sind hintereinander abzuhören. Es geht darum, die fälschlich vertretene Meinung zu beseitigen, man könnte mit laryngealem (Kehlkopf-) Flüstern die Stimme *schonen*. Dass auch das hygienisch einwandfreie orale (Mund-)Flüstern für den Dienstbetrieb kaum ausreicht, wird ebenfalls bewiesen.

Bei *Stimmbeschwerden* muss die sprachliche Verständigung dementsprechend mit nur halblauter Stimme erfolgen; ohne Unterweisung gelingt dies dem Patienten jedoch nur schwer. Stimmbeschwerden bedeuten in jedem Falle eine *ernsthafte Erkrankung*. Ein rechtzeitiges Krankschreiben und Stimmruhe sind daher immer noch für alle Teile das rationellste Verfahren der Hilfeleistung – selbstverständlich unter der Voraussetzung zusätzlicher *Übungsbehandlung* neben der ärztlichen Betreuung. Genauere Hinweise bietet das Beiheft zum Magnettonband *„Stimmstörungen (Auswahl) "*[4].

Das orale Flüstern gibt gleichzeitig ein Beispiel für die in der klassischen Sprecherziehung geübte isolierte Konsonantenartikulation, die das Ziel hat, die Deutlichkeit der Sprache zu verstärken, ohne dabei mehr Stimmkraft einzusetzen.

---

[4] Auch enthalten in: Hans Krech, *„Beiträge zur Sprechwissenschaft I"* (2011), (Hallesche Schriften zur Sprechwissenschaft und Phonetik 36) – d. Herausgeberin.

V. Weiterführende Literatur

Neben der in dem mehrfach erwähnten Lehrbrief unter „*Literatur über das Gebiet Einsatz*" oder im Text selbst angegebenen Literatur ist für den Unterabschnitt „Die Klangfarben der Stimme" zu verweisen auf:

R. Luchsinger u. G. E. Arnold: „*Lehrbuch der Stimm- und Sprachheilkunde*", 2., völlig neubearbeitete Auflage, Wien 1959, *Die Jodelstimme*, S. 103 ff. und *Die Bauchrednerstimme*, S. 107 ff.

Für die Gesangsstimme sei besonders genannt:

J. Pahn: „*Stimmphysiologische Untersuchungen der Verspannungserscheinungen beim Singen. Ein Beitrag zur Grundlagenforschung der Methodik des Gesangunterrichts*", Päd. Diss. Berlin 1959 (Msch.)

Diese Dissertation enthält weitere Hinweise auf die Stimmbildung mit Hilfe des lustbetonten Kauens.

Grundunterweisung in der Sprecherziehung III:
Ansatz

Beiheft zum Magnettonband

I. Allgemeines zum Magnettonband MB-I 20: Ansatz

Die Tonbandfolge MB-I 18–21 „*Grundunterweisung in der Sprecherziehung I – IV*" will einen bisher noch ungenügend begangenen Weg der Wissensvermittlung beschreiten und dem Phänomen der gesprochenen Sprache das akustische Dokument zur Seite stellen. Ohne den Klang selbst bleibt jede Erörterung über Fragen der Sprechwissenschaft nur Stückwerk.

Das vorliegende Tonband MB-I 20 behandelt die bei der Verformung des Stimmklangs oder Atemstroms zu den Sprachlauten der jeweiligen Sprache im *Ansatz*rohr auftretenden Probleme. Hierzu gibt wiederum – wie bei den vorangegangenen Tonbändern bzw. Beiheften – der Lehrbrief des Verfassers „*Einführung in die deutsche Sprechwissenschaft/Sprecherziehung*" (Berlin 1960, 1. Teil) die Grundlegung[5].

Der Inhalt des Tonbandes bezieht sich mit besonderem Nachdruck auf die im Allgemeinen kaum genügend berücksichtigte Bedeutung der *Artikulationsbasis* der deutschen Sprache. Es ist ein Unding, sich einer Sprache ohne die Kenntnis ihrer Sprechbereitschaftslage (Artikulationsbasis) nähern zu wollen. Jede Fremdsprachenmethodik berücksichtigt dies. Unvermindert gilt das Gleiche aber auch für die *Muttersprache*; wenn wir die Absicht haben, sie in gleicher Vollendung, wie bei den Fremdsprachen selbstverständlich angestrebt, d.h. *hochlautend*, zu sprechen.

Die Artikulationsbasis unserer Sprache hat den Vorzug, dass sie nach dem Sprechen der besten *Berufssprecher* festgelegt und geregelt wurde, eben weil man deren Sprechweise als vorbildlich empfand.

Im Einzelnen geht es um eine elastische und kräftige, *dem Hörer zugewandte* Artikulation, bei der die Lippen aktiv mitarbeiten, die Kieferöffnungsweiten sich zwischen 25 und 10 mm bewegen und die Zunge im Vordermund in laufendem Kontakt mit den unteren Schneidezähnen bleibt. Das Gaumensegel end-

---

[5] Der Lehrbrief ist im vorliegenden Band enthalten – d. Herausgeberin.

lich gestattet eine den Hörer erreichende gesunde nasale Setzung der meisten deutschen Sprachlaute.

Mit dieser Artikulationsbasis werden die Sprechbereitschaftslagen bekannter *anderer Sprachen* in deutsch gelauteten Texten verglichen, mit dem Ziel, das uns Betreffende möglichst deutlich herauszuarbeiten. Daran schließen sich Einzelprobleme an, wie *Nasalität, Behauchung* und *Diphthonge,* um in der Literatur diskutierte Fragen durch das Schalldokument der Klärung bzw. Lösung zuzuführen.

Besonders wesentlich erscheint die Demonstration eines Weges zur Erarbeitung der Artikulationsbasis unserer *„Allgemeinen deutschen Hochlautung"* durch die Vermittlung einer an sich aus dem Bereich der Behandlung von Stimm- und Sprachstörungen entwickelten Methode der *Stimmerziehung.*

Die von Emil Fröschels in Wien gefundene, von uns modifizierte *„Kaumethode"* – d. h. der Einsatz der lustbetonten Nahrungsaufnahme zum Zweck der Überlagerung einer zur Unlust gewordenen Funktion (eben des Sprechens) und damit die *Herstellung einer höheren Funktion durch eine im Wesentlichen körperlich ablaufende ältere und primitivere* – hat sich in mehr als 1000 Beispielen ausgezeichnet bewährt. Gerade in der Darstellung dieser praktisch neuen Behandlungsweise, die als *Ganzheitsmethode* gegen die bisherigen Übungsgepflogenheiten der Sprecherziehung steht, beweist das Tonband seine unabdingbare Notwendigkeit. Falsch und richtig können für die Theorie des Lehrbriefes erst durch das Tonbandbeispiel mit Sicherheit wertend voneinander abgegrenzt werden.

Wie die Tonbänder I und II *(MB-I 18 und MB-I 19)* will das vorliegende Tonband *MB-I 20 „Grundunterweisung in der Sprecherziehung III: Ansatz"* wiederum das funktionelle Hören, auf das kein Berufssprecher verzichten kann, emporbilden. Das erläuterte Tonbandbeispiel bietet die Möglichkeit, sich im körperlichen – wenn natürlich auch rudimentären (nur angedeuteten) – Nachvollzug Klarheit über lautliche Realisationen und gebrauchte Spannungsstufen zu verschaffen, die für jede Beurteilung, aber auch für jede eigene Weiterbildung sprechwissenschaftlicher Art unerlässlich ist. Es verlangt daher intensive und tätige Mitarbeit. Eigentliches Ziel auf dem Gebiete der gesprochenen Sprache bleibt über das „Kennen" hinaus allein das „Können".

II. Inhaltsangabe und Einführung in die Beispiele

7.[6] **Die Artikulationsbasis der deutschen Hochlautung**
(vgl. Lehrbrief, 1. Teil, Abschnitt 3.2)
(Ausgewählte Beispiele)

a) Johann Wolfgang von Goethe, *„Von deutscher Baukunst"* (Ausschnitt)
Sprecher: Hans Krech
CD: Aufnahme 9

Der gewählte Goethe-Text fordert eine unbedingt hochlautende Sprechweise, die sich etwa im Rahmen der *„Allgemeinen deutschen Hochlautung"*, also jenseits der *„fernenden"* Sprechweise der Bühne, hält.

Goethe gewährleistet, nach den Ausführungen im Beiheft zu dem Tonband MB-I 18, eine physiologische Spannungsstufe. Es wurde versucht, den Dichter (nach den Atemeinheiten) möglichst echt zu interpretieren und damit ein Beispiel für eine sprecherische Formstufe zu geben, die jedem, der sich bewusst um seine Muttersprache bemüht, erreichbar ist.

Der Sprecher realisiert etwa die von der Artikulationsbasis der *„Allgemeinen deutschen Hochlautung"* zu fordernden Lautgriffe in Bezug auf die Tätigkeit der Lippen, die Kieferöffnungsweiten, die Zungenkontaktstellung und auch auf die Gaumensegelsteuerung, insgesamt also eine elastische, hörerzugewandte Spannungslage.

b) Deutscher Text, gesprochen mit Merkmalen
der *tschechischen* Artikulationsbasis
Sprecher: Phonetiker der Prager Universität
CD: Aufnahme 10

Der bereits bekannte Text einer *„Führung durch die Stadt Halle"* wird mit deutlichem Anklingen der tschechischen Artikulationsbasis gelesen. Namentlich fallen selbst bei diesem sehr bewussten Sprecher die Entrundungen der Vokale und im Vergleich zum Deutschen die

---

[6] Zählung als Weiterführung der im Beiheft zum Magnettonband MB-I 19 in den Abschnitten II.–IV. vorgenommenen Unterteilung (dort 1–6).

Rückverlagerung der gesamten Artikulationsbasis auf (besonders deutlich am „Ach"-Laut bemerkbar). Die Öffnungsweiten sind beim funktionellen Nachvollzug sehr klein (Entrundung).

c) Deutscher Text, gesprochen mit Merkmalen
der *dänischen* Artikulationsbasis
Sprecher: Phonetiker der Universität Kopenhagen
CD: Aufnahme 11

Ein Gesprächsausschnitt bietet die Möglichkeit, die starke Verlagerung der deutschen Artikulationsbasis infolge der Beeinflussung durch die heimatliche dänische wahrzunehmen, die hier noch durch den häufigen Gebrauch der *englischen* Sprache überformt wird.
Es ist bekannt, dass in Dänemark die Anzahl der Stimmstörungen sehr groß ist. Im dänischen Text selbst würde die Rückverlagerung noch wesentlich deutlicher sein. Auffällig sind die erweichten Zischlaute und die fehlende Behauchung bei den Explosiven. Insgesamt entsteht ein starker Kontrast zur deutschen hochlautenden Sprechweise.

d) Deutscher Text, gesprochen mit Merkmalen
der *englischen* Artikulationsbasis
Sprecher: Lektor der englischen Sprache
an der Martin-Luther-Universität Halle-Wittenberg
CD: Aufnahme 12

Ein Engländer, der bereits längere Zeit in Deutschland gelebt hat, liest „*Eine Führung durch die Stadt Halle*".
Da er über die Möglichkeit verfügt, die deutsche Artikulationsbasis gut zu realisieren, erscheint die Überlagerung durch das Englische nur an einigen Stellen. Insgesamt sind jedoch die geringere Öffnungsweite und die Rückverlagerung der Zunge deutlich hörbar.

e) Deutscher Text, gesprochen mit Merkmalen
der *russischen* Artikulationsbasis
Sprecher: Student des Instituts für Ausländerstudium, Leipzig (Herder- Institut)
CD: Aufnahme 13

Die russische Artikulationsbasis, bei dem Sprecher geringfügig weiter zurückverlagert, überformt die *„Allgemeine deutsche Hochlautung"* unüberhörbar. Besonders wird dies am „*Ach*"-Laut und beim „A" deutlich. Auffällig sind uns auch die anderen quantitativen Einordnungen der deutschen Laute und bedingt die Realisierung der Diphthonge. Die Sprache ist dabei gut verständlich, kennzeichnet aber dennoch stark den Ausländer.

f) Deutscher Text, gesprochen mit Merkmalen
der *französischen* Artikulationsbasis
Sprecher: Student des Instituts für Ausländerstudium, Leipzig
(Herder-Institut)
CD: Aufnahme 14

Die französische Artikulationsbasis behauptet sich bei diesem Lesen des *Wertherbriefes vom 10. Mai* deutlich. Alle Vokaleinsätze sind erweicht. Das Sprechen spielt sich noch mehr als im Deutschen im Vordermund ab. Es ergibt sich das Gefühl einer physiologisch einwandfreien Lautung. Die französische Melodisierung kontrastiert stark.

[...]
g) *Sächsische* Artikulationsbasis
Sprecherin: 22-jährige technische Angestellte aus Leipzig
CD: Aufnahme 15

In einer sehr echten Erzählung von einem Besuch im Zoo werden mit viel Temperament und starken Melodiekurven die Kriterien der sächsischen Artikulationsbasis gegeben. Besonders deutlich erscheinen Lippenbreitzug, verminderte Öffnungsweiten und Rückverlagerung der Zunge. Trotz der „*Gemütlichkeit"* der Sprechweise bleibt die Tatsache der unhygienischen Lautung bestehen.

h) *Gesunde Nasalität*
(dabei Trennung des nasalen und oralen Schalldruck-Anteils)
Sprecher: Hans Krech
CD: Aufnahme 16

Die *deutsche* Artikulationsbasis verlangt eine gesunde nasale Setzung der meisten Sprachlaute. Um einen Eindruck zu vermitteln, was wirklich durch Velumsenkung an nasalem Schalldruck registrierbar ist, wird zunächst ein Testtext, der neben Wortkombinationen vor allem verschieden gefüllte *Interjektionen* anbietet, auf das Band gesprochen.

Die Aufnahme erfolgt mit einem Spezialgerät, das eine Trennung des nasalen und oralen Schalldruckes gestattet, d. h. zwei voneinander isolierte Mikrofone nehmen Mund- und Nasenanteil auf, die zusammen abgespielt, wiederum den Originaltext mit seiner gesunden Nasalität ergeben.[7]

Der anschließend gegebene *Oral*anteil ergänzt die in dem Nasalanteil fehlenden Laute.

Danach erfolgt die isolierte klangliche Wiedergabe des *nasalen* Schalldruckes. Es zeigt sich, trotz eines gewissen Übersprechens vom Mundmikrofon her, dass wesentliche Anteile nasalen Schalldruckes, also Velumsenkung, auftreten.

Allerdings wird mit diesem Versuch nur ein Teilkomplex der Nasalität evident, eben der nasale Schalldruckanteil, der in dB gemessen werden kann, während die Lösung des Gesamtproblems der Nasalität wesentlich umfangreicherer Erhebungen bedarf.

i) *Behauchung*
(Aus einer Programmansage werden Beispiele isoliert und mittels Zerlegegerät verdeutlicht.)
Sprecherin: Rundfunksprecherin
CD: Aufnahme 17

Aus der im Beiheft zum Tonband II (Einsatz) bereits benutzten Programmansage werden, wiederum mit Hilfe des dort beschriebenen Zerlegegerätes, Teile herausgeschnitten. Bei „*gefreut*" ergibt sich bereits beim Abhören der Einsekundenschleife die Behauchung, deren Wirkung in der Zerlegung völlig eindeutig wird. (1-mal vorlaufende Schnittstelle).

Bei „*Dichter*" zeigt sich dagegen keine Behauchung des „T" (2-mal vor- und zurücklaufende Schnittstelle). Damit werden neuere Untersuchungen im Gegensatz zu den Angaben des „*Siebs*" bestätigt.

---

[7] Zur Untersuchungstechnik vgl. Hans Krech „Über ein einfaches Verfahren zur Aufzeichnung des oralen und nasalen Schalldruckanteiles gesprochener Sprache". Der Titel ist im vorliegenden Band III der „Beiträge zur Sprechwissenschaft" enthalten – d. Herausgeberin.

k) Diphthonge
(Aus dem Goethe-Text „*Von deutscher Baukunst*" werden Diphthonge isoliert und mit dem Zerlegegerät in ihren Lautwerten verdeutlicht.)
Sprecher: Hans Krech
CD: Aufnahme 18

Die Diphthonge bestehen im Deutschen aus zwei Vokalen. Als Beleg werden aus der Interpretation des Goethe-Textes (Wortlaut s. unter III) beliebige Wörter mit Diphthongen herausgenommen, auf die Schleife überspielt und dann zerlegt. Es ergeben sich
ei = a und e;
au = a und o;
eu = o und ö.
Die bei „*ei*" und „*eu*" auftretenden I-Nachschläge spielen keine Rolle. Sie dürfen vor allem pädagogisch nicht berücksichtigt werden, genauso wenig wie der geringe U-Nachschlag bei „*au*".

8. Lehrgang der Kaumethode zur Korrektur der Artikulationsbasis
(vgl. Lehrbrief, 1. Teil, Abschnitt 3.5 Aufgaben)
CD: Aufnahme 19

Die sogenannte „*Kaumethode*", das lustbetonte Kauen, schaltet Fehlspannungen nahezu spontan ab. Diese Übungsmöglichkeit stellt eine Ganzheitsmethode neben, bzw. an die Stelle der analytisch-synthetischen Arbeitsweise der früheren Sprecherziehung.

Erfahrungsgemäß hängt der Erfolg gerade hier von der lautlich richtigen *Kontrollierung* ab. Allein aus der Beschreibung lässt sich der ungewohnte Klang kaum ermitteln. Es wird deshalb versucht, das Wichtigste für die Praxis zu demonstrieren.

a) Stimmhaftes Kauen mit geschlossenen Lippen
Nachdem man sich gebührend auf die Nahrungsaufnahme eingestellt hat, wird abgebissen und mit freudigem Genuss die Nahrung kauend zerkleinert. Dabei läuft als erstes Zeichen dieser Freude die Stimme wohlig brummend mit. Die Übungsphase sieht jeweils etwa folgenden Ablauf vor:
(1) Nur 1 Minute lang, jedoch 10–20-mal täglich üben;
(2) von dieser Minute 30 Sekunden zur Einstellung auf das Lusterlebnis der Nahrungsaufnahme verwenden;

(3) abbeißen, durchkauen und erst im Augenblick des vollen Auskostens die Stimme als Ausdruck des Genusses mitlaufen lassen!

b) *Stimmhaftes Kauen mit geöffneten Lippen*
Durch *Steigerung der Freude* wird die Dynamik größer, und die Lippen öffnen sich. In dieser zunächst ungewohnten Art des Kauvorganges bahnen sich die für die Sprache erforderlichen Öffnungsweiten physiologisch an. Man will nicht „mit geöffneten Lippen kauen", sondern die Freude am Nahrungsgenuss wird gesteigert!

Wesentlich erscheint ferner, dass der zwar seit frühester Kindheit ein geschliffene Reflex genügend mit der Stimmgebung gekoppelt und der Unlustvorgang des Sprechens (beim Patienten) durch den Lustreflex der Nahrungsaufnahme ersetzt wird, dass – anders gewendet – das Sprechen nun mit gleicher Entspannung und freudiger Hingabe erfolgt wie etwa das lustbetonte Essen. Es liegt auf der Hand, dass *auf längere Zeit* mit dem *realen* Kauvorgang gearbeitet werden muss.

c) *Fehlerhaftes Kauen (gequetscht, gepresst, gesungen)*
Immer dann, wenn der Kauvorgang nur *fingiert* wird, stellen sich Fehler ein, die mehr schaden als helfen. Die wichtigsten sind im Beispiel zusammengefasst.

Bei dem *gequetschten* Klang fehlt das reale Lusterlebnis. Hier wird mechanisch „geübt". Das Gleiche gilt für den *gepressten* Klang. Auch dabei steht die Unlust im Vordergrund.

Der *gesungene* Kaustimmklang könnte echt sein. Jedoch braucht die beabsichtigte Sprache die hier gehaltene Tonhöhe nicht, um nicht stilisiert, d. h. gesanglich, zu wirken.

d) *Stimmhaftes Kauen mit Satzeinschub*
Die Weiterführung der echten Kaustimme geschieht so, dass kleine sprachliche Einheiten in den Kauvorgang eingeschoben – nicht etwa abgelesen – werden (um nicht die Assoziationen der Kulturtechnik störend einzuschleusen); vielmehr werden sie einfach prima vista eingefügt.

Es eignen sich deshalb besonders Sätzchen aus *Kinderreimen,* an die man sich ohne Reflexion und auch freudig erinnert. Immer muss der Kaustimmklang *kontinuierlich weiterlaufen. Die sprachlichen Einschübe* sind organisch in ihn aufgenommen.

III. Wortlaut der Texte

7. Die Artikulationsbasis der deutchen Hochlautung

a) Johann Wolfgang von Goethe, „Von deutscher Baukunst" (Ausschnitt) (Aufnahme 9)

> „Mit welcher unerwarteten Empfindung überraschte mich der Anblick, als ich davortrat! Ein ganzer, großer Eindruck füllte meine Seele, den, weil er aus tausend harmonierenden Einzelheiten bestand, ich wohl schmecken und genießen, keineswegs aber erkennen und erklären konnte. Sie sagen, dass es also mit den Freuden des Himmels sei, und wie oft bin ich zurückgekehrt, diese himmlisch-irdische Freude zu genießen, den Riesengeist unsrer äldern Brüder in ihren Werken zu umfassen. Wie oft bin ich zurückgekehrt, von allen Seiten, aus allen Entfernungen, in jedem Lichte des Tags zu schauen seine Würde und Herrlichkeit! Schwer ist's dem Menschengeist, wenn seines Bruders Werk so hoch erhaben ist, dass er nur beugen und anbeten muss. Wie oft hat die Abenddämmerung mein durch forschendes Schauen ermattetes Aug' mit freundlicher Ruhe geletzt, wenn durch sie die unzähligen Teile zu ganzen Massen schmolzen, und nun diese, einfach und groß, vor meiner Seele standen und meine Kraft sich wonnevoll entfaltete, zugleich zu genießen und zu erkennen! Da offenbarte sich mir, in leisen Ahnungen, der Genius des großen Werkmeisters. Was staunst du? lispelt' er mir entgegen. Alle diese Massen waren notwendig, und siehst du sie nicht an allen größeren Kirchen meiner Stadt? Nur ihre willkürliche Größe hab' ich zum stimmenden Verhältnis erhoben. Wie über dem Haupteingang, der zwei kleinere zu'n Seiten beherrscht, sich der weite Kreis des Fensters öffnet, der dem Schiffe der Kirche antwortet und sonst nur Tageloch war, wie hoch drüber der Glockenplatz die kleinern Fenster forderte! das all war notwendig, und ich bildete es schön. Aber ach, wenn ich durch die düstern, erhabenen Öffnungen hier zur Seite schwebe, die leer und vergebens dazustehn scheinen. In ihre kühne schlanke Gestalt hab' ich die geheimnisvollen Kräfte verborgen, die jene beiden Türme hoch in die Luft heben sollten, deren, ach, nur einer traurig dasteht, ohne den fünfgetürmten Hauptschmuck, den ich ihm bestimmte, dass ihm und seinem königlichen Bruder die Provinzen umher huldigten. – Und so schied er von mir, und ich versank in teilnehmende Traurigkeit. Bis die Vögel des Morgens, die in seinen tausend Öffnungen wohnen, der Sonne entgegenjauchzten und mich aus dem Schlummer weckten. Wie frisch leuchtet' er im Morgenduftglanz mir entgegen, wie froh konnt' ich ihm meine Arme entgegenstrecken, schauen die großen, harmonischen Massen, zu unzählig kleinen Teilen belebt, wie in Werken der ewigen Natur, bis aufs geringste

Zäserchen, alles Gestalt, und alles zweckend zum Ganzen; wie das festgegründete, ungeheure Gebäude sich leicht in die Luft hebt, wie durchbrochen alles und doch für die Ewigkeit. Deinem Unterricht dank' ich's Genius, dass mir's nicht mehr schwindelt an deinen Tiefen, dass in meine Seele ein Tropfen sich senkt der Wonneruh des Geistes, der auf solch eine Schöpfung herabschauen und gottgleich sprechen kann: Es ist gut!"

b) **Deutscher Text mit Merkmalen der *tschechischen* Artikulationsbasis (Aufnahme 10)**

„Eine Führung durch die Stadt Halle. Vor uns öffnet sich jetzt der Marktplatz. Zur Rechten erhebt sich der Rote Turm. Gerade im Augenblick hören Sie den Schlag der erneuerten Turmuhr. Etwas weiter links recken sich die vier Türme der Marktkirche in achtunggebietende Höhe. Abend für Abend erklingt, einer alten Sitte folgend, von den beiden vorderen, den sogenannten Hausmannstürmen, eine Turmmusik."

c) **Deutscher Text mit Merkmalen der *dänischen* Artikulationsbasis (Aufnahme 11)**

„Ich habe mich sehr gefreut, hier zu sein, und teile auch Ihr großes Interesse in Rezitation, in das mehr ästhetische Sprechen, und ich habe seit Jahren mich damit beschäftigt. Ich habe in Kopenhagen sozusagen eine kleine Schule geschaffen, wie man es soll machen, wo man ist, und diese Schule der Stimmbildung legt einen sehr großen Wert auf eben die Ruhe und dies Lustgefühl, das Sie auch in Ihrer Therapie haben."

d) **Deutscher Text mit Merkmalen der *englischen* Artikulationsbasis (Aufnahme 12)**
   („Eine Führung durch die Stadt Halle" – wie vor)

e) **Deutscher Text mit Merkmalen der *russischen* Artikulationsbasis (Aufnahme 13)**
   (aus dem Lehrbuch "Deutsch für Ausländer", hg. vom Institut für Ausländerstudium der Karl-Marx-Universität Leipzig, Halle 1958, S. 2)
   „Der Mann und die Frau. Die Studenten haben Unterricht. Sie lernen das Wort ‚sein'. Der Dozent erklärt das Wort und bildet Beispiele. Er sagt: ‚Herr Li, bilden Sie ein Beispiel!' Herr Li sagt: ‚Ich bin Student.' Der Satz ist richtig. Der Dozent sagt: ‚Fräulein Ma, bilden Sie einen Satz!' Fräulein Ma sagt: ‚Ich bin ein Mann.' Der Dozent antwortet schnell:‚... Und ich bin eine Frau.' Die Studenten und Studentinnen lachen. Sie verstehen den Dozenten."

f) **Deutscher Text mit Merkmalen der *französischen* Artikulationsbasis**
(Aufnahme 14)
(Johann Wolfgang von Goethe, „*Die Leiden des jungen Werther*", aus dem Brief vom 10. Mai)

> „*Eine wunderbare Heiterkeit hat meine ganze Seele eingenommen, gleich den süßen Frühlingsmorgen, die ich mit ganzem Herzen genieße. Ich bin allein und freue mich meines Lebens in dieser Gegend, die für solche Seelen geschaffen ist wie die meine. Ich bin so glücklich, mein Bester, so ganz in dem Gefühl von ruhigem Dasein versunken, dass meine Kunst darunter leidet. Ich könnte jetzt nicht zeichnen, nicht einen Strich und bin nie ein größerer Maler gewesen als in diesen Augenblicken...*"

g) ***Sächsische* Artikulationsbasis**
(Aufnahme 15)
(Erzählung von einem Besuch im Zoo)

> „*Neulich war ich mal im Zoo, im Leipziger Zoo natürlich, versteht sich. Ich wohne doch in Leipzig in Connewitz. Da kann man direkt bis hin fahren, man braucht gar nicht umsteigen, mit der 24, die fährt nach Gohlis. Na, und am Zoo direkt hält sie, und da kann man aussteigen. Nun, und da bin ich nun gegangen und habe mir eine Karte gekauft. Die kostet einen Fünfziger, ach nein, eine Mark, für Erwachsene eine Mark. Na ja, und da habe ich mir die Karte gekauft, und da bin ich eben hineingegangen. Und gleich vorn, da sind so ein paar komische bunte Vögel, mit so langen Beinen, äh, die haben mich nicht interessiert. Da bin ich gleich weitergegangen, mein Ziel waren an dem Tag die Affen, wissen Sie, die Affen, das ist was zu Schönes!*"

Phonetische Umschrift[8] s. u.

h) **Gesunde Nasalität**
(Aufnahme 16)
(Trenung des oralen und nasalen Schalldruckanteils)

> „*Abend, eben, oben, Iden, Urbild; man, Senn, Sinn, Bonn, dumm; atze, Ecke, Otto, Tat, Beet, Wieck, Boot, gut; p p p; k k k; t t t; ss ss ss; a, o, ä, i; Mann, sind Sie da? Keiner ist gekommen!*"

---

[8] Der hier mit š bezeichnete stimmlose palatale Reibelaut wird mit starkem Breitzug der Lippen gesprochen.
Die s-Laute sind infolge eines Sigmatismus (addentalis vermutlich), besonders im 2. Teil, nachdem die Sprecherin mit der Situation vertraut geworden war, gestört.

i) **Behauchung**
(Aufnahme 17)
(Aus einer Programmansage werden Beispiele isoliert und mittels Zerlegegerät verdeutlicht.)

(1) *„Auf diese Sendung, liebe Hörer, haben auch wir uns ganz besonders **gefreut**."*
(2) *„... denn welcher deutsche klassische **Dichter** wäre uns vertrauter als Friedrich Schiller!"*

k) **Diphthonge**
(Aufnahme 18)
(Aus dem Goethetext *„Von deutscher Baukunst"* werden Diphthonge isoliert und mit Zerlegegerät in ihren Lautwerten verdeutlicht.)

(1) *„Wie oft bin ich zurückgekehrt, von allen **Seiten**, aus allen Entfernungen, in jedem Lichte des Tags..."*
(2) *„... zu **schauen** seine Würde und Herrlichkeit..."*
(3) *„Wie oft bin ich zurückgekehrt, diese himmlisch-irdische **Freude** zu genießen..."*

8. Lehrgang der *Kaumethode* zur Korrektur der Artikulationsbasis
(Aufnahme 19)

a) stimmhaftes Kauen mit geschlossenen Lippen
b) stimmhaftes Kauen mit geöffneten Lippen
c) fehlerhaftes Kauen
    (1) gequetscht
    (2) gepresst
    (3) gesungen
d) stimmhaftes Kauen mit Satzeinschub

Phonetische Umschrift zu Aufnahme 15: Sächsische Artikulationsbasis

```
naejš   wāəš   mā   im   tsoy   im   'laejptssə
tsoy   na'lūəš   fə'štæts   iš   'woynə   dox
in   laejptsš   in   'kχnəwjts   da   kamə
də'rekt   bis   hin   'fāəŋ   braux   mə   gāə
niš   'umštaejšŋ   mit   də   ,fīəŋ'tswantsš
dī   fæət   nāx   'goulis   nə   uh   am   tsoy
də'rekt   hel   dī   un   da   kamə   'ausštaejgŋ
nū   un   da   bjnš   nū   gəgaŋ   un   hap
mīə   nə   'kaətə   gə'koyft   dī   kost   n
fyftssə   ax   næ   nə   māək   nə   māək
fūə   eə'waksnə   nə   māək   nejə   un
da   hāpš   mīə   nə   'kaətə   gə'koyft   un
da   bjnš   æm   raejn   gəgaŋ   na   un
glaej   'fəanə   da   sin   zou   ə   pāə   'koymfšə
buntə   'feejšl   mit   soy   'laŋn   'bēn   æ
dī   ham   mīə   niš   intrə'šīət   da   bjnš
glaej   'waejdə   gə'gaŋ   maej   tsīl   'wāən
an   dæm   tāx   də   ofŋ   'wjznsə   də   ofŋ
das   was   isū   'šēnəs
```

IV. Methodische Hinweise für die Verwendung des Tonbandes

Zu Aufnahme 9: Johann Wolfgang von Goethe, „*Von deutscher Baukunst*"

Beim Abhören soll die deutsche Artikulationsbasis im funktionellen Nachvollzug deutlich werden, ebenso ihre Spannungsstufe. Es empfiehlt sich der Hinweis auf den Unterschied zwischen der „*Bühnensprache*" und der „*Allgemeinen deutschen Hochlautung*". Während jene auf „*fernendes*" Sprechen im Großraum des Theaters angewiesen ist, benötigt diese lediglich die Intimsphäre des Rundfunks, d. h. sie steht der üblichen Gesprächslage wesentlich näher.

Weiterhin kann an dem Beispiel das Ausgliedern der Sinnschritte, der *Atemeinheiten*, gehört werden. Mit der deutschen Artikulationsbasis sind nun alle anderen Beispiele zu vergleichen und auf diesen Bezug hin zu beurteilen. Immer geht es im Vorgang der Übertragung um das Erproben durch funktionelles, inneres Nachvollziehen.

Zu Aufnahme 10: Deutscher Text, gesprochen mit Merkmalen
der *tschechischen* Artikulationsbasis

Man stellt hier im funktionellen Nachvollzug die Ausformung der Sprachlaute im Lippenbereich, die Öffnungsweiten und die Rückverlagerung der Zungenartikulation als Beobachtungsaufgabe. Ebenso kann der Begriff der *Substitution,* das Ersetzen eines fremdsprachigen Lautes durch den benachbarten, ähnlichen Laut der eigenen Sprache, erläutert werden, wie z. B. die Verwendung der e-Laute für „ö" usw.

Zu Aufnahme 11: Deutscher Text, gesprochen mit Merkmalen
der *dänischen* Artikulationsbasis

Neben der hier noch stärker als im Tschechischen auftretenden Verlagerung fallen die erweichten Zischlaute auf. Es empfiehlt sich, auch die englische Lautung einzubeziehen, die gleichfalls hereinklingt.

Zu Aufnahme 12: Deutscher Text, gesprochen mit Merkmalen
der *englischen* Artikulationsbasis

Die geringen Lippenbewegungen und Öffnungsweiten, das Vorschieben des Unterkiefers, das Rückverlagern der Zunge sind zu beachten. Wenn möglich wird daneben ein Stück englischen Textes zum weiteren Vergleich gegeben.

Zu Aufnahme 13: Deutscher Text, gesprochen mit Merkmalen
der *russischen* Artikulationsbasis

Bei dieser durch den Schulunterricht allgemein geläufigen Sprache kann die wechselseitige Schwierigkeit der Artikulationsbasis der einen Sprache für den Sprecher der anderen erörtert werden. Auffällig sind neben der allgemeinen Rückverlagerung der Artikulation die Quantitätsunterschiede.

Zu Aufnahme 14: Deutscher Text, gesprochen mit Merkmalen
der *französischen* Artikulationsbasis

Hier bietet sich ein Beispiel für eine noch weiter im Vordermund ablaufende Sprachlautbildung mit einer noch stärkeren Aktivierung der Lippen und der Zunge. Man sollte besonders das Moment der hygienischen Lautung beim Abhören spüren lassen.

Zu Aufnahme 15: Sächsische Artikulationsbasis

Das Beispiel steht in starkem Kontrast zur Hochlautung, ja es ist ihre Verkehrung in das Gegenteil (geringe Lippentätigkeit, keine Öffnungsweiten, Zungenrückverlagerung). Der sächsisch gesprochene Text zeigt eine Lautung des scheinbar geringsten Widerstandes, eine bequeme Sprechweise, die alles abgeschliffen hat, ohne indessen die Fehlspannungen vermeiden zu können. Auch die auffällig starke Melodisierung der Sprechweise gehört dazu. Hier besteht die Gefahr des Überschreitens der Indifferenzlage.

Zu Aufnahme 16: Gesunde Nasalität
(dabei Trennung des nasalen und oralen Schalldruckanteils)

Nachdem man die Versuchsanordnung erklärt hat, lenkt man beim Abhören des Originaltextes die Aufmerksamkeit auf den Grad der Nasalität. Er wird als normal empfunden werden. Die Aufnahme des oralen Schalldruckes belegt die Beschneidung der Mundlaute durch das Fehlen der Nasalität und damit eine Kontaktminderung der Sprechweise.

Danach folgt der Nasalanteil. Es zeigt sich, dass ein Teil der Vokale deutlich mit Velumöffnung nach der Nase gesprochen wurde, ohne dass von einem Näseln (pathologische Nasalität) die Rede sein kann.

Zu Aufnahme 17: Behauchung
(Aus einer Programmansage werden Beispiele isoliert und mittels Zerlegegerät verdeutlicht.)

Anhand des Tonbandbeispiels, das sich ohne Weiteres erschließt, sollte die Theorie der Regelung der Behauchung in der deutschen Hochlautung diskutiert werden.

Zu Aufnahme 18: Diphthonge
(Aus dem Goethetext „*Von deutscher Baukunst*" werden Diphthonge isoliert und mittels Zerlegegerät in ihren Lautwerten verdeutlicht.)

Man lässt zunächst die ausgewählten, auf der Einsekundenschleife laufenden Beispiele auf den Hochlautungsstand überprüfen. Die Zerlegung selbst wird von den Übungsteilnehmern in den Lautwerten niedergeschrieben, wobei auch die Lautübergänge zu notieren sind.

Für die praktische Arbeit muss unbedingt der Hinweis erfolgen, dass lediglich die Steuerungsvokale gesprochen werden dürfen, wenn die Hochlautung gewahrt bleiben soll.

Gegebenenfalls können zusätzlich mundartliche Diphthonge durch langsames Sprechen analysiert werden.

Zu Aufnahme 19: Lehrgang der *Kaumethode* zur Korrektur der Artikulationsbasis

Man lässt zu Hause den Kauvorgang genau beobachten und findet, dass alle geforderten Artikulationen der *„Allgemeinen deutschen Hochlautung"* sinngemäß in den Kaubewegungen vorhanden sind. Das Abhören der Beispiele soll mit starker Einfühlung in den Stimmungsgehalt und in die Spannungsstufe erfolgen. Das Freiwerden des Klanges durch die Abschaltung der Fehlspannungen, das mühelose Strömen der Stimme, das Klangerlebnis stehen im Mittelpunkt.

Für die eigene häusliche Arbeit ist das Einprägen des richtigen *Kaustimmklanges* wesentlich, ebenso das genaue Aufnehmen und Analysieren der falschen Kauübungen. Bei dem Satzeinschub muss der Hinweis erfolgen, dass sich dadurch der Kaustimmklang nicht verändert. Solange Einschub und Kaustimme klanglich nicht eine völlige Einheit bilden, liegen entscheidende Fehler vor.

Der Abbau der Kausilben geschieht auch nur insofern, als sie an den Anfang und Schluss des Textes rücken, nicht aber so, dass sie an sich vom Text klanglich abgesetzt werden.

Wir halten das Beispiel 8 für besonders wichtig, weil hier ein in der Theorie unter Umständen nicht eindeutig zu vermittelndes Verfahren – Lehrgang der Kaumethode zur Korrektur der Artikulationsbasis – praktisch demonstriert angeboten wird.

V. Weiterführende Literatur

Neben den in dem mehrfach erwähnten Lehrbrief unter „Literatur über das Gebiet Ansatz" sowie im Text selbst genannten Veröffentlichungen ist auf die Grammatiken der behandelten Sprachen hinzuweisen, sofern sie Erörterungen der Artikulationsbasen bringen, bzw. auf einschlägige phonetische Werke (Sievers, Viëtor).

Grundunterweisung in der Sprecherziehung IV:
Sprechen im Gesamtablauf

Beiheft zum Magnettonband

I. Allgemeines zum Magnettonband MB-I 21: Sprechen im Gesamtablauf

Während das *Bild* seit langem den Zugang zum theoretisch angebotenen Stoff erleichtert, harrt das *akustische* Beispiel für die gesprochene Sprache vielfach noch immer vergeblich einer stärkeren Berücksichtigung. Unser viel zu einseitig dem Visuellen zugewandtes, ja sogar noch am Buchstaben orientiertes Zeitalter sollte deshalb den Weg zu den Werten des Klanges, zum Laut der Sprache wieder finden.

Nach den Darlegungen über die drei vorangegangenen Magnettonbänder des Gesamtkomplexes *„Grundunterweisung in der Sprecherziehung*
     I: Atmung (MB-I 18)
     II: Einsatz (MB-I 19)
     III: Ansatz (MB-I 20)"
sollen nun Beispiele über das Sprechen im *Gesamtablauf* folgen, um den Analysevorgang zur Synthese zu vollenden.

Wiederum wollen wir mit der angebahnten Möglichkeit des funktionellen inneren *Nachvollzuges* in die Mundart hineinhören, das Wesen der Umgangssprache erkennen lernen, uns darüber hinaus mit den verschiedenen Sprechstufen der Hochlautung beschäftigen und uns jeweils die entsprechende Einschätzung der gebotenen Klangbilder erarbeiten.

Dabei wird dann klar, dass es nur die *„Allgemeine deutsche Hochlautung"* sein kann, mit der wir uns an alle Deutschen wenden, Gedichte zum Klingen bringen oder den Ausländer die deutsche Sprache als einheitliches Ganzes hören lassen.

Dass daneben die *Mundarten* ebenfalls ihre Daseinsberechtigung haben, steht außer Zweifel. Wohl dem, der sie im nachbarlichen Umgang mit Altersgenossen und Freunden natürlich zu lauten weiß. Aber diese Freunde und Altersgenossen selbst werden schon beim Herzutreten eines Ortsfremden die Mundart verlassen und in die *Umgangssprache* überwechseln, in der sich ein großer Teil des sprachlichen Verkehrs unserer Zeit vollzieht. Sie zeigt zwar noch den mundartlichen Anklang, ist in der Sprachform noch eigenwillig, wird aber doch bereits von allen verstanden und stellt durchaus eine gemeinsprachliche Ebene dar. Diese ließe sich allerdings nur dann regeln, könnte man auch jene Eigenheiten daraus beseitigen und aus der Gemeinsprache eine *über* den mundartlichen Anklängen stehende Sprache aussieben.

Eine solche Vereinheitlichung finden wir nun in der Hochlautung. Man hat sie (wie in den vorangegangenen Beiheften zu den Magnettonbändern *MB-I* 18–20 dargestellt) aus der Sprechweise der besten *Berufssprecher,* der Schauspieler unserer großen Bühnen, abgeleitet. Wir haben dann den Schritt zur uns gegenwärtig am meisten berührenden Sprachebene getan, zu der des *Rundfunks,* jener Sprechweise, die allen zugänglich und auch als Ziel allen erreichbar ist. Der Funk meint uns alle, nicht den Angehörigen einer bestimmten Landschaft, sondern jeden, der deutsch hört und deutsch spricht. Wie wir uns gewöhnlich weit mehr im Gespräch als in der Rede vor einer großen Gemeinschaft mitteilen, so bedeutet auch die Sprechstufe des Rundfunks zugleich das kontaktgebundene, zwischenmenschliche Aufnehmen und Wiedergeben unserer Sprache.

Das „*Aussprachewörterbuch der allgemeinen deutschen Hochlautung"* will die Sprache unseres Volkes festhalten, wie sie im *bewussten und gesteuerten* Sprechen klingt. Hier soll jeder Auskunft finden, dem es ernst damit ist.

Das vorliegende Tonband (IV) hat es sich zur Aufgabe gemacht, das Gespräch über die gegenwärtig gesprochene und zu sprechende deutsche Sprache mit dem praktischen klanglichen Belegmaterial zu versehen. Wir werden echt und unecht nebeneinanderstellen, großen Aufwand und die Sprache, die uns nah angeht. Wir werden funktionell spüren, wie man spricht, und uns entscheiden und feststellen, dass der Fehler des falschen Schreibens (gegenüber dem Duden) und der Verstoß gegen die rechte Lautung (nach dem Aussprachewörterbuch) für die Bewertung gar nicht so weit auseinanderliegen, ja, dass beide Verstöße gleich schwer wiegen.

Uns als Lehrern obliegt es, diesen Zustand zu ändern.

II. Inhaltsangabe und Einführung in die Beispiele[9]

9.[10] **Die deutsche Hochlautung**
(vgl. Lehrbrief, 1. Teil, Abschnitt 4.1)

a) Mundart
Aufnahmeort: Bernburg (Sachsen-Anhalt)
Sprecher: Lehrer, der sich speziell mit der Bernburger Mundart auseinandergesetzt hat und auch Fachvorträge hält.
CD: Aufnahme 20

Aus einer Mundartdichtung über die *„Bernburger Rutschecke"* wird ein Ausschnitt gegeben, der Einblick in eine mitteldeutsche Mundart gewährt. Die Anklänge an die *obersächsische* Lautung sind hervorstechend.

b) Mundart und Umgangssprache im Wechsel
Aufnahmeort: Eckardts (Thüringen)
Sprecherin: Ortsansässige 70-jährige Bäuerin
CD: Aufnahme 21

Eine (auch in Bezug auf die Artikulationsbasis) wesentlich andere Lautung bietet der Bericht über eine *Dorfkirmes* und ihr Zeremoniell durch die alteingesessene Bäuerin, die zwischen echter Mundart und der in der Schule gelernten Umgangssprache hin und wieder wechselt. Der Unterschied zu Bernburg und zur Hochlautung – auch in den Vokalen – ist sehr deutlich.

c) Hochlautung, Bühnenaussprache
Theodor Siebs spricht (am 4. Dezember 1925) über die *Bedeutung der Bühnenaussprache* (Ausschnitt)
CD: Aufnahme 22

Theodor Siebs, der die deutsche Hochlautung kodifizierte, gibt davon ein gutes Beispiel. Naturgemäß muss die Qualität der Aufnahme im Frequenzgang bei den Zischlauten berücksichtigt werden. Im Wesent-

---

[9] Die Zahl der Beispiele (Aufnahmen und Texte) wurde gegenüber dem Original reduziert – d. Herausgeberin.
[10] Zählung als Weiterführung d. in den Beiheften zu den Magnettonbändern *MB-I 19* u. *20* in den Abschnitten II–IV vorgenommenen Unterteilung (dort 1–6 bzw. 7 u. 8).

lichen hat der vor einem Menschenalter gesprochene Lautstand auch heute noch für die Bühne Berechtigung. Siebs hat auch bei seiner Sprechweise nicht übersehen, dass die Lautungsstufe auf der Bühne weitgehend von der Größe des Raumes abhängt.

d) Hochlautung, Bühnenaussprache
Maria Koppenhöfer spricht (1934) den Monolog der Isabella aus der „*Braut von Messina*" von Friedrich Schiller
CD: Aufnahme 23

Eine der großen Schauspielerinnen spricht bühnengemäß Hochlautung in so vollendeter Form, dass diese Aufnahme immer wieder als Muster der von Siebs gewollten Sprechstufe genannt wurde. Selbstverständlich sind auch hier Eigenwilligkeiten und – durch die Rolle gegeben – gewisse Abweichungen von der Hygiene der Lautung nachweisbar. Dennoch kann kaum ein bezeichnenderes Beispiel angeboten werden. Wie stark der Stimmungsgehalt auch der doch konstruierten, geregelten Sprache ist, ergibt sich besonders gegen das Ende der Szene, die zugleich der Kunst der Koppenhöfer ein beredtes Zeugnis ausstellt.

e) Allgemeine deutsche Hochlautung
Hans-Dieter Lange spricht „*Auf eine Gallionfigur*" von Pablo Neruda
CD: Aufnahme 24

Was gegenwärtig etwa im „*Wörterbuch der allgemeinen deutschen Hochlautung*" dargestellt werden soll, gibt die Rundfunkaufnahme der Neruda-Dichtung, die von Hans-Dieter Lange, einem mehrere Jahre als Nachrichtensprecher tätigen Mitarbeiter des Rundfunks, unter der Regie von Peter Brang gestaltet wurde. Hier geht es nicht mehr um die Lautung der Bühne, sondern um das, was *jedem von uns* erreichbar und möglich ist, und was wir täglich im deutschen Rundfunk hören. Zweifellos ist dies eine Sprachebene, die weiter verbreitet als die Bühnenaussprache ist, aber keineswegs umgangssprachliche Kriterien aufweist. Als „*Allgemeine deutsche Hochlautung*" trägt und fördert sie das Gespräch zwischen den deutschen Menschen der Gegenwart.

III. Wortlaut der gestalteten Teile des Tonbandes

9. Die deutsche Hochlautung

a) **Mundart**
Aufnahmeort: Bernburg (Sachsen-Anhalt)
(Aufnahme 20)

„*Da konnten sie uns zu Hause schlagen,*
die Rutschecke hatte es uns angetan.
Wir rutschten, der Hosenboden ging heraus,
und trauten uns dann nicht wieder nach Haus.)
Sogar mit den guten Sonntagssachen
mussten wir erst eine Abfahrt machen.
Das ja ist nun alles auch ganz egal:
Heute, da sagt man: Es war einmal.
Wenn ich heute am Bärenzwinger stehe
und mir die Rutschecke wieder besehe,
und es sind sogar ein paar Jungen darauf,
die runter rutschten und klettern rauf,
dann denke ich immer noch mal daran:
Wir haben es ja früher genauso getan.
Rutschen, das ist eben das Wunderbare,
ist hier Tradition schon viele Jahre.
Das ist heute noch so wie früher schon;
hier rutschten Großvater, Vater und Sohn.
Die Steine sind immer noch wie blank geputzt,
hier haben schon Generationen gerutscht."
Phonetische Umschrift[11] s. u.

b) **Mundart und Umgangssprache im Wechsel**
Aufnahmeort: Eckardts (Thüringen)
(Aufnahme 21)

„*Ich bin geboren in Eckardts, es heißt aber in Mundart ‚Mekersch', gehört zum früheren Amt Sand, Kreis Meiningen, jetzt sind wir aber bei Schmalkalden. Na ja, da habe ich einen Onkel, der hat immer seine Witze gemacht. Bei uns war nämlich Kirmes, die wird drei Tage gefeiert, und da hat er immer zu meinem Vater gesagt: ‚Nun wollen wir das Fest noch nicht angehen lassen?' Na, nun ging es los, es ging ins Wirtshaus, da wurde getanzt, drei Tage lang. Am zweiten Tag ist die Jugend unter die Linde gezogen, mit Musik. Und dann ging's ins Dorf. Da haben sie*

---

[11] Wie auch beim folgenden Beispiel wird die Mundart-Umschrift verwendet, um nicht die Lautqualitäten und -quantitäten der Hochlautung zu assoziieren.

sich nun gezeigt in ihrem Kirmesstaat. Und die Kinder haben immer gesungen:
‚Wenn Kirmes ist, wenn Kirmes ist,
da schlacht' mein Vater einen Bock,
da tanzt die alte Marie-Lies',
da wackelt ihr der Rock.'"

Phonetische Umschrift zu 9 a (links) und 9 b (rechts) – Aufnahmen 20 u. 21

c) *Hochlautung, Bühnenaussprache*
Theodor Siebs spricht (am 4. Dezember 1925)
über die *Bedeutung der Bühnenaussprache*
(Aufnahme 22)

> *„Ein hohes Verdienst hat sich seit Jahrhunderten die deutsche Bühne durch die Pflege der deutschen Aussprache erworben. Man mag die Mundarten noch so sehr schätzen, aber man darf nie vergessen, dass alle Völker höherer Bildung eine über den Mundarten stehende Hochsprache entwickelt und gepflegt haben, und das ist in Deutschland nicht etwa die Sprache der Gebildeten einer bestimmten Gegend, sondern die Sprache des ernsten Schauspiels an guten Bühnen. Wo immer die Aussprache über die Mundart sich erhebt, sei es in der Umgangssprache der Gebildeten, in der Sprache der Redner oder des deklamatorischen Vortrags, stets geschieht es in Richtung auf die Sprache der Kunst der deutschen Bühne.*
>
> *Besonders hat ja die Schule eine über den Mundarten stehende Aussprache zu pflegen und für den mündlichen Vortrag zu verlangen; wird doch von jedem Gebildeten erwartet, dass ihm eine über die Sprache des täglichen Verkehrs sich erhebende Aussprache zu Gebote stehe, mit der er vorliest, Gedichte vorträgt, sich mit höherer Rede an weite Kreise wendet. Bald wäre es aussichtslos, hier für Schule und Leben die Bühnenaussprache in ihrer ganzen Eigenart zu verlangen, und sofern sie sich auf Fernwirkung und auf starke Gefühlsäußerungen richtet; aber alle Forderungen sogenannter guter Aussprache können nur in der Richtung auf die Bühnenaussprache liegen. So hat die Bühne das Verdienst und die ehrenvolle Aufgabe, in dieser Sache die Lehrmeisterin Deutschlands zu sein."*

d) *Hochlautung, Bühnenaussprache*
Maria Koppenhöfer spricht (1934) den Monolog der Isabella aus der „Braut von Messina" von Friedrich Schiller
(Aufnahme 23)

> *„Der Not gehorchend, nicht dem eigenen Trieb,*
> *Tret' ich, ihr greisen Häupter dieser Stadt,*
> *Heraus zu euch aus den verschwiegnen*
> *Gemächern meines Frauensaals, das Antlitz*
> *Vor euren Männerblicken zu entschleiern...*
>
> *Nicht zweimal hat der Mond die Lichtgestalt*
> *Erneut, seit ich den fürstlichen Gemahl*

Zu seiner letzten Ruhestätte trug,
Der mächtig waltend dieser Stadt gebot,
Mit starkem Arme gegen eine Welt
Euch schützend, die euch feindlich rings umlagert.
Er selber ist dahin, doch lebt sein Geist
In einem tapfern Heldenpaare fort
Glorreicher Söhne, dieses Landes Stolz.
Ihr habt sie unter euch in freud'ger Kraft
Aufwachsen sehen, doch mit ihnen wuchs
Aus unbekannt verhängnisvollem Samen
Auch ein unsel'ger Bruderhass empor,
Der Kindheit frohe Einigkeit zerreißend,
Und reifte furchtbar mit dem Ernst der Jahre...

Was kommen musste, kam. Als er die Augen
Im Tode schloss und seine starke Hand
Sie nicht mehr bändigt, bricht der alte Groll,
Gleichwie des Feuers eingepresste Glut,
Zur offnen Flamme sich entzündend los...
Messina teilte sich, die Bruderfehde
Löst' alle heil'gen Bande der Natur,
Dem allgemeinen Streit die Losung gebend,
Schwert traf auf Schwert, zum Schlachtfeld ward die Stadt,
Ja, diese Hallen selbst bespritzte Blut.

Des Staates Bande sahet ihr zerreißen,
Doch mir zerriss im Innersten das Herz..
Ihr fühltet nur das öffentliche Leiden
Und fragtet wenig nach der Mutter Schmerz.
Ihr kamt zu mir und spracht dies harte Wort:
‚Du siehst, dass deiner Söhne Bruderzwist
Die Stadt empört in bürgerlichem Streit....

Du bist die Mutter! Wohl, so siehe zu,
Wie du der Söhne blut'gen Hader stillst.
Was kümmert uns, die Friedlichen, der Zank
Der Herrscher? Sollen wir zugrundegehn,
Weil deine Söhne wütend sich befehden?
Wir wollen uns selbst raten ohne sie
Und einem andern Herrn uns übergeben,
Der unser Bestes will und schaffen kann!'

So spracht ihr rauhen Männer, mitleidlos,
Für euch nur sorgend und für eure Stadt,

Und wälztet noch die öffentliche Not
Auf dieses Herz, das von der Mutter Angst
Und Sorgen schwer genug belastet war.
Ich unternahm das nicht zu Hoffende,
Ich warf mit dem zerriss'nen Mutterherzen
Mich zwischen die Ergrimmten, Friede rufend...
Bis ich erhielt durch mütterliches Flehn,
Dass sie's zufrieden sind, in dieser Stadt
Messina, in dem väterlichen Schloss,
Unfeindlich sich von Angesicht zu sehn,
Was nie geschah, seitdem der Fürst verschieden.

Dies ist der Tag! ....
Seid denn bereit, die Herrscher zu empfangen
Mit Ehrfurcht, wie's dem Untertanen ziemt.
Nur eure Pflicht zu leisten seid bedacht...
Verderbenbringend war der Söhne Streit;
Versöhnt, vereinigt, sind sie mächtig gnug,
Euch zu beschützen gegen eine Welt
Und Recht sich zu verschaffen – gegen euch!...

Erregt ist ganz Messina. Horch! ein Strom
Verworrner Stimmen wälzt sich brausend her.
Sie sind's! Das Herz der Mutter, mächtig schlagend,
Empfindet ihrer Nähe Kraft und Zug.
Sie sind's! O meine Kinder, meine Kinder!"

e) *Allgemeine deutsche Hochlautung*
  Hans-Dieter Lange spricht „Auf eine Gallionfigur" von Pablo Neruda (Aufnahme 24)

  „An den Gestaden der Magellanstraße lasen wir dich auf, du müde
  Seefahrerin, unbeweglich
  unter dem Seesturm, der so oft deine süße und hohe Brust
  herausgefordert, an ihren Spitzen sich teilend.
  Wir heben dich noch einmal über die Meere des Südens, jetzt aber
  bist du des Dunkels Reisende, der einsamen Orte,
  dem Weizen gleich und dem Metall, das du beschirmtest
  auf hoher See von Meeresnacht umhüllt.
  Heut bist du mein, Göttin, die der Albatrosgigant
  im Fluge streifte mit seinem ausgespannten Wuchs, gelenkt
  wie ein wallender Schleier der Musik
  durch deine blinden schweifenden Lide von Holz, im Regen.
  Rose des Meeres, Bienenkönigin reiner als Träume sind,

mandeläugige Frau, die du aus Wurzeln
einer von Gesängen erfüllten Eiche
Gestalt annahmst, Kraft des nesterschweren Laubes,
Mund der Wetterstürze, schlanke Süße,
die das Licht mit ihren Hüften erobern würde.
Als Engel und Königinnen, mit dir geboren,
sich mit Moosen überzogen und schliefen, verurteilt
zur Regungslosigkeit mit der Toten Würde,
erklommst du den schlanken Bug des Seglers,
Und Engel und Königin und Woge, Beben der Welt warst du..."

IV. Methodische Hinweise für die Verwendung des Tonbandes

Insgesamt will das vorliegende Tonband von der Mundart über die Umgangssprache zur Bühnenaussprache und dann zu der gegenwärtig erstrebten „*Allgemeinen deutschen Hochlautung*" führen, Es geht darum, die Mundart in ihrer Berechtigung zu zeigen, die Sprechstufen der Umgangssprache anzudeuten, die Sprache des Theaters zu beleuchten, um endlich auf die Sprache zu kommen, die jeder von uns sprechen wird, wenn er sich bewusst an alle Deutschen wendet, wenn er jenseits von Mundart und Umgangssprache sich mitteilen will. Gerade die Querverbindungen zur „*Sprache der Gegenwart*", zur Mundart-, bzw. zur Umgangssprache-Hochsprachediskussion sollten neben der enger fachlich ausgerichteten Vermittlung theoretischen Wissens nicht vergessen werden.

Zu Aufnahme 20: Mundart
   Aufnahmeort: Bernburg

Reine Mundart in einer Dichtung bringt den Klang der bedingt *obersächsischen* Artikulationsbasis, wenn auch mit einigen Varianten. In Wortwahl und Lautung zeigen sich bereits Annäherungen an die Hochsprache. Die Umgangssprache, die hier nicht mitgegeben wird, liegt dieser Sprechweise nahe, ja die Hochsprache bleibt ihr in gleicher Weise verhaftet, eben weil die Distanz nicht groß genug ist, um eine „neue" Sprache (besser: Sprechweise), eben die Hochlautung, zu erlernen.

Zu Aufnahme 21: Mundart und Umgangssprache im Wechsel
   Aufnahmeort: Eckardts

In Eckardts klingt die Mundart bei gewandelter Artikulationsbasis weit geringer nur an die Hochsprache an. Die Umgangssprache setzt sich deshalb von der

Mundart stärker ab. Die nicht mitgegebene Hochlautung kommt über die Bewusstheit der Lautung allerdings nicht hinaus, da man sich bisher (auch schulisch) allgemein mit der Umgangssprache begnügte.

Wiederum sollte aus diesem Anlass über die allgemeine Verständlichkeit gesprochen werden, um die Notwendigkeit der Lautungsnormierung zu belegen. Dass daneben die Mundarten in ihrem Einfluss unbehelligt bleiben, steht außer Frage.

Zu Aufnahme 22: Hochlautung, Bühnenaussprache
Theodor Siebs spricht (am 4. Dezember 1925) über die Bedeutung der Bühnenaussprache

Theodor Siebs hat den Mut besessen, die von ihm geregelte Lautung selbst auch zu sprechen und uns beispielhaft mit der Aufnahme zu überliefern. Auch die hier nicht reproduzierten einzelnen Lautwerte in Wortbeispielen sind für die Bühne noch brauchbar und bilden für die Exaktheit der Normierung und die Qualität der wissenschaftlichen Arbeit von Th. Siebs einen wesentlichen Beleg. Die Erfülltheit des Sprechens duldet keine Nebengedanken. Hier steht der *Sprecher hinter und in der Sprechweise.* Sie hat mit Künstelei nichts gemein.

Zu Aufnahme 23: Hochlautung, Bühnenaussprache
Maria Koppenhöfer spricht (1934) den Monolog der Isabella aus der „Braut von Messina" von Friedrich Schiller

Das Abhören soll die künstlerische Gestaltung bewusst würdigen. Erst danach kann die Reflexion über die Art der Lautung erfolgen. Die Echtheit dieser doch „geregelten" Sprechweise steht über aller Kritik.

Der Hinweis darf jedoch nicht versäumt werden, dass diese Art des Sprechens *allein der Bühne oder dem Großraum angemessen* ist.

Zu Aufnahme 24: Allgemeine deutsche Hochlautung
Hans-Dieter Lange spricht „*Auf eine Gallionfigur*"
von Pablo Neruda

Der Akzent liegt nach dem Abhören der künstlerischen Leistung auf der Darlegung der Berechtigung dieser uns allen erreichbaren und dennoch über jedem mundartlichen Einfluss liegenden Sprechweise der *„Allgemeinen deutschen Hochlautung".*

V. Weiterführende Literatur

Neben der in dem mehrfach erwähnten Lehrbrief unter „*Literatur über das Sprechen im Gesamtablauf*" angegebenen Literatur sei auf die Veröffentlichungen der Redaktion des „*Aussprachewörterbuches der allgemeinen deutschen Hochlautung*" in der Zeitschrift „*Phonetik*", Bd. 11, 1958, H. 1, S. 103 ff. und in der „*Sprachpflege*", 8. Jg., 1959, H. 7, S. 105 ff. sowie auf die dort gebrachten Auskünfte der Redaktion verwiesen.

Vgl. weiterhin
Helmut Stelzig, *Rechtlautung in der Schule*. In: Sprachpflege 1961, H. 6, S. 113 ff.

Eva-Maria Krech, *Zur Entstehung und Kodifizierung der deutschen Hochlautung*. In: Sprachpflege 1961, H. 7, S. 136 ff.

Hans Krech, *Die Verfahren zur Bestandsaufnahme der allgemeinen deutschen Hochlautung*. In: Sprachpflege 1961, H. 10, S. 198 ff.

Beiträge zur deutschen Ausspracheregelung, Bericht von der V. Sprechwissenschaftlichen Fachtagung des Instituts für Sprechkunde und Phonetische Sammlung der Martin-Luther-Universität Halle-Wittenberg vom 1.–3. Juli 1960, hrsg. von Hans Krech, Berlin 1961.

Erstveröffentlichung:
Herausgegeben vom Deutschen Zentralinstitut für Lehrmittel, Verlag Volk und Wissen, Berlin 1960.

Die Audio-CD

Die CD enthält ausnahmslos historische Klangdokumente aus den Jahren 1905-1960. Ihre technische Qualität entspricht dem Stand der damaligen Zeit. Sie entstammen der Veröffentlichung von Hans Krech „Grundunterweisung in der Sprecherziehung", 4 Tonbänder mit Beiheften (MB-I 18-21), herausgegeben vom Deutschen Zentralinstitut für Lehrmittel, Verlag Volk und Wissen, Berlin 1960. Die Beihefte sind im vorliegenden Band abgedruckt. Aufnahmen und Beihefte wurden gegenüber dem Original leicht gekürzt. Sie sind nicht isoliert, sondern nur in Kombination miteinander sinnvoll nutzbar. Zugleich stehen sie in enger Beziehung zum Lehrbrief „Einführung in die deutsche Sprechwissenschaft /Sprecherziehung", der ebenfalls in diesem Band enthalten ist. Zusätzliche Hinweise verdeutlichen in den Beiheften diese Zusammenhänge.

Inhalt der CD

1. Goethe, Die Leiden des jungen Werther,
   Brief v. 26. Mai (Ausschnitt), Sprecher: Hans Krech — 3'05
2. Mozart, Divertimento Nr. 9 in B-Dur, 4. Satz,
   KV 240 (Ausschnitt), gespielt v. d. Bläsergruppe
   des Staatlichen Rundfunkkomitees Berlin — 3'00
3. Die Stimmeinsätze nach ihrem akustischen Ergebnis,
   Sprecher: Hans Krech — 1'10
4. Programmansage, Rundfunksprecherin:
   Untersuchung der Glottisschläge — 2'11
5. Die Bedeutung der Indifferenzlage für die sprecherische
   Kontaktsituation, Sprecher: Hans Krech, Studierende — 4'37
6. Das Finden der Indifferenzlage, Sprecherin: Studierende — 1'07
7. Die Stimme in den verschiedenen Lebensaltern:
   Mutierende Stimme, Kastratenstimme, Knabenstimmen,
   Altersstimme — 4'45
8. Klangfarben der Stimme: Jodelstimme,
   Bauchrednerstimme, Sängerstimme, Flüstern — 4'18
9. Goethe, Von deutscher Baukunst (Ausschnitt),
   Sprecher: Hans Krech — 5'20
10. Deutscher Text mit Merkmalen
    der tschechischen Artikulationsbasis — 0'45
11. Deutscher Text mit Merkmalen
    der dänischen Artikulationsbasis — 0'48
12. Deutscher Text mit Merkmalen
    der englischen Artikulationsbasis — 1'10
13. Deutscher Text mit Merkmalen
    der russischen Artikulationsbasis — 1'03
14. Deutscher Text mit Merkmalen
    der französischen Artikulationsbasis — 0'49
15. Sächsische Artikulationsbasis — 0'52
16. Gesunde Nasalität, Sprecher: Hans Krech — 4'00
17. Behauchung: Rundfunksprecherin — 1'30
18. Diphthonge, Sprecher: Hans Krech — 3'07
19. Lehrgang der Kaumethode zur Korrektur der Artikulationsbasis — 2'50
20. Mundart: Aufnahmeort Bernburg — 1'01
21. Mundart und Umgangssprache im Wechsel:
    Aufnahmeort Eckardts — 1'20
22. Hochlautung, Bühnenaussprache, Sprecher: Theodor Siebs — 1'44
23. Hochlautung, Bühnenaussprache: Schiller, Die Braut von Messina,
    Monolog der Isabella (Ausschnitt), Sprecherin: Maria Koppenhöfer — 4'10
24. Allgemeine deutsche Hochlautung: Neruda, Auf eine Gallionfigur,
    Sprecher: Hans-Dieter Lange — 1'46

Hans Krech – Begründer der Orthoepieforschung an der Universität Halle

Eva-Maria Krech, Halle (Saale)

Der erste Band der *Halleschen Schriften zur Sprechwissenschaft und Phonetik* trägt den Titel „Beiträge zur deutschen Standardaussprache". Er enthält die Vorträge der 16. Sprechwissenschaftlichen Fachtagung von 1994, die im Rahmen der 300-Jahrfeier der Universität stattfand. Das Thema der Tagung lautete „35 Jahre Orthoepieforschung in Halle".

Dieser erste Band der *Halleschen Schriften zur Sprechwissenschaft und Phonetik* wurde dem Andenken an Hans Krech gewidmet. Er war es, der die Orthoepieforschung an der Universität Halle in den 1950er-Jahren begründet hatte.

Die Frage nach einer Kodifizierung der gesprochenen deutschen Sprache, die im Verlauf der Geschichte meist kontrovers behandelt wurde, hatte vor allem seit dem 18./19. Jahrhundert – nach der Herausbildung der deutschen Nationalliteratur – Bedeutung erlangt. Insbesondere gegen Ende des 19. Jahrhunderts gewann das Thema sodann eine neue Aktualität, als es in der Folge der Reichsgründung von 1871 parallel zur Vereinheitlichung der Orthografie auch um die der Aussprache ging. Von den verschiedenen Autoren, die sich damals mit der Problematik befassten, sei an dieser Stelle lediglich Theodor Siebs genannt. Denn seine „Deutsche Bühnenaussprache", die 1898 zum ersten Mal erschienen ist, setzte sich gegenüber manchen anderen Regelungsbemühungen lange Zeit durch.

Nach dem Ende des II. Weltkrieges rückte schließlich in der Mitte des 20. Jahrhunderts die Fragestellung erneut in den Vordergrund des Interesses und entwickelte sich zu einem vielfach diskutierten, fachwissenschaftlich und gesellschaftlich relevanten Problemkomplex. Seine Bearbeitung spielte nicht zuletzt an der Universität Halle eine herausragende Rolle.

Der Rektor der Martin-Luther-Universität Halle-Wittenberg, Prof. Dr. Dr. Gunnar Berg, fasste dies 1994 in die Worte: „Die Orthoepieforschung, vor 35 Jahren an der Martin-Luther-Universität durch Hans Krech begründet, hat sich zu einem Markenzeichen der halleschen Universität entwickelt" (Berg 1996, 11). Es lässt sich weiterführen: Sie prägt bis heute in hohem Maße das wissenschaftliche Profil der halleschen Sprechwissenschaft auf phonetischem Gebiet.

Wodurch wurde diese Entwicklung ausgelöst, und worin bestanden die Ziele und Grundzüge der halleschen Orthoepieforschung? Wie wurden sie verwirklicht und wie hat sich ihre Umsetzung weiterentwickelt? Diese Fragen sind komplexer Art, und es lassen sich auf knappem Raum hier nur einige Grundpositionen skizzieren. Die umfangreiche Literatur zu genaueren Fakten, Abläufen und Interpretationen wurde nicht zuletzt in der Fülle von Veröffentlichungen, die seit den 1950er-Jahren im Zusammenhang mit der halleschen Orthoepieforschung erschienen sind, berücksichtigt; sie muss hier jedoch vernachlässigt werden. Lediglich auf zwei zeitlich weit auseinander liegende Tagungsberichte (Krech, H. 1961a; Krech, E.-M. /Stock, E. 1996) sowie auf das *Deutsche Aussprachewörterbuch* (DAWB) (2009) – jeweils mit umfangreichen Literaturangaben – sei hier als Beispiel verwiesen.

1 Die Ausgangssituation für die hallesche Orthoepieforschung

1.1 Zur Kodifizierung von Theodor Siebs

Als mit der Forschung zur Orthoepie in den 1950er-Jahren in Halle begonnen wurde, existierte keine aktuelle Aussprachekodifizierung der deutschen Hochsprache; es lag lediglich die 15. Auflage der „Deutschen Bühnenaussprache / Hochsprache" von Theodor Siebs aus dem Jahre 1930 vor. Damit war einmal mehr überfällig geworden, eine neue Ausspracheregelung zu erarbeiten, um insbesondere Berufssprechern Orientierungen an einheitlichen Richtlinien zum Sprechgebrauch zu ermöglichen.

Das seit langem veraltete Regelwerk von Theodor Siebs hatte aus unterschiedlichen Gründen über mehrere Jahrzehnte (bei gleichbleibenden Grundsätzen und Zielen, mit nur nuancierendem Inhalt und leicht abgewandeltem Titel) trotz ständiger umfangreicher kritischer Begleitung als einzige Kodifizierung Bestand und damit Bedeutung erlangt.

Es lag also nahe, in den 1950er-Jahren den Bedarf an einer verbindlichen Aussprachenormierung durch eine Neuauflage des *Siebs* abzudecken.

Dieses Vorhaben fand in Fachkreisen allgemeine Zustimmung. Allerdings unterschieden sich die Erwartungen und Zielstellungen, die man hiermit verband. So ging es den westdeutschen Vertretern eines neu gegründeten Siebs-Ausschusses vor allem darum, das Werk möglichst unverändert wieder herauszubringen. Die Sprechwissenschaftler Irmgard Weithase (Jena) und Hans Krech (Halle) sahen demgegenüber eine grundsätzliche Neubearbeitung des *Siebs* als unverzichtbar an. Denn ganz abgesehen von einer Fülle von Einzelfakten, die prinzipiell zu prüfen waren (vgl. u.a. die Realisationen des r- oder des Schwa-Lautes), erforderten die Grundpositionen von Theodor Siebs Veränderungen, die die gesellschaftlichen, sozialen, technischen, kulturellen und speziell sprachkulturellen Entwicklungen berücksichtigten. Nur auf einer neuen, zeitgemäßen Ausgangsbasis konnten sich schließlich Detailfragen zum aktuellen Sprechgebrauch klären und neue Ausspracheempfehlungen formulieren lassen.

Siebs beabsichtigte bekanntlich, mit seiner Kodifizierung den **bestehenden Gebrauch** der Aussprache der Schauspieler im klassischen deutschen Versdrama zu ermitteln, die Merkmale ausgleichend in Regeln zu fassen und mit dieser hohen stilistischen Ebene eine Basis zu schaffen, auf die der Sprechgebrauch auch in anderen Bereichen, z.B. in der Schule, ausgerichtet sein sollte.

Die Aussprache der Schauspieler als Bezugsebene bzw. **Normierungsgrundlage** zu wählen, war gegen Ende des 19. Jahrhunderts berechtigt gewesen, denn diese Ebene wies damals bereits eine relative Einheitlichkeit und Überregionalität auf, wie sie sonst die Sprechwirklichkeit in Deutschland nicht zeigte.

Die Bühnenaussprache hatte jedoch durch die kulturelle und technische Entwicklung in den folgenden Jahrzehnten vor allem zugunsten des Rundfunks an Bedeutung verloren und konnte Mitte des 20. Jahrhunderts nicht mehr als Bezugsebene dienen. Auch kam hinzu, dass die durch den Funk in großem Umfang geformten Hörgewohnheiten in starkem Kontrast zu der von Siebs kodifizierten Bühnenaussprache standen, denn Letztere war eine sehr hochgegriffene, und außerhalb des Theatersaals weniger genutzte Stilebene, in der z. B. assimilatorisch bedingte Lautveränderungen seltener vorkamen.

Den bestehenden Gebrauch hatten Siebs und seine Mitarbeiter während der Theateraufführungen im direkten Abhören zu ermitteln versucht und phonetisch aufgezeichnet. Sie bedienten sich folglich der **Methode der Ohrenphonetik.** Siebs stützte sich somit primär nicht mehr auf Aussagen in Fragebögen. Das war in jener Zeit ein beachtlicher Fortschritt. Wenn man jedoch die Abhörsituation realistisch einschätzt (einmaliges Hören, keine Möglichkeit, das Gehörte akustisch aufzuzeichnen und damit keine Wiederhol- und keine spätere Kontrollmöglichkeit, Notierung des Gehörten vom Zuschauerplatz aus, der mehr oder weniger weit von der Bühne entfernt war, keine Abschirmung von Störgeräuschen, ungünstige Lichtverhältnisse usw.), dann erheben sich nicht zu unterschätzende Bedenken hinsichtlich der Qualität der Ergebnisformen und damit auch hinsichtlich deren weiterer Nutzung für die Kodifikation.

Auch hatte Siebs sein Material in den folgenden Jahren nicht durch die (wiederholbare) auditive Analyse von Schallplattenaufnahmen ergänzt, die eine erfolgversprechende Anwendung der Ohrenphonetik und damit genauere Ergebnisse möglich gemacht hätte. Die zeitgenössischen Aufnahmen ließen zudem teilweise große Diskrepanzen zwischen der Sprechweise bedeutender Schauspieler und den *Siebs*schen Empfehlungen deutlich werden – wie vielfach belegt. So zeigte seine Kodifikation von Beginn an eine weitere Überhöhung (vgl. u.a. Krech, E.-M. 1961, 25 f.; Krech, H. 1960a, 204 f.; ders. auch 2013). Hans Krech formulierte (ebd. 204): „Was Siebs erstrebte…und das, worauf man sich einigte, war eine Fiktion, ein Idealbild der Sprechweise der besten Schauspieler der besten deutschen Bühnen, das von ihnen wohl niemals realisiert wurde".

Die Methode der Ohrenphonetik, die sich unter den Bedingungen, unter denen Siebs sie angewendet hatte, als nur bedingt brauchbar erwiesen hatte, konnte Mitte der 1950er-Jahre erst recht nicht mehr allein genügen, die Sprechrealität zu erfassen. Die technische Entwicklung hatte nunmehr eine andere Vorgehensweise ermöglicht und zugleich erfordert. Hans Krech ersetzte so die alleinige Anwendung der Ohrenphonetik durch ein „objektiv-subjektives Abhörverfahren" – vgl. dazu unter 2.2.4.

Trotz des ausdrücklichen und ausschließlichen Bezuges auf die Bühnenaussprache sollte entsprechend der Zielstellung von Siebs der **Geltungsbereich** der Kodifizierung über die Bühne hinaus gehen. Bereits die 1. Auflage weist aus (Siebs 1898, 4), dass die Regelung „als eine Art Handbuch für die mustergültige Aussprache des Deutschen" und somit auch für den Lehrer und den Deutsch lernenden Ausländer als Richtlinie dienen soll. Dieser Anspruch ist kaum nachzuvollziehen, da neue Untersuchungen des Sprechgebrauchs auf der Bühne oder in weiteren Bereichen, für die die Regelung empfohlen wurde, weder von Siebs noch von den späteren Herausgebern des Buches jemals durchgeführt wurden – auch nicht für die Beschreibung einer sogenannten „gemäßigten Hochlautung" (vgl. Siebs 1969; Krech, E.-M. 1973).

Selbst die von Siebs 1931 verfasste „Rundfunkaussprache" entkräftet diese Einwände nicht, denn in dieser Schrift werden die besonderen Belange des Rundfunks im Wesentlichen nur hinsichtlich des Wortschatzes berücksichtigt, nicht hinsichtlich der Lautung. Grundlage bleibt auch hier die Sprechweise im klassischen deutschen Versdrama um 1900.

Mit dem nicht mehr zeitgemäßen Bezug der Normierungsgrundlage auf die Bühnenaussprache, der aus heutiger Sicht unzureichenden Untersuchungsmethodik und der fehlenden Aktualisierung der Kodifizierung sind (verkürzt) einige Hauptkritikpunkte am *Siebs* genannt, die seit langem bekannt waren (vgl. als Beispiele u.a. Geißler, E. 1938; Krech, H. 1957b; Littmann, A. 1958) und die nach Irmgard Weithase und Hans Krech eine grundsätzliche Neubearbeitung des Werkes erforderlich machten, sollte es wieder aufgelegt werden. Galten doch die genannten Positionen auch noch in der 15. Auflage des *Siebs* von 1930, also jener Auflage, die Anfang der 1950er-Jahre vorlag.

1.2 Zu Bemühungen um eine Neubearbeitung des *Siebs*

Irmgard Weithase und Hans Krech hatten sich am 24. Juni 1953 bei einer Besprechung in Halle auf gemeinsam zu vertretende Grundsätze für die Neubearbeitung des *Siebs* verständigt. Auf der Basis dieser Beratung verfasste I. Weithase (1953) eine Zusammenstellung der wichtigsten Positionen. Zu diesen gehörten neben Hinweisen auf konkrete Probleme bei der Aussprache von Vokalen und Konsonanten u.a. die hier resümierten Forderungen:
- Die Regelung soll nicht nur für die Bühne gelten, sondern auch für Rundfunk und Vortragssaal und zugleich Leitbild für die Schule sowie für die öffentliche Rede sein.
- Kodifiziert werden soll nicht die Bühnenaussprache, sondern die hochlautende Aussprache, wie sie in verschiedenen öffentlichen Bereichen der Gesellschaft außerhalb der Bühne realisiert wird. Die Besonderheiten der Bühnenaussprache, die weitaus weniger Menschen nutzen, sollen lediglich ergänzend angegeben werden.
- Als eine Vorbedingung für die Kodifizierung soll gelten, den tatsächlichen Sprechgebrauch zu berücksichtigen.
- Ziel soll die Erarbeitung eines großen Wörterbuches für Bühne, Funk und Vortragssaal sein sowie einer kleineren Ausgabe für Schule und Redner.
- Für die *Siebs*-Bearbeitung ist weiterhin u.a. notwendig: Vereinheitlichung und Richtigstellung der Terminologie; Nutzung neuester wissenschaftlicher Literatur; Ergänzung lautphysiologischer Erklärungen; Einfluss der Koartikulation auf die Aussprache, ebenso der von Sprechstufen; Neuregelung der Fremdwortaussprache; Überarbeitung der Systematik in der Darstellung der Sachverhalte; Einführung der internationalen Lautschrift der Association Phonétique Internationale (API).

Zum 21. September 1953 luden westdeutsche Fachvertreter im Rahmen des Deutschen Ausschusses für Sprechkunde-Sprecherziehung u.a. Irmgard Weithase und Hans Krech zu einer Besprechung über die deutsche Hochlautung nach Frankfurt a. M. ein. Bei diesem Treffen trug Irmgard Weithase die genannten Positionen zur Neubearbeitung des *Siebs* vor.

Die Zusammenkunft hatte jedoch im Wesentlichen informatorischen Charakter, da durch Abmachungen zwischen den westdeutschen Fachvertretern und den Erben von Siebs bereits eine Festlegung auf die Tradition der „Deutschen Bühnenaussprache/Hochsprache" erfolgt war.

Eine Bearbeitung des Werkes unter Berücksichtigung neuer wissenschaftlicher Erkenntnisse, neuer Untersuchungsmethoden und des aktuellen Sprechgebrauchs war damit von vornherein ausgeschlossen worden.

Das Buch erschien 1957 als 16. Auflage des *Siebs,* in der u.a. die aufschlussreichen Sätze stehen:

> „Die Überprüfung der alten „Bühnenaussprache" zeigte, wie sorgfältig und wohlüberlegt das Werk gearbeitet war. **Es konnte in allem Wesentlichen bestehen bleiben...**" (Siebs 1957, 24). (Hervorhebung EMK).

Und:

> **Bewusst und wohlüberlegt ist die Regelung der alten Bühnenaussprache im Wesentlichen unverändert beibehalten worden...**" (ebd. 6). (Hervorhebung EMK).

Was von der 16. Auflage sachlich/fachlich im Detail zu erwarten gewesen war, hat Hans Krech (1957b; auch 2013) in seiner Rezension ausgeführt. Zu den wichtigsten Defiziten (auch) der 16. Auflage, die eine allgemeine Gültigkeit der Kodifizierung unmöglich machten, zählt Hans Krech, dass dem *Siebs* „eine experimentelle Basierung" fehlt (ebd., 298). Er bezieht sich auf die 16. und 17. Auflage, wenn er sagt, der *Siebs* ist „im Wesentlichen ein historischer Nachdruck" (1961c, 944; auch 2013).

1.3 Zur Orthoepieforschung an der Universität Jena

Nach den genannten Festlegungen des *Siebs*-Ausschusses von 1953 war eine gemeinsame Arbeit ost- und westdeutscher Sprechwissenschaftler an dem Projekt zur Neuauflage des *Siebs* nicht mehr möglich. Hätte doch der zu erwartende *Siebs* den Bedarf an einem aktuellen Aussprachewörterbuch für Berufssprecher, die nicht allein auf der Bühne agieren, aber sich dennoch an einheitlichen Regeln beim Gebrauch der Hochlautung orientieren müssen, nicht abdecken können.

Dies sollte nunmehr ein Aussprachewörterbuch leisten, zu dessen Erarbeitung Irmgard Weithase 1953 vom Staatssekretariat für Hochschulwesen der DDR ein offizieller Forschungsauftrag erteilt worden war. Mit dieser institutionellen Einbindung erhielt die weitere Forschung auf orthoepischem Gebiet einen gesicherten Rahmen. Das Projekt bearbeitete Irmgard Weithase allerdings weitgehend allein, bzw. mit nur einer wissenschaftlichen Mitarbeiterein, Ursula Stötzer.

In einem Bericht über den Stand der Forschung (1955, 101 f.) gibt Weithase an, dass die Auswahl und Zusammenstellung des Wortschatzes sowie weitgehend auch die Transkription abgeschlossen seien. Sie verweist darauf, dass „laufend Rundfunkaufnahmen gemacht" wurden, „um die einzelnen Sprechstufen in ihren Auswirkungen auf die Lautrealisationen zu untersuchen..." und erwähnt auch apparatetechnische Hilfsmittel (ebd. 101).

Das Erscheinen des kleinen Wörterbuches wird von Irmgard Weithase für den Herbst 1955 angekündigt (ebd. 102) und die Fertigstellung des 1. Teils ihrer Studien „Zur Geschichte der gesprochenen deutschen Sprache" für den gleichen Zeitpunkt in Aussicht gestellt. (Dieses letztgenannte Manuskript, das ursprünglich als Teilkapitel des Wörterbuches gedacht war, hatte sich stark ausgeweitet und gegenüber der sonstigen Arbeit am Wörterbuch verselbstständigt; es ist als unabhängige, selbstständige, zweibändige Veröffentlichung Weithases 1961 in Tübingen herausgekommen).

Entgegen den Ankündigungen sind jedoch das kleine und auch das große Wörterbuch niemals erschienen. Auch das Manuskript für den Einführungsteil des kleinen Wörterbuches, dessen Abfassung ebenfalls schon für 1955 geplant war, ist nicht bekannt geworden, ebenso wenig wie Angaben zu phonetischen Untersuchungen.

2 Zur Orthoepieforschung an der Universität Halle

2.1 Übernahme und Prüfung der Forschungsunterlagen

Als im September 1958 Irmgard Weithase die Universität Jena verlassen hatte, um an der Universität München wirken zu können, wurde das beim Staatssekretariat für das Hoch- und Fachschulwesen laufende Forschungsprojekt an

Hans Krech übertragen und das bislang vorliegende Material nach Halle gegeben.

Hier erfolgte am 6. Februar 1959 die Gründung einer Arbeitsgruppe (Redaktion), die unter der Leitung von Hans Krech nunmehr die Neukodifizierung vorbereitete. Neben dem Vorsitzenden gehörten zu den Teilnehmern der ersten Stunde die Sprechwissenschaftler Eva-Maria Krech, Eduard Kurka, Helmut Stelzig, Eberhard Stock und Ursula Stötzer sowie als Gäste ein Vertreter des Verlages Enzyklopädie (Leipzig) und der stellvertretende Sektorleiter im Staatssekretariat für Hoch- und Fachschulwesen (Berlin). Bereits Punkt 1 der Tagesordnung der ersten Beratung zum Aussprachewörterbuch beinhaltet Überlegungen zur Vergrößerung dieses Kreises, dem schließlich weitere Vertreter der Sprechwissenschaft sowie der Phonetik, des Theaters, Films, Fernsehfunks, Rundfunks, der Synchronisation, der Schule und des Verlagswesens angehörten.

Das aus Jena übernommene Material bestand aus rd. 44 000 Wörtern, die in einer von Weithase festgelegten Aussprachevariante mit Hilfe des Internationalen Phonetischen Alphabetes von Ursula Stötzer transkribiert worden waren.

Dieses Material konnte allerdings für die folgende Arbeit am Wörterbuch in Halle nur bedingt genutzt werden.

Zwar ließ sich die Wortschatzsammlung erweitern, aber die bereits erfolgte Transkription warf grundsätzliche Probleme auf.

Das Entscheidende war:
Es gab keine Belege über phonetische Analysen des Sprechgebrauchs, weder zur Untersuchungsmethode, noch zu Ergebnissen, noch zum Prozess der Normierung. Damit gab es auch keine Angaben zum Untersuchungsmaterial (z. B. zu den von Weithase erwähnten Rundfunkmitschnitten), das die gewählte Normierungsgrundlage sowie die stilistische Ebene repräsentiert hätte.

Das bedeutet, die Transkription – und damit die Festlegung von Ausspracheformen – hatte stattgefunden, **bevor** der tatsächliche Gebrauch erkennbar und nachvollziehbar systematisch ermittelt worden war, und es blieb unklar, auf welche Grundlage sich die Transkription überhaupt bezog. Die Kodifizierung war also ohne nachgewiesene empirische Fundierung erfolgt und auch ohne Diskussion in der fachlich interessierten Öffentlichkeit.

Diese Vorgehensweise war und ist unverständlich. Sie erwies sich zugleich als unvereinbar mit den konzeptionellen Vorstellungen, die Irmgard Weithase ursprünglich auch vertreten hatte.

Die Nichtberücksichtigung des tatsächlichen Sprechgebrauchs führte bei Irmgard Weithase im Übrigen u.a. zu Aussspracheempfehlungen, die deutlich von Ergebnissen (späterer) phonetischer Analysen der Sprechrealität abwichen, welche im Rahmen der halleschen Orthoepieforschung durchgeführt worden waren. Hirschfeld und Stock (2011, 82 f.) wiesen solche Diskrepanzen am Beispiel der Aussprache des r- und des Schwa-Lautes nach.

2.2 Zu Grundpositionen von Hans Krech und ihrer Umsetzung bei der Erarbeitung eines neuen Aussprachewörterbuches

Die unter 2.1 skizzierte Situation erforderte für die Forschung zum Aussprachewörterbuch **1959 einen Neubeginn**.

Hans Krech konnte sich bei der Übernahme des Projektes auf eigene Vorarbeiten stützen. Denn obwohl der Forschungsauftrag ursprünglich seit 1953 bei Irmgard Weithase in Jena angesiedelt war, hatten im gleichen Jahr in Halle unter seiner Leitung erste empirische Untersuchungen zum hochlautenden Sprechgebrauch eingesetzt. Das waren 1953 Untersuchungen zur Behauchung der Verschlusslaute im Inlaut, 1954 zur Gesangsaussprache und 1955 zur Aussprache des langen offenen e-Lautes. (Zu genauen Angaben vgl. u.a. „Deutsches Aussprachewörterbuch" (DAWB), 2009, 13 u. 223 ff.). Damit begann die Orthoepieforschung in Halle de facto im Jahre 1953, auch wenn die Bearbeitung eines offiziellen Forschungsauftrages erst 1959 einsetzte.

Die Realisierung des Projektes erfolgte nach dem Konzept von Hans Krech auf der Basis bestimmter Grundpositionen.
Thesenartig zusammengefasst gehören dazu:
- Ziel ist, ein „Wörterbuch der allgemeinen deutschen Hochlautung" zu schaffen, das auf den allgemeinen Gebrauch in öffentlichen bzw. offiziellen Situationen ausgerichtet ist und nicht speziell auf den Bedarf im Theater. Das Wörterbuch soll deutschlandweit gültig sein.
- Normierungsgrundlage ist die Sprechweise in ausgewählten Sendungen des Rundfunks und weiterer medienvermittelter Äußerungen.
- Die Kodifizierung ist durch empirische Untersuchungen des aktuellen Sprechgebrauchs zu fundieren.

- Das Untersuchungsmaterial sind sinnvolle Ganztexte, gesprochen in realen Kommunikationssituationen. Die Sprecher wissen nicht, dass ihre Äußerungen phonetisch analysiert werden.
- Als Untersuchungsmethode dient ein objektiv-subjektives Verfahren.
- Die Untersuchungsergebnisse sind nicht die zu kodifizierenden Normen, sondern unterliegen weiterer kritischer Verarbeitung durch Experten.
- Meinungen von Fachwissenschaftlern sowie einer breiten Öffentlichkeit sind für die Entscheidungsfindung zu nutzen.
- Die Hochlautung/Standardaussprache weist hinsichtlich der Artikulationspräzision Differenzierungen auf, die bei der Kodifikation zu berücksichtigen sind.

Im Folgenden werden einige dieser Positionen kurz kommentiert und ihre Umsetzung skizziert.

2.2.1 Zielstellung

Mit dem neuen Aussprachewörterbuch sollten die mündliche Form der Hochsprache, die Hochlautung, kodifiziert und damit Regeln für deren situationsangemessenen Gebrauch bereitgestellt werden.

Dieser umfassende Bereich wurde zunächst programmatisch unter dem Terminus „allgemeine deutsche Hochlautung" geführt. Das bedeutete, es handelt sich ausschließlich um Hochlautung (nicht um Mundart oder Umgangssprache). Sie bezog sich jedoch nicht auf einen speziellen Anwendungsbereich, wie z.B. die Bühne, sondern sollte allen denjenigen als Orientierung dienen, die allgemein die Hochlautung verwenden wollen, wann immer es der Anlass oder die Sache möglich machen oder auch erfordern. Als Adressaten galten damit in erster Linie – aber nicht ausschließlich – Berufssprecher.

Die „allgemeine deutsche Hochlautung" wurde bereits in der 1. Auflage des „Wörterbuchs der deutschen Aussprache" (WDA) (1964, 11), in welches die hallesche Forschung zur Orthoepie mündete, als **„Standardaussprache** des Deutschen" bezeichnet (Hervorhebung EMK).

Die Zielstellung, ein „Wörterbuch der allgemeinen deutschen Hochlautung" – so der Arbeitstitel – vorzulegen, verband sich immer auch mit dem „Hauptanliegen..., durch das Wörterbuch die Misere der innerdeutschen Grenzen nicht noch zu vertiefen und eine Angleichung der Standpunkte für das wichtigste

Kontaktmittel, die gesprochene Sprache, zu sichern" (Krech, H. 1961b, 48 f.; auch 2013).

Diesem Anliegen sollten wechselseitige Beziehungen zwischen Angehörigen des Siebs-Ausschusses und den am „Wörterbuch der allgemeinen deutschen Hochlautung" arbeitenden Fachvertretern dienen, die beide Seiten miteinander vereinbarten – so z.B. am 31. Mai 1959 bei einer Fachtagung in Coburg, bei der V. Sprechwissenschaftlichen Fachtagung im Juli 1960 in Halle und bei der Gemeinschaftstagung für allgemeine und angewandte Phonetik im Oktober 1960 in Hamburg.

Hans Krech plädierte dafür, dass beide Wörterbücher, der *Siebs* und das „Wörterbuch der allgemeinen deutschen Hochlautung" positiv aufeinander verweisen sollten. Da sich beide auf eine unterschiedliche Normierungsgrundlage beziehen würden (auf die Bühnenaussprache einerseits und auf die vor allem durch den Rundfunk verbreitete allgemeine Hochlautung andererseits) und beide für jeweils gesonderte Zielgruppen in ganz Deutschland als Kodifikationen gerechtfertigt gewesen wären, könnten sich beide Kodifizierungen inhaltlich ergänzen – allerdings **nur, wenn „die Bühnenaussprache der Gegenwart parallel zur Lautung des Rundfunks untersucht wird"** (Krech, H. 1960a, 212; auch 2013) (Hervorhebung EMK).

Diese Neuuntersuchung allerdings erfolgte zu keinem Zeitpunkt, wie allgemein bekannt. Eine inhaltliche Ergänzung konnte der veraltete *Siebs* somit nicht darstellen. Hinzu kam, dass sich nach der Verschärfung der politischen Situation seit 1961 die Kontakte zwischen ost- und westdeutschen Fachvertretern erschwerten. Die Zielstellung jedoch, ein Wörterbuch zu erarbeiten, das die Zweiteilung Deutschlands nicht auf sprachlichem Gebiet noch vertiefte, wurde 1964 mit dem Erscheinen des Werkes „Wörterbuch der deutschen Aussprache" (WDA) erreicht. Denn für die Ebene der allgemeinen deutschen Hochlautung, der Standardaussprache, lag mit dem WDA nur ein einziges empirisch fundiertes, gültiges Aussprachewörterbuch vor, während der *Siebs* lediglich die veraltete Kodifizierung speziell der Bühnenaussprache enthielt, ohne indes den Anspruch aufzugeben, für die gesprochene deutsche Hochsprache insgesamt richtungsweisend zu sein.

Noch vor dem WDA (1964) war jedoch außerdem 1962 das Duden-Aussprachewörterbuch in 1. Auflage erchienen, das von Max Mangold und der Dudenredaktion erarbeitet worden war. Es bekannte sich in dieser 1. Auflage vollständig zu den Grundpositionen von Siebs. Ab der 2. Auflage von 1974 wurde die Zielstellung geändert und derjenigen im WDA (1964) angepasst. Auch im Duden-Aussprachewörterbuch ging es nun darum, eine „allgemeinere

Gebrauchsnorm" (Duden 1974, 29) zu kodifizieren. Diese erhielt – wie zuvor schon im WDA von 1964 – die Bezeichnung „Standardaussprache". Zwar gab es auch für die Kodifizierung im Duden keine eigenen systematischen Untersuchungen des Sprechgebrauchs, doch wird teilweise und ausdrücklich auf hallesche Forschungsergebnisse Bezug genommen (vgl. DAWB 2009, 15).

2.2.2 Bestätigung der Normierungsgrundlage

Die allgemeine deutsche Hochlautung wird nicht zuletzt von Sprechern in den elektronischen Medien vermittelt und zwar zur damaligen Zeit insbesondere durch den Rundfunk. Sie erzielt damit eine Verbreitung größten Ausmaßes, die die Hörerwartungen und damit auch die Akzeptanz der Sprechweise in einer Intensität beeinflusst, wie sie beispielsweise die Aussprache im klassischen deutschen Versdrama nicht erreichen konnte. Hinzu kommt, dass die medienvermittelte Sprechweise in der Regel einen Grad an Artikulationsspannung aufweist, der einer natürlichen und für die Hörer gewohnten Gesprächssituation entspricht und ihnen somit vertraut ist (vgl. auch Teske 1961). Hieraus resultiert, dass die medienvermittelte Sprechweise vor allem verbreitet durch den Rundfunk – sofern sie frei von mundartlichen oder umgangssprachlichen Anklängen war – als neue Normierungsgrundlage bestätigt wurde. (Vgl. auch unter 1.1).

Das bedeutete, dass nunmehr alle phonetischen Untersuchungen und alle Regelungen auf diese Normierungsgrundlage bezogen waren.

Im Schlusswort der V. Sprechwissenschaftlichen Fachtagung im Juli 1960 in Halle beschreibt Hans Krech (1961a, 133) diese Orientierung in anschaulich-humorvoller Weise:

> „Unsere Normierungsebene ist der Rundfunk, unser Gewährsmann unter anderem der Nachrichtensprecher, jener Herold der Technik. Sein Urahne mag Stentor gewesen sein, der mit gewaltiger Stimme, wahrscheinlich der erste Verwender des Sprachrohres, Nachrichten übertrug. Seine Kollegen begleiteten die Theatertruppen im alten Griechenland oder überbrachten Botschaften, wie in den „Troerinnen" des Euripides Taltybios. In Rom wurden sie Stimmungsmacher, im Mittelalter wieder Herolde großen Geschehens. Der Urenkel nun, beim Rundfunk angestellt, interessiert uns. Wir glauben ihn nach seinen Ahnen durchaus achtbar in der über Jahrtausende geläuterten und gewandelten Tradition gesprochener Sprache untersuchen zu dürfen, denn sein Wort trifft uns alle, ohne Auswahl der Person, des Tages und der Stunde. Er spricht uns intim an, im Gespräch. Wir wissen, dass es allein diese Sprechlage zu untersuchen gilt. Aus ihrer Bestandsaufnahme werden sich die für jede Sprechsituation erforderlichen Sprechstufen herausbilden lassen, denn in der Intimsphäre mögliche Assimilationen gehören

keineswegs in die Ausweitung der Sprechsituation des größeren Theaterraumes...".

2.2.3 Zu den empirischen Untersuchungen des Sprechgebrauchs

Aussprachekodifizierungen besitzen bekanntlich im Vergleich mit Festlegungen zur Orthografie oder zur Grammatik keine allgemeine strenge Verbindlichkeit, denn als präskriptive Normen dienen sie meist nur Sprechern in den elektronischen Medien in Sendungen mit überregionaler Orientierung, z.b. insbesondere in Nachrichtensendungen, oder auch beim Vortrag künstlerischer hochsprachlicher Texte bzw. beim Gesang. Selbst wenn sie noch einen relativ hohen Grad an Verbindlichkeit aufweisen, so z.B. in allen pädagogischen und gegebenenfalls sonstigen offiziellen und öffentlichen Situationen, dann wird ihre Nichtbefolgung doch nur selten von negativen Sanktionen begleitet.

Wenn somit Aussprachekodifizierungen überhaupt sinnvoll sein sollen, dann müssen sie die Chance haben, von den potentiellen Nutzern akzeptiert zu werden, d.h. ihre Befolgung muss für bestimmte Situationen als kommunikations- und prestigefördernd erkannt werden. Eine grundlegende Voraussetzung für die Akzeptanz der Regelung ist dabei die möglichst weitgehende Übereinstimmung zwischen der Kodifizierung und der Sprechrealität. Diese kann nur erreicht werden, wenn der jeweils aktuelle Sprechgebrauch zuvor ermittelt wird und als Basis für die Kodifizierung dient.

Nach Hans Krech (1960b, 313; auch 2013) ging es so immer auch um das Ziel, ein „Wörterbuch der allgemeinen deutschen Hochlautung" zu schaffen, „das Norm und Realisation in weitgehender Übereinstimmung hält und subjektive Entscheidungen durch exakte Erforschung der gegenwärtig gesprochenen Sprache ausschließt".

Untersuchungen des Sprechgebrauchs haben also eine entscheidende Funktion im Rahmen der Orthoepieforschung. Sie müssen sich gezielt auf jene Bereiche/Situationen/stilistischen Ebenen erstrecken, für die die Empfehlungen gelten sollen.

Es gehörte damit zu den Grundpositionen und Maßnahmen von Hans Krech, empirische Untersuchungen des Sprechgebrauchs zu konzipieren und zu initiieren, ihre Durchführung unter Berücksichtigung moderner Analysemethoden in großem Umfang zu gewährleisten und die ermittelten, statistisch abgesicherten Daten als Basis für die Kodifizierung zu nutzen.

2.2.3.1 Das Untersuchungsmaterial

Die Vorbereitung der phonetischen Untersuchungen erforderte zunächst, aus dem sich bietenden breiten Spektrum des medienvermittelten, hochlautenden Sprechgebrauchs eine Auswahl von Texten/Äußerungen zu treffen und als Untersuchungsmaterial bereitzustellen.

Dies gelang nicht zuletzt durch die Unterstützung des Rundfunks der DDR, der Originalmitschnitte in technisch hochwertiger Qualität zur Verfügung stellte. Das waren Aufnahmen mit Nachrichten, Programmansagen, Verlesen von Sachtexten, Rezitationen von Lyrik und Prosa klassischer und zeitgenössischer Autoren sowie Hörspiele. Allein diese Direktmitschnitte des Rundfunks umfassten ca. 40 000 m Tonband (vgl. Krech, H. 1961b, 49 f.; auch 2013).

Hinzu kamen des Weiteren Aufnahmen der Deutschen Zentralbücherei für Blinde (Leipzig). Sie enthielten Balladen aus dem Bereich der Klassik sowie deutsche und ins Deutsche übersetzte ausländische Prosa mit neuerer und neuester Literatur.

Schließlich wurde dieses Material durch Schallplattenaufnahmen mit künstlerischen Texten ergänzt sowie nicht zuletzt durch UKW-Mitschnitte, die am halleschen Institut für Sprechkunde vorgenommen worden waren. Es handelte sich bei Letzteren um Aufnahmen von nord-, west- und süddeutschen Rundfunksendern vor allem mit Programmansagen sowie Lesungen wissenschaftlicher und künstlerischer Texte. Diese inoffiziellen UKW-Mitschnitte waren notwendig geworden, da der DDR-Rundfunk solche Aufnahmen nicht zur Verfügung stellte – wie ein Schreiben der Chefregie vom 18. 3. 1960 an Hans Krech ausweist.

Aufnahmen aus Österreich und der Schweiz, um die sich Hans Krech ebenfalls bemüht hatte, standen demgegenüber nicht zur Verfügung. Sie konnten aus technischen Gründen auch nicht durch eigene UKW-Mitschnitte erlangt werden und blieben daher für die Kodifizierung unberücksichtigt. Dieses Defizit, dessen sich die Arbeitsgruppe durchaus bewusst war, ließ sich erst Jahrzehnte später, nach der Wiedervereinigung Deutschlands, beseitigen (vgl. unter Punkt 3).

Das Untersuchungsmaterial enthielt somit Aufnahmen von Sprechern aus ganz Deutschland. Diese kamen zudem – es waren vielfach Schauspieler – aus unterschiedlichen Landschaften Deutschlands. Ein Beispiel sei angeführt (vgl. Krech, E.-M. 1968, 18): Von den 14 Schauspielern, deren Aufnahmen aus der Hörbücherei für Blinde für die Untersuchungen zum Vokaleinsatz verwendet wurden, stammten 3 aus Berlin, 4 aus Leipzig und die übrigen aus Bremen,

Hannover, Stralsund und Danzig, sowie aus Schlesien, der Niederlausitz und dem Ruhrgebiet.

In jedem Fall handelte es sich um Berufssprecher, die mit der Situation, vor dem Mikrofon zu sprechen, vertraut waren. Es wurden sinnvolle Ganztexte vorgelesen, die realen Kommunikationsereignissen und nicht Laborsituationen entstammten. Keiner der Sprecher wusste, dass seine Lesung phonetisch analysiert werden würde.

Das Wörterbuch stützte sich so zum einen auf die hochlautende Sprechweise, wie sie in ganz Deutschland gebräuchlich war und zum anderen nicht lediglich auf die Sprechweise von Nachrichtensprechern. Das Material entsprach demgegenüber der Vielgestaltigkeit der allgemeinen deutschen Hochlautung. Denn diese wird je nach der Situation, nach der Textsorte (einschließlich möglicher Emotionalität) und stilistischem Register sowie nach der kommunikativen Funktion der Äußerungen mit unterschiedlicher Sprechspannung realisiert. Vermittelt über den Gebrauch der Suprasegmentalia, z.B. der Sprechgeschwindigkeit und der Akzentuierung, beeinflusst die Sprechspannung auch die Artikulationspräzision und damit die Ausprägung von Koartikulations- und Assimilationsvorgängen.

Die Auswertung aller genannten Materialien sowie der differenzierten Untersuchungsergebnisse wurde in den Einzeluntersuchungen zum Sprechgebrauch (s. 2.2.3.2) detailliert ausgewiesen.

2.2.3.2 Zu den Untersuchungsgegenständen

Die Untersuchungen erfolgten an den genannten bereitgestellten Materialien. Diese wurden jedoch zuvor entsprechend der „Siebreihe" nach Höffe (1956, 398) nochmals überprüft und Aufnahmen mit gegebenenfalls vorhandenen umgangssprachlichen Anklängen „ausgesiebt".

Die außerordentlich umfangreichen Untersuchungen, die von Hans Krech initiiert und bis zu seinem Tod betreut worden waren, bezogen sich u.a. auf die Aspiration der Verschlusslaute, die Realisation der Vokaleinsätze, der r-Laute, des Schwa-Lautes, fremdsprachiger Vokale und Konsonanten, die Klärung des Phänomens der Nasalität (vgl. auch seine Angaben 1961b, 51; auch 2013. Vgl. vor allem auch die genaue Zitierung aller Arbeiten im Literaturverzeichnis des WDA/GWDA).

Weitere Untersuchungsthemen, die von Hans Krech (ebd.) benannt werden, sind u.a. Probleme der Koartikulation, der Vokalqualität und -quantität, der Satzintonation und der Lautung von Eigennamen.

Auch nach dem Tod von Hans Krech 1961 wurden von seinen Schülern und Mitarbeitern, z.T. ebenfalls in Dissertationen und Diplomarbeiten, die Analysen des Sprechgebrauchs und die Untersuchung weiterer Ausspracheprobleme fortgesetzt. Dabei ging es ebenfalls um Untersuchungen zum segmentalen und zum suprasegmentalen Bereich, zunehmend jedoch auch zur Phonostilistik und zur Akzeptanz von Aussprachevarianten.

Die einzelnen Titel und die Problemkreise sind so umfangreich, dass sie hier nicht im Detail angeführt werden können. Sie sind jedoch im WDA/GWDA sowie zuletzt im „Deutschen Aussprachewörterbuch" (DAWB) (2009, 13 f.) aufgelistet und in die Literaturverzeichnisse der Wörterbücher aufgenommen worden. Genaue Angaben zu den umfangreichen empirischen Untersuchungen nach 1990 lassen sich dem DAWB (2009, 17) ebenfalls entnehmen.

Die Ergebnisse dieser Untersuchungen bildeten die Grundlage für die Kodifizierung im WDA/GWDA sowie im DAWB.

2.2.4 Die Untersuchungsmethode

Die Ermittlung des Sprechgebrauchs erfolgte nach den Vorgaben von Hans Krech nicht mehr mit Hilfe der bloßen Ohrenphonetik, wie bei Siebs, sondern auf der Basis eines objektiv-subjektiven Untersuchungsverfahrens. Seine Anwendung war durch die kulturell-technische Entwicklung möglich geworden und führte zu genaueren Ergebnissen, indem das rein subjektive Abhören durch das Moment der Objektivität ergänzt wurde. Ausgangspunkt war, dass das Untersuchungsmaterial – wie dargelegt – in technisch hochwertigen Schallaufnahmen zur Verfügung stand und wiederholt, unter störungsfreien Bedingungen, von verschiedenen Personen abgehört werden konnte.

Je nach dem zu untersuchenden Merkmal wurden diese Prozesse apparatetechnisch unterstützt (vgl. Krech, H. 1961c; auch 2013). So z.B. seit 1953 mit Hilfe eines im halleschen Institut gebauten Repetierzusatzgerätes. Der betreffende Textausschnitt wurde hierbei auf eine Bandschleife mit ca. 1/s Umlaufzeit überspielt. Er wiederholte sich beim Abhören folglich ständig und wirkte dadurch als Hörhilfe. Dieser Effekt ließ sich noch verstärken, indem mit Hilfe eines Zusatzgerätes die entsprechenden Laute weiter zerlegt werden konnten, so dass eine differenzierte Wahrnehmung der Lautbildung möglich wurde.

Dieses Verfahren, von dem es verschiedene Varianten gibt, ist mehrfach ausführlich beschrieben worden (vgl. u.a. Krech, H. 1955, 625 f.; ders. 1961c, 944 f.; auch 2013). Auch in zahlreichen Einzeluntersuchungen, die das Verfahren nutzten, finden sich entsprechende Erläuterungen (vgl. u.a. Meinhold 1962, 2; Lotzmann 1975, 35 ff.; Krech, E.-M 1968, 19 ff.; Ulbrich 1972, 28 ff.). Akustische Belege sind schließlich der CD „Beiträge zur Sprechwissenschaft III" zu entnehmen, die dem vorliegenden Auswahlband beigefügt ist.

Neben weiteren Verfahren, in denen durch die zusätzliche apparatetechnische Unterstützung der auditive Eindruck verdeutlicht oder auch ggf. die Richtungstendenz einer Ausspracheentwicklung erkennbar werden, beschreibt Hans Krech (1961c, 945) auch visuelle Verfahren, die „der Sicherung bereits erkannter Gesetze oder der Kritik noch ungenügend belegter Erscheinungen" dienen. Ihre praktische Nutzung zeigen ebenfalls viele Einzeluntersuchungen.

Immer wieder aber betont Hans Krech: Das Ohr bleibt letztlich „das von keiner Maschine bisher übertroffene Mittel subjektiver Entscheidung" (ebd. 944).

2.2.5 Zum Prozess der Normierung und Kodifizierung

Die Realisation der einzelnen zu untersuchenden phonetischen Merkmale war jeweils mit rd. 10 000 Beispielen zu belegen (vgl. Krech, H. 1961b, 51). Darüber hinaus war der phonetische sowie der textsortenspezifische/situative Kontext zu erfassen.

Die Untersuchungen der phonetischen Merkmale förderten so jeweils ein umfangreiches, differenziertes Datenmaterial zutage, bei dem es sich um eine Deskription des Sprechgebrauchs in definierten Situationen handelte. Als Deskription sind die ermittelten Daten jedoch ebenso vielgestaltig wie die Sprechrealität selbst. Das aber bedeutet, sie lassen sich nicht einfach als Aussprachenorm kodifizieren, sondern sind im Prozess der Normierung zu bewerten, zu verallgemeinern sowie in nachvollziehbaren und gegebenenfalls vereinfachenden Regeln zusammenzufassen. Dies ist erforderlich, damit sie als Anleitungen für die Praxis überhaupt nutzbar sind, (zu Beispielen vgl. u.a. Krech, E.-M. 1998, 233 ff.). Kodifizierte Normen spiegeln daher nicht die Vielfalt der standardsprachlichen Sprechrealität. Sie sind folglich mit dem Sprechgebrauch auch nicht identisch. Dessen situationsbezogene Untersuchung schafft aber eine unverzichtbare Ausgangsbasis für die Regelung. Der Sprechgebrauch bleibt damit ständiger Bezugspunkt bei der Kodifizierung.

In die Entscheidungen über konkrete Festlegungen zur Aussprache wurden nach dem Konzept von Hans Krech – wie für die Arbeit am Projekt insgesamt – nicht nur stets eine größere Zahl kompetenter Mitarbeiter einbezogen, sondern eine möglichst breite Öffentlichkeit. Die Verarbeitung ihrer Meinungsäußerungen führte zu einer weiteren Fundierung und Absicherung der Regelung. Das ist zugleich eine Vorstufe der nach der Wiedervereinigung Deutschlands in großem Umfang einsetzenden soziophonetischen Befragungen (s. unter Punkt 3). Das Projekt und seine Durchführung wurden so z.B. auf Fachtagungen, in nationalen und internationalen Zeitschriften, auf einer Vielzahl von Vorträgen im In- und Ausland und unter Einbeziehung ausgewiesener Gutachter zur Diskussion gestellt. Als Beispiel sei auf die Debatten verwiesen, die auf der V. Sprechwissenschaftlichen Fachtagung des Institutes für Sprechkunde und Phonetische Sammlung im Juli 1960 in Halle stattfanden (Krech, H. 1961a) sowie auf der Gemeinschaftstagung für allgemeine und angewandte Phonetik im Oktober 1960 in Hamburg (vgl. Krech, H. 1960a – Diskussionen). Dabei ging es um prinzipielle Probleme wie z.B. um die Wahl der Normierungsgrundlage, um die Untersuchungsmethodik oder die Bewertung der Ergebnisse, zugleich aber auch um hieraus resultierende Einzelfragen wie z.B. um die Realisation des Schwa-Lautes in den Endungen /-en, -em, -el/ u. a. m.

In welcher Weise die variierenden Meinungen die Entscheidungsfindungen bei der Kodifizierung beeinflussten, inwieweit sie z.B. zu Kompromissen bei der Transkription führten, belegen Vergleiche zwischen den unterschiedlichen Materialien (Untersuchungsergebnisse – Transkription in den Wörterbüchern).

Intensive Beratungen erstreckten sich auch auf Einzelbeiträge. So wurde der von Hans Krech verfasste Artikel über die Gesangsaussprache nach einem Vorabdruck in der Wissenschaftlichen Zeitschrift der Universität Halle (1957a; auch 2013) ebenso in der interessierten Öffentlichkeit diskutiert. Zusätzlich wurden hierzu Fachgutachten aus beiden deutschen Staaten sowie aus Österreich und der Schweiz eingeholt.

Die Neukodifizierung der deutschen Standardaussprache war nach Hans Krech eine Aufgabe, die nur im gemeinsamen Wirken Vieler bewältigt werden kann, „da ein solches Beginnen die Kräfte einiger weniger, auch bei außerordentlichem Einsatz, übersteigt" (1957b, 298; auch 2013). Darüber hinaus wirbt er immer wieder um die intensive geistige Mitarbeit aller Interessierten an dem Werk, „das unser aller Werk werden muss, wenn es leben soll" (1961b, 55; auch 2013).

3 Zur Weiterführung der halleschen Orthopieforschung

Es spricht für die Gültigkeit und Wirkungskraft der von Hans Krech vertretenen Positionen zur Erarbeitung eines Aussprachewörterbuches, wenn sie heute als vollkommen selbstverständlich gelten können. Entscheidend ist darüber hinaus, dass er es zugleich – in nur wenigen Jahren der Arbeit als Verantwortlicher des Forschungsprojektes – vermocht hat, seine Konzeption, unter Mobilisierung einer großen Zahl von Mitarbeitern, in anwendungsorientierter Forschungsarbeit zu realisieren. Er hat damit die hallesche Orthoepieforschung begründet und auf breiter Basis eingeleitet, so dass sie sich über seinen Tod (1961) hinaus, nunmehr geführt von seinen Schülern und Mitarbeitern, als überaus erfolgreiche Forschungsrichtung weiterentwickeln konnte.

Sie mündete zunächst in das schon mehrfach genannte „Wörterbuch der deutschen Aussprache" (WDA), das 1964 im Bibliographischen Institut Leipzig in 1. Auflage erschienen ist. Es kam bis 1974 in weiteren 3 Auflagen sowie 1982 als neue Erstauflage unter dem Titel „Großes Wörterbuch der deutschen Aussprache" (GWDA) heraus. 1969 erschien die 2. Auflage des WDA auch als Lizenzausgabe für die Bundesrepublik Deutschland im Hueber Verlag München und 1974 die 1. Auflage als Lizenzausgabe für Polen in Warschau. Hauptverantwortlich war für die Wörterbücher ab der 2. Auflage Ursula Stötzer.

Auch nach der Wiedervereinigung Deutschlands, als sich unerwartet die Chance bot, das Aussprachewörterbuch neu zu bearbeiten, blieben viele Ideen von Hans Krech wirksam. Das bedeutet zugleich, sie wurden weiterentwickelt und neuen Erfordernissen und kommunikativen Bedürfnissen sowie neuen gesellschaftlichen, kulturellen und technischen Entwicklungen angepasst. „Es erscheint schlechterdings undenkbar, die wissenschaftlichen Möglichkeiten unserer Zeit nicht zu nutzen, wenn nicht Willkür an die Stelle der Objektivität treten soll" – so hatte sich Hans Krech schon 1957b (294; auch 2013) geäußert.

Für das „Deutsche Aussprachewörterbuch" (DAWB), das nach einer nochmals jahrelangen intensiven Forschungsarbeit 2009 im Verlag de Gruyter erschienen ist, bedeutete das u.a.:

- Die **Zielstellung**, ein realitätsnahes und aktuelles Wörterbuch zu erarbeiten, das den situationsangemessenen Gebrauch der deutschen Standardaussprache ermöglicht, sowie die **Normierungsgrundlage** blieben sich sinngemäß gleich.
- Die Fundierung der Regelung durch **empirische Untersuchungen** des Sprechgebrauchs, blieb eine unverzichtbare Maßnahme. Es waren nun

jedoch neue, aktuelle Erhebungen der Sprechrealität an einem neuen Untersuchungskorpus erforderlich. Bei diesen ging es um die Ermittlung des Gebrauchs weiterer phonetischer Merkmale sowie um die Überprüfung früherer Untersuchungsergebnisse. Eine Fülle neuer Themen war damit zu bearbeiten (vgl. dazu im Einzelnen DAWB 2009, 17). Sie bezogen sich weiterhin auf den segmentalen und suprasegmentalen Bereich, wobei kontrastiv-phonetische Untersuchungen zunehmend Bedeutung erlangten.

(Auch nach dem Erscheinen des DAWB 2009 wurden die empirischen Untersuchungen weitergeführt. Eine Reihe von Titeln sind in den *Halleschen Schriften zur Sprechwissenschaft und Phonetik* veröffentlicht worden).

- Die phonetischen Analysen erfolgten wie bisher nach der von Hans Krech vertretenen **objektiv-subjektiven Untersuchungsmethode**, bei der der auditive Eindruck durch apparatetechnische Hilfsmittel verdeutlicht werden kann. Diese Hilfsmittel haben sich jedoch entscheidend verändert, und zwar vor allem auf der Basis der inzwischen zur Verfügung stehenden Computertechnik.
Der Grundsatz, dass das Ohr die letzte Instanz bei der Ergebnisfindung ist, blieb bestehen.
- Als **Untersuchungsmaterial** dienten weiterhin Aufnahmen mit medienvermittelter Standardaussprache. In die Auswahl ließen sich jedoch nunmehr gezielt breite Schichten der Bevölkerung einbeziehen, deren Votum für situationsbezogene Aussprachevarianten mit Hilfe soziophonetischer Befragungen ermittelt worden war.
- Die Berücksichtigung **phonostilistischer Differenzierungen** blieb nach wie vor wichtiges Anliegen der halleschen Orthoepieforschung. Sie wurden jedoch nun nicht nur in den Einzeluntersuchungen erfasst, sondern auch im Wörterbuch selbst systematisch dargestellt.
- Alle ermittelten, meist sehr differenzierten Daten wurden auch weiterhin als Deskriptionen des Sprechgebrauchs gewertet und nicht schon als die zu kodifizierenden Varianten. Diese waren erst im Prozess der Normierung in verallgemeinernde Regeln zu fassen. Auch der **Prozess der Normierung und Kodifizierung**, wie er seit den 1950er-Jahren verstanden wurde, behielt damit seine Gültigkeit.

Bei der Erarbeitung des DAWB ging es so zum einen um die Übernahme und Weiterentwicklung früherer Positionen, doch zum anderen wurden auch vollständig neue inhaltliche und strukturelle Veränderungen im DAWB eingeführt bzw. für die Vorbereitungsarbeit genutzt. Sie bestätigen die stete Fortentwicklung der halleschen Orthoepieforschung und der Kodifizierung.

Es gibt somit auch grundlegende Veränderungen, die die Neugestaltung des DAWB kennzeichnen. Dazu gehören:
- Die phonetischen Angaben zur Aussprache erhielten eine **phonologische Fundierung**.
- Die phonetischen Untersuchungen der Sprechrealität wurden durch **soziophonetische Befragungen** ergänzt (vgl. u.a. Stock/Hollmach 1997; Hollmach 2007). Dabei ließen sich die Erwartungen der Bevölkerung hinsichtlich der Sprechweise in konkreten Situationen ermitteln und zugleich die phonetischen Untersuchungen des Sprechgebrauchs sowie die Kodifizierung absichern. Die soziophonetischen Befragungen sind eine moderne und effektive Umsetzung des alten Prinzips von Hans Krech, die Meinungen und Erwartungen einer großen Öffentlichkeit für die Normierung zu nutzen und damit die Regelung auf eine breite soziale Basis zu stellen.
- Neben vorgelesenen wurden auch **frei gesprochene Texte** in die Untersuchungen einbezogen und für die Kodifizierung genutzt.
- Die Anzahl der fremden Sprachen, deren Aussprache im WDA in gesonderten Abschnitten behandelt worden war, wurde beträchtlich erhöht, vor allem aber auch die Grundlagen für die **Eindeutschung** ausgebaut, die Darstellung systematisiert, intensiviert und ausgeweitet. Dies geschah mit Hilfe weiterer (meist ausländischer) Experten. Für die Regelung der Aussprache von fremden Wörtern und Namen blieb das frühere Grundprinzip der gemäßigten Eindeutschung weiterhin wirksam.
- Das **Wörterverzeichnis** erfuhr neben einer grundsätzlichen Aktualisierung eine beträchtliche Erweiterung und Umgestaltung so z.B. durch Einfügen von Infokästen oder die Aufnahme einer Fülle von Komposita sowie Wortgruppen, so dass sich komplette Akzentstrukturen verdeutlichen ließen.
- Das DAWB erhielt zwei wichtige neue und umfangreiche Kapitel zur **Standardaussprache in Österreich und in der deutschsprachigen Schweiz**. Damit ließen sich die früheren, aber damals nicht realisierbaren Bemühungen um die Aufnahme nationaler Standardvarietäten verwirklichen. Für die Abfassung dieser Beiträge konnten mit Peter Wiesinger sowie Walter Haas und Ingrid Hove dankenswerterweise österreichische und schweizerische Wissenschaftler gewonnen werden.

Das DAWB, dessen Erarbeitung ebenfalls ohne die Beteiligung eines immens großen Mitarbeiterkreises (vgl. dazu DAWB 2009, V f.) nicht möglich gewesen wäre, steht in der Tradition des WDA/GWDA. Es belegt in vielen grundlegenden Fragen die Übernahme und Weiterentwicklung von konzeptionellen Positionen, die Hans Krech in den 1950er-Jahren entwickelt und deren

Realisierung er in die Wege geleitet hatte. Es ist das einzige gültige deutsche Aussprachewörterbuch, da die Regelung durch eine breite empirische Grundlage abgesichert ist. Es repräsentiert zugleich ein völlig neues Aussprachewörterbuch, das dem neuen Wissens- und Erkenntnisstand und den neuen gesellschaftlichen Bedingungen und kommunikativen Anforderungen gerecht werden will.

Die hallesche Orthoepieforschung hat vor nunmehr 60 Jahren auf einer von Hans Krech geprägten soliden breiten Basis eingesetzt und in den folgenden Jahrzehnten ihre Entwicklungs- und Erneuerungsfähigkeit unter Beweis gestellt. Dies muss sie auch künftig leisten, denn Aussprachekodifizierungen können immer nur einen relativen Abschluss darstellen, sind aber, wenn sie gültig bleiben wollen, ständig theoretisch und empirisch zu aktualisieren.

Die hallesche Orthoepieforschung hat eine Vielzahl von Einzeluntersuchungen hervorgebracht, die zu einer Bereicherung der Wissenschaften und zur Erweiterung der Kenntnisse über die gesprochene deutsche Standardsprache geführt haben. Im Ergebnis entstanden Aussprachewörterbücher, die einen unverwechselbaren Beitrag zur Weiterentwicklung der Sprachkultur leisteten und leisten und die allen Muttersprachlern und Deutsch lernenden Ausländern einen angemessenen Umgang mit der gesprochenen deutschen Standardsprache ermöglichen.

Diese Entwicklung nahm ihren Anfang mit dem Wirken von Hans Krech.

Literatur

„Auch in HSSP 38, 2013" = *auch enthalten im vorliegenden Band 3 der „Beiträge zur Sprechwissenschaft", Hg.: Krech, E.-M., 2013. (Hallesche Schriften zur Sprechwissenschaft und Phonetik 38).*

Berg, G. (1996): Eröffnungsrede des Rektors der Martin-Luther-Universität Halle-Wittenberg zur 16. Sprechwissenschaftlichen Fachtagung. In: Krech, E.-M./ Stock, E. (Hg.): Beiträge zur deutschen Standardaussprache. Verlag Werner Dausien, Hanau und Halle, 11-12. (Hallesche Schriften zur Sprechwissenschaft und Phonetik 1).

DAWB – Krech, E.-M./ Stock, E./ Hirschfeld, U./ Anders, L. C. (2009): Deutsches Aussprachewörterbuch. Walter de Gruyter, Berlin, New York.

Duden. Aussprachewörterbuch (1962): Bearb. v. Mangold, M. und der Dudenredaktion unter Leitung v. Drosdowski, G., Dudenverlag des Bibliographischen Instituts, Mannheim. (Der große Duden 6).

Duden. Aussprachewörterbuch. Wörterbuch der deutschen Standardaussprache (1974): Bearb. v. Mangold, M. in Zusammenarbeit mit der Dudenredaktion. 2., völlig neu bearb. und erw. Aufl. Duden-Verlag, Mannheim, Wien, Zürich. (Der große Duden 6).

Geißler, E. (1938): Was wir gegen die „Deutsche Bühnenaussprache-Hochsprache" auf dem Herzen haben. In: Der Rundfunk, H. 10/11.

GWDA – Krech, E.-M./ Kurka, E./ Stelzig, H./ Stock, E./ Stötzer, U./ Teske, R. (Hg.) (1982): Großes Wörterbuch der deutschen Aussprache. Bibliographisches Institut, Leipzig.

Hirschfeld, U./ Stock, E. (2011): Beiträge Irmgard Weithases zur Erarbeitung eines neuen Aussprachewörterbuches. In: Meinhold, G./ Neuber, B. (Hg.): Irmgard Weithase – Grenzgänge. Verlag Peter Lang, Frankfurt a. M., 69-84. (Hallesche Schriften zur Sprechwissenschaft und Phonetik 40).

Höffe, W. L. (1956): Zum Experiment in der Sprechwissenschaft. In: Krech, H. (Hg.): Festschrift zum 50jährigen Bestehen der sprechkundlichen Arbeit an der Martin-Luther-Universität Halle-Wittenberg. Wiss. Z. Univ. Halle, Ges.-Sprachwiss. R. V, H. 3, 397-400.

Hollmach, U. (2007): Untersuchungen zur Kodifizierung der Standardaussprache in Deutschland. Verlag Peter Lang, Frankfurt a. M. etc. (Hallesche Schriften zur Sprechwissenschaft und Phonetik 21).

Krech, E.-M. (1961): Probleme der deutschen Aussprachregelung. In: Krech, H. (Hg.): Beiträge zur deutschen Aussprachregelung. Henschelverlag, Berlin, 9-47.

Krech, E.-M. (1968): Sprechwissenschaftlich-phonetische Untersuchungen zum Gebrauch des Glottisschlageinsatzes in der allgemeinen deutschen Hochlautung. S. Karger Verlag, Basel, New York. (Bibliotheca Phonetica 4).

Krech, E.-M. (1973): Zur Normierung der deutschen Aussprache. Eine notwendige Stellungnahme zur 19. Auflage des „Siebs". In: Sprachpflege, 22. Jg., H. 4, 81-84 (Bibliographisches Institut Leipzig).

Krech, E.-M. (1997): Probleme der Erforschung und Kodifizierung des Aussprachestandards – aufgezeigt am Beispiel von Deutschland und Österreich. In: Krech, E.-M./ Stock, E. (Hg.): Sprechen als soziales Handeln. Festschrift für Geert Lotzmann. Verlag Werner Dausien, Hanau und Halle, 118-142. (Hallesche Schriften zur Sprechwissenschaft und Phonetik 2).

Krech, E.-M. (1998): Gegenwärtiger Stand und neueste Ergebnisse bei der Erforschung der deutschen Standardaussprache. In: Kröger, B. J./ Riek, C./ Sachse, G. (Hg.): Festschrift Georg Heike. Verlag Hektor, Frankfurt a. M., 227-241. (Forum Phoneticum 66).

Krech, E.-M./ Stock, E. (Hg.) (1996): Beiträge zur deutschen Standardaussprache. Verlag Werner Dausien, Hanau und Halle. (Hallesche Schriften zur Sprechwissenschaft und Phonetik 1).

Krech, H. (1955): Kurze Mitteilung zur Behauchung der deutschen Explosive im Inlaut. In: Wiss. Z. Univ. Halle, Ges.-Sprachwiss. R. IV, 625-626. (Auch in HSSP 38, 2013).

Krech, H. (1957a): Hochlautung und Kunstgesang. In: Wiss. Z. Univ. Halle, Ges.-Sprachwiss. R. VI, 883-890. (Auch in HSSP 38, 2013).

Krech, H. (1957b): Siebs, Deutsche Hochsprache, Bühnenaussprache, Hg.: de Boor, H./ Diels, P., 16., völlig neubearb. Aufl., Berlin 1957. Rezension. In: Z. f. Phonetik u. allg. Sprachwiss. 10, 293-298. (Auch in HSSP 38, 2013).

Krech, H. (1960a): Der „Siebs" und die „Allgemeine deutsche Hochlautung". In: Kongressbericht der Gemeinschaftstagung für allgemeine und angewandte Phonetik, 3. bis 6. Okt. 1960 in Hamburg, 204-212. (Auch in HSSP 38, 2013).

Krech, H. (1960b): Zur Normierung der gegenwärtig gesprochenen deutschen Sprache. In: Folia Phoniatrica 12, 313-314. (Auch in HSSP 38, 2013).

Krech, H. (Hg.) (1961a): Beiträge zur deutschen Aussprachregelung. Henschelverlag, Berlin.

Krech, H. (1961b): Bericht über den Stand der Arbeit am „Wörterbuch der allgemeinen deutschen Hochlautung". In: Krech, H. (Hg.): Beiträge zur deutschen Aussprachregelung. Henschelverlag, Berlin, 48-55. (Auch in HSSP 38, 2013).

Krech, H. (1961c): „Ohrenphonetik" und „objektiv-subjektives Abhörverfahren". In: Wiss. Z. Univ. Halle, Ges.-Sprachwiss. R. X, 941-946. (Auch in HSSP 38, 2013).

Littmann, A. (1958): Der neue Siebs. In: Moderna Språk, Published by the Modern Language Teachers Association of Sweden, Vol. LII, Nr. 1, 38 f.

Lotzmann, G. (1975): Zur Aspiration der Explosivae im Deutschen. Ein sprechwissenschaftlich-phonetischer Beitrag zur deutschen Hochlautung. Verlag Alfred Kümmerle, Göppingen. (Göppinger Arbeiten zur Germanistik 156).

Meinhold, G. (1962): Die Realisation der Silben (-ən), (-əm), (-əl) in der deutschen hochgelautenden Sprache. In: Zs. f. Phonetik, Sprachwissenschaft und Kommunikationsforschung 15, Berlin, 1-19.

Siebs, Th. (Hg.) (1898): Deutsche Bühnenaussprache. Verlag Albert Ahn, Berlin, Köln, Leipzig.

Siebs, Th. (1930): Deutsche Bühnenaussprache – Hochsprache. 15. Aufl., Verlag Albert Ahn, Köln.

Siebs, Th. (1931): Rundfunkaussprache. Im Auftrage der Reichsrundfunkgesellschaft bearbeitet. Als Handschrift gedruckt. Berlin.

Siebs, Deutsche Hochsprache, Bühnenaussprache (1957): Hg.: de Boor, H./ Diels, P., 16., völlig neubearb. Aufl., Walter de Gruyter, Berlin.

Siebs – Deutsche Aussprache. Reine und gemäßigte Hochlautung mit Aussprachewörterbuch (1969): Hg.: de Boor, H./ Moser, H./ Winkler, C., 19., umgearb. Aufl., Walter de Gruyter, Berlin.

Stock, E./ Hollmach, U. (1997): Soziophonetische Untersuchungen zur Neukodifikation der deutschen Standardaussprache. In: Mattheier, K. J. (Hg.): Norm und Variation. Frankfurt a. M., 105-115. (Forum angewandte Linguistik 32).

Teske, R. (1961): Probleme der Aussprache in der Rundfunkarbeit. In: Krech, H. (Hg.): Beiträge zur deutschen Ausspracheregelung. Henschelverlag, Berlin, 80-97.

Ulbrich, H. (1972): Instrumentalphonetisch-auditive R-Untersuchungen im Deutschen. Akademie-Verlag, Berlin. (Schriften zur Phonetik, Sprachwissenschaft und Kommunikationsforschung 13).

WDA – Krech, E.-M./ Krech, H./ Kurka, E./ Stelzig, H./ Stock, E./ Stötzer, U./ Teske, R. (1964): Wörterbuch der deutschen Aussprache. Bibliographisches Institut, Leipzig.

Weithase, I. (1953): Zur Normierung der Aussprache des Neuhochdeutschen (auf der Grundlage von Besprechungen mit H. Krech am 24. 6. 1953). In: Meinhold, G./ Neuber, B. (Hg.) (2011): Irmgard Weithase – Grenzgänge. Verlag Peter Lang, Frankfurt a. M., 85-90. (Hallesche Schriften zur Sprechwissenschaft und Phonetik 40).

Weithase, I. (1955): Bericht über die Arbeit „Deutsche Allgemeinaussprache" (Ende März 1955). In: Meinhold, G./ Neuber, B. (Hg.) (2011): Irmgard Weithase – Grenzgänge. Verlag Peter Lang, Frankfurt a. M., 96-102. (Hallesche Schriften zur Sprechwissenschaft und Phonetik 40).

Prof. Dr. phil. habil. Eva-Maria Krech
Torgauer Str. 24
06116 Halle /S.
eva-maria.krech@sprechwiss.uni-halle.de

Hallesche Schriften zur Sprechwissenschaft und Phonetik

Herausgegeben von Lutz Christian Anders, Ines Bose, Ursula Hirschfeld,
Eva-Maria Krech, Baldur Neuber und Eberhard Stock

Bände 1–15 herausgegeben von Eva-Maria Krech und Eberhard Stock
Bände 16–32 herausgegeben von Lutz Christian Anders, Ursula Hirschfeld,
Eva-Maria Krech und Eberhard Stock

Band 1 Eva-Maria Krech / Eberhard Stock (Hrsg.): Beiträge zur deutschen Standardaussprache. Bericht von der 16. Sprechwissenschaftlichen Fachtagung 1994 an der Martin-Luther-Universität Halle-Wittenberg. Zum Gedenken an Hans Krech. 1996.

Band 2 Eva-Maria Krech / Eberhard Stock (Hrsg.): Sprechen als soziales Handeln. Festschrift zum 70. Geburtstag von Geert Lotzmann. 1997.

Band 3 Eva-Maria Krech / Eberhard Stock (Hrsg.): Sprechwissenschaft – Zu Geschichte und Gegenwart. Festschrift zum 90jährigen Bestehen von Sprechwissenschaft/Sprecherziehung an der Universität Halle. 1999.

Band 4 Yvonne Anders: Merkmale der Melodisierung und des Sprechausdrucks ausgewählter Dichtungsinterpretationen im Urteil von Hörern. Sprechwissenschaftlich-phonetische Untersuchungen. 2001.

Band 5 Margret Bräunlich / Baldur Neuber / Beate Rues (Hrsg.): Gesprochene Sprache – transdisziplinär. Festschrift zum 65. Geburtstag von Gottfried Meinhold. 2001.

Band 6 Eva-Maria Krech (Hrsg.): Sprach-, Sprech- und Stimmstörungen – interdisziplinäre Kooperation in der Therapie. Festschrift zum 65. Geburtstag von Volkmar Clausnitzer. 2002.

Band 7 Baldur Neuber: Prosodische Formen in Funktion. Leistungen der Suprasegmentalia für das Verstehen, Behalten und die Bedeutungs(re)konstruktion. 2002.

Band 8 Eberhard Stock / Ludmila Veličkova: Sprechrhythmus im Russischen und Deutschen. 2002.

Band 9 Ines Bose: *dóch da sín ja' nur mûster ///*. Kindlicher Sprechausdruck im sozialen Rollenspiel. 2003.

Band 10 Eva-Maria Krech / Eberhard Stock (Hrsg.): Gegenstandsauffassung und aktuelle phonetische Forschungen der halleschen Sprechwissenschaft. 2003.

Band 11 Wieland Kranich: Phonetische Untersuchungen zur Prosodie emotionaler Sprechausdrucksweisen. 2003.

Band 12 Lutz Christian Anders / Ursula Hirschfeld (Hrsg.): Sprechsprachliche Kommunikation. Probleme, Konflikte, Störungen. 2003.

Band 13 Kati Hannken-Illjes: Gute Gründe geben. Ein sprechwissenschaftliches Modell argumentativer Kompetenz und seine didaktischen und methodischen Implikationen. 2004.

Band 14 Annaliese Benkwitz: Kontrastive phonetische Untersuchungen zum Rhythmus. Britisches Englisch als Ausgangssprache – Deutsch als Zielsprache. 2004.

Band 15 Norbert Gutenberg (Hrsg.): Schreiben und Sprechen von Hörfunknachrichten. Zwischenergebnisse sprechwissenschaftlicher Forschung. 2005.

Band 16 Christiane Ulbrich: Phonetische Untersuchungen zur Prosodie der Standardvarietäten des Deutschen in der Bundesrepublik Deutschland, in der Schweiz und in Österreich. 2005.

Band 17 Christiane Miosga: Habitus der Prosodie. Die Bedeutung der Rekonstruktion von personalen Sprechstilen in pädagogischen Handlungskontexten. 2006.

Band 18 Ursula Hirschfeld / Lutz Christian Anders (Hrsg.): Probleme und Perspektiven sprechwissenschaftlicher Arbeit. 2006.

Band 19 Ramona Benkenstein: Vergleich objektiver Verfahren zur Untersuchung der Nasalität im Deutschen. 2007.

Band 20 Beate Wendt: Analysen emotionaler Prosodie. 2007.

Band 21 Uwe Hollmach: Untersuchungen zur Kodifizierung der Standardaussprache in Deutschland. 2007.

Band 22 Ines Bose (Hrsg.): Sprechwissenschaft. 100 Jahre Fachgeschichte an der Universität Halle. 2007.

Band 23 Ute Gonnermann: Quantifizierbare Verfahren zur Bewertung von Dysphonien. Auditivperzeptive Heiserkeitsbeurteilung, apparative Stimmdiagnostik und Selbsteinschätzung der Stimme. 2007.

Band 24 Mariam Hartinger: Untersuchungen der Sprechmotorik von Polterern mit Hilfe der Elektromagnetischen Mediosagittalen Artikulographie (EMMA). 2008.

Band 25 Beate Redecker: Persuasion und Prosodie. Eine empirische Untersuchung zur Perzeption prosodischer Stimuli in der Werbung. 2008.

Band 26 Kerstin Reinke: Zur Wirkung phonetischer Mittel in sachlich intendierter Sprechweise bei Deutsch sprechenden Russen. 2008.

Band 27 Johanna Steinberg: Geflüsterte Plosive. Eine akustische Untersuchung zum Stimmhaftigkeitskontrast bei Plosiven im Deutschen. 2008.

Band 28 Cordula Hunold: Untersuchungen zu segmentalen und suprasegmentalen Ausspracheabweichungen chinesischer Deutschlernender. 2009.

Band 29 Swetlana Nossok: Kontrastive phonologische und phonetische Analyse Weißrussisch-Deutsch und Analyse interferenzbedingter Ausspracheabweichungen. 2009.

Band 30 Lutz Christian Anders / Ines Bose (Hrsg.): Aktuelle Forschungsthemen der Sprechwissenschaft 1. Sprach-, Sprech- und Stimmstörungen / Sprache und Sprechen von Hörfunknachrichten. 2009.

Band 31 Ursula Hirschfeld / Baldur Neuber (Hrsg.): Aktuelle Forschungsthemen der Sprechwissenschaft 2. Phonetik, Rhetorik und Sprechkunst. 2009.

Band 32 Cordula Schwarze: Formen und Funktionen von Topoi im Gespräch. Eine empirische Untersuchung am Schnittpunkt von Argumentationsforschung, Gesprächsanalyse und Sprechwissenschaft. 2010.

Band 33 Ursula Hirschfeld / Eberhard Stock (Hrsg.): Sprechwissenschaftlich-phonetische Untersuchungen zur interkulturellen Kommunikation Russisch–Deutsch. 2010.

Band 34 Elena Travkina: Sprechwissenschaftliche Untersuchungen zur Wirkung vorgelesener Prosa (Hörbuch). 2010.

Band 35 Ulrike Sievert / Susanne Voigt-Zimmermann (Hrsg.): Klinische Sprechwissenschaft. Aktuelle Beiträge aus Wissenschaft, Forschung und Praxis. 2011.

Band 36 Hans Krech: Beiträge zur Sprechwissenschaft I. Ausgewählte Schriften zur Therapie von Stimm-, Sprech-, Sprach- und Atmungsstörungen. Herausgegeben von Eva-Maria Krech. Mit einem Beitrag von Lutz Christian Anders. Mit einer Audio-CD. 2011.

Band 37 Hans Krech: Beiträge zur Sprechwissenschaft II. Die Behandlung gestörter S-Laute. Sprechkundliche Beiträge zur Therapie der Sigmatismen. Herausgegeben von Eva-Maria Krech. Mit einem Beitrag von Volkmar und Renate Clausnitzer. 2011.

Band 38 Hans Krech: Beiträge zur Sprechwissenschaft III. Ausgewählte Schriften zur Phonetik, Sprechkünstlerischen Gestaltung und Fachgeschichte. Herausgegeben von Eva-Maria Krech. Mit einem Beitrag von Eva-Maria Krech. Mit einer Audio-CD. 2013.

Band 39 Ines Bose / Baldur Neuber (Hrsg.): Interpersonelle Kommunikation: Analyse und Optimierung. 2011.

Band 40 Gottfried Meinhold / Baldur Neuber (Hrsg.): Irmgard Weithase – Grenzgänge. 2011.

Band 41 Angelika Braun / Christa M. Heilmann: SynchronEmotion. 2012.

Band 42 Sejin Park: Ausspracheabweichungen bei koreanischen Deutschlernenden und Empfehlungen für Ausspracheübungen. 2013.

Band 43 Lutz Christian Anders / Ines Bose / Ursula Hirschfeld / Baldur Neuber (Hrsg.): Aktuelle Forschungsthemen der Sprechwissenschaft 3. Phonetik, Rhetorik, Sprechkunst, Sprach- und Stimmstörungen. 2013.

Band 44 Ulrike Nespital: Wirkungen des funktionellen Nachvollzugs physiologischer Gesangsstimmen auf die Qualität der Sprechstimme. 2013.

Band 45 Ulrike Groß / Michael Thiergart (Hrsg.): Sprache und Musik. Hommage an Georg Heike. 2013.

Band 46 Augustin Ulrich Nebert: Der Tonhöhenumfang der deutschen und russischen Sprechstimme. Vergleichende Untersuchung zur Sprechstimmlage. 2013.

www.peterlang.de

www.ingramcontent.com/pod-product-compliance
Ingram Content Group UK Ltd.
Pitfield, Milton Keynes, MK11 3LW, UK
UKHW021830210426
5322IPUK00004B/113